독학사
간호학과 4

간호과정론 평가영역 및 중요도 check!

독학사 시험은 매년 정해진 평가영역에서 개념 위주의 문항이 출제됩니다. 결코 어렵게 출제되는 것이 아니기에 기본적인 사항 위주로 개념을 잘 정리해 둔다면 충분히 합격점수인 60점 이상을 획득할 수 있습니다.

본 자료는 간호과정론 과목의 평가영역을 바탕으로 중요도를 ★표시로 분석한 것입니다. 영역별 중요도를 확인하고 전체적인 학습 진도를 체크할 수 있도록 만들었습니다. 절취선에 맞게 절단한 후 책갈피 및 학습 진도 〈표〉로 사용하실 수 있습니다.

독자 여러분의 합격을 기원합니다!

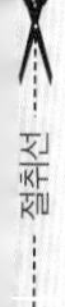

준비 철저!

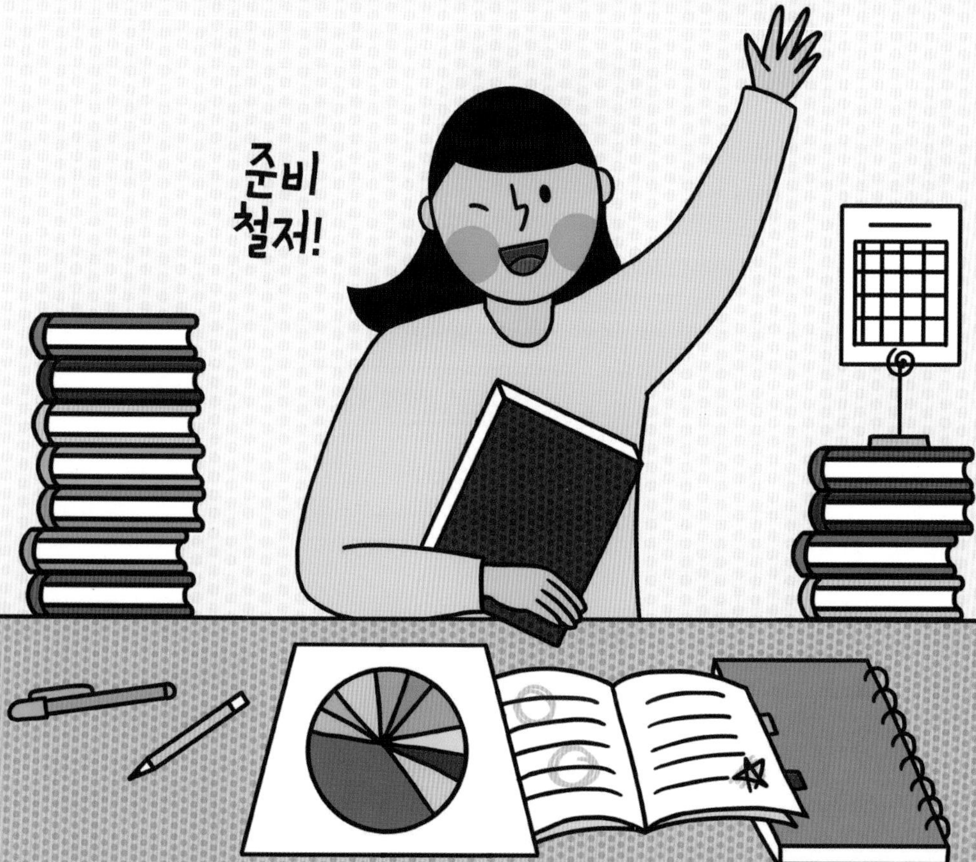

대영역	중영역	소영역	자기주도적 진도 Check
1. 간호과정의 개요	가. 간호과정의 발달		/
	나. 간호과정의 단계	① 간호사정 ★★	/
		② 간호진단 ★★	/
		③ 간호계획 ★★	/
		④ 간호수행 ★★	/
		⑤ 간호평가 ★★	/
2. 간호과정 관련 분류체계	가. NANDA의 간호진단체계 ★★★		/
	나. 간호중재 분류체계	① 간호중재의 개념 ★★★	/
		② NIC ★★	/
		③ NOC ★★	/
		④ INCP ★★	/
		⑤ 오마하 분류체계 ★★	/
		⑥ HHCC ★★	/
3. 간호사정	가. 자료수집과정 ★		/
	나. 자료수집방법	① 관찰 ★	/
		② 면담 ★	/
		③ 신체검진 ★	/
	다. 건강기능 양상별 사정	① 건강지각 – 건강관리 양상 ★	/
		② 영양 – 대사 양상 ★	/
		③ 배설 양상 ★	/
		④ 활동 – 운동 양상 ★	/
		⑤ 수면 – 휴식 양상 ★	/
		⑥ 인지 – 지각 양상 ★	/
		⑦ 자기지각 – 자기개념 양상 ★	/
		⑧ 역할 – 관계 양상 ★	/
		⑨ 성 – 생식기능 양상 ★	/
		⑩ 대처 – 스트레스 양상 ★	/
		⑪ 가치 – 신념 ★	/

시 대 에 듀

독학사 4단계

간호학과

간호과정론

Preface

머리말

Study with me

학위를 얻는데 시간과 장소는 더 이상 제약이 되지 않습니다. 대입 전형을 거치지 않아도 '학점은행제'를 통해 학사학위를 취득할 수 있기 때문입니다. 그중 독학학위제도는 고등학교 졸업자이거나 이와 동등 이상의 학력을 가지고 있는 사람들에게 효율적인 학점인정 및 학사학위취득의 기회를 줍니다.

간호학과는 4단계 학위취득과정만 합격하면 4년제 간호학사 학위를 취득할 수 있어 더 효율적인 방법이라 할 수 있습니다. 최근 정부의 간호인력개편의 일환으로 3년제 간호학과가 4년제로 대부분 개편이 되었습니다. 이제 3년제 출신 간호사들의 4년제 학위취득은 직장에서의 승진과 경쟁력 강화를 위해 선택이 아니라 필수가 되었습니다.

독학사 간호학과는 타 제도에 비해 일과 병행하여 더 낮은 비용과 한 번의 시험으로 4년제 간호학사학위를 취득할 수 있는 가장 효과적인 제도라고 할 수 있습니다.

본 저자는 독학사 시험에 응시하는 수험생들에게 단기간에 효과적인 학습을 할 수 있도록 다음과 같이 저술하였습니다.

» 출제영역표 반영

이 책은 출제영역표에 맞추어 수험생들이 꼭 학습해야 할 필수사항들을 수록하였습니다.

» 색인(★)

수험생들이 학습하는 동안 놓치지 말아야 할 부분들은 다시 한번 강조하여 색으로 표시하였고 중요 빈도를 색인(★)으로 표시하였습니다.

» 주관식 레벨 UP & 실제예상문제

특히 주관식 문제의 배점이 큰 부분을 염두에 두고 단원이 끝나는 부분에 주관식 레벨 UP을 수록하여 주관식 문제를 풀 때의 감을 익히도록 하였으며, 실제예상문제를 통해 핵심이론의 내용을 문제로 풀어보면서 4단계 객관식과 주관식 문제를 충분히 연습할 수 있게 구성하였습니다.

» 최종모의고사

마지막으로 실력 점검을 할 수 있도록 실제 시험과 같은 문제 수와 기출동형 문제로 '최종모의고사'를 수록하였습니다. 실제 시험을 보듯이 시간을 재면서 OCR 답안지로 풀어보고, 정답 및 해설을 통해 오답 내용과 본인의 약점을 최종 파악하여 실제 시험장에서는 실수하지 않도록 구성하였습니다.

» 핵심요약집

별책 부록인 <핵심요약집>은 시간이 부족한 수험생들이 꼭 알아야 할 부분들을 다시 한번 정리할 수 있도록 구성하였습니다.

이 교재를 통해 학습한 많은 수험생들이 부디 그간에 있던 각고의 수고를 보상받을 수 있기를 바라며 모두의 앞날이 계획한대로 이루어지고 눈부시기를 간절히 바랍니다. 이 자리를 빌어 늘 묵묵히 응원해 주시는 친정 부모님과 시부모님, 육아에 늘 수고가 많은 남편에게 감사와 고마움을 전합니다. 또 언제나 격려의 말씀을 아끼지 않으시는 여러 병원 관계자분들과 동고동락해온 동료들, 나의 지도 교수님께 특별한 감사를 전합니다. 끝으로 사랑하는 나의 두 아들 준기, 민기에게 이 책을 바치며 늘 행복하고 건강하기를 소망합니다.

편저자 씀

독학학위제 소개

독학학위제란?

「독학에 의한 학위취득에 관한 법률」에 의거하여 국가에서 시행하는 시험에 합격한 사람에게 학사학위를 수여하는 제도

- 고등학교 졸업 이상의 학력을 가진 사람이면 누구나 응시 가능
- 대학교를 다니지 않아도 스스로 공부해서 학위취득 가능
- 일과 학습의 병행이 가능하여 시간과 비용 최소화
- 언제, 어디서나 학습이 가능한 평생학습시대의 자아실현을 위한 제도
- 학위취득시험은 4개의 과정(교양, 전공기초, 전공심화, 학위취득 종합시험)으로 이루어져 있으며 각 과정별 시험을 모두 거쳐 학위취득 종합시험에 합격하면 학사학위취득

독학학위제 전공 분야 (11개 전공)

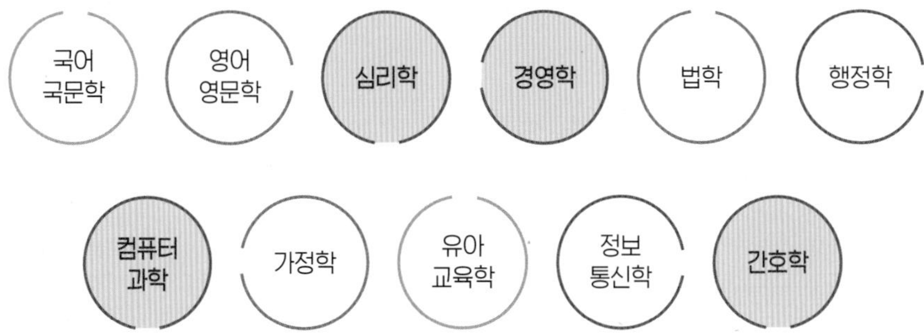

※ 유아교육학 및 정보통신학 전공 : 3, 4과정만 개설
※ 간호학 전공 : 4과정만 개설
※ 중어중문학, 수학, 농학 전공 : 폐지 전공으로 기존에 해당 전공 학적 보유자에 한하여 응시 가능

※ 시대에듀는 현재 4개 학과(심리학, 경영학, 컴퓨터과학, 간호학과) 개설 중

Guide

Study with me

독학학위제 시험안내

과정별 응시자격

단계	과정	응시자격	과정(과목) 시험 면제 요건
4	학위취득	• 3년제 전문대학 간호학과를 졸업한 자 • 4년제 대학교 간호학과에서 3년 이상 교육과정을 수료한 자 • 4년제 대학교 간호학과에서 105학점 이상을 취득한 자	없음(반드시 응시)

응시 방법 및 응시료

• 접수 방법 : 온라인으로만 가능
• 제출 서류 : 응시자격 증빙 서류 등 자세한 내용은 홈페이지 참조
• 응시료 : 20,200원

독학학위제 시험 범위

• 시험과목별 평가 영역 범위에서 대학 전공자에게 요구되는 수준으로 출제
• 시험 범위 및 예시문항은 독학학위제 홈페이지(bdes.nile.or.kr) – 학습정보-과목별 평가영역에서 확인

문항 수 및 배점

과정	일반 과목(간호학과)			예외 과목		
	객관식	주관식	합계	객관식	주관식	합계
전공심화, 학위취득 (3~4과정)	24문항×2.5점 =60점	4문항×10점 =40점	28문항 100점	15문항×4점 =60점	5문항×8점 =40점	20문항 100점

※ 2017년도부터 교양과정 인정시험 및 전공기초과정 인정시험은 객관식 문항으로만 출제

합격 기준

• 4과정(학위취득 종합시험) 시험 : 총점 합격제 또는 과목별 합격제 선택

구분	합격 기준	유의 사항
총점 합격제	• 총점(600점)의 60% 이상 득점(360점) • 과목 낙제 없음	• 6과목 모두 신규 응시 • 기존 합격 과목 불인정
과목별 합격제	• 매 과목 100점 만점으로 하여 전 과목(교양 2, 전공 4) 60점 이상 득점	• 기존 합격 과목 재응시 불가 • 기존 합격 과목 포함하여 총 6과목 초과하여 선택할 수 없음 • 1과목이라도 60점 미만 득점하면 불합격

시험 일정 및 간호학과 4단계 시험 시간표

※ 시험 일정 및 시험 시간표는 반드시 독학학위제 홈페이지(bdes.nile.or.kr)를 통해 확인하시기 바랍니다.

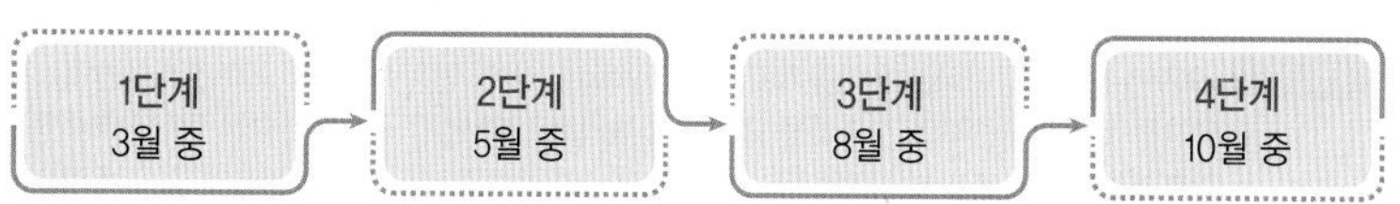

• 간호학과 4단계 시험 과목 및 시험 시간표

구분(교시별)	시간	시험 과목명
1교시	09:00~10:40 (100분)	**국어**, **국사**, 외국어 중 택2 과목 (외국어를 선택할 경우 **실용영어**, 실용독일어, 실용프랑스어, 실용중국어, 실용일본어 중 택1 과목)
2교시	11:10~12:50 (100분)	• **간호연구방법론** • **간호과정론**
중식	12:50~13:40 (50분)	
3교시	14:00~15:40 (120분)	• **간호지도자론** • **간호윤리와법**

※ 입실시간: 08:30까지 완료, 합격기준: 6과목 합격(교양 2과목, 전공 4과목)
※ 시대에듀에서 개설된 과목은 빨간색으로 표시

Guide

Study with me

독학사 간호학과 시험 예시문제 I - 간호과정론

※ ※ 아래는 국가평생교육진흥원에서 발표한 간호학과의 예시문제를 분석한 것으로 본 기본서를 학습하기 전에 참고용으로 활용하시기 바랍니다.

객관식

01 간호과정이 발전되어 온 역사에 대한 서술로 잘못된 것은?

① 1961년 간호이론가 올란도에 의해 간호과정이라는 용어가 처음 사용됨
② 북미 간호 진단 협회(NANDA)는 매 2년마다 간호 진단 분류를 평가함
③ 1967년 Yura와 Walsh에 의해 간호 과정이 '발견－검사－결정－수행－분별'의 5D 개념으로 소개됨
④ 1997년 우리나라에서 북미 간호 진단 협회(NANDA)의 진단 분류를 기초로 108개의 간호 진단이 번역되어 적용됨

정답 ①, ③

해설 간호과정에 대한 관심을 1950년대 초부터 시작하였다. 1955년 홀이 간호과정이라는 용어를 처음 사용한 이래로 도로시 존슨(1959년), 아이다 올란도(1961년), 에네스틴 위덴바흐(1963년) 등이 3단계의 간호과정 모델을 제시하였다. 루이스 날리스(1966년)는 간호사의 활동 모델을 5D의 개념으로 제시한바 있으며 율라와 왈시(1967년)는 간호과정에 관한 최초의 저서를 출간하면서 간호과정을 사정, 계획, 수행, 평가의 4단계로 규정하였다.

교수님 코칭 1955년 간호과정이라는 용어를 리디아 홀(Lydia Hall)이 만든 이래로 1950년대 후반에서 1960년대 초반까지 몇몇 학자들에 의해 3단계의 간호과정 모델이 소개되고 1973년 미국간호협회가 임상간호수행표준을 출판하여 5단계의 간호과정에 적법성을 부여하게 된 것이다. 1장 간호과정의 발달과정 부분을 면밀하게 학습하자!
※이 문제의 경우 원래 예시문제에서는 답이 ③번으로 표시되었지만 ①도 틀린 내용인 점을 참고하자.

02 〈보기〉에서 ICNP(International Classification for Nursing Practice) 개발의 목적을 모두 골라 놓은 것은?

보기
ㄱ. 의사소통을 증진하기 위해 간호 실무에 대한 공통 용어 설정
ㄴ. 방문 간호사를 위한 효율적 간호 중재 분류 제공
ㄷ. 다양한 상황에서 개인 및 가족의 간호 관리 기술
ㄹ. 건강 정책 결정에 영향을 미치기 위한 간호 실무에 대한 자료 제공

① ㄱ, ㄴ, ㄷ ② ㄱ, ㄴ, ㄹ ③ ㄱ, ㄷ, ㄹ ④ ㄴ, ㄷ, ㄹ

정답 ③

해설 ICNP(국제간호실무분류체계)는 1989년 서울 국제간호사협의회 총회 대표자 회의에서 간호실무를 기술하고 전 세계에서 생산되는 간호자료를 비교할 목적으로 처음 제안된 후 개발된 통합 간호용어 분류체계이다. ICNP는 기존의 어휘와 분류체계를 교차 연결할 수 있는 기틀을 제공하며 환자 상태를 서술하는 간호진단(간호현상)과 간호실무의 다양성을 서술하는 간호중재(간호활동), 간호에 의한 환자의 변화를 나타내는 결과(간호결과)의 세 가지 체계가 제시된다. 방문간호사를 위한 효율적 간호 중재 분류의 제공은 오마하 중재분류체계와 관련 있다.

교수님 코칭 국제간호실무분류체계(ICNP)는 정보공유를 위한 간호분야의 분류체계를 통합하는 포괄적인 분류체계로서 세계보건기구 국제질병 분류체계인 ICD(International Classification of Disease)에 간호부분을 추가 및 보완하여 기존 간호용어 분류체계가 각 대상자에게 제공된 간호를 완전하게 표현하지 못하는 한계점을 극복하고자 한 것이다. 본 교재 2장 간호과정 관련분류체계의 내용 중 국제간호실무분류체계와 오마하 중재분류체계를 반드시 학습하자!

03 다음 김 씨의 자료를 통해 내릴 수 있는 간호진단의 내용으로 가장 바른 것은?

> 김 씨는 쌍둥이를 갑자기 출산하였고, 태반 배출 시 다량의 출혈이 있었다. 출혈량은 600㎖로 추정되었다. 이때 김 씨의 소변은 아주 짙은 소변색을 나타내고 있었으며, 구강 점막과 입술이 건조하였고, 혈압은 80/50mmHg였다.

① 구강 점막 변화
② 출산으로 인한 체액 부족의 위험성
③ 출혈로 인한 체액 부족
④ 쌍둥이 출산으로 인한 부모 역할 장애

정답 ③

해설 간호진단을 2부분의 기본진단문으로 작성했을 때 문제와 원인 두 부분으로 진술하게 된다. 문제는 대상자의 반응 진술문이며 원인은 반응의 관련요인 또는 위험요인을 말한다. 예시에서 문제는 체액 부족이며 원인은 다량의 출혈이다.

교수님 코칭 **간호과정은 대상자에게서 사정된 자료를 조직해 단서들을 묶고 대상자의 현 건강상태에 대한 결론을 내리는 것이다. 본 교재의 4장 간호진단 부분의 간호진단과정을 자세히 학습하도록 하자!**

04 다음 사례에 나타난 사정 자료를 통해서 내릴 수 있는 가장 적합한 간호진단과 대상자에게 추천할 수 있는 '독자적' 간호중재 운동 프로그램이 바르게 연결된 것은?

> 56세이며 8명의 자녀를 둔 박 씨는 키 154cm, 몸무게 65kg이다. 박 씨는 "재채기를 할 때마다 소변이 흘러서 매우 당황스럽고 불편해요."라고 호소한다.

① 비만과 관련된 배뇨 장애 – 케겔(Kegel) 운동
② 요실금으로 인한 불편함 – 점진적 근육 이완 운동
③ 요실금으로 인한 자존감 저하 – 점진적 근육 이완 운동
④ 회음 근육의 약화와 관련된 복압성 요실금 – 케겔(Kegel) 운동

정답 ④

해설 NANDA 간호진단을 참조하여 주관적, 객관적 자료를 포함할 수 있는 간호진단을 내린다. 복압성 요실금이라는 NANDA 간호진단을 선택한 이후 원인에 대한 객관적(8명의 자녀 출산), 주관적 자료(박씨가 "재채기를 할 때마다 소변이 흐른다."라고 말한 것)를 근거로 진단을 내리면 된다. 독자적 간호중재는 간호사가 지식 및 기술을 근거로 독자적 판단하에 자율적으로 처방, 수행, 위임할 수 있는 중재를 말하며 NIC의 간호사가 주도하는 처치가 이에 해당한다. 케겔 운동은 질 주위 근육을 조였다 펴기를 반복하는 골반근육 강화운동으로 산후요실금 예방에 도움이 된다.

교수님 코칭 **간호중재는 간호진단의 원인을 제거하거나 경감시키는 간호중재를 선택해야 한다. 그러므로 간호사는 실제적 문제의 원인이나 기여요인, 잠재적 문제의 위험요인을 알아야 한다. 본 교재의 8장 간호과정 적용의 실제를 정독하여 학습하자!**

독학사 간호학과 시험 예시문제 II - 간호과정론

05 다음 사례에 나타난 사정 자료를 통해서 내릴 수 있는 간호진단의 내용으로 가장 바른 것은?

> 김 씨는 70세 노인으로 좌측 하엽의 폐렴과 우측 고관절 골절로 입원을 하여 현재 견인장치를 하고 있는 상태이다. 김 씨는 좌측 폐에서 수포음이 청진되었고 호흡수는 36회/분로 증가되었다. 소변은 농축된 상태였다.

① 무력감
② 신체상 장애
③ 피부손상
④ 비효율적 기도 청결

정답 ④

해설 사례에서 70세 노인인 김씨의 주요문제는 좌측 하엽의 폐렴과 우측 고관절 골절이다. 임상적으로 밝혀진 문제가 이미 존재하므로 실재적 간호진단(actual nursing diagnosis)을 내릴 수 있으며 폐렴과 관련하여서도 비효율적 기도청결이 나타날 수 있고 우측 고관절 골절로 인해 현재 견인장치를 하고 있어 활동이 원활하지 않아 비효율적 기도청결이 나타날 수 있다. 간호진단 시에는 문제중심(실재적) 간호진단을 잠재적, 위험성 간호진단보다는 우선으로 적용하며 신체적>정신적>사회적>정서적 순으로 우선순위를 정할 수 있다.

교수님 코칭 **간호진단의 유형은 문제 중심, 위험, 건강증진, 증후군 간호진단이 있다. 간호진단의 우선순위를 결정하는 것은 대상자의 다양한 간호문제를 해결하는 순서를 정하는 것이며 대상자의 생명 위협 정도가 강한 것부터 건강유지, 증진, 복지의 순으로 정해진다. 간호진단의 본 교재의 4장과 8장을 참고하자!**

주관식

06 다음 상황을 읽고 '피부 손상의 위험성'으로 진단을 내리기 위한 관련요인을 모두 제시하시오.

> 75세 김 씨는 뇌졸중으로 입원하였다. 의식이 저하되고 오른편이 마비되어 있어 침상에서 스스로 움직이지 못한다. 요실금이 있어 늘 침상이 젖어 있다. 구강으로 음식 섭취를 못하고 비위관을 꼽고 있는데, 체중 저하와 함께 피부가 건조하고 탄력성이 감소하였다.

정답

의식 저하, 운동능력 저하, 침상 안정, 피부 탄력성 저하, 피부 자극(요실금)

해설 관련요인은 간호문제의 발생에 기여하거나 영향을 주거나 원인을 제공하는 것으로서 생물학적, 사회적, 발달적, 치료적, 상황적인 것 등이 모두 포함될 수 있다. NANDA의 진단 피부통합성 장애의 위험의 관련요인 중 문제의 예와 관련 있는 것은 고령, 신체적 부동, 영양상태 불균형, 변실금 혹은 요실금, 건조한 피부, 면역학적 결핍 등을 들 수 있다.

교수님 코칭 **관련요인이 제시됨으로써 간호중재에 대한 방향을 더 구체적으로 제시할 수 있게 되므로 개별화된 간호중재가 가능해지는 것을 기억하자!**

07 뇌졸중으로 입원한 환자가 연하 곤란을 호소하여 '기침 반사 소실 및 연하 곤란과 관련된 기도 흡인 위험성'이라는 진단을 내리고 중재를 제공하였다. 환자의 문제가 해결되었는지 평가하기 위해 재사정하였을 때 평가 내용에 포함되어야 하는 내용과 중재 내용을 쓰시오.

정답

기도흡인 위험성은 잠재적 문제에 대한 진단으로 기도흡인이 나타났는지, 나타나지 않았는지를 먼저 판단함

- 평가 내용
  ① 문제의 상태 : 기도흡인 존재 유무
  ② 관련 요인의 상태 : 기침반사와 연하곤란의 상태
  ③ 기대결과의 성취여부
- 중재 내용
  ① 자세머리를 옆으로
  ② 필요 시 적절한 suction
  ③ 기침 반사 자극을 위한 중재

해설 환자가 가진 연하곤란의 문제와 관련하여 기도로 흡인되는 문제가 현재 나타나는 것은 아니지만 위험요인이 존재하기 때문에 미래에 발생할 수 있는 것이다. 이러한 경우 적절한 간호중재가 수행되지 않을 때 실재적 간호문제로 이어질 수 있기 때문에 예방을 목적으로 하는 간호진단 및 중재가 필요하다. 또한, 간호평가는 총 6단계로 이루어지는데 목표기대결과의 확인 → 기대결과(NOC)와 관련된 대상자 자료수집 → 대상자 자료와 기대결과의 비교 → 간호행위와 결과의 관계 파악 → 결론도출 및 평가문 작성 → 간호계획의 지속, 수정, 종료의 단계를 거친다.

교수님 코칭 간호평가는 간호계획 과정에서 목적과 목표를 대상자의 건강상태와 체계적으로 비교하는 것으로 기대되는 목표가 성취되었는지, 간호진단이나 문제가 해결되었는지를 비판적으로 검토하는 과정이다. 본 교재의 간호중재 및 간호평가 부분을 철저히 학습하자!

08 다음의 간호진단을 읽고 옳고 그름을 평가한 후 틀린 경우에는 어떤 점이 잘못되었는지 찾아 서술하시오.

> 눈 수술 후 시각 소실과 관련된 신체 손상 위험성

정답

① 틀리다.
② 내용제시 : 시각소실은 간호중재로 해결할 수 없는 내용이므로 시각소실에 따른 감각저하, 방향인지 능력 저하 등과 같이 간호중재로 해결할 수 있는 내용으로 바꾸어준다.

해설 간호진단 진술 시 오류가 자주 발생한다. 이는 의학적 진단으로 간호진단을 진술한 것으로 가령 암과 관련된 유방절제술과 같이 간호진단을 내려서는 안 되며 유방절제술의 영향과 관련된 자아정체성 손상의 위험과 같이 간호진단을 써야 한다.

교수님 코칭 간호진술 시의 오류에는 의학적 진단으로 간호진단을 진술하는 것 외에도 문제 대신 요구를 진술한 것, 치료할 수 없는 환자의 상태를 진술하는 것, 환자의 문제 대신에 간호문제를 진술하는 것 등이 있다.

Features

이 책의 구성과 특징

Study with me

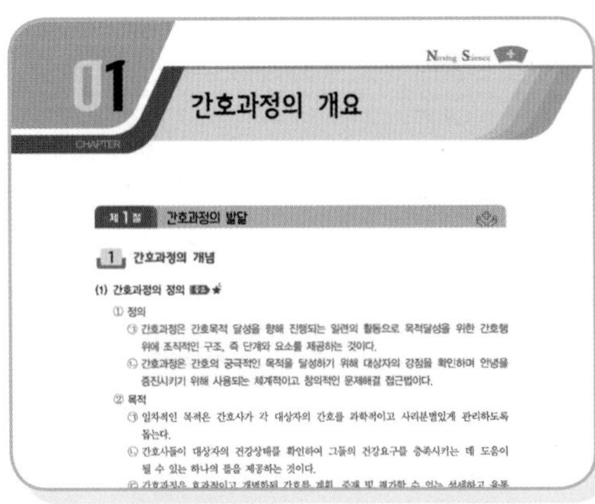
Nursing Science

01 CHAPTER 간호과정의 개요

제 1 절 간호과정의 발달

1 간호과정의 개념

(1) 간호과정의 정의 ★

① 정의

㉠ 간호과정은 간호목적 달성을 향해 진행되는 일련의 활동으로 목적달성을 위한 간호행위에 조직적인 구조, 즉 단계와 요소를 제공하는 것이다.

㉡ 간호과정은 간호의 궁극적인 목적을 달성하기 위해 대상자의 강점을 확인하며 안녕을 증진시키기 위해 사용되는 체계적이고 창의적인 문제해결 접근법이다.

② 목적

㉠ 일차적인 목적은 간호사가 각 대상자의 간호를 과학적이고 사리분별있게 관리하도록 돕는다.

㉡ 간호사들이 대상자의 건강상태를 확인하여 그들의 건강요구를 충족시키는 데 도움이 될 수 있는 하나의 틀을 제공하는 것이다.

1 시험에 나오는 내용 중심으로 쏙쏙

독학사 시험의 출제 경향에 맞춰
시행처의 평가영역을 바탕으로
과년도 출제문제와 이론을
빅데이터 방식에 맞게 선별하여
가장 최신의 이론과 문제로
시험에 출제되는 영역 위주로 정리되었다.

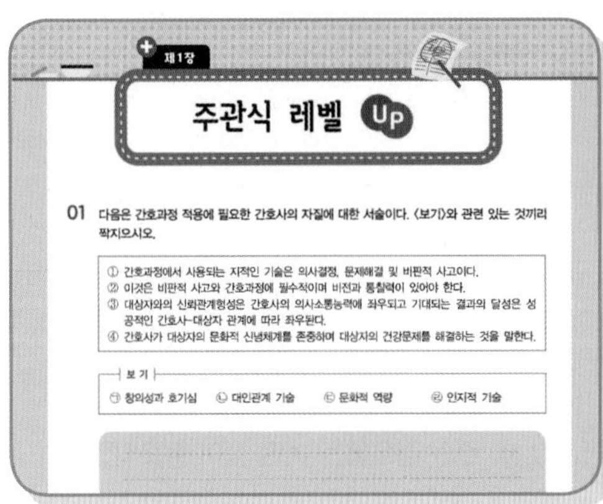
제1장

주관식 레벨 UP

01 다음은 간호과정 적용에 필요한 간호사의 자질에 대한 서술이다. 〈보기〉와 관련 있는 것끼리 짝지으시오.

① 간호과정에서 사용되는 지적인 기술은 의사결정, 문제해결 및 비판적 사고이다.
② 이것은 비판적 사고와 간호과정에 필수적이며 비전과 통찰력이 있어야 한다.
③ 대상자와의 신뢰관계형성은 간호사의 의사소통능력에 좌우되고 기대되는 결과의 달성은 성공적인 간호사-대상자 관계에 따라 좌우된다.
④ 간호사가 대상자의 문화적 신념체계를 존중하며 대상자의 건강문제를 해결하는 것을 말한다.

보 기
㉠ 창의성과 호기심 ㉡ 대인관계 기술 ㉢ 문화적 역량 ㉣ 인지적 기술

2 4단계 주관식을 공략하는 주관식 레벨 UP

본 교재는 4단계 합격의 분수령인 주관식 문제를 완벽 대비할 수 있도록 〈주관식 레벨 UP〉 코너를 구성하였다. 독학사 주관식의 여러 기출 유형 중 부분 배점이 가미된 키워드형 문제와 해당 정답 내용을 약술하는 약술문제를 다수 수록하여 수험생들이 실제 독학사 주관식 유형을 접할 수 있도록 하였다.

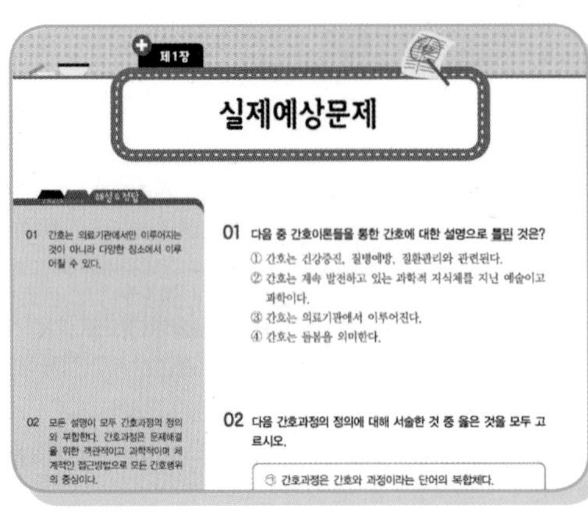
제1장

실제예상문제

01 다음 중 간호이론들을 통한 간호에 대한 설명으로 틀린 것은?
① 간호는 건강증진, 질병예방, 질환관리와 관련된다.
② 간호는 계속 발전하고 있는 과학적 지식체를 지닌 예술이고 과학이다.
③ 간호는 의료기관에서 이루어진다.
④ 간호는 돌봄을 의미한다.

01 간호는 의료기관에서만 이루어지는 것이 아니라 다양한 장소에서 이루어질 수 있다.

02 다음 간호과정의 정의에 대해 서술한 것 중 옳은 것을 모두 고르시오.

㉠ 간호과정은 간호와 과정이라는 단어의 복합체다.

02 모든 설명이 모두 간호과정의 정의와 부합한다. 간호과정은 문제해결을 위한 객관적이고 과학적이며 체계적인 접근방법으로 모든 간호행위의 중심이다.

3 4단계 시험에 특화된 객관식과 주관식으로 구성된 실제예상문제

본서는 최근 실시된 독학사 간호학과 기출문제와 각종 간호 관련 시험 및 간호사 국가고시의 해당 기출문제를 선별하여 독학사 간호학과의 수준에 맞게 변형하여 수록하였다. 특히 합격을 좌우하는 40점 배점의 주관식 문제의 경우 다양한 형식의 문항 유형을 수록했으며 실제 문항 수에서도 국내 어느 교재보다 풍부하게 수록하여 충분한 학습 대응이 가능하도록 구성했다.

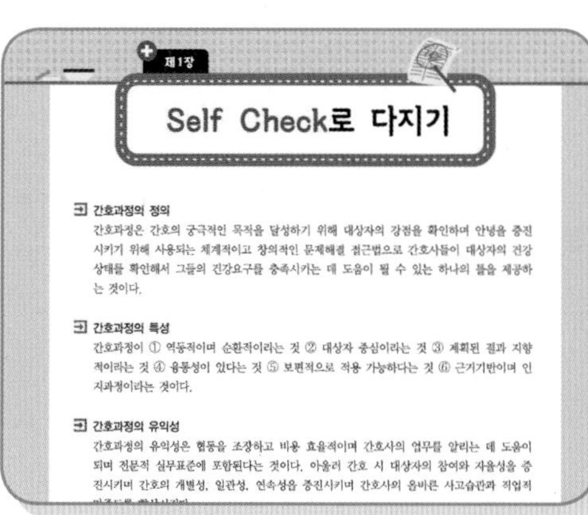

제1장

Self Check로 다지기

간호과정의 정의

간호과정은 간호의 궁극적인 목적을 달성하기 위해 대상자의 강점을 확인하며 안녕을 증진시키기 위해 사용되는 체계적이고 창의적인 문제해결 접근법으로 간호사들이 대상자의 건강상태를 확인해서 그들의 건강요구를 충족시키는 데 도움이 될 수 있는 하나의 틀을 제공하는 것이다.

간호과정의 특성

간호과정이 ① 역동적이며 순환적이라는 것 ② 대상자 중심이라는 것 ③ 계획된 결과 지향적이라는 것 ④ 융통성이 있다는 것 ⑤ 보편적으로 적용 가능하다는 것 ⑥ 근거기반이며 인지과정이라는 것이다.

간호과정의 유익성

간호과정의 유익성은 협동을 조장하고 비용 효율적이며 간호사의 업무를 알리는 데 도움이 되며 전문적 실무표준에 포함된다는 것이다. 아울러 간호 시 대상자의 참여와 자율성을 증진시키며 간호의 개별성, 일관성, 연속성을 증진시키며 간호사의 올바른 사고습관과 직업적

4 교재의 이론과 문제를 학습한 후 한 번 더 정리하는

Self Check로 다지기

하나의 장 내용이 끝날 때마다 각 장의 핵심 내용들을 빠르고 정확하게 복습할 수 있는 〈Self Check로 다지기〉를 구성하였다. 각 장의 이론들과 문제들을 공부한 후 이 코너를 통해 다시 한 번 더 정리하고 학습한다면 시험에 합격하는 점수 향상에 큰 도움이 될 것이다.

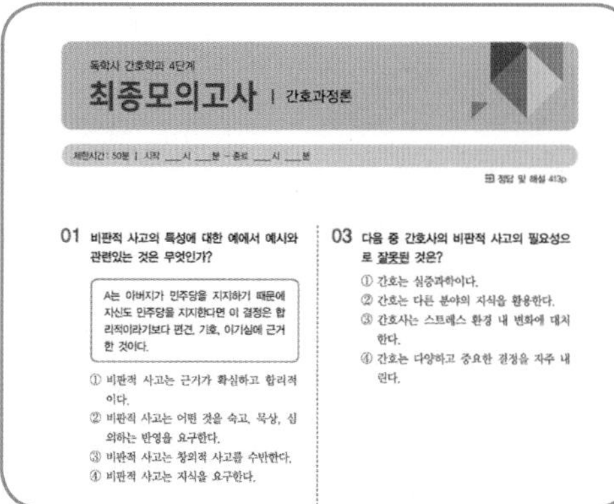

독학사 간호학과 4단계

최종모의고사 | 간호과정론

제한시간 : 50분 | 시작 ___시 ___분 - 종료 ___시 ___분

정답 및 해설 413p

01 비판적 사고의 특성에 대한 예에서 예시와 관련있는 것은 무엇인가?

A는 아버지가 민주당을 지지하기 때문에 자신도 민주당을 지지한다면 이 결정은 합리적이라기보다 편견, 기호, 이기심에 근거한 것이다.

① 비판적 사고는 근거가 확실하고 합리적이다.
② 비판적 사고는 어떤 것을 숙고, 묵상, 심의하는 반영을 요구한다.
③ 비판적 사고는 창의적 사고를 수반한다.
④ 비판적 사고는 지식을 요구한다.

03 다음 중 간호사의 비판적 사고의 필요성으로 잘못된 것은?

① 간호는 실증과학이다.
② 간호는 다른 분야의 지식을 활용한다.
③ 간호사는 스트레스 환경 내 변화에 대처한다.
④ 간호는 다양하고 중요한 결정을 자주 내린다.

5 최종모의고사로 실전 감각 UP!

〈핵심이론〉을 공부하고, 〈주관식 레벨 UP〉과 〈실제예상문제〉를 풀어보았다면 이제 남은 것은 실전감각 기르기와 최종 점검이다. 〈최종모의고사〉를 실제 시험처럼 시간을 두고 OCR 답안지를 이용해서 풀어보고, 정답과 해설을 통해 복습한다면 좋은 결과가 있을 것이다.

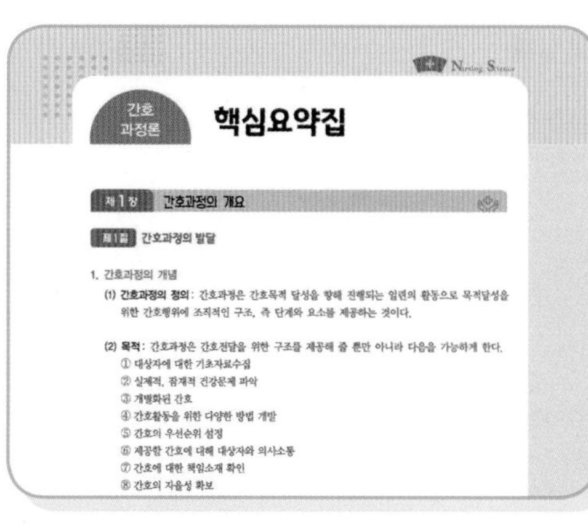

Nursing Science

간호 과정론

핵심요약집

제1장 간호과정의 개요

제1절 간호과정의 발달

1. 간호과정의 개념

(1) **간호과정의 정의** : 간호과정은 간호목적 달성을 향해 진행되는 일련의 활동으로 목적달성을 위한 간호행위에 조직적인 구조, 즉 단계와 요소를 제공하는 것이다.

(2) **목적** : 간호과정은 간호전달을 위한 구조를 제공해 줄 뿐만 아니라 다음을 가능하게 한다.
① 대상자에 대한 기초자료수집
② 실재적, 잠재적 건강문제 파악
③ 개별화된 간호
④ 간호활동을 위한 다양한 방법 개발
⑤ 간호의 우선순위 설정
⑥ 제공한 간호에 대해 대상자와 의사소통
⑦ 간호에 대한 책임소재 확인
⑧ 간호의 자율성 확보

6 시험장에 가져가는 핵심요약집 제공!

전체 기본서의 과정을 중요부분 위주로 정리한 핵심요약집을 통해 무엇이 중요하며 강조해서 학습해야 하는지를 파악하고 틈틈이 학습할 수 있도록 하였으며 최종 마무리 정리용으로 학습의 효과를 극대화할 수 있도록 하였다.

Contents

목 차

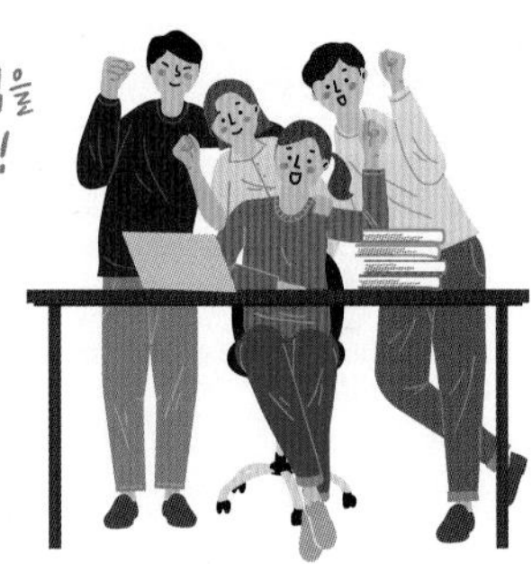

Study with me

핵심이론 + 실제예상문제

최종모의고사

책속의 책

고 득 점 으 로 대 비 하 는 가 장 똑 똑 한 대 비 서 !

제 1 장

간호과정의 개요

시대에듀

www.sdedu.co.kr

자격증 · 공무원 · 취업까지
BEST 온라인 강의 제공

(주)시대고시기획
(주)시대교육

www.sidaegosi.com

시험정보 · 자료실 · 이벤트
합격을 위한 최고의 선택

I wish you the best of luck!

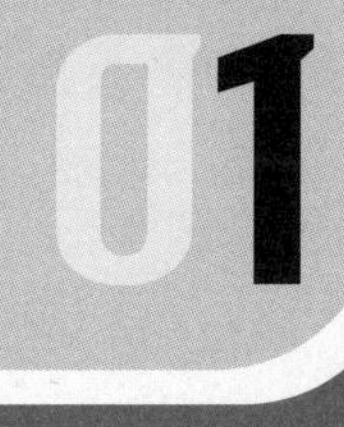

CHAPTER

간호과정의 개요

제 1 절 간호과정의 발달

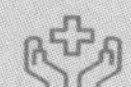

1 간호과정의 개념

(1) 간호과정의 정의 중요★

① 정의

㉠ 간호과정은 간호목적 달성을 향해 진행되는 일련의 활동으로 목적달성을 위한 간호행위에 조직적인 구조, 즉 단계와 요소를 제공하는 것이다

㉡ 간호과정은 간호의 궁극적인 목적을 달성하기 위해 대상자의 강점을 확인하며 안녕을 증진시키기 위해 사용되는 체계적이고 창의적인 문제해결 접근법이다

② 목적

㉠ 일차적인 목적은 간호사가 각 대상자의 간호를 과학적이고 사리분별있게 관리하도록 돕는다.

㉡ 간호사들이 대상자의 건강상태를 확인하여 그들의 건강요구를 충족시키는 데 도움이 될 수 있는 하나의 틀을 제공하는 것이다.

㉢ 간호과정은 효과적이고 개별화된 간호를 계획, 중재 및 평가할 수 있는 섬세하고 융통성 있는 지침을 제공해준다.

㉣ 간호과정은 간호전달을 위한 구조를 제공해 줄 뿐만 아니라 다음을 가능하게 한다

ⓐ 대상자에 대한 기초자료수집

ⓑ 실제적, 잠재적 건강문제 파악

ⓒ 개별화된 간호

ⓓ 간호활동을 위한 다양한 방법 개발

ⓔ 간호의 우선순위 설정

ⓕ 제공할 간호에 대해 대상자와 의사소통

ⓖ 간호에 대한 책임소재 확인

ⓗ 간호의 자율성 확보

ⓘ 간호의 책임감 조장

③ 특성

㉠ 간호과정은 역동적이고 순환적이다.
각 단계마다 지속적으로 그 이전단계들에 대한 정확성과 적합성에 대한 검토가 이루어지며 단계들은 서로 연관된다.

㉡ 간호과정은 대상자 중심이다.
간호과정은 대상자와 간호사의 상호작용이 필수적이며 항상 대상자의 요구를 우선으로 한다.

㉢ 간호과정은 계획된 결과 지향적이다.
간호중재들은 연구와 원칙에 기초하여 주의 깊게 선택되어져야 하며 이는 대상자에게 기대되는 결과달성이라는 목적을 위해 선택된다.

㉣ 간호과정은 융통성이 있다.
간호과정은 계획에 따른 간호를 제공하나 계획은 실제로 대상자의 상황변화에 따라 지속적으로 변화된다.

㉤ 간호과정은 보편적으로 적용 가능하다.
간호과정은 모든 연령층이나 질환 그리고 안녕-질병 상태의 어느 시점에 있는 모든 대상자에게 사용될 수 있다.

㉥ 간호는 근거기반이다.
간호과정은 근거에 기반하여 판단하고 의사결정하고 수행하도록 한다.

㉦ 간호과정은 인지(사고)과정이다.
문제해결과 의사결정 시 지적인 기술을 사용하는 것을 말한다.

④ 유익성

㉠ 협동을 조장한다.
모든 간호팀원이 체계적으로 조직된 접근법의 가치를 알게 되면 의사소통이 증진된다.

㉡ 비용 효율적이다.
간호과정은 건강관리팀의 의사소통을 증진시키므로 실무에서 간호사의 실수를 예방하고 대상자 문제의 진단, 치료 및 예방을 신속히 처리할 수 있게 한다.

㉢ 간호사의 업무를 알리는 데 도움이 된다.
간호는 복합적이므로 역할을 규정짓는 것이 어려울 수 있다. 간호사정과 중재의 기록은 간호사들이 어떻게 합병증을 예방하고 회복을 촉진시키는지를 보여준다.

㉣ 전문적 실무표준에 포함된다.
간호과정의 성공적인 적용은 실무표준을 충족시킨다.

㉤ 간호 시 대상자의 참여와 자율성을 증진시킨다.
간호과정의 각 단계에서 대상자를 포함시키는 것은 대상자가 자신의 건강에 대한 의사결정 능력을 향상시키고 독립성을 빠르게 되찾도록 도와줄 수 있다.

ⓑ 개별화된 간호를 증진시킨다.
간호계획은 의학적 진단만을 근거로 표준화된 간호를 제공하는 것에서 탈피해 대상자의 특별하고 독특한 요구에도 초점을 맞출 수 있다.

ⓢ 간호의 효율성을 증진시킨다.
간호과정을 통해 체계적으로 접근하게 됨으로써 불필요한 업무의 중복이나 중요한 업무의 누락이 사라지게 된다.

ⓞ 간호의 일관성과 연속성을 증진시킨다.
작성된 간호계획을 통해서 대상자의 요구를 알게 되고 교대 근무 시에도 통합적으로 대상자의 요구를 충족시킬 수 있다.

ⓙ 간호사의 올바른 사고습관과 직업적 만족도를 향상시킨다.
좋은 간호계획을 통해 대상자의 문제에 대한 창의적인 해결책을 알아낼 능력이 증가되고 자신감을 얻게 될 뿐만 아니라 간호능력이 향상되어 수행한 일에 대해 만족하게 된다.

(2) 간호과정의 단계 중요 ★★

① 사정
㉠ 대상자의 현 건강상태에 관한 자료를 수집, 조직, 확인 및 기록하는 것이다.
㉡ 간호사는 대상자의 현 질병과 관련된 신체적, 정신적, 사회, 문화적, 영적인 자료를 모두 수집해야 하므로 대상자를 검진하고 대상자와 가족들과 대화하며 차트를 읽는다.

② 진단
㉠ 표준화된 간호진단분류체계를 사용해서 대상자의 건강문제를 진술하는 것이다.
㉡ 대상자의 현 건강상태인 실제적, 잠재적 건강문제와 강점을 확인하기 위해 자료를 분류, 조직, 분석하며 대상자의 현 건강상태 기여요인들을 서술하는 정확한 진단 진술문을 작성한다.

③ 결과계획
간호사는 대상자의 건강문제들을 해결하기 위해 문제해결순서를 정하고 대상자의 상태가 어떻게 변화되길 바라는지 결정해 기대결과를 설정해야 한다.

④ 중재계획
㉠ 계획된 기대되는 결과에 도달하기 위해 간호사는 건강문제를 예방, 완화 및 해결하거나 안녕을 증진시키는 중재를 선택해서 간호지시를 작성하는 중재계획과정을 거치게 된다.
㉡ ANA(2004)에서 간호실무의 범위와 표준에서는 간호결과 확인(목표설정)을 중재계획단계 이전의 간호과정 구성요소의 한 부분으로 설명하였다.

⑤ 수행
간호사는 건강관리팀의 다른 요원과 대상자의 간호계획에 대해 의사소통하고 간호 계획상에 제시된 중재들을 실제로 수행하거나 다른 사람들에게 위임한다.

⑥ 평가

㉠ 간호사는 계획을 수행한 후에 기대되는 결과로 설정한 것과 대상자의 현 건강상태를 비교한다.

㉡ 기대되는 결과를 성취하는 데 도움이 되었던 간호중재와 그렇지 못한 중재를 확인하고 필요하면 간호계획을 다시 수정한다.

2 간호과정의 발달 과정

(1) 역사적 배경

① 1955년

미국에서 홀이 처음으로 간호사들에게 질적 간호 강의 시 대상자를 간호하고 돌보는 활동 일체를 간호과정으로 설명한 이후 존슨(1959), 올란도(1961) 및 비덴바흐(1963)가 일련의 단계들로 구성된 간호의 과정을 간호과정이라는 용어로 설명하였다.

② 1966년

Knowles는 간호의 성패를 좌우하는 간호사의 활동 내용인 5가지(5D) 요소, 즉 정보발견(Discover), 정밀한 검사(Delve), 간호활동에 대한 계획 결정(Decide), 계획수행(Do) 및 간호활동에 대한 대상자 반응을 식별(Discriminate)하는 단계들로 간호과정을 기술하였다.

③ 1967년

율라(Yura)와 월시(Walsh)는 간호과정에 관한 최초의 저서를 출판하였으며 간호과정을 사정, 계획, 수행, 평가의 4단계로 규정, 각 과정을 버틀란피(Bertalaffy)의 일반체계이론에 입각하여 정리하였다.

④ 1973년

미국간호협회가 사정, 진단, 계획, 중재, 평가의 5단계로 구성된 간호과정을 간호실무의 표준 지침으로 채택하였다. 간호 역할의 합법적인 부분으로 간호과정의 사용에 대한 법적인 근거가 마련되어 간호교육자나 전문가가 5단계의 간호과정 모델을 사용하게 되었다.

⑤ 1980년

미국간호협회는 「Nursing : A social policy statement」를 통해 실제적, 잠재적 건강문제의 진단을 간호실무의 통합된 한 부분으로 재확인시켰다.

⑥ 1982년

NCLEX가 기본 구조로 간호과정을 포함하기 위해 개정되었다.

⑦ 1984년

국가인준기관인 JCAHO(Joint Commission on Accreditation of Healthcare Organization)가 대상자 간호의 모든 단계를 기록하는 데 간호과정의 사용을 요구했다.

⑧ 2000년
NANDA(North America Nursing Diagnosis Association)의 간호진단 분류체계 Ⅱ가 개발되어 임상적용에 관한 연구가 이루어지고 있다.

⑨ 2001년
Johnson 등이 더 효율적이고 쉽게 간호과정을 적용할 수 있도록 하기 위해 간호진단-간호결과-간호중재 분류를 연계하는 작업을 하여 NNN linkage(NANDA-NOC-NIC linkage)로 제시하였다.

(2) 국내 상황

① 1976년 10월 대한간호협회에서 간호지도자 연수교육의 주제로 간호과정을 선택함으로써 간호과정에 대한 실무 교육이 시작되었다.
② 1978년 7월 학술대회에서 간호과정을 사정, 계획, 수행, 평가의 4단계로 명명하였다.
③ 1981년 병원 표준화심사의 간호부문 심사기준에 간호과정의 적용이 추가되었다.
④ 1996년 대한간호협회 연구팀을 주축으로 간호진단의 한글 명명화 작업이 이루어졌다.
⑤ 1997년 간호진단의 컴퓨터 활용을 위해 CD-ROM을 개발하였다.

3 간호과정의 이론적 배경

(1) 인간욕구이론 중요 ★★

① 매슬로우(1954)는 인간의 다양한 욕구와 실무를 위한 간호이론 개발의 토대를 제공하였다.
② 욕구이론과 관련된 대표적인 간호이론은 핸더슨(1955), 압델라(1960), 올란도(1961), 비덴바흐(1964), 오렘(1971) 등이 있다.
③ 인간에게는 욕구가 있고 욕구가 충족이 되지 못하면 생명이나 정신적, 심리적인 면의 문제가 발생하는데 간호사의 일차적인 목표는 이러한 문제를 사정하여 규명함으로써 충족되지 못한 욕구를 해결하는 데 있다.
   ㉠ 생리적 욕구 : 가장 기본적인 욕구로서 산소, 음식, 성, 수분, 운동, 수면, 배설, 자극, 체온조절, 휴식, 청결 등에 대한 욕구를 포함한다.
   ㉡ 안정과 안전 욕구 : 보호, 안정성, 평안, 질서, 의존감 등이 포함되며 질병이나 신체적 손상 위협 시는 안전의 욕구가 뚜렷하게 나타난다.
   ㉢ 사랑과 소속감 욕구 : 연인관계, 집단에의 소속(가족, 지역사회, 교회, 학교, 직장 등), 교우관계가 포함된다.
   ㉣ 자아존중 욕구 : 하위계층의 욕구가 어느 정도 충족이 되면 명예, 인정, 힘, 권한, 독립심 등에 대한 욕구가 생겨서 그 욕구충족을 위해 목적 지향적 행위를 한다.
   ㉤ 자아실현 욕구 : 자아성취의 욕구, 인지욕구, 심미적 욕구가 필요하다.

(2) 일반 체계이론 중요 ★

① 1940년대 생물학자 버틀란피(Ludwig Von Bertalanffy)가 물리학, 기계학, 수학 등에서 발전된 개념과 정의를 가지고 유기체를 설명한 이론이다.

② 다양한 학문의 모든 이론을 대치할 만큼 일반적인 원칙을 모색하여 과학의 여러 분야를 통합시키고자 하는 일환으로 시작되었다.

③ 이 이론의 중요한 개념은 체계, 하위체계, 개방체계, 폐쇄체계, 투입, 산출, 송환 등이다.

㉠ 체계 : 상호 연관되며 상호작용하는 부분이나 구성요소들로 이루어진 복합체로 정의되며 각 구성요소들은 하위체계로서 체계의 목적을 달성하기 위해 체계 내에서 존재한다.

㉡ 개방체계 : 주변 환경과 물질, 에너지, 정보를 자유로이 교환하는 체계로 외부환경과 지속적으로 상호작용을 함으로 안정상태를 유지한다.

㉢ 폐쇄체계 : 교환하지 않은 체계

㉣ 송환 : 체계로부터 나온 결과에 대한 정보가 다시 체계로 돌아가서 체계를 평가하고 조정하는 과정

④ 이러한 기본 철학이 간호학의 본질에도 부합되어 존슨, 로저스, 킹, 뉴먼, 로이 등 많은 간호학자가 체계이론을 기반으로 한 간호모델을 개발하였다.

⑤ 인간은 살아있는 행동체계로 개방체계이며 생화학, 사회심리, 태도, 가치 등의 하위체계를 가지고 목적을 위하여 기능한다.

⑥ 간호과정체계는 인간의 신체적, 정서적, 사회문화적 정보가 투입됨으로써 작동되고 하위체계 과정의 진행으로 발생한 결과에 대한 평가과정을 통하여 체계가 종결되거나 조정된다.

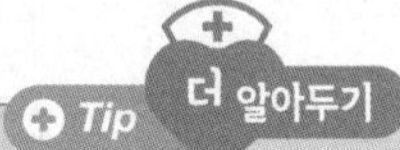

간호과정 체계

- **하위체계** : 사정, 진단, 계획, 수행, 평가를 말한다.
- **투입** : 체계로 들어가는 정보로 대상자와 그 환경에 대한 사정자료를 포함한다.
- **산출** : 체계의 마지막 산물로 대상자의 건강상태이다.
- **목표성취의 평가와 수정의 요구** : 계획을 변경하는 피드백을 제공해줌으로써 순환이 된다.

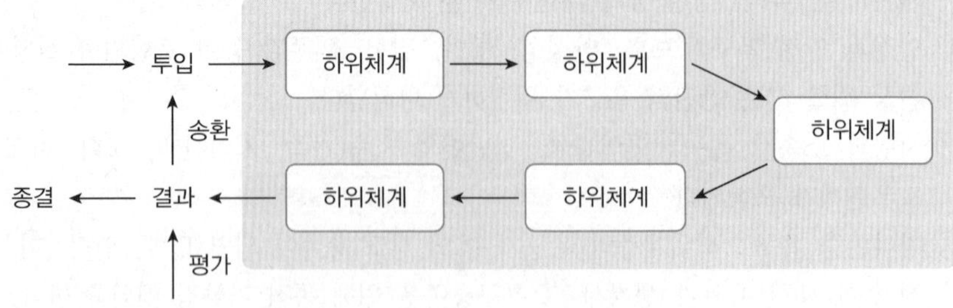

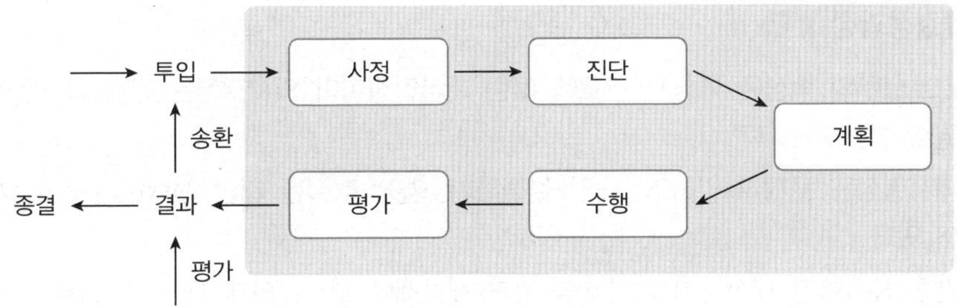

[그림 1-1] 일반체계모형(위)과 간호과정체계(아래)

(3) 문제해결과정

① 직관

㉠ 사람의 내면적 감각을 이용한 문제해결 접근법이다.

㉡ 체계적이거나 자료에 근거를 두지는 않지만 지식과 경험을 통해서 얻어진 숙련된 임상적 판단의 합법적인 측면으로 신뢰를 얻고 있다.

> ✔ 예
>
> 정신과 문제를 가진 병동의 환자들을 지속적으로 간호해온 간호사는 정신질환 간호의 전문가가 될 수 있다.

㉢ 간호사의 내면적인 감각이 참일수도 있고 그렇지 않을 수도 있기 때문에 위험이 뒤따른다.

② 시행착오

㉠ 문제를 해결하는 하나의 방법이 시행착오이다.

㉡ 많은 해결법을 시도한 후에 비로소 하나의 해결책이 발견되는데 이는 다양한 방법들을 체계적으로 숙고하지 않고는 그 해결책이 효과적인 이유를 알 수가 없다.

㉢ 시행착오의 방법은 비효율적이고 그 해결책이 부적절한 경우에 대상자에게 해로울 수 있기 때문에 권장되지는 않는다.

③ 과학적 방법

㉠ 자료와 가설검증을 기반으로 문제를 해결하는 논리적이고 체계적인 접근법이다.

㉡ 첫 번째 단계는 문제를 확인하는 것이며 다음 단계는 문제를 주의 깊게 정의하는 것이다.

㉢ 과학적 방법의 단계

ⓐ 문제지적 : 문제가 무엇인지 구체적으로 생각해본다.

ⓑ 가설설정 : 문제에 대하여 직감적으로 예상되는 답을 생각해본다.

ⓒ 실험과 관찰 : 가설을 확인하기 위하여 실험하거나 관찰한다.

ⓓ 자료의 해석 : 실험과 관찰의 결과를 객관적으로 분석하여 해석한다.

ⓔ 결론 : 가설의 지지 여부에 따라 결정하고 다음 단계로 평가, 검사, 해결을 위한 제언을 할 수 있다.

(4) 의사결정과정 중요★

① 간호실무의 핵심은 대상자 간호에 대한 의사결정이며 의사결정은 간호과정의 전 단계에서 필수적인 요소이다.

② 의사결정은 문제 확인하기, 대안 결정하기, 가장 적절한 대안 선택하기의 3단계로 구성되어 있다.

③ 간호사는 어떤 대상자에게 간호를 먼저 제공해야 할지, 언제 다른 건강관리팀원과 협의를 해야 할지, 어떤 간호활동이 필요한지를 결정해야 한다.

④ 정보수집은 간호사정과 유사하고 문제확인은 간호진단과 유사하며 대안을 나열해서 적절한 것을 선택하는 것은 간호계획 단계와 유사하다.

(5) 정보처리 모형

① 간호사가 면담을 마치거나 차트를 검토하고 신체검진을 끝낸 후에 자료를 통합할 시 논리적 사고와 의사결정 및 진단과정 등의 인지적 기술이 필요하다.

② 정보를 수집하여 처리하는 것은 귀납적 혹은 연역적으로 진행할 수 있으며 두 가지 방법을 모두 활용할 수 있다.

㉠ 귀납 : 특정한 것에서 일반적인 것으로 나아가는 논리적 추론과정

㉡ 연역 : 일반적인 것에서 구체적인 것으로 나아가는 논리적 추론과정

4 간호과정 적용의 장점 및 기여도

(1) 장점 중요★

① 개인, 가족, 지역사회의 다양하고 독특한 대상자 요구에 따른 간호계획을 수립할 수 있고 제공된 간호중재에 대한 평가와 새로운 요구를 재사정함으로써 대상자에게 적합한 질적 간호를 수행할 수 있다.

② 간호계획의 기록은 간호팀은 물론 관련 의료팀에게 정보제공과 연속성 있는 간호를 가능하게 하며 간호사는 자신의 간호에 숙련되고 간호목표에 더 빨리 도달하도록 한다.

③ 체계적으로 수립된 간호계획은 간호사로 하여금 자신감과 자부심을 가지게 하여 간호중재의 효과를 평가해 봄으로써 간호사는 새로운 것을 알게 된다.

④ 간호과정의 적용은 다른 대상자의 요구에도 적용하게 됨으로써 간호사의 기술과 전문성을 발전시킨다.

⑤ 새로운 간호계획에 간호사 자신의 지식을 적용하고 동료와 협력함으로써 새로운 지식과 경험을 얻게 해준다.

(2) 기여도

① 간호사 측면

㉠ 간호과정은 문제해결 과정에 기초한 체계적인 방법으로, 정규 간호교육 과정의 필수과목으로 인정되고 이를 이수한 경우 국제적으로 인정받는 병원에 고용이 가능하다.

㉡ 간호사는 간호과정을 통해 자신의 간호능력에 대해 자신감과 전문인으로서의 성취감 및 직무만족도를 높일 수 있다.

㉢ 간호과정의 적용은 대상자에 대한 간호사의 책임감을 강조함으로써 간호사가 계속 탐구하고 학습하고자 하는 동기를 부여한다. 이를 통해 간호사의 지식과 기술이 발전되면 간호사 자신의 역할은 증대되고 간호 전문직의 성장을 꾀하게 된다.

㉣ 간호인력을 배치할 때 간호활동의 난이도 정도에 따라 각 간호사에게 가장 적절한 환자를 담당하게 하는 등 효과적인 업무 분담에 도움을 줄 수 있다.

㉤ 간호의 질을 평가하기 위한 객관적 근거를 제공한다.

㉥ 간호행위의 책임 범위를 결정하는 기틀을 제공한다.

㉦ 제공된 간호에 대한 수가를 결정하는 근거를 제공해준다.

㉧ 간호사를 포함한 의료요원 간의 의사소통을 증진시킨다.

㉨ 실무의 과학화 및 간호의 진행과정이 과학적임을 입증하는 자료가 되기 때문에 실무를 설명하는 수단이며 간호에 대한 일반인의 인식을 향상시킨다.

㉩ 국제적인 연구와 협의에 있어서 의사소통의 수단으로 현재와 미래의 간호실무의 질을 높이는 중요한 도구이다.

② 환자 측면

㉠ 간호과정은 대상자로 하여금 좀 더 자신의 간호에 참여하도록 격려하며 대상자는 간호과정의 각 단계에 참여한다.

㉡ 간호의 연속성을 유지할 수 있기 때문에 대상자는 같은 정보를 반복하여 진술하지 않고 일관성 있는 간호를 제공받을 수 있다.

㉢ 개인, 가족, 지역사회의 다양하고 독특한 요구에 따른 간호계획을 세울 수 있고 체계적인 간호의 수행 및 평가로 변화하는 요구를 재사정할 수 있어 양질의 간호를 수행할 수 있다.

③ 간호이론 개발 측면

㉠ 간호과정의 적용을 통해 간호 실무의 이론이 개발될 수 있다.

㉡ 간호과정의 실무적용을 통하여 실무에서 실질적으로 적용이 가능한 구체적인 간호이론의 구축이 가능하다.

㉢ 귀납적인 방법으로 검증함으로써 간호 고유의 이론으로 발전시킬 수 있다.

㉣ 간호과정 적용 시 연역적인 방법으로 검증함으로써 모방이론으로 발전시킬 수 있고 수행 및 평가단계에서 계획된 간호활동의 타당성을 검증함으로써 상황관계이론 혹은 상황조정이론까지도 개발할 수 있다.

④ 간호교육 측면

간호과정 적용은 임상, 질병 중심의 교육으로부터 문제해결 중심의 교육을 가능하게 하므로 간호교육의 주체성을 확립할 수 있다.

5 간호과정 적용에 필요한 간호사의 자질

(1) 인지적 기술

① 간호과정은 간호 실무에서의 체계적인 사고에 대한 지침이다.
② 간호과정에서 사용되는 지적인 기술은 의사결정, 문제해결 및 비판적 사고이다.
③ 의사결정은 기대되는 결과에 도달하기 위한 최선의 행위를 선택하는 과정이며 의사결정과정에는 심사숙고, 판단, 선택이 포함된다.
④ 비판적 사고는 자료의 연관성, 자료 출처의 신뢰성, 추론과 같은 많은 정신적 기술을 포함하는 신중하고 목표지향적인 사고이다.

(2) 창의성과 호기심

① 창의성과 호기심은 비판적 사고와 간호과정에 필수적이며 비전과 통찰력이 있어야 한다.
② 모든 간호활동에 대해 이론적 근거를 이해하고 있어야 하며 그 활동을 통해 기대되는 결과에 도달할 수 없다면 그 활동은 중단되어야 한다.

(3) 대인관계 기술

① 개인과 개인의 의사소통에 사용되는 활동으로 언어와 문자를 이용한 의사소통 외에도 자세, 움직임, 얼굴표정 및 접촉과 같은 비언어적 행위뿐만 아니라 사회적 체제와 인간행위에 대한 지식을 포함한다.
② 대상자와의 신뢰관계형성은 간호사의 의사소통능력에 좌우되고 기대되는 결과의 달성은 성공적인 간호사-대상자 관계에 따라 좌우된다.
③ 간호사는 긍정적이고 유머감각이 있으며 개방적이고 정직하고 인내하며 솔직하고 인간적이어야 한다.
④ 간호사는 신뢰하고 의지할 수 있으며 자신의 잘못을 인정할 수 있고 다른 사람을 신뢰함으로써 대상자와의 좋은 관계를 유지할 수 있다.

(4) 문화적 역량

① 문화적 역량은 간호사가 대상자의 문화적 신념체계를 존중하며 대상자의 건강문제를 해결하는 것을 말한다.
② 간호사는 문화적 차이와 유사성을 인지하고 문화적으로 민감해야 한다.

(5) 정신역동적 기술

① 간호과정 수행단계에서 대상자에게 직접간호를 제공할 때 정신역동적 기술을 사용한다.
② 좋은 정신역동적 기술은 대상자를 기대되는 결과에 도달하게 하고 대상자의 신뢰를 얻는 데에 도움을 준다.

(6) 과학적인 기술

간호사는 첨단장비를 사용하여 간호업무를 수행하게 되기 때문에 이에 대한 지식이 있어야 한다.

제 2 절 간호과정의 단계

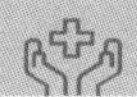

1 비판적 사고와 간호과정

(1) 비판적 사고의 정의

① 비판적 사고는 여러 가지 지적 능력을 수반하는 태도이자 합리적인 과정이다.
② 우리가 알고 있는 것을 확실히 하고 우리가 모르는 것을 분명하게 해주는 훈련된, 자기 지향적인 합리적 사고이다.
③ 비판적 사고는 진리에 대한 도전적으로 용인된 통찰력이며 새로운 가능성과 해석을 확인하기 위한 개방성을 향한 지적 경향이다.

(2) 간호사의 비판적 사고 필요성

① 간호는 응용학문이다.
간호와 같은 응용학문에서는 문제가 복잡하게 얽혀 있고 최선의 해답이나 해결책이 한 가지로 분명하지 않을 수 있다.
② 간호는 다른 분야의 지식을 활용한다.
간호는 광범위한 인간반응을 전인적으로 다루며 생리학과 심리학 같은 다른 학문분야로부터 나온 정보와 통찰력을 사용할 수 있다.
③ 간호사는 스트레스 환경 내 변화에 대처한다.
간호사는 빠르게 변화하고 바쁜 상황 속에서 일해야 하므로 일상적인 행동과 정규적 절차가 상황에 따라 적절하지 않을 수 있다.
④ 간호사는 다양하고 중요한 결정을 자주 내린다.
간호사가 근무하는 동안에 대상자의 안녕이나 생명에 관계된 여러 가지 결정들을 하게 된다.

(3) 비판적 사고의 특성 중요 ★

① 비판적 사고는 근거가 확실하고 합리적이다.

> 예
>
> 아버지가 민주당을 지지한다고 해서 아들이 민주당을 지지한다면 이 결정은 합리적이라기보다 편견, 기호, 이기심에 근거한 것이다.

② 비판적 사고는 개념화를 포함한다.

> 예
>
> 통증에 대한 추상적인 개념은 개인의 두통이나 손상의 경험, 타인의 통증 관찰 및 독서를 통해 갖게 된다.

③ 비판적 사고는 어떤 것을 숙고, 묵상, 심의하는 반영을 요구한다.

> 예
>
> 반영할 때 '만약 …한다면'의 결론을 내게 된다. "만약 숙제를 다 한다면 영화를 보러 갈 수 있을 것이다."와 같이 말한다.

④ 비판적 사고는 탐색하는 태도를 갖는다.

> 예
>
> 의료기 판매원이 새로운 혈압계를 제시하며 기존 혈압계 보다 낫다고 하였을 때 낫다는 의미가 무엇인지, 어떤 면에 나은지, 또 증거가 있는지에 대해 물었다.

⑤ 비판적 사고는 창의적 사고를 수반한다.

> 예
>
> 한 환아가 치료 중에 장비들을 무서워하여 간호사는 장비에 퍼프인형을 매달아 환아가 안심하도록 하였다.

⑥ 비판적 사고는 지식을 요구한다.

> 예
>
> 정상체온이 36.5℃라는 것을 모른다면 체온이 38.9℃의 대상자에게 적절한 중재를 할 수 없다.

(4) 비판적 사고의 태도

① 독자적 사고

비판적으로 사고하는 사람은 자기 스스로 사고하며 타인의 신념을 순순히 받아들이거나 단순히 집단의 의견을 따라가지 않는다.

예

간호사가 전통적으로 흰 유니폼을 입고 풀먹인 모자를 썼으나 그 모자가 본래의 목적인 머리카락이나 머리의 오염물이 환자에게 떨어지지 않는 것을 예방하기 위한 목적에 부합하지 않게 되자 간호사는 더 이상 모자를 쓰지 않게 되었다.

② 지적 겸손

지적 겸손이란 자신의 지식 한계를 깨닫고 자기 기만적 태도가 될 수 있음을 파악하는 것이다.

예

A 간호사는 새로이 항암병동으로 발령받아 근무하게 되었다. A 간호사 스스로 업무에 대한 불안감과 무지에서 탈피하기 위해 간호관리자에게 도움을 요청하여 빠른 업무 적응을 도모했다.

③ 지적 용기

자신이 강하게 부정한 반응일지라도 아이디어를 공정하게 검토하고 기꺼이 들어주는 것을 포함한다.

④ 지적 감정이입

타인의 행동과 신념을 이해하기 위해서 타인의 입장에서 자신을 상상하는 능력이다.

예

C 간호사는 K씨가 자신이 암이라는 사실을 품행장애가 있는 자녀에게 알리지 말아 달라고 하는 것을 듣고 답답한 기분을 느꼈지만 K씨의 심정을 이해하기 위해 노력했다.

⑤ 지적 통합

지적 통합이란 적용하는 사고의 표준이 일관되고 다른 것들을 수용하는 기준도 변함없이 유지한다는 뜻이다.

예

E 간호사는 창의학습 주제로 평소 싫어하던 J 간호사가 제안한 주제가 채택되자 객관적으로 좋은 주제라는 생각이 들었지만 개인적인 감정으로 어딘지 탐탁치 않게 생각하게 되는 자신 생각의 모순과 오류를 솔직히 인정하였다.

⑥ 지적 인내

지적 인내란 이해력과 통찰력을 성취하기 위해서 장시간에 걸쳐 혼돈과 미해결 질문과 싸우는 요구감각으로 간호사에게 지적 인내란 쉽고 틀에 박힌 절차가 아닌 가장 효과적인 해결책을 찾는 것을 말한다.

⑦ 지적 호기심

지적 호기심은 질의의 태도이며 맹목적으로 어떤 진술을 수용하기보다 그것이 진실이거나 가치가 있는지 살펴보기 위해 검토한다.

⑧ 추리에 대한 신념

비판적으로 사고하는 사람은 사실과 관찰로부터 보편화를 형성하는 **귀납적 추리**에서 보편화로부터 시작하여 세부적인 사실이나 결론으로 움직이는 **연역적 추리**의 쌍방 기술을 발달시킨다.

⑨ 공정한 마음가짐

공정한 마음가짐은 **편견 없는 판단**을 내리는 것을 의미한다.

> ☑ 예
>
> 정신과 병동에서 근무하는 B 간호사는 입원한 환자 L씨가 가정폭력을 행사하고 궁극에는 부인을 불구로 만든 사람이라는 것을 의무기록을 통해 알게 되었다. B 간호사는 내면에서 강한 거부감이 일어 L씨와 면담을 하는 것이 싫었지만 환자를 객관적으로 바라보는 태도를 회복하고 면담에 임하였다.

⑩ 사고와 감정의 탐색에 대한 관심

비판적으로 사고하는 사람은 감정이 사고에 영향을 미치고 **모든 사고는 어떤 수준의 감정을 만들어 낸다**는 것을 안다.

2 간호과정에의 비판적 사고 적용

(1) 간호사정

① 간호사는 대상자 사정 시 자료수집과 대상자가 말한 것, 간호사가 관찰한 것을 확인하기 위해 탐구적인 태도를 취한다.

② 신뢰성 있는 관찰을 통해 관련 자료와 비관련 자료, 중요자료와 중요치 않은 자료를 구별해야 한다.

(2) 간호진단

① 진단 단계에서 간호사들은 자료를 분석할 때 실마리 간의 양상과 관계들을 찾아내기 위해 범주화하고 결론을 내린다.

② 충분한 자료를 가지고 있지 않을 때 실제적 간호진단보다는 가능한 진단을 내리고 보류한다. 진단을 확인한 후에도 모든 가능성이 고려되어야 한다.

(3) 간호계획(결과 단계)

① 결과계획 단계에서 간호사들은 무엇을 생각하고 할 것인가를 결정하는 것에 초점을 둔 합리적이고 사려 깊은 사고를 한다.

② 간호사는 대상자 반응을 예상하고 평가기준을 만들기 위해 지식과 추리기술, 타당한 일반화와 설명을 이용한다.

(4) 간호계획(중재 단계)

① 간호사는 중재계획 단계에서 독창적인 중재를 계획하고 수행할 때 예측을 해서 타당한 일반화와 설명을 만들어낸다.

② 적절한 간호활동을 선택하고 그에 대한 이론적 근거를 제공하기 위해 생리학, 심리학, 사회학과 같은 학문들의 지식을 이용하는 다학문적 관계를 맺게 된다.

(5) 간호수행

① 수행단계에서 각각의 특정한 대상자 간호 상황에 간호와 그 관련 교과목들의 지식과 원리들을 적용한다.

② 원리들을 단순히 기억하는 것이 아닌 적용하는 것이며 간호지시를 수행하는 것은 과학적 방법상 가설검증과 비교될 수 있다.

(6) 간호평가

① 대상자의 기대되는 결과에 도달되었는가를 확인하기 위해 새로운 관찰 내용을 이용할 때 근거를 기반으로 한 평가를 이용한다.

② 준거에 근거한 평가는 비판적 사고기술이다.

주관식 레벨 Up

01 다음은 간호과정 적용에 필요한 간호사의 자질에 대한 서술이다. 〈보기〉와 관련 있는 것끼리 짝지으시오.

① 간호과정에서 사용되는 지적인 기술은 의사결정, 문제해결 및 비판적 사고이다.
② 이것은 비판적 사고와 간호과정에 필수적이며 비전과 통찰력이 있어야 한다.
③ 대상자와의 신뢰관계형성은 간호사의 의사소통능력에 좌우되고 기대되는 결과의 달성은 성공적인 간호사-대상자 관계에 따라 좌우된다.
④ 간호사가 대상자의 문화적 신념체계를 존중하며 대상자의 건강문제를 해결하는 것을 말한다.

보 기

㉠ 창의성과 호기심 ㉡ 대인관계 기술 ㉢ 문화적 역량 ㉣ 인지적 기술

정답 ①-㉣ 인지적 기술, ②-㉠ 창의성과 호기심, ③-㉡ 대인관계 기술, ④-㉢ 문화적 역량

해설 간호과정 적용에 필요한 간호사의 자질은 인지적 기술, 창의성과 호기심, 대인관계 기술, 문화적 역량, 정신역동적 기술, 과학적인 기술이 있다.

02 다음은 비판적 사고의 특성에 대한 예이다. 예시에 부합하는 내용을 서술하시오.

① A는 아버지가 민주당을 지지하기 때문에 자신도 민주당을 지지했다.
② 만약 숙제를 다 한다면 영화를 보러 갈 수 있을 것이다.
③ 한 환아가 치료 중에 의료장비들을 무서워하여 B 간호사는 장비에 퍼프인형을 매달아 환아가 안심하도록 하였다.
④ C 간호사는 정상체온이 36.5℃라는 것을 알았기 때문에 체온이 38.9℃의 환자에게 적절한 중재를 할 수 있었다.

정답 ① 비판적 사고는 근거가 확실하고 합리적이다.
② 비판적 사고는 어떤 것을 숙고, 묵상, 심의하는 반영을 요구한다.
③ 비판적 사고는 창의적 사고를 수반한다.
④ 비판적 사고는 지식을 요구한다.

해설 비판적 사고는 근거가 확실하고 합리적이어야 하는데 예시의 A는 아버지가 민주당을 지지하기 때문에 자신도 민주당을 지지한 것은 합리적인 것이 아니라 편견, 기호, 이기심에 근거한 것이다. 비판적 사고는 어떤 것을 숙고, 묵상, 심의하는 반영을 요구하며 반영은 '만약 ~라면'의 형태를 취한다. 비판적 사고는 창의적 사고를 수반하며 보기의 B 간호사의 행동은 창의적 사고를 수반한 것이다. C 간호사는 정상체온 범위의 지식을 가지고 있었기 때문에 비판적 사고가 가능했다.

실제예상문제

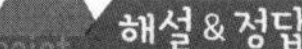

checkpoint 해설 & 정답

01 간호는 의료기관에서만 이루어지는 것이 아니라 다양한 장소에서 이루어질 수 있다.

02 모든 설명이 모두 간호과정의 정의와 부합한다. 간호과정은 문제해결을 위한 객관적이고 과학적이며 체계적인 접근방법으로 모든 간호행위의 중심이다.

정답 01 ③ 02 ③

01 다음 중 간호이론들을 통한 간호에 대한 설명으로 틀린 것은?

① 간호는 건강증진, 질병예방, 질환관리와 관련된다.
② 간호는 계속 발전하고 있는 과학적 지식체를 지닌 예술이고 과학이다.
③ 간호는 의료기관에서 이루어진다.
④ 간호는 돌봄을 의미한다.

02 다음 간호과정의 정의에 대해 서술한 것 중 옳은 것을 모두 고르시오.

> ㉠ 간호과정은 간호와 과정이라는 단어의 복합체다.
> ㉡ 과정은 목적, 조직, 창의성과 같은 3가지 특성을 지닌다.
> ㉢ 간호과정은 목적달성을 위한 간호행위에 조직적인 구조, 즉 단계와 요소를 제공하는 것이다.
> ㉣ 간호과정은 간호의 궁극적인 목적을 달성하기 위해 대상자의 강점을 확인하며 안녕을 증진시키기 위한 체계적이고 창의적인 문제해결 접근법이다.

① ㉠, ㉡, ㉢
② ㉠, ㉢, ㉣
③ ㉠, ㉡, ㉢, ㉣
④ ㉠, ㉡, ㉣

해설 & 정답 checkpoint

03 다음 중 간호과정을 통해 가능한 것을 서술한 것으로 틀린 것은?

① 간호의 우선순위 설정
② 대상자에 대한 기초자료수집
③ 일관된 간호
④ 간호의 자율성 확보

04 다음 중 간호과정의 특성에 대한 서술로 틀린 것은?

① 간호과정은 역동적이고 순환적이다.
② 간호과정은 대상자와 간호사의 상호작용이 필수적이며 항상 간호사의 중재를 우선으로 한다.
③ 간호중재들은 연구와 원칙에 기초하여 선택되며 이는 대상자에게 기대되는 결과달성을 목적으로 한다.
④ 간호과정은 계획에 따른 간호를 제공하나 계획은 실제로 대상자의 상황변화에 따라 지속적으로 변화된다.

05 다음 중 간호과정의 단계에 대한 설명으로 틀린 것은?

① 사정 : 간호사는 대상자의 현 질병과 관련된 신체적, 정신적, 사회, 문화적, 정서적인 자료를 모두 수집해야 하므로 대상자를 검진하고 대상자와 가족들과 대화하며 차트를 읽는다.
② 진단 : 표준화된 간호진단분류체계를 사용해서 대상자의 건강문제를 평가하는 것이다.
③ 수행 : 간호사는 건강관리팀의 다른 요원과 대상자의 간호계획에 대해 의사소통하고 간호 계획상에 제시된 중재들을 실제로 수행하거나 다른 사람들에게 위임한다.
④ 평가 : 간호사는 계획을 수행한 후에 기대되는 결과로 설정한 것과 대상자의 현 건강상태를 비교한다.

03 간호과정은 간호전달을 위한 구조를 제공해 줄 뿐만 아니라 다음을 가능하게 한다.
대상자에 대한 기초자료수집, 실제적, 잠재적 건강문제 파악, 개별화된 간호, 간호활동을 위한 다양한 방법 개발, 간호의 우선순위 설정, 제공할 간호에 대해 대상자와 의사소통, 간호에 대한 책임소재 확인, 간호의 자율성 확보, 간호의 책임감 조장 등이다. 즉, 간호과정은 일관된 간호가 아니라 개별화된 간호를 제공하게 한다.

04 간호과정은 대상자 중심이다. 간호과정은 대상자와 간호사의 상호작용이 필수적이며 항상 대상자의 요구를 우선으로 한다.

05 진단은 대상자의 현 건강상태인 실제적, 잠재적 건강문제와 강점을 확인하기 위해 자료를 분류, 조직, 분석하며 대상자의 현 건강상태 기여요인들을 서술하는 정확한 진단 진술문을 작성하는 단계이다.

정답 03 ③ 04 ② 05 ②

checkpoint 해설 & 정답

06 안정과 안전 욕구에는 보호, 안정성, 평안, 질서, 의존감 등이 포함되며 질병이나 신체적 손상 위협 시는 안전의 욕구가 뚜렷하게 나타난다. ③은 사랑과 소속감 욕구에 대한 설명이다.

07 투입 : 체계로 들어가는 정보로 대상자와 그 환경에 대한 사정자료를 포함한다. 사정, 진단, 계획, 수행, 평가는 하위체계이다.

정답 06 ③ 07 ②

06 간호과정의 이론적 배경 중 인간욕구이론에 대한 설명으로 틀린 것은?

① 인간의 욕구가 충족되지 못하면 생명이나 정신적, 심리적인 면의 문제가 발생하는데 간호사의 일차적인 목표는 이러한 문제를 사정하여 규명함으로써 충족되지 못한 욕구를 해결하는 데 있다.

② 욕구이론과 관련된 대표적인 간호이론 학자는 핸더슨(1955), 압델라(1960), 올란도(1961), 비덴바흐(1964), 오렘(1971) 등이다.

③ 안정과 안전 욕구에는 연인관계, 집단에의 소속(가족, 지역사회, 교회, 학교, 직장 등), 교우관계가 포함된다.

④ 자아실현 욕구는 자아성취의 욕구, 인지욕구, 심미적 욕구가 속한다.

07 일반 체계이론을 적용한 간호과정체계에 대한 설명으로 틀린 것은?

① 간호과정체계는 인간의 신체적, 정서적, 사회문화적 정보가 투입됨으로써 작동되고 하위체계 과정의 진행으로 발생한 결과에 대한 평가과정을 통하여 체계가 종결되거나 조정된다.

② 투입은 사정, 진단, 계획, 수행, 평가를 말한다.

③ 산출은 체계의 마지막 산물로 대상자의 건강상태이다.

④ 목표성취의 평가와 수정의 요구는 계획을 변경하는 피드백을 제공해줌으로써 순환이 된다.

08 다음 문제해결과정의 예와 관련 있는 것은 무엇인가?

정신과 문제를 가진 병동의 환자들을 지속적으로 간호해온 간호사는 정신질환 간호의 전문가가 될 수 있다.

① 직관
② 시행착오
③ 과학적 방법
④ 내면적 감각

09 다음 중 과학적 방법의 단계에 대한 설명으로 틀린 것은?

① 실험과 관찰 : 가설을 확인하기 위하여 실험하거나 관찰한다.
② 문제 지적 : 실험과 관찰의 결과를 객관적으로 분석하여 해석한다.
③ 가설설정 : 문제에 대하여 직감적으로 예상되는 답을 생각해 본다.
④ 결론 : 가설의 지지 여부에 따라 결정하고 다음 단계로 평가, 검사, 해결을 위한 제언을 할 수 있다.

해설 & 정답 checkpoint

08 문제의 예는 직관에 대한 설명이다. 직관은 사람의 내면적 감각을 이용한 문제해결 접근법이다. 체계적이거나 자료에 근거를 두지는 않지만 지식과 경험을 통해서 얻어진 숙련된 임상적 판단의 합법적인 측면으로 신뢰를 얻고 있다.

09 실험과 관찰의 결과를 객관적으로 분석하여 해석하는 것은 자료의 해석에 해당한다. 문제 지적은 문제가 무엇인지 구체적으로 생각해보는 단계이다.

정답 08 ① 09 ②

checkpoint 해설&정답

10 의사결정은 문제 확인하기, 대안 결정하기, 가장 적절한 대안 선택하기의 3단계로 구성되어 있다.

11 간호과정에서 사용되는 지적인 기술은 의사결정, 문제해결 및 비판적 사고이다.

정답 10 ② 11 ②

10 의사결정 과정에 대한 설명으로 옳은 것을 모두 고르시오.

> ㉠ 간호실무의 핵심은 대상자 간호에 대한 의사결정이며 의사결정은 간호과정의 전 단계에서 필수적인 요소이다.
> ㉡ 의사결정은 문제 확인하기, 대안 결정하기, 평가하기의 3단계로 구성되어 있다.
> ㉢ 간호사는 어떤 대상자에게 간호를 먼저 제공해야 할지, 언제 다른 건강관리팀원과 협의를 해야 할지, 어떤 간호활동이 필요한지를 결정해야 한다.
> ㉣ 정보수집은 간호사정과 유사하고 문제확인은 간호진단과 유사하다.

① ㉠, ㉡, ㉢
② ㉠, ㉢, ㉣
③ ㉡, ㉢, ㉣
④ ㉠, ㉡, ㉣

11 간호과정 적용에 필요한 간호사의 자질로 인지적 기술에 대한 설명으로 <u>틀린</u> 것은?

① 간호과정은 간호 실무에서의 체계적인 사고에 대한 지침이다.
② 간호과정에서 사용되는 지적인 기술은 의사결정, 문제해결 및 간호중재이다.
③ 의사결정은 기대되는 결과에 도달하기 위한 최선의 행위를 선택하는 과정이며 의사결정 과정에는 심사숙고, 판단, 선택이 포함된다.
④ 비판적 사고는 자료의 연관성, 자료 출처의 신뢰성, 추론과 같은 많은 정신적 기술을 포함한다.

해설 & 정답 checkpoint

12 비판적 사고의 특성에 대한 설명 중 아래의 예와 관련 있는 것은 무엇인가?

> 정상체온이 36.5℃라는 것을 모른다면 체온이 38.9℃의 대상자에게 적절한 중재를 할 수 없다.

① 비판적 사고는 근거가 확실하고 합리적이다.
② 비판적 사고는 개념화를 포함한다.
③ 비판적 사고는 어떤 것을 숙고, 묵상, 심의하는 반영을 요구한다.
④ 비판적 사고는 지식을 요구한다.

12 비판적 사고는 공허상태에서 발생하지 않는다. 각 대상자 상황에 기초적인 지식의 핵심을 적용하기 위해 비판적 사고를 사용한다.

13 다음 비판적 사고에 대한 태도에 대한 예와 관련 있는 것으로 옳은 것은?

> A 간호사는 새로이 항암 병동으로 발령받아 근무하게 되었다. A 간호사는 스스로 업무에 대한 불안감과 무지에서 탈피하기 위해 간호관리자에게 도움을 요청하여 빠른 업무 적응을 도모했다.

① 지적 감정이입 ② 지적 용기
③ 지적 겸손 ④ 지적 통합

13 문제의 예는 지적 겸손과 관련 있는 것으로 자신의 지식 한계를 깨닫고 자기 기만적 태도가 될 수 있음을 파악하는 것이다.

14 간호과정의 단계 중 다음의 과정이 일어나는 단계는 무엇인가?

> 신뢰성 있는 관찰을 통해 관련 자료와 비관련 자료, 중요자료와 중요치 않은 자료를 구별해야 한다.

① 간호사정 ② 간호진단
③ 간호계획 ④ 간호수행

14 간호사정은 대상자를 사정하는 것으로 신뢰성 있는 관찰이다. 자료수집과 대상자가 말한 것, 간호사가 관찰한 것을 확인하기 위해 탐구적인 태도를 취해야 한다.

정답 12 ④ 13 ③ 14 ①

checkpoint 해설 & 정답

01

정답 ① 개인, 가족, 지역사회의 다양하고 독특한 대상자 요구에 따른 간호계획을 수립할 수 있고 제공된 간호중재에 대한 평가와 새로운 요구를 재사정함으로써 대상자에게 적합한 질적 간호를 수행할 수 있다.

② 간호계획의 기록은 간호팀은 물론 관련 의료팀에게 정보제공과 연속성 있는 간호를 가능하게 하며 간호사는 자신의 간호에 숙련되고 간호목표에 더 빨리 도달하도록 한다.

③ 체계적으로 수립된 간호계획은 간호사로 하여금 자신감과 자부심을 가지게 하여 간호중재의 효과를 평가해 봄으로써 간호사는 새로운 것을 알게 된다.

④ 간호과정의 적용은 다른 대상자의 요구에도 적용하게 됨으로써 간호사의 기술과 전문성을 발전시킨다.

⑤ 새로운 간호계획에 간호사 자신의 지식을 적용하고 동료와 협력함으로써 새로운 지식과 경험을 얻게 해준다.

교수님 코칭!

간호과정의 적용은 대상자, 간호실무, 간호이론개발 및 간호교육 측면에서 유익하다!

02

정답 ① 간호는 응용학문이다.

② 간호는 다른 분야의 지식을 활용한다.

③ 간호사는 스트레스 환경 내 변화에 대처한다.

④ 간호사는 다양하고 중요한 결정을 자주 내린다.

주관식 문제

01 간호과정의 적용의 장점을 3가지 이상 서술하시오.

해설 간호과정은 대상자를 위해 실제적 및 잠재적 건강문제에 대한 진단과 치료를 빠르게 하여 입원의 기회를 감소시키거나 재원기간을 단축시킨다. 대상자의 고통감소와 비용감소측면에서의 비용-효과적인 계획을 세울 수 있다. 또 의사소통을 개선하고 간호를 발전시키며 건강관리의 질과 효율성을 개선시킬 수 있게 한다.

02 간호사의 비판적 사고 필요성 4가지를 서술하시오.

해설 비판적 사고는 임상문제해결을 위해 근거를 어떻게 사용하고 분석하고 판단할 수 있는 능력으로 간호사가 더 나은 문제의 해결이나 결정을 하도록 돕는다.

03 간호과정 적용에 필요한 간호사의 자질을 3가지 이상 쓰고 간략히 서술하시오.

해설 간호과정 적용에 필요한 간호사의 자질은 인지적기술, 창의성과 호기심. 대인관계기술, 문화적 역량, 정신역동적 기술, 과학적인 기술이 있다. 이를 스스로 훈련할 경우 보다 효과적으로 간호업무를 수행할 수 있다.

해설 & 정답 checkpoint

03

정답 ① 인지적 기술 : 간호과정에서 사용되는 지적인 기술로서 의사결정, 문제해결 및 비판적 사고이다.

② 창의성과 호기심 : 창의성과 호기심은 비판적 사고와 간호과정에 필수적이며 비젼과 통찰력이 있어야 한다.

③ 대인관계 기술 : 개인과 개인의 의사소통에 사용되는 활동으로 언어와 문자를 이용한 의사소통 외에도 자세, 움직임, 얼굴표정 및 접촉과 같은 비언어적 행위뿐만 아니라 사회적 체제와 인간행위에 대한 지식을 포함한다.

④ 문화적 역량 : 간호사가 대상자의 문화적 신념체계를 존중하며 대상자의 건강문제를 해결하는 것을 말한다.

⑤ 정신역동적 기술 : 간호과정 수행단계에서 대상자에게 직접간호를 제공할 때 정신역동적 기술을 사용한다.

⑥ 과학적인 기술 : 간호사는 첨단장비를 사용하여 간호업무를 수행하게 되기 때문에 이에 대한 지식이 있어야 한다.

교수님 코칭!

간호과정 적용에 필요한 간호사의 자질 6가지를 꼭 기억하자!

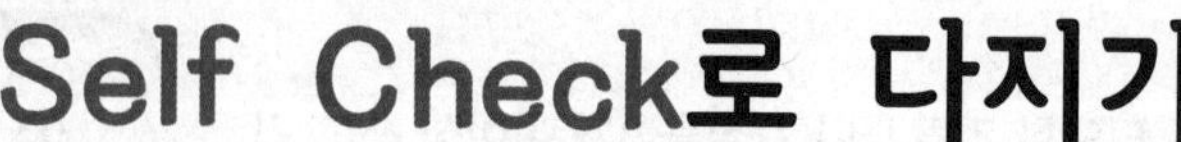

Self Check로 다지기

간호과정의 정의

간호과정은 간호의 궁극적인 목적을 달성하기 위해 대상자의 강점을 확인하며 안녕을 증진시키기 위해 사용되는 체계적이고 창의적인 문제해결 접근법으로 간호사들이 대상자의 건강상태를 확인해서 그들의 건강요구를 충족시키는 데 도움이 될 수 있는 하나의 틀을 제공하는 것이다.

간호과정의 특성

간호과정이 ① 역동적이며 순환적이라는 것 ② 대상자 중심이라는 것 ③ 계획된 결과 지향적이라는 것 ④ 융통성이 있다는 것 ⑤ 보편적으로 적용 가능하다는 것 ⑥ 근거기반이며 인지과정이라는 것이다.

간호과정의 유익성

간호과정의 유익성은 협동을 조장하고 비용 효율적이며 간호사의 업무를 알리는 데 도움이 되며 전문적 실무표준에 포함된다는 것이다. 아울러 간호 시 대상자의 참여와 자율성을 증진시키며 간호의 개별성, 일관성, 연속성을 증진시키며 간호사의 올바른 사고습관과 직업적 만족도를 향상시킨다.

간호과정의 단계는 사정 → 진단 → 결과계획 → 중재계획 → 수행 → 평가이다.

간호과정의 이론적 배경

간호과정의 이론적 배경에는 매슬로우의 인간욕구이론, 버틀란피의 일반 체계이론, 문제해결과정, 의사결정과정, 정보처리모형 등이 있다.

간호과정 적용의 장점 및 기여도는 간호사 측면, 환자 측면, 간호이론 개발 측면, 간호교육 측면에서 확인할 수 있다.

간호사의 자질

간호과정 적용에 필요한 간호사의 자질은 인지적 기술, 창의성과 호기심, 대인관계 기술, 문화적 역량, 정신역동적 기술, 과학적인 기술이다.

비판적 사고는 여러 가지 지적능력을 수반하는 태도이자 합리적인 과정으로 간호사는 비판적 사고를 해야 한다.

비판적 사고의 필요성

간호사의 비판적 사고의 필요성은 간호가 응용학문이라는 점, 간호가 다른 분야의 지식을 활용한다는 점, 간호사가 스트레스 환경변화에 대처한다는 점, 간호사가 다양하고 중요한 결정을 자주 내리게 된다는 점에 근거가 있다.

비판적 사고의 특성

비판적 사고의 특성은 근거가 확실하고 합리적이라는 것, 개념화를 포함하고 있으며 어떤 것을 숙고, 묵상, 심의하는 반영을 요구한다는 것이다. 아울러 인지적 능력과 태도, 창의적 사고를 수반하며 지식을 요구한다.

비판적 사고의 태도

독자적 사고, 지적 겸손, 지적 용기, 지적 감정이입, 지적 통합, 지적 인내, 지적 호기심, 추리에 대한 신념, 공정한 마음가짐, 사고와 감정의 탐색에 대한 관심이 있다.

- 간호과정에 비판적 사고를 적용하는 것은 사정 단계에서 대상자 자료를 수집하고 대상자가 표현한 것과 간호사가 직접 관찰한 내용을 확인하여 관련 정보와 비관련 정보를 구별하는 비판적 기술을 사용하는 것이다

- 비판적으로 사고하는 간호사는 진단단계에서 충분한 자료를 가지고 있지 않을 때 실제적 또는 잠재적인 간호진단보다는 가능한 간호진단을 내리거나 주의 깊게 판단을 보류한다.

- 간호사들은 계획 단계에서 대상자의 목표를 세울 때 예측, 타당성 있는 일반화와 설명을 위해 지식과 비판적 기술을 이용한다. 수행단계에서는 원리를 단순히 기억하는 것이 아니라 실제 상황에 적용하며 평가단계에서 준거에 근거한 평가를 내린다.

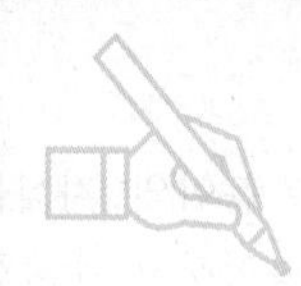

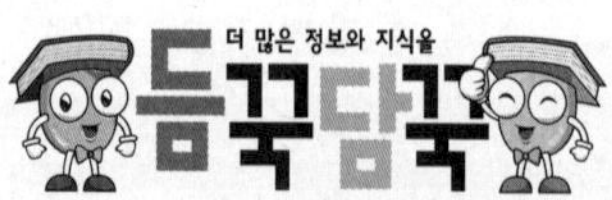

여기서 멈출 거예요? 고지가 바로 눈앞에 있어요.
마지막 한 걸음까지 시대에듀가 함께할게요!

고 득 점 으 로 대 비 하 는 가 장 똑 똑 한 대 비 서 !

제 2 장

간호과정 관련 분류체계

시대에듀

www.sdedu.co.kr

자격증 · 공무원 · 취업까지
BEST 온라인 강의 제공

(주)시대고시기획
(주)시대교육

www.sidaegosi.com

시험정보 · 자료실 · 이벤트
합격을 위한 최고의 선택

I wish you the best of luck!

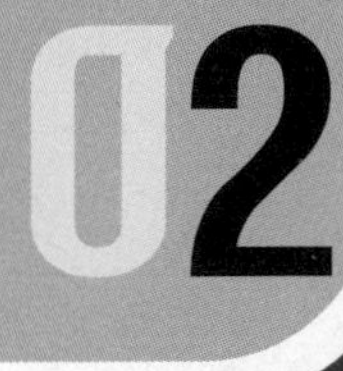

간호과정 관련 분류체계

CHAPTER

제 1 절 NANDA의 간호진단체계

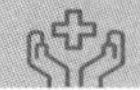

1 간호진단 분류체계

(1) 분류체계

① 분류체계는 유사성을 기반으로 사물이나 관념을 확인하고 분류하는 것이다.

> ☑ 예
>
> 해부학 : 신체의 부분들에 이름을 붙이고 신체체계에 따라 분류한다.

② 건강관리에서 사용되고 있는 비간호 분류체계들은 다음과 같다.

㉠ ICD(International Classification of Disease) : 정신장애를 포함한 의학적 상태를 명명하고 분류한다.

㉡ CPT(Current Procedural Terminology) : 의사가 수행하는 모든 서비스와 절차들을 명명하고 정의한다.

㉢ DSM(Diagnostic and Statistical Manual) : 정신건강 전문가들이 정신과 질환을 명명하고 설명하기 위해 사용한다.

(2) 간호용어 단일화의 필요성 중요 ★

① 간호지식의 확장

㉠ 분류체계는 기억, 사고, 의사결정을 구조화하므로 체계적인 조직에 따라 지식체가 구조화되면 지식 안의 관계들과 부족한 부분을 확인할 수 있다.

㉡ 현존하는 간호 분류체계들은 간호의 실무수준이론을 구성하는 데 필요한 주요개념을 수집하여 조직했기 때문에 간호지식을 확장시키는 데 기여하고 있다.

② 전산화된 기록 지원

간호자료와 문서를 대상자 기록과 연구 데이터베이스에 포함시키려면 공통적인 간호용어가 필요하다.

③ 간호 고유의 지식 규정 및 의사소통

㉠ 표준화된 공통 용어는 모든 간호사가 서로 간에나 다른 의료요원들과의 의사소통을 돕고 간호사들 자신이 대상자를 위해 한 일을 서술하여 그 일에 따라 대상자 결과에 차이가 있음을 보여주는데 사용할 수 있다.

㉡ 간호의 기여도를 반영한 표준화된 간호용어들에 의해 결정된 연구를 근거로 한 결과들이 필요하다.

④ 간호의 질 향상

표준화된 간호용어들이 임상기록체계에 포함될 때 간호중재의 효과성 평가 자료를 얻을 수 있으므로 간호의 질을 향상시킬 수 있다.

⑤ 건강정책결정에 작용

표준화된 용어는 간호실무를 더 정확하게 보여주는 자료를 만들게 하고 이러한 자료를 통해서 기관뿐만 아니라 전 지역에 걸쳐서 간호치료의 효과와 비용의 비교가 가능해지며 연구 결과들은 지역적, 국가적인 건강정책결정에 영향을 미친다.

(3) 간호용어 분류체계 중요 ★★

① 현재 미국간호협회(ANA)가 승인해 사용하고 있는 5가지 분류체계는 간호진단분류(NANDA), 간호중재분류(NIC), 간호결과분류(NOC), 가정간호분류(HHCC)와 오마하체계(Omaha System)이다.

㉠ 간호진단분류(NANDA) : 미국 내 최초의 간호용어분류체계로서 전문성과 실무 분야를 포괄한다.

㉡ 간호중재분류(NIC : Nursing Intervention Classification) : 아이오와 대학교 연구팀에 의해 개발된 최초의 포괄적인 표준화된 간호 중재 분류다.

㉢ 간호결과분류(NOC : Nursing Outcome Classification) : 아이오와 대학교 연구팀에 의해 개발된 최초의 표준화된 간호에 민감한 환자결과분류이다.

㉣ 가정간호분류체계(HHCC : Home Health Care Classification) : 조지타운 간호대학의 Saba가 환자들에게 제공된 간호에 대해 기대되는 결과와 가정간호 서비스를 제공하는데 필요한 자원을 결정하기 위해 개발한 것이다.

㉤ 오마하체계(OS : Omaha System) : 오마하 방문간호협회에 의해 개발되었다. 지역사회 내 간호수혜자에 대한 문제, 결과 및 간호중재를 분류하고 부호화하는 체계다.

② 간호진단분류(NANDA), 간호중재분류(NIC), 간호결과분류(NOC)들은 각각 진단, 중재, 결과 중 한 가지 요소에만 초점을 두고 있다.

③ 가정간호분류(HHCC)와 오마하체계는 진단, 결과, 중재 3가지 요소를 모두 포함하고 있다.

④ 국제간호협의회(ICN : International Council of Nurses)는 간호현상(진단), 간호결과 및 간호행동을 분류한 국제적 간호실무분류(ICNP : International Classification for Nursing Practice)를 개발해왔다.

[표 2-1] 간호용어의 분류체계와 특징

분류체계	분류요소	설명
NANDA International	진단	각 간호진단의 진단명과 정의 관련 요인 혹은 위험요인, 특성의 3가지 요소로 구성됨
NIC(Nursing Intervention Classification)	중재	간호사가 수행하는 직접/간접 간호활동들을 기술함
NOC(Nursing Outcome Classification)	결과	독자적인 간호활동들에 의해 영향을 받을 수 있는 결과들을 기술함
HHCC(Home Health Care Classification)	진단, 결과, 중재	객관적으로 측정할 수 있는 서비스를 제공하는 데 필요한 자원을 결정하기 위해 개발
OS(Omaha System)	진단, 중재, 결과	지역사회 내 간호수혜자에 대한 문제, 결과 및 간호중재를 분류하고 부호화하는 체계임

2 NANDA 간호진단

(1) NANDA 간호진단의 정의 중요 ★

NANDA 간호진단의 공식 정의(1990년) : 간호진단이란 개인, 가족, 지역사회의 실제적, 잠재적 건강문제와 인생과정에서 나타나는 반응에 대한 임상적 판단이다. 이는 다음을 내포한다.

① 간호진단은 간호사가 법적으로 처리할 수 있는 환자의 문제를 말한다.
② 간호진단은 대상자의 임상적 상태, 치료에 대한 반응, 간호요구에 대한 간호사의 전문적 판단이다.
③ 간호진단은 간호사가 간호중재를 수행함으로써 해결할 수 있는 건강문제에 대한 진술이므로 간호사는 간호결과에 대해 책임질 수 있는 것이어야 한다.
④ 간호진단은 기대된 결과를 달성하기 위해 간호사가 중점을 두어야 할 환자의 문제와 위험요인의 정확한 속성이 무엇인지를 확인하게 한다.
⑤ 간호진단은 간호 실무 전반에 영향을 미친다.
⑥ 간호사가 올바른 간호진단을 내린다면 간호사의 간호계획은 적중할 것이나 그렇지 않다면 간호계획이 잘못될 수 있으며 이는 환자를 위험에 빠뜨릴 수 있다.
⑦ 간호계획의 정확성의 연관성은 간호사가 문제를 정확히 찾아내어 어떤 요인들이 간호문제를 일으키는가를 밝혀낼 수 있는 능력에 따라 좌우된다.
⑧ 간호진단을 정확히 내리기 위해 환자를 사정하고 질문하며, 신체검진을 하고, 검사결과를 살펴보는 것은 간호에 의해 환자가 어떻게 도움을 받을 수 있는지에 대한 근거를 제공한다.
⑨ Maslow의 욕구계층이론과 Roy의 적응이론 등은 간호진단을 내리고 우선순위화하는 데 도움을 줄 수 있다.

(2) NANDA 간호진단 분류체계 역사적 배경

① 1950 ~ 1975년 : 간호진단에 대한 관심

㉠ 1951년 : 맥마누스가 간호진단이라는 용어를 전문 간호사의 기능을 서술할 때 처음 사용하였다.

㉡ 1973년 : 간호진단이 미국간호협회의 간호실무표준에 중요한 간호활동으로 포함되었으며 전문간호사의 합법적인 하나의 기능이 되었다. 세인트루이스 대학의 Gebbi와 Lavin 교수가 주축이 되어 간호진단의 개발과 확인을 위한 제1차 전국적 회의를 개최하였고 이 회의에서 34개의 진단 목록이 개발되었으며 2년마다 회의가 개최되고 있다.

② 1975년 ~ 1990년 : 간호진단개발, 간호진단에 대한 간호사교육, 간호진단 실무적용

㉠ 1982년 : 제5차 회의에서 조직의 명칭을 북미간호진단협회(NANDA : North American Nursing Diagnosis Association)로 개칭하였고 조직의 목적을 간호진단용어의 분류체계를 정의하고 구별 짓고 다듬는 것으로 하였다.

㉡ 1985년 : NANDA에서 첫 번째 학술대회가 개최되었으며 Taxonomy committee가 결성되었다.

㉢ 1986년 : 통합된 인간의 개념 틀에 기초한 인간의 9가지 반응양상(교환, 의사소통, 관계, 가치, 선택, 이동, 인식, 앎, 감정)이 NANDA의 분류법으로 채택하였다.

㉣ 1987년 : 미국간호협회가 NANDA를 간호진단개발을 위한 공식적 조직으로 인정하였으며 간호진단에 관한 수락, 수정 및 폐기 여부 등 모든 작업의 추진과 검토를 진단검토위원회에 위임하였다. 분류체계의 기본이 된 것은 압델라(1960)의 21개 간호문제, 핸더슨(1966)의 14가지 간호문제, 인간의 기본욕구, 적응이론, 체계이론, 통합된 인간이론이었고, Taxonomy Ⅰ이 출판되었다.

③ 1990년대 : 간호진단 전문가 교육훈련, 간호진단 분류체계를 다른 전산화된 보건의료 데이터베이스와 연결함

㉠ 1990년 NANDA의 공식적 잡지인 「간호진단(Nursing Diagnosis)」 첫 호가 출판되었다.

㉡ 1997년 : NANDA가 잡지의 공식명칭을 「간호진단」에서 「간호진단 : 간호언어와 분류」로 바꿈으로써 간호진단이 개발 중인 표준화된 간호언어의 체계임을 강조하였다. 간호용어의 표준화 작업에 NANDA의 진단명과 연계된 간호중재(NIC)와 간호결과(NOC)의 분류체계가 포함되었다. 아울러 NANDA는 간호진단에 실제적 진단 외에 위험 진단과 안녕 진단을 포함하였다.

④ 2000년 ~ 최근

㉠ 2000년 : NANDA를 중심으로 제14차 국제회의를 거치면서 표준화된 간호진단 명명을 위한 작업이 활발하게 수행되었고 간호진단 적용의 효율성에 대한 연구도 이루어졌다. 진단분류위원회는 Gordon의 기능적 건강양상 틀을 수정한 간호진단 분류체계 Ⅱ(Taxonomy Ⅱ)를 개발하였다.

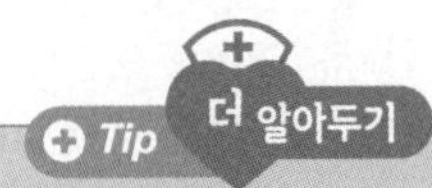

Taxonomy Ⅱ

Taxonomy Ⅱ는 NANDA(Nursing Diagnoses : definition & classification, 2001-2002)에서 처음으로 사용되었으며 이는 진단과정 시 고려해야 할 인간 반응의 차원인 7개 축으로 고안되었다. 13개 영역, 46개 범주(과) 및 155개 진단들로 구성되어 있으며 각 간호진단은 진단명, 정의, 특성 정의 및 관련/위험요인으로 구성되었다.

㉡ 2002년 : 간호진단에 대한 전 세계적인 관심을 반영하기 위해 NANDA-Ⅰ(international)로 이름을 수정하였다.

㉢ NANDA 간호진단분류(2009 ~ 2011)는 13개 영역, 47개 범주 및 201개 간호진단으로 구성되었다.

㉣ NANDA 간호진단분류(2012 ~ 2014)는 215개 간호진단으로 변화되었으며 NANDA 간호진단분류(2009 ~ 2014) 상에서 삭제된 간호진단명은 건강추구행위와 감각지각장애이다.

㉤ NANDA 간호진단 분류(2015 ~ 2017)의 간호진단은 239개로 변화되었고 26개의 새로운 진단들이 승인되었고 14개의 간호진단이 수정되었다.

㉥ NANDA 간호진단 분류(2018 ~ 2020)는 11번째 개정이며 간호진단은 244개로 승인되어 변화되었다.

(3) NANDA 간호진단 분류체계의 진단유형 중요 ★

① 실제적 간호진단(actual nursing diagnosis)

㉠ 간호사정 시에 이미 존재하고 있었던 **대상자의 문제로 대상자의 증상 및 징후를 확인하여 임상적으로 밝혀진 간호문제**이다.

㉡ 실제적 문제는 대상자가 자신의 건강문제에 대해 알고 있거나 모르고 있을 수 있으며 간호사의 지식과 판단으로 확인된 문제이다.

> 예
>
> 비효과적인 호흡양상, 불안

② 위험성 간호진단(risk nursing diagnosis)

㉠ 문제가 지금은 없더라도 **위험요인이 존재하기 때문에 미래에 발생할 수 있는 것**이다.

㉡ 적절한 간호중재가 수행되지 않을 경우 실제적 간호문제로 진행할 수 있으므로 예방을 목적으로 하는 간호중재가 필요하다.

> 예
>
> 당뇨나 면역계 이상이 있는 환자의 경우 감염의 위험이 더 높다. 그러므로 간호사는 '감염위험성'이라는 진단명을 사용해 대상자의 건강상태를 기술할 수 있다.

③ 안녕(건강증진) 간호진단(wellness nursing diagnosis)
  ㉠ 향상을 위한 준비를 하고 있는 개인, 가족, 지역사회의 안녕 수준에 대한 인간의 반응을 기술한 것이다.
  ㉡ '향상된 영양을 위한 준비', '향상된 수분균형을 위한 준비', '향상된 부모역할을 위한 준비' 등이 그 예이다.

④ 증후군 간호진단(syndrome nursing diagnosis)
  ㉠ 다른 간호진단들과 관련된 진단이다.
  ㉡ 환경변화 부적응 증후군, 강간-상해 증후군 등의 부적응 증상들이 나타날 때 적용시킬 수 있는 간호진단들이다.

(4) NANDA 간호진단의 구성요소

① 진단명과 정의 : 문제에 대한 명료한 설명
  ㉠ 진단명은 대상자의 건강문제에 대한 간단한 기술이다.

> **예**
> 활동지속성 장애, 체액 부족, 수면양상의 장애 등

  ㉡ 정의는 각각의 진단명에 대한 좀 더 자세한 기술이다.

> **예**
> 활동지속성 장애 : 개인이 필요하거나 원하는 일상 활동을 지속하거나 끝마칠 정신적 혹은 생리적 에너지가 불충분한 상태이다.

  ㉢ 특정 진단명 뒤에 수식어가 추가되어 진단명에 다른 의미를 나타내기도 한다.

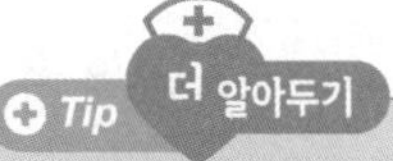

수식어의 예
- 부족(deficient) : 부적절한 양, 질 정도, 불충분한, 불완전한
- 장애(impaired) : 악화된, 약화된, 손상된, 감소한, 저하된
- 감소(decreased) : 크기, 양, 정도가 적어진
- 비효과적인(ineffective) : 바람직한 결과를 만들지 못하는
- 손상(disturbed) : 동요된, 방해받는, 중단된
- 과다(excess) : 초과, 과잉, 과다, 과도
- 불균형(imbalanced) : 균형을 잃은, 균형이 깨진, 어울리지 않는
- 중단(interrupted) : 중단된, 방해받은, 차단당한, 단속적인
- 준비(readiness) : ~용의, 준비된 상태
- 위험성(risk for) : 위험, 손해(손상)를 입을 우려, 사고발생 가능성

② **관련 요인 혹은 위험 요인**: 문제를 일으키는 요소들

㉠ 관련 요인은 간호문제의 발생에 기여하거나 영향을 주거나 원인을 제공하는 것으로서 생물학적, 사회적, 치료적, 상황적인 것 등이 모두 포함될 수 있다.

㉡ NANDA의 간호진단이 관련 요인과 결합했을 때 환자의 간호요구에 대한 더 명확한 기술이 된다.

예

간호진단명이 같은 '불이행'일 때 관련 요인에 따라 '지식 부족과 관련된 불이행', '문화적 차이와 관련된 불이행'과 같이 간호중재의 종류는 달라지게 된다.

③ **특성**: 진단과 연관된 증상 및 징후의 묶음

㉠ 특성(defining characteristics)이란 간호진단을 내릴 수 있게 하는 단서들의 묶음으로 증상 및 징후들이 포함된다.

㉡ 제시된 증상 및 징후가 환자에게 전혀 나타나지 않을 경우에는 잘못된 간호진단을 내렸다고 판단할 수 있다.

Tip 더 알아두기

NANDA 간호진단의 예-Ⅳ 영역: 활동/휴식(activity/rest)

불면증(Insomnia)		
정의	수면의 양과 질이 방해를 받아 그 기능이 손상되는 것	
특성	• 정서 변화 • 집중력 변화 • 기분 변화 • 수면양상 변화 • 건강상태 악화 • 삶의 질 저하 • 잠들기 어려움	• 잠든 상태를 유지하기 어려움 • 수면에 불만족 • 일찍 잠에서 깸 • 멍하게 있는 일이 많아짐 • 사고가 많아짐 • 불충분한 에너지 • 회복이 안 되는 수면 양상 • 수면장애도 다음날 후유증이 있음
관련 요인	• 알코올 섭취 • 불안 • 하루 평균 신체활동이 성별과 연령에 기준한 권장량에 미치지 못함 • 우울 • 환경적 장애	• 두려움 • 잦은 낮잠 • 슬픔 • 부적절한 수면 위생 • 신체적 불편감 • 스트레스원

(5) NANDA 분류체계

① 간호진단의 분류체계는 간호진단의 유사성에 따라 체계적으로 분류한 것으로 1986년 Taxonomy Ⅰ이 발표된 이래 2000년에는 Taxonomy Ⅱ가 발표되었다.

② Taxonomy Ⅱ에는 초점, 대상, 판단, 위치, 연력, 시간 진단의 상태 등 진단시 고려해야 할 인간 반응의 차원인 7가지 축으로 구성되어 있다.

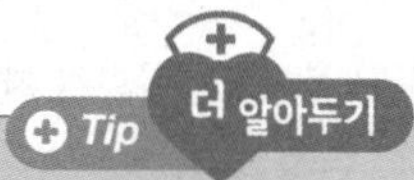

비효과적 지역사회 대응에서 간호진단의 대상인 2번째 축은 '지역사회'가 된다.
활동 내구성의 장애 진단에서 진단의 대상은 '개인'이다.

③ NANDA의 2018 ~ 2020 개정판 중요 ★

13개의 영역과 그 정의, 영역에 따른 47개의 범주(과), 범주에 따른 244개 진단목록이 분류되어 있다.

[표 2-2] Taxonomy Ⅱ의 축(axis)

No.	축(axis)	예
1	진단적 초점(focus of diagnosis)	불안, 낙상, 영양, 걷기, 자아개념
2	진단의 대상(subject of diagnoses)	개인, 가족, 집단, 지역사회
3	판단(judgement)	장애, 부족한, 비효과적, 감소된, 지연된, 향상된
4	위치(location)	방광, 청력, 대뇌, 말초, 심장, 신장, 피부
5	연령(age)	영아, 아동, 청소년, 성인 노년 등
6	시간(time)	급성, 만성, 간헐적, 지속적
7	진단의 상태(status of diagnoses)	문제 중심, 위험, 건강증진

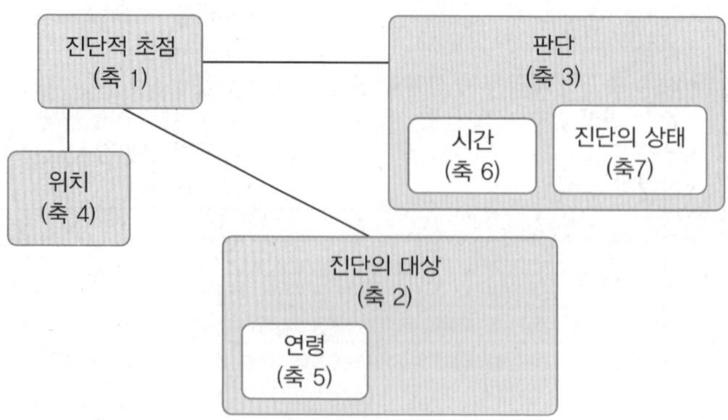

[표 2-3] NANDA Taxonomy Ⅱ의 개념

영역	정의
1 건강증진 (health promotion)	안녕 혹은 기능의 정상화에 대한 인식, 그리고 안녕과 기능의 정상화를 강화시키고 조절하는데 사용하는 전략 • 과 1 건강인식(health awareness) • 과 2 건강관리(health management)
2 영양 (nutrition)	조직을 유지하고 회복하며, 에너지를 생산하기 위한 목적으로 영양소를 섭취, 소화, 사용하는 활동 • 과 1 섭취(ingestion) • 과 2 소화(digestion) • 과 3 흡수(absorption) • 과 4 대사(metabolism) • 과 5 수화(hydration)
3 배설/교환 (elimination/exchange)	신체로부터 노폐물의 분비와 배출 • 과 1 비뇨기계 기능(urinary function) • 과 2 위장관계 기능(gastrointestinal function) • 과 3 피부기능(integumentary function) • 과 4 호흡기계 기능(respiratory function)
4 활동/휴식 (activity/rest)	에너지 자원의 생산, 보전, 소모 및 균형을 맞추는 과정 • 과 1 수면/휴식(sleep/rest) • 과 2 활동/운동(activity/exercise) • 과 3 에너지 균형(energy balance) • 과 4 심혈관/호흡기계 반응(cardiovascular/pulmonary response) • 과 5 자기돌봄(self-care)
5 지각/인지 (perception/cognition)	집중, 지남력, 지각, 인지와 의사소통을 포함하는 인간의 정보처리 체계 • 과 1 집중(attention) • 과 2 지남력(orientation) • 과 3 감각/지각(sensation/perception) • 과 4 인지(cognition) • 과 5 의사소통(communication)
6 자아지각 (self-perception)	자신에 대한 인식 • 과 1 자아개념(self-concept) • 과 2 자존감(self-esteem) • 과 3 신체상(body image)
7 역할관계 (role relationship)	사람 또는 집단 간의 긍정적, 부정적인 관계 또는 이 관계를 나타내는 수단 • 과 1 돌봄제공자 역할(caregiving roles) • 과 2 가족관계(family relationships) • 과 3 역할수행(role performance)
8 성 (sexuality)	성 정체성, 성 기능 및 생식 • 과 1 성정체감(sexual identify) • 과 2 성기능(sexual function) • 과 3 생식(reproduction)
9 대처/스트레스 내성 (coping/stress tolerance)	생활사건/삶의 과정을 해쳐 나아가는 것 • 과 1 외상 후 반응(post-trauma response) • 과 2 대처반응(coping response) • 과 3 신경/행동학적 스트레스(neurobehavioral stress)

10 삶의 원칙 (life principle)	진리 혹은 내재적인 가치가 있는 것으로 여겨지는 제도, 관습, 행위에 대한 태도 그리고 사고와 행동의 기초를 이루는 원칙 • 과 1 가치(values) • 과 2 신념(beliefs) • 과 3 가치/신념/행동의 일치성(values/belies/action congruence)
11 안전/보호 (safety/protection)	위험, 신체적 손상, 면역체계 손상으로부터 자유로운 상태, 손실로부터의 보존, 안전과 방어를 제공하는 보호 • 과 1 감염(infection) • 과 2 신체적 손상(physical injury) • 과 3 폭력(violence) • 과 4 환경적 위험(environmental hazards) • 과 5 방어과정(defensive processes) • 과 6 체온조절(thermoregulation)
12 안위 (comfort)	정신적, 신체적 혹은 사회적 안녕감이나 편안함 • 과 1 신체적 안위(physical comfort) • 과 2 환경적 안위(environmental comfort) • 과 3 사회적 안위(social comfort)
13 성장/발달 (growth/development)	연령에 맞게 신체적 크기의 증가, 조직체계의 성숙, 생의 주기에 따른 진보 • 과 1 성장(growth) • 과 2 발달(development)

제 2 절 간호중재 분류체계

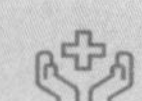

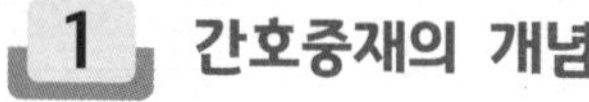

1 간호중재의 개념

(1) 간호중재의 정의 중요 ★★

① 간호중재는 모든 전문분야와 실무환경에서 간호사들이 수행하는 것을 의미하며 간호사가 대상자의 결과를 호전시키기 위해 지식과 임상적 판단을 근거로 수행하는 처치를 말한다.

② 학자들에 따른 간호중재의 정의

㉠ 고든(1978) : 독자적인 간호중재란 대상자가 현재의 상태에서 특정한 결과를 추구하는 방향으로 이동하도록 돕는 간호사의 활동이다.

㉡ 스나이더(1992) : 간호중재란 간호진단에 근거한 간호사 중심의 자율적이고 독자적인 활동으로서 간호의 영역 내에서 대상자가 목표를 달성할 수 있도록 돕는 간호사의 활동이라고 하였으며 이를 움직임 중재, 인지적 중재, 감각적 중재, 사회적 중재 4가지 항목으로 분류하였다.

㉢ 블레첵과 맥클로스키(1989, 1996) : 간호진단과 정해진 목표에 따라 예견된 방법으로 간호사가 대상자의 이익을 위해 실시하는 자율적 행위가 간호중재이며 간호사가 대상

자의 기대되는 결과에 도달하기 위해서 임상적 판단과 과학적 지식을 기반으로 수행하는 모든 종류의 활동이라고 하였다.

③ 간호중재는 직접간호와 간접간호, 간호사가 주도한 처치, 의사가 주도한 처치, 타 의료요원이 주도한 처치 모두를 포함한다.

㉠ 직접간호 : 대상자와 상호작용하면서 수행되는 생리적, 사회·심리적 간호행위로서 손으로 직접하는 간호행위와 지지적이며 상담적인 간호행위를 모두 포함한다.

㉡ 간접간호 : 대상자나 대상자 집단을 위해서 수행되지만 대상자와 상호작용하지 않고 대상자로부터 떨어져서 수행되는 처치다.

(2) 간호중재 개발의 필요성

① 간호본질의 확립

㉠ 본질은 어떤 것의 기본이 되는 질적인 속성을 의미한다.

㉡ 독자적인 간호중재는 간호사 행위의 핵심이며, 간호의 질적인 속성을 대변하는 것이므로 간호의 힘이 되고 본질을 확립할 수 있는 중재개발이 필요하다.

② 전문직으로서의 간호위치 정립

㉠ 간호중재의 개발은 전문직으로서의 간호의 위치를 정립하는데 매우 중요하다.

㉡ 간호가 전문직으로서의 위치를 확고히 하기 위해서는 무엇보다도 독자적인 지식체를 근거로 하는 자율적인 업무가 마련되어야 한다는 점에서 중재 개발이 중요하고 시급하다.

③ 보건의료체계 내 독특한 간호의 위치 확립

㉠ 현대사회는 대상자의 요구변화와 의료기술의 발달로 인해 건강관련 전문인들의 간호대상자에 대한 접근을 다각적으로 요구한다.

㉡ 간호사가 다양한 전문인들 중에서 인정받으려면 전문성이 뚜렷한 간호중재를 과학적으로 체계화하고 그러한 독특한 간호중재들이 대상자에게 미치는 긍정적인 결과가 학제간에 인정되어야 한다.

④ 대상자의 삶의 질 향상

㉠ 간호중재의 개발은 간호의 궁극적인 목적인 대상자의 삶의 질을 높이는 데 중요한 역할을 한다.

㉡ 삶의 질은 신체적, 정신적, 사회적, 경제적 영역에서 각 개인이 지각하는 주관적인 안녕 상태로 정의할 수 있으므로 신체적인 문제뿐만 아니라 심리적, 사회적, 정서적 영역의 실제적, 잠재적 문제까지 통합적으로 접근하는 간호중재야 말로 대상자의 삶의 질을 높이는데 결정적인 역할을 할 수 있을 것이다.

(3) 간호중재의 표준화된 용어

① 간호중재분류의 필요성

㉠ 간호처치의 명칭을 표준화한다.

㉡ 간호진단, 간호처치, 간호결과를 연결시키는 간호지식을 확장시킨다.

㉢ 간호정보체계와 건강관리정보체계를 개발한다.

㉣ 간호학생에게 의사결정과정을 습득하게 한다.

㉤ 간호사가 제공하는 서비스의 비용을 결정한다.

㉥ 간호실무 환경에서 필요한 자원계획에 필요하다.

㉦ 독자적인 간호기능을 대변하는 언어이다.

㉧ 다른 건강관리 제공자들의 분류체계와의 연계를 위함이다.

② 간호중재에 대한 표준화된 언어 사용 시 장점

㉠ 간호사 간이나 다른 건강관리 제공자와의 의사소통이 촉진된다.

㉡ 간호중재에 대한 비용이나 중재의 효과성 연구를 가능하게 한다.

㉢ 일반인에게 간호의 속성을 쉽게 전달하는 데 도움이 된다.

㉣ 건강관리팀 내 간호사의 공헌을 드러내는 데 도움이 된다.

㉤ 간호사가 기억이나 회상해야 할 필요를 감소시킴으로써 적절한 간호중재의 선택을 용이하게 한다.

㉥ 임상적 의사결정에 대한 교육을 촉진한다.

㉦ 전산간호 기록의 개발과 사용에 기여한다.

㉧ 직원과 물품에 대한 수요를 효과적으로 계획하는 데 도움이 된다.

㉨ 간호 서비스에 대한 수가체계의 개발에 도움이 된다.

㉩ 다학제적인 팀에서 간호사의 완전하고도 의미 있는 참여를 증진시킨다.

③ 종류 중요★

㉠ **간호중재 분류체계**(NIC : Nursing Intervention Classification) : 아이오와 대학에서 블레첵과 맥클로스키(1989) 등이 개발한 **간호중재 분류체계**이다.

㉡ **간호결과 분류체계**(NOC : Nursing Outcomes Classification) : **대상자 결과를 서술하고 있는 표준화된 용어들의 체계**를 말한다.

㉢ **국제간호실무 분류체계**(ICNP : International Classification for Nursing Practice) : 국제간호협회(1993)에서 세계적으로 통용될 수 있는 **간호중재용어를 총괄하기 위한 노력**으로 개발한 것이다.

㉣ **오마하 중재 분류체계**(OIS : Omaha Intervention Scheme) : 오마하에서 **방문간호사를 위한 지침 책자로 'The Omaha System'이라고도** 한다.

㉤ 가정간호 분류체계(HHCC : Home Health Care Classification) : 사바(1992)가 개발한 가정간호 분류체계이다.

2 간호중재 분류체계(NIC : Nursing Intervention Classification)

(1) 정의

① NIC은 모든 전문분야와 실무환경에서 간호사들이 수행하는 간호중재들을 체계적으로 조직화한 포괄적이고 표준화된 목록을 말한다.

② 임상적 판단과 지식에 근거하여 환자의 결과를 증진시키기 위해 간호사가 행하는 처치로서의 간호중재를 서술하는 분류체계이다.

(2) NIC 개발과정

① NIC는 아이오와 대학의 맥클로스키와 블레첵 연구팀에 의해 개발되었으며 NIC 유지를 위한 연구는 아이오와 간호대학의 간호분류센터에서 계속적으로 진행 중으로 앞으로도 계속 추가되고 정련될 것이다.

② 1987년에 시작된 이 연구는 3단계, 즉 1단계-분류의 수립, 2단계-분류체계 구성, 3단계-실무 검증 및 정련화를 거쳐 진행되어 왔다.

㉠ 1단계 : 현존하는 실무에 바탕을 두고 분류를 정립하기 위해 연역적인 방법이 사용되었고, 현행 교과서, 치료계획 지침, 간호정보체계 등이 기본적인 자료원으로 이용되었다.

㉡ 2단계 : 유사성 분석, 계층별 집락법, 다차원 측정법 등을 포함한 더 양적인 방법이 사용되었다.

㉢ 3단계 : 임상영역 검증에서 개발된 간호중재를 실제 임상에서 사용하고 검증하였으며, NANDA, NIC 및 NOC 간의 연결 필요성을 확인하였다.

③ NIC은 처음에 독자적 간호중재와 협동적 간호중재, 일반적 간호실무와 세분화된 간호실무 분야의 중재들을 유사성을 중심으로 그룹 지어진 6개의 영역, 26개의 범주 및 336개의 간호중재 구조였으나 1996년에 6개 영역, 27개 범주 및 433개의 간호중재로 보완되었다.

④ 2000년 NIC은 추상성 수준에 따라 3개의 분류 구조를 지녔는데 추상성 수준이 가장 높은 7개 영역, 중간 수준인 30개 범주, 가장 낮은 수준인 486개의 간호중재로 구성되었다.

⑤ 최근에 NIC은 7개 영역, 28개 범주 및 631개의 간호중재의 구조로 변화되었다.

⑥ 미국간호협회는 NIC을 통합된 간호용어로 공인했으며 수많은 건강관리기관이 간호표준, 간호계획, 간호조정체계를 위해 NIC을 채택하고 있으며 많은 교육기관도 NIC를 채택하고 있고 주요 교과서에도 사용되었다.

⑦ 간호 연구가들도 간호의 효과성을 연구하기 위해 NIC을 사용하고 있으며 NIC은 ICN의 간호실무에 관한 국제분류에서 중요한 부분을 차지하고 있다.

(3) 구조

① NIC 각 중재는 각 영역(1 ~ 6)과 항목(A ~ Z, a ~ d)이 코드화되어 전산화를 용이하게 해주는 고유번호를 가지고 있으며, 간호중재는 7개 영역별 28개 범주로 구성되어 있다.

② NIC 중재들은 다음을 포함한다.
  ㉠ 생리적 측면 : 산-염기 조절, 기도 흡인, 욕창간호
  ㉡ 사회 심리적 측면 : 불안감소, 가정생계 유지 보조
  ㉢ 질병치료를 위한 중재 : 고혈당 관리, 장루 관리, 쇼크 관리
  ㉣ 질병예방을 위한 중재 : 낙상방지, 감염방지, 면역, 예방주사 접종
  ㉤ 건강증진을 위한 중재 : 운동증진, 영양관리, 금연 보조
  ㉥ 개인 또는 가족을 위한 중재 : 가족의 통합성 증진, 가족의 지지
  ㉦ 간접적인 치료중재 : 응급 카트 점검, 물품관리
  ㉧ 지역사회를 위한 중재 : 환경관리

③ 간호중재 분류 중 추상성이 가장 높은 상위의 층은 생리학적(기본), 생리학적(복합), 행동학적, 안전, 가족, 건강체계와 지역사회이다.

> 예
>
> '약물관리'는 생리학적(복합) 영역에 속한 하나의 범주로, '화학요법'은 약물관리 범주에 속한 여러 중재 중 한 가지가 된다.

④ 각 간호중재의 표준화된 부분은 중재의 명칭과 정의를 들 수 있으며 중재의 명칭은 변경시킬 수 없고 변경이 필요하다는 제안이 있으면 심의과정(peer view)을 거쳐 분류체계에 포함시키게 된다. 간호는 간호중재에 포함된 간호활동들을 통해 개별화될 수 있다.

⑤ 간호사는 특정 환자의 간호계획에 적용할 구체적인 활동들을 선택하고 해당 환경에 맞추기 활동들을 조정하며 필요시에는 다른 활동들을 첨가할 수도 있으나 활동수준에서의 모든 변경은 반드시 중재의 정의와 일치되어야 한다.

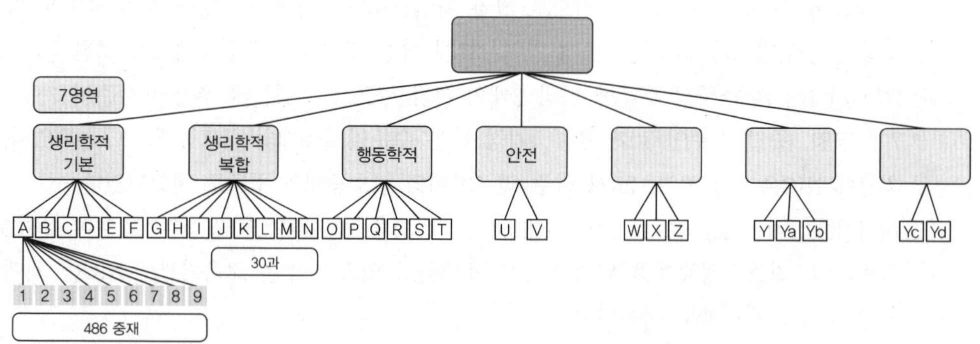

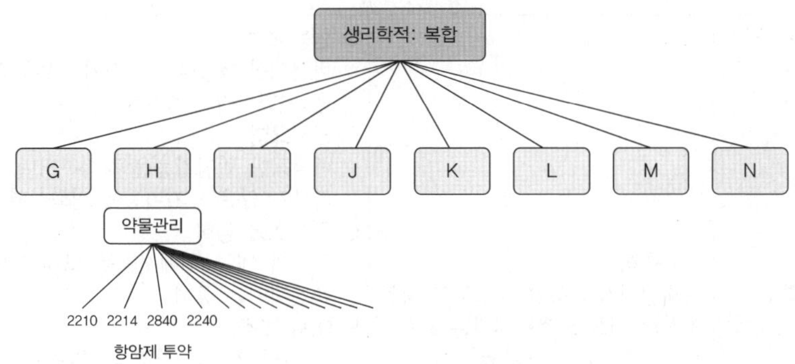

[그림 2-1] 간호중재 분류체계(위)와 간호중재 분류의 세부 영역(아래)

[표 2-4] 간호중재 분류체계(NIC)

구분	수준 1 : 영역(domains)	수준 2 : 범주(classes)
영역 1	생리학적 기본; 신체기능을 지지하는 간호	A 활동과 운동관리 신체활동, 에너지보전과 소비를 돕는 중재 B 배설관리 규칙적인 대변과 소변 배설양상을 수립하고 변화된 양상으로 인한 합병증을 관리하는 중재 C 부동관리 제한된 신체 움직임과 후유증을 관리하는 중재 D 영양지지 영양 상태를 수정하여 안위를 증진시키는 중재 E 신체 안위 증진 신체요법을 사용하여 안위를 증진시키는 중재 F 자가간호촉진 일상생활 활동을 제공하고 돕는 중재
영역 2	생리학적 복합적; 항상성 조절을 지지하는 간호	G 전해질과 산-염기 관리 전해질/산-염기 균형을 조절하고 합병증을 예방하는 중재 H 약물관리 약품의 바람직한 효과를 촉진하는 중재 I 신경계통 관리 신경계통 기능을 최대화하는 중재 J 수술 전후 간호 수술 전, 수술 동안, 수술 직후에 간호를 제공하는 중재 K 호흡관리 기도개방성과 가스교환을 증진시키는 중재 L 피부/상처관리 조직 보존을 유지하고 회복시키는 중재 M 체온조절 체온을 정상범위 내로 유지시키는 중재 N 조직관류 관리 조직으로 혈액과 수액의 순환이 최적이 되도록 하는 중재

영역 3	행동학적 사회심리적 기능을 지지하고 생활양식의 변화를 촉진시키는 간호	O 행동요법 바람직한 행동을 강화시키고 바람직하지 않은 행동을 변화시키는 중재 P 인지요법 바람직한 인지기능을 강화하거나 증진시키고 바람직하지 않은 인지기능을 변화시키는 중재 Q 의사소통 강화 구두와 비구두 메시지를 보내고 받아들이는 것을 촉진시키는 중재 R 대처 보조 그 사람 자신의 강점을 강화하고 기능상의 변화에 적응케 하거나 더 높은 수준의 기능에 도달하도록 돕는 중재 S 환자교육 학습을 촉진하는 중재 T 정신적인 안위 증진 정신학적 방법을 사용하여 안위를 증진시키는 중재
영역 4	안전 위험에 대한 보호를 지지하는 간호	U 위기관리 정신적이고 생리적인 위기에서 즉각적인 단기간의 도움을 제공하는 중재 V 위험관리 위험 간호활동을 시작하고 위험을 계속 모니터하는 중재
영역 5	가족 가족단위를 지지하는 간호	W 출산 간호 출산기간 동안 생기는 정신적, 생리적 변화를 이해하고 대처하는 것을 돕는 중재 X 양육 간호 아이들을 키우는 것을 보조하는 중재 Y 수명관리 가족 단위의 기능을 촉진하고 가족구성원의 건강과 복지를 증진시키는 중재
영역 6	건강체계 건강관리전달체계의 효과적인 이용을 지원하는 간호	Z 건강체계 조정 환자/가족과 건강간호체계 사이에서 중개를 돕는 중재 a 건강체계 관리 간호를 중재하기 위한 지지 서비스를 제공하고 증진시키는 중재 b 정보관리 건강간호 제공자 사이의 의사소통을 돕는 중재
영역 7	지역사회 지역사회의 건강을 지지하는 간호	c 지역사회 건강증진 지역사회 전체의 건강을 증진하는 간호 d 지역사회 위험관리 지역사회 전체의 건강위험요인을 찾도록 돕거나 예방하는 중재

3 간호결과 분류체계(NOC : Nursing Outcomes Classification)

(1) 정의와 특징

① NOC는 대상자 결과를 서술하고 있는 표준화된 용어들의 체계를 말한다.

② **NOC에서의 결과** : 간호중재에 민감하거나 주요 간호중재의 영향을 많이 받는 측정 가능한 대상자, 가족 또는 지역사회의 상태, 행위 또는 인지이며 이는 하나의 변수로 개념화되어 광범위하게 진술된 1 ~ 3개의 단어의 표준화된 이름(예 대처, 운동수준, 지식; 식이)이다.

③ **NOC에서 일컫는 간호의 민감한 결과**

㉠ 간호중재를 통해서 도달될 수 있거나 중재의 영향을 받을 수 있는 중재에 대한 대상자의 반응으로 정의된다.

㉡ 결과는 대상자의 상태가 긍정적 변화, 부정적 변화 또는 무변화인지를 확인할 수 있도록 중립적 상태로 서술되어 있다.

㉢ 각 결과마다 명칭, 정의, 지표목록 및 Likert형의 측정척도가 포함되어 있으며, 결과가 측정되기 위해서는 좀 더 구체적인 다양한 지표들이 확인되어야 한다.

④ **간호에 민감한 결과의 지표** : 간호중재에 민감한 결과를 지칭하는 변수로서 이는 대상자 상태의 평가 시 이용될 수 있는 관찰가능한 구체적인 수준의 대상자 상태, 행위 또는 자가 보고된 인지평가이다.

⑤ 목표와 기대되는 결과를 구분지어 생각할 경우 NOC의 결과명은 목표와 유사하고, 지표는 기대되는 결과와 유사하다.

⑥ **각 지표는 5점 척도로 되어 있어 주어진 시점에서 해당 지표에 대한 대상자의 실제 상태를 평가하기 위해 사용되며 일반적으로 1점은 가장 바람직하지 못한 상태, 5점은 가장 바람직한 상태를 의미한다.**

㉠ 지표들은 간호중재의 효과성을 측정하고 간호실무의 모든 측면을 사정할 수 있도록 충분히 포괄적이어야 한다.

㉡ 간호사는 기대되는 결과에 대한 상태 측정에 적절한 지표를 선택해야 한다.

⑦ **간호에 민감한 결과측정척도** : 어떤 지표가 어떻게 측정되어야 하고 측정된 지표를 어떻게 수량화하는가를 정밀하게 서술하는 조직화나 활동을 의미한다.

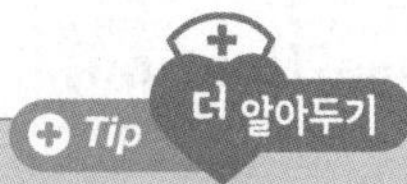

NOC의 예

결과명 : 배뇨
정의 : 소변을 모으고 배설하는 능력
지표 : 배설양상
척도 : 1점 = 극도로 손상됨
2점 = 상당히 손상됨
3점 = 보통으로 손상됨
4점 = 약간 손상됨
5점 = 전혀 손상되지 않음

⑧ NOC는 간호결과들을 측정하기 위한 다양한 측정척도들을 포함하고 있으며 결과가 대상자 상태, 행위, 인지를 나타내는 변화하는 개념이므로 개념을 측정하는 방법이 필수적이다.

[표 2-5] NOC 지표 측정척도의 종류

척도	1점	2점	3점	4점	5점
1	극도로 손상됨	상당히 손상됨	보통으로 손상됨	약간 손상됨	전혀 손상되지 않음
2	정상범위에서 극도로 벗어남	정상범위에서 상당히 벗어남	정상범위에서 보통으로 벗어남	정상범위에서 약간 벗어남	정상범위에서 벗어나지 않음
3	적절치 않음	정상범위에서 상당히 벗어남	정상범위에서 보통으로 벗어남	정상범위에서 약간 벗어남	정상범위에서 벗어나지 않음
4	10 이상	7 ~ 9	4 ~ 6	1 ~ 3	없음
5	없음	한정됨	보통	상당함	광대함
6	전혀 긍정적이지 않음	드물게 긍정적임	때때로 긍정적임	자주 긍정적임	항상 긍정적임
7	매우 약함	약함	보통	강함	매우 강함
8	전혀 나타나지 않음	드물게 나타남	때때로 나타남	자주 나타남	항상 나타남
9	심각한	상당한	중간 정도	약간	없음
10	매우 나쁨	나쁨	보통	좋음	매우 좋음
11	만족스럽지 않음	약간 만족함	보통	매우 만족함	항상 만족함
12	항상 나타남	자주 나타남	때때로 나타남	드물게 나타남	전혀 나타나지 않음
13	증거가 없음	증거가 한정됨	보통 정도의 증거	증거가 상당함	증거가 충분함
14	광대함	상당함	적절함	한정됨	없음

(2) 간호결과 분류체계의 개발 배경

① 1991년 간호에 민감한 대상자 결과에 대한 분류체계를 개발하기 위해 메리온 존슨과 메리 딘 마스가 이끄는 연구팀이 아이오와 대학에서 구성되었다.

② 처음에는 간호중재 후 대상자 상태의 변화를 측정하고 평가할 수 있는 190개 결과를 포함한 NOC를 발표하였고 2000년에 NOC는 7개 영역, 29개 범주, 269개 결과로 보완되었다.

③ 2008년에 NOC는 7개 영역, 38개 범주, 385개 간호결과들로 구성되었다.

(3) 간호결과 분류체계의 구성

① NOC는 대상자 및 가족 간호제공자들에 대한 결과를 포함하고 있으며 간호중재에 반응을 보일 것으로 기대되는 지표들을 사용하여 대상자나 간호제공자의 상태를 서술하고 있다.

② NOC는 간호결과의 추상성 수준에 따라 3단계, 즉 영역, 범주, 명칭으로 나누어져 있다.

㉠ 가장 높은 추상성 수준: 영역

㉡ 높은 추상성 수준: 범주

㉢ 중간 정도 추상성 수준: 명칭

㉣ 낮은 정도 추상성 수준: 지표

㉤ 경험적 수준: 측정척도

③ 각 영역과 범주는 코드화되었고 NOC의 각 결과도 전산화를 용이하게 해주는 고유번호를 가지고 있다.

④ NOC에서 코드화가 중요한 이유는 각 분류체계의 요소를 표현하고 있고 컴퓨터 시스템에서 NOC의 사용을 촉진시키며, 대규모의 지역적, 국가적 건강 관련 데이터베이스와 연결할 수 있는 간호자료 세트를 개발 가능하게 하고 대상자 간호의 질을 향상시키기 위한 대상자 결과의 평가를 촉진시키는 역할을 하기 때문이다.

[표 2-6] 간호결과 분류체계(NOC)

구분	수준 1 영역	수준 2 범주
영역 1	기능적 건강 생활의 기본적인 일에 대한 능력과 수행을 서술하는 결과	A 에너지 유지 개인의 에너지 회복, 저장, 소비를 서술하는 결과 B 성장과 발달 개인의 신체적, 감정적, 사회적 성숙을 서술하는 결과 C 기동성 개인의 신체적 기동성이나 제한된 움직임의 후유증을 서술하는 결과 D 자가간호 기본적, 도구적 일상 활동을 수행하는 개인의 능력을 서술하는 결과

영역 2	생리적 건강 인체의 기능을 서술하는 결과	E 심폐기계 개인의 심장, 폐, 순환 조직 확산의 상태를 서술하는 결과 F 배설 노폐물을 배출하고 배설하는 양상과 상태를 서술하는 결과 G 수분과 전해질 개인의 수분과 전해질 상태를 서술하는 결과 H 면역반응 항원에 대한 혹은 신체에 의해 항원으로 인지된 것에 대한 개인의 생리적 반응을 서술하는 결과 I 대사조절 신체대사를 조절하는 개인의 능력을 서술하는 결과 J 신경인지적 개인의 신경학적, 인지적 상태를 서술하는 결과 K 섭취와 영양 개인의 섭취와 영양 패턴을 서술하는 결과 a 치료적 반응 치료, 치료제 혹은 치료방법에 대한 개인의 전신적 반응을 서술하는 결과 L 조직통합 개인 신체조직의 상태와 기능을 서술하는 결과 Y 감각기능 개인의 인지와 감각정보의 사용을 서술하는 결과
영역 3	정신·사회적 건강 심리적, 사회적 기능을 서술하는 결과	M 정신적 안녕 개인의 정서적 건강을 서술하는 결과 N 정신·사회적 적응 변화된 건강이나 심리적, 사회적 생활환경에 대한 개인의 적응을 서술하는 결과 O 자기통제 자신이나 타인에게 정신적 혹은 신체적으로 해로울 수 있는 행위를 절제하는 개인의 능력을 서술하는 결과 P 사회적 상호작용 다른 사람들과의 관계를 서술하는 결과
영역 4	건강지식 및 행위 건강과 질병에 대한 행동, 이해, 태도를 서술하는 결과	Q 건강행위 건강을 증진, 유지, 회복하려는 개인의 행동을 서술하는 결과 R 건강신념 건강행위에 영향을 미치는 개인의 생각이나 인식을 서술하는 결과 S 건강지식 건강을 유지, 증진, 회복하기 위한 개인의 이해 정도와 정보를 적용시킬 수 있는 기술을 서술하는 결과 T 위험 통제 및 안전 확인가능한 건강위협요인을 피하거나, 제한하거나, 통제하기 위한 활동이나 개인의 안전상태를 서술하는 결과

영역 5	인지된 건강 개인의 건강과 건강관리에 대한 느낌을 서술하는 결과	U 건강과 삶의 질 개인의 건강상태 인지와 이에 연관된 생활 환경을 서술하는 결과 V 증상상태 질병상해나 상실에 대한 개인의 적응을 서술하는 결과 e 간호에 대한 만족 제공받은 건강관리의 질과 적절성에 대한 개인의 인지를 서술하는 결과
영역 6	가족건강 가족 전체나 가족구성원 일원의 건강상태, 행위 및 기능을 서술하는 결과	W 가족간호제 공자 이행 의존적인 아동이나 성인을 돌보는 가족 구성원의 적용과 수행을 서술하는 결과 Z 가족구성원 건강상태 가족구성원의 신체적, 심리적, 사회적, 정서적 건강을 서술하는 결과 X 가족안녕 하나의 단위로써 가족환경, 전반적인 건강상태 및 사회적 적응을 서술하는 결과 d 양육 아동의 적절한 성장과 발달을 증진시키는 부모의 행동을 서술하는 결과
영역 7	지역사회 건강 집단이나 지역사회의 건강, 안녕 미 기능을 서술하는 결과	b 지역사회 안녕 집단 혹은 지역사회의 전반적인 건강상태와 사회적 적응을 서술하는 결과 c 지역건강 보호 건강위험요소를 제거하거나 감소시키고 건강위협요소에 대한 지역사회의 내성을 증가시키려는 지역사회의 구조와 프로그램을 서술하는 결과

4 국제간호실무 분류체계 중요★
(ICNP : International Classification for Nursing Practice)

(1) 정의와 특성

① 국제간호협회(ICN)는 1989년 서울 국제간호사협의회 총회 대표자 회의에서 간호실무를 기술하고 전 세계에서 생산되는 간호자료를 비교할 목적으로 처음 제안된 후 개발된 통합 간호용어 분류체계이다.

② ICNP는 기존 어휘와 분류체계를 교차 연결할 수 있는 기틀을 제공하며 환자 상태를 서술하는 간호진단(간호현상)과 간호실무의 다양성을 서술하는 간호중재(간호활동), 간호에 의한 환자의 변화를 나타내는 결과(간호결과)의 세 가지 체계가 제시된다.

③ 국제간호협회는 다음의 3가지 원칙을 적용하여 세계적으로 통용될 수 있는 간호현상과 간호중재 분류체계를 개발하였다.

㉠ 분류체계에 포함시킬 개념의 결정
㉡ 분류 시 사용하게 될 개념의 특성 제시
㉢ 개념을 나타내는 특성 간의 조합 구성 및 그 타당성 여부의 제시

(2) ICNP의 구조

① **1단계(인간, 환경개념 포함)** : 간호현상 분류

㉠ 간호현상은 간호사가 진단하는 대상자와 대상자 주변 환경의 상태를 나타내는 것으로 인간과 환경의 대개념으로 분류되며 상위 8개 수준의 다축 구조를 지닌다.
㉡ 간호현상은 인간과 환경의 큰 개념으로 분류되며 인간과 관련되는 개념은 기능과 개인으로 환경은 환경적 인간과 자연적 환경으로 분류된다.
㉢ 인간의 기능은 신체적 기능과 심리적 기능으로, 개인은 활동하는 이유와 활동의 형태로 분류되었다.
㉣ 환경적 인간은 가족, 지역사회, 사회로 분류되고 자연적 환경은 물리적 환경, 생물적 환경, 인위적 환경으로 분류되었다.
㉤ 분류된 간호현상의 가장 작은 단위들은 총 294개이다.

[표 2-7] ICNP 간호현상 분류 축과 예

축	의미	예
A	간호현상의 초점(focus)	인간, 환경 등
B	판단(judgement)	장애, 결핍, 과다 등
C	빈도(frequency)	계속, 간헐적 등
D	기간(duration)	급성, 만성 등
E	위치(topology)	오른쪽, 왼쪽, 상부, 하부 등
F	신체부위(body site)	입, 귀, 코, 손, 발 등
G	가능성(likelihood)	잠재성 등
H	분포(distribution)	개인, 그룹(가족, 지역사회) 등

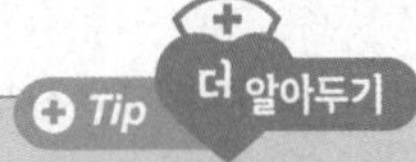

8개의 상위 축으로 설명되는 간호현상의 예

- '영양결핍'의 경우
  초점 축의 값 : 영양, 판단 축의 값 : 결핍
- '가족의 영양결핍 위험성'의 경우
  초점 축의 값 : 영양, 판단 축의 값 : 결핍, 가능성 축의 값 : 잠재성, 분포 축의 값 : 가족

② 2단계(인간의 기능과 인성, 인공환경과 자연환경의 4영역) : 간호활동 분류

㉠ 간호활동은 간호사가 간호현상에 대해 반응하는 모든 활동을 말하며 ICNP의 간호활동 분류체계는 8개의 상위 분류 축으로 구성된다.

㉡ 간호중재 활동들은 다음과 같이 분류된다.

ⓐ 관찰 : 규명, 결정, 모니터, 사정

ⓑ 관리 : 조직화. 제공

ⓒ 중재 : 청소, 몸단장, 목욕, 덮어주기, 먹이기, 체위, 신체부분 조작, 움직이게 하기, 자극, 자르기, 봉합, 환기, 준비, 팽창, 삽입, 설치, 제거, 변화

ⓓ 돌봄 : 돕기, 치료, 오염예방, 관계 짓기

ⓔ 정보제공 : 교육, 안내, 서술

[표 2-8] ICNP 간호활동 분류 축과 예

축	의미	예
A	활동의 종류(action type)	관찰, 관리, 수행, 정보제공
B	대상(target)	간호현상의 초점과 대상(물건, 상태, 활동) 등
C	수단(means)	도구와 서비스
D	시간(time)	시점과 기간
E	위치(topology)	오른쪽, 왼쪽, 상부, 하부 등
F	장소(location)	신체 부위와 장소
G	경로(route)	근육, 구강, 항문 등
H	수혜자(beneficiary)	개인, 그룹(가족, 지역사회) 등

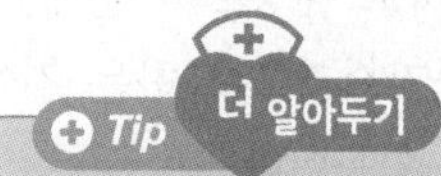

8개의 상위 축으로 설명되는 간호활동

• '개인위생돕기'라는 간호활동
활동종류 : '도와줌' + 대상 : '개인위생'의 두 축의 조합

• '수술 후 요도 카테터 제거하기' 간호활동
활동종류 : '제거' + 대상 : '카테터' + 시간 : '수술 후' + 장소 : '요도'의 네 축의 조합

5 오마하 중재 분류체계(OIS : Omaha Intervention Scheme)

(1) 정의 및 특성 중요★

① 오마하 중재 분류체계는 1975년부터 1993년까지 오마하 방문간호사협회에 의해서 지역사회 간호실무를 명명하기 위해 개발되었다.

② 오마하 중재 분류체계는 다음과 같이 구성된다.

㉠ 문제 분류체계 : 대상자를 설명하고 대상자가 가진 문제를 규명하는 간호진단 목록으로 환경적 영역, 심리사회적 영역, 생리적 영역, 건강관련행위 영역의 4개의 영역으로 구성되며 44개의 대상자 문제 혹은 간호진단을 가지고 있다.

㉡ 중재체계 : 간호사가 대상자에게 제공한 서비스를 서술할 수 있게 하는 간호활동 목록으로 3가지 수준으로 나뉜다.

ⓐ 첫 번째 수준의 4가지 범주

- 보건교육, 지도, 상담
- 치료와 절차
- 환자관리
- 감독

ⓑ 두 번째 수준 : 알파벳순으로 열거된 62가지 중재대상 목록인데 문제와 관련된 계획이나 중재범주를 간호활동의 관점에서 표시하기 위해 사용된다.

ⓒ 세 번째 수준 : 대상자 특유의 정보를 적을 수 있는 것이다.

㉢ 문제측정척도 : 특정 문제나 간호진단과 관련된 대상자의 경과를 측정하기 위해 고안된 평가도구이다.

(2) 구조 중요 ★

① 제1단계 : 독자적 간호중재와 상호의존적 간호중재가 포함된 4가지 간호중재 영역을 기술하고 있으며 간호사의 주된 역할 기술 시 문제관련 특정 계획 시나 중재의 기록 시에 하나 이상의 영역을 사용할 수 있다.

㉠ 건강교육, 지도, 상담 : 건강교육, 지도, 상담은 정보를 제공하고 대상자의 문제를 예견하고 자기 간호와 대처에 대한 대상자의 행동과 책임감을 증가시키도록 하는 것에서부터 의사결정과 문제해결을 돕는 것까지를 포함하는 간호사의 활동이다.

㉡ 치료와 절차 : 증상과 징후를 예방하고 위험요인과 조기 증상과 징후를 확인하며, 증상과 징후를 경감시키는 기술적 간호활동이다.

㉢ 환자관리 : 환자관리는 조정, 옹호, 의뢰와 같은 간호활동을 포함한다. 이들 활동에는 대상자를 위한 서비스 전달을 촉진하고 보건의료과 기타 서비스 제공자와 의사소통하고 대상자의 의사소통을 향상시키고 적절한 지역사회 자원을 사용할 수 있도록 대상자를 지도하는 것이 포함된다.

㉣ 감독 : 감독은 주어진 상태나 현상과 관련지어서 대상자의 상태를 나타내기 위한 감지 측정, 비판적 분석, 감시와 관련된 간호활동을 포함한다.

② 제2단계 : 각 간호중재 영역별로 62가지 간호활동 대상(target)이 목록화되어 있다. 간호활동의 대상은 문제와 관련된 특정 중재영역을 간호활동의 관점에서 묘사하기 위해 사용되며 간호사는 특정한 환자 문제와 관련된 간호중재를 기술하기 위해 하나 이상의 대상을 선택한다.

[표 2-9] 오마하 중재 분류체계의 간호활동 대상목록

01	해부/생리(anatomy/physiology)	33	약물주입(medication administration)
02	행동 수정(behavior modification)	34	투약준비(medication set-up)
03	방광 훈련(bladder care)	35	기동성/이동(mobility/transfers)
04	애착(bonding)	36	간호, 보조(nursing care, supplementary)
05	장 간호(bowel care)	37	영양(nutrition)
06	기관지 위생(bronchial hygiene)	38	영양사(nutrition)
07	심장 간호(cardiac care)	39	인공항문 간호(ostomy care)
08	돌봄/육아기술 (caretaking/parenting skills)	40	기타 지역사회 지원 (other community resource)
09	석고붕대 관리(cast care)	41	개인간호(personal care)
10	의사소통(communication)	42	체위변경(positioning)
11	대처기술(coping skills)	43	재활(rehabilitation)
12	낮 병동/요양소(day care/respite)	44	이완/호흡기법 (relaxation/breathing technique)
13	훈육(discipline)	45	휴식/수면(rest/sleep)
14	드레싱 교환/상처간호 (dressing change/wound care)	46	안전(safety)
15	내구성 의료장비 (durable medical equipment)	47	선별검사(screening)
16	교육(education)	48	질병/손상 간호(sickness/injury care)
17	취업(employment)	49	증상/증후-정신/정서적 (sign/symptoms-mental emotional)
18	환경(environment)	50	증상/증후-신체적(sign/symptoms-physical)
19	운동(exercises)	51	피부간호(skin care)
20	가족계획(family planning)	52	사회사업/상담(social work/counseling)
21	급식절차(feeding procedures)	53	검체 수집(specimen collection)
22	재정(finances)	54	영적 간호(spiritual care)
23	음식(food)	55	자극/훈육(stimulation/nurturance)
24	걸음 훈련(gait training)	56	스트레스 관리(stress management)
25	성장/발달(growth/development)	57	물질남용(substance use)
26	가사(homemaking)	58	물품(supplies)
27	주택공급(housing)	59	지지그룹(support group)
28	상호작용(interaction)	60	지지체계(support system)
29	임상검사 결과(lab finding)	61	수송수단(transportation)
30	법체계(legal system)	62	건강(wellness)
31	의료/치아관리(medical/dental care)	63	기타(other)
32	투약활동/부작용(medication/side effect)		

6 가정간호 분류체계(HHCC : Home Health Care Classification)

(1) 정의 및 특성

① 가정간호 분류체계는 사바 등(1991)이 영세민과 노인인구집단을 위한 가정간호 요구를 예측하고 자원들을 이용하기 위한 하나의 방법으로 가정간호과정에서 제공된 모든 간호중재를 수집해서 지역사회 가정간호사들이 활용할 수 있도록 전산 데이터베이스로 그룹 짓는 작업을 한 것이다.

② HHCC의 구조는 20개의 가정간호요소로 코드화된 이론적인 틀이 갖추어져 있다.

(2) 구조

① 20개의 가정간호요소 : 활동, 배변, 심장, 인지, 대처, 체액량, 건강 행위, 투약, 대사, 영양, 신체 조절, 호흡, 역할관계, 안전, 자가간호, 자아개념, 감각, 피부/조직통합성, 조직관류, 배뇨

② 가정간호 분류체계는 간호진단 분류체계와 간호중재 분류체계로 구성되어 있다.

㉠ 간호진단 분류 : 50개의 대분류와 95개의 하부분류로 이루어진 145개의 가정간호진단으로 구성되어 있다.

㉡ 간호중재 분류 : 60개의 대분류와 100개의 하위분류로 이루어진 160개의 간호중재로 구성되어 있다.

[표 2-10] 가정간호 분류체계(HHCC)

구분	가정간호영역	가정간호요소	간호진단 대분류	간호진단 하부분류
가정간호분류체계	행위	투약	투약위험성	여러 약물의 복용
		안전	• 신체손상 위험성 • 폭력 위험성	기도흡인 위험성, 비 사용증후, 중독위험성, 질식 위험성, 외상 위험성
		건강행위	• 성장발달장애 • 건강유지 능력변화 • 건강추구 행위장애 • 가정유지 능력변화 • 불이행	진단적 검사 불이행, 식이처방 불이행, 체액량 불이행, 투약처방 불이행, 안정 불이행, 치료처방 불이행
	정신	인지	• 대뇌장애 • 지식 부족 • 사고과정 장애	진단적 검사, 식이, 질병과정, 체액량, 투약처방, 안전, 치료처방에 대한 지식 부족
		대응	• 임종과정 • 가족의 비효율적 대응 • 비효율적 대응 • 외상 후 반응 • 정서적 상태 변화	가족대응 손상, 가족대응의 무능력 대응장애, 의사결정 갈등, 방어적 대응, 부정강간상해증후, 정서적 고뇌

	자아개념	• 불안 • 두려움 • 의미부여장애 • 자아개념장애	절망감, 무력감, 신체상 장애, 자아정체성 장애, 만성적 자긍심 저하, 상황적 자긍심 저하
	역할 관계	• 역할수행장애 • 의사소통장애 • 가족기능장애 • 슬픔 • 성문제 호소 • 사회화장애	부모역할 갈등, 부모역할 장애, 성기능장애, 언어소통 장애, 슬픔의 기대반응, 슬픔 반응장애, 사회적 적응장애
신체	대사	면역장애	방어능력 저하
	배변	• 배변장애 • 소화기장애	변실금, 변비, 설사, 매복변, 상상변비, 기타 변비
	배뇨	• 배뇨장애 • 신장장애	기능성, 신경인성, 복압성, 긴박성, 전요실금, 요정체
	신체조절	신체조절장애	반사장애, 고체온, 저체온, 비정상적 체온변화, 감염위험성, 기타감염
	피부통합	• 피부손상 • 말초순환장애	구강점막 손상, 피부손상, 피부손상 위험성, 피부열창
	조직관류	조직관류변화	
기능	활동	• 활동장애 • 근골격계 장애	활동지속성 장애, 활동지속성 장애 위험성, 여가활동의 부족, 피로, 운동장애, 수면장애
	체액	체액량 변화	체액부족, 체액부족 위험성, 체액과다, 체액과다 위험성
	자가간호	• 목욕/위생 결핍 • 옷입기/몸치장 결핍 • 식사 결핍 • 자가간호결핍 • 용변결핍	모유수유 결핍, 연하장애, 일상생활장애, 수단적 일상생활장애
	영양	영양 장애	영양부족, 영양부족 위험성, 영양과다, 영양과다 위험성
	감각	• 감각지각 변화 • 안위 변화	청각, 미각, 운동감각, 후각, 촉각, 시각장애, 편측경시 급성통증, 만성통증, 기타 통증

주관식 레벨 UP

01 다음은 NANDA 간호진단 분류체계의 진단유형에 대한 설명이다. 〈보기〉에서 해당하는 것을 고르시오.

① 문제가 지금은 없더라도 위험요인이 존재하기 때문에 미래에 발생할 수 있는 것이다.
② 향상을 위한 준비를 하고 있는 개인, 가족, 지역사회의 안녕 수준에 대한 인간의 반응을 기술한 것이다.
③ 간호사정 시에 이미 존재하고 있었던 대상자의 문제로 대상자의 증상 및 징후를 확인하여 임상적으로 밝혀진 간호문제이다.
④ 다른 간호진단들과 관련된 진단이다.

보 기

㉠ 위험성 간호진단
㉡ 실제적 간호진단
㉢ 증후군 간호진단
㉣ 안녕 간호진단

정답 ①-㉠ 위험성 간호진단, ②-㉣ 안녕 간호진단,
③-㉡ 실제적 간호진단, ④-㉢ 증후군 간호진단

해설 간호진단의 유형에는 실제적, 위험성, 안녕, 증후군 진단의 4가지 종류가 있다.

- 실제적 간호진단(actual nursing diagnosis) : 대상자의 문제로 간호사의 지식과 판단으로 확인된 문제다.
- 위험성 간호진단(risk nursing diagnosis) : 위험요인이 존재하여 미래에 발생할 수 있는 문제다.
- 안녕 간호진단(wellness nursing diagnosis) : 향상을 위한 준비를 하는 대상자의 안녕 수준에 대한 진단이다.
- 증후군 간호진단(syndrome nursing diagnosis) : 다른 간호진단들과 관련된 진단이다.

02 다음은 NANDA 간호진단의 예이다. 불면증의 특성, 관련 요인, 연관 조건을 2가지 이상 써서 빈칸을 채우시오.

불면증(Insomnia)	
정의	수면의 양과 질이 방해를 받아 그 기능이 손상되는 것
특성	
관련 요인	
연관 조건	

정답

불면증(Insomnia)		
정의	수면의 양과 질이 방해를 받아 그 기능이 손상되는 것	
특성	• 정서 변화 • 집중력 변화 • 기분 변화 • 수면양상 변화 • 건강상태 악화 • 삶의 질 저하 • 잠들기 어려움	• 잠든 상태를 유지하기 어려움 • 수면에 불만족 • 일찍 잠에서 깸 • 멍하게 있는 일이 많아짐 • 사고가 많아짐 • 불충분한 에너지 • 회복이 안 되는 수면 양상 • 수면장애도 다음날 후유증이 있음
관련 요인	• 알코올 섭취 • 불안 • 하루 평균 신체활동이 성별과 연령에 기준한 권장량에 미치지 못함 • 우울 • 환경적 장애	• 두려움 • 잦은 낮잠 • 슬픔 • 부적절한 수면 위생 • 신체적 불편감 • 스트레스원
연관 조건	• 호르몬 변화 • 약물요법	

해설 NANDA 간호진단의 구성요소는 진단명과 정의, 관련 요인 혹은 위험요인, 특성, 연관 조건으로 구성된다. NANDA 간호진단의 구성요소는 진단명과 정의, 관련 요인 혹은 위험 요인, 특성으로 구성된다. 진단명은 NANDA 진단분류체계 리스트에 포함된 간호진단의 이름으로 작성된 명칭이다. 각 간호진단명은 대상자의 반응을 명확히 해주는 정의를 지닌다. 관련 요인은 문제의 원인이 되거나 선행하거나 영향을 미치거나 기여하는 생리적, 심리적, 사회적, 발달적, 치료와 관련된, 상황적인 것들이 된다.

실제예상문제

01 다음 중 간호용어 분류체계에 대한 설명으로 잘못된 것은?

① 간호진단분류인 NANDA는 미국 내 최초의 간호용어 분류체계로서 전문성과 실무 분야를 포괄한다.
② 간호중재분류인 NOC는 독자적인 간호활동들에 의해 영향을 받을 수 있는 결과들을 기술하고 있다.
③ 오마하 시스템은 지역사회 내 간호수혜자에 대한 문제, 결과 및 간호중재를 분류하고 부호화하는 체계다.
④ 간호중재분류인 NIC(Nursing Intervention Classification)는 간호사가 수행하는 직·간접 간호활동들을 기술한다.

02 다음 중 간호용어 분류체계에 대한 설명으로 옳은 것은?

㉠ NANDA 간호진단은 각 간호진단의 진단명과 정의 관련요인 혹은 위험요인, 특성의 3가지 요소로 구성되었다.
㉡ 오마하 중재 분류체계는 지역사회 내 간호수혜자에 대한 문제, 결과 및 간호중재를 분류하고 부호화하는 체계다.
㉢ 간호진단분류(NANDA), 간호중재분류(NIC), 간호결과분류(NOC)들은 진단, 중재, 결과의 모든 요소를 반영하고 있다.
㉣ 가정간호 분류체계(HHCC)와 오마하 중재 분류체계는 진단, 결과, 중재 3가지 요소를 모두 포함하고 있다.

① ㉠, ㉡, ㉢
② ㉠, ㉡, ㉣
③ ㉠, ㉢, ㉣
④ ㉠, ㉡, ㉢, ㉣

checkpoint 해설 & 정답

01 NOC(Nursing Outcome Classification)는 Iowa 대학교 연구팀에 의해 개발된 최초의 표준화된 간호에 민감한 환자결과분류이다. 따라서 ②의 NOC가 간호중재분류라고 한 것이 틀렸다.

02 간호진단분류(NANDA), 간호중재분류(NIC), 간호결과분류(NOC)들은 각각 진단, 중재, 결과 중 한 가지 요소에만 초점을 두고 있다. 즉, NANDA는 진단, NIC는 중재, NOC는 결과에 초점을 둔다.

정답 01 ② 02 ②

03 NANDA 간호진단의 구성요소에 대한 설명으로 잘못된 것은?

① 진단명은 대상자의 건강문제에 대한 간단한 기술이다.
② 관련 원인은 간호문제의 발생에 기여하거나 영향을 주거나 원인을 제공하는 것으로서 생물학적, 사회적, 치료적, 상황적인 것 등이 모두 포함될 수 있다.
③ 특성이란 간호진단을 내릴 수 있게 하는 단서들의 묶음으로 증상 및 징후들이 포함된다.
④ 제시된 증상 및 징후가 환자에게 전혀 나타나지 않을 경우에 내린 간호진단은 잠재적인 문제가 발생할 수 있는 것이므로 가능하다.

04 다음은 간호진단 분류체계에 Taxonomy Ⅱ의 7가지 축으로 간호진단을 구조화한 예이다. 괄호 속에 들어갈 말은 무엇인가?

> 진단명 : 비효과적인 지역사회 대응
> Taxonomy Ⅱ 축 2. 진단의 대상 : ( )

① 개인
② 지역사회
③ 비효과적인
④ 대응

해설 & 정답 checkpoint

03 제시된 증상 및 징후가 환자에게 전혀 나타나지 않을 경우에는 잘못된 간호진단을 내렸다고 판단할 수 있다.

04 Taxonomy Ⅱ 축 2. 진단의 대상으로서 개인, 가족, 집단, 지역사회의 여부를 묻는 것이다.

정답 03 ④ 04 ②

checkpoint 해설 & 정답

05 직접간호는 대상자와 상호작용하면서 수행되는 생리적, 사회·심리적 간호행위로서 손으로 직접하는 간호행위와 지지적이며 상담적인 간호행위를 모두 포함한다. 간접간호는 대상자나 대상자 집단을 위해서 수행되지만 대상자와 상호작용하지 않고 대상자로부터 떨어져서 수행되는 처치를 말한다.

06 간호중재에 대한 표준화된 언어 사용 시 장점에 모든 설명이 부합한다. 또 다른 장점으로는 간호사가 기억이나 회상해야 할 필요를 감소시킴으로써 적절한 간호중재의 선택을 용이하게 하는 것, 임상적 의사결정에 대한 교육을 촉진, 직원과 물품에 대한 수요를 효과적으로 계획하는 데 도움을 주며 다학제적인 팀에서 간호사의 완전하고도 의미있는 참여를 증진시키는 것이 있다.

정답 05 ④ 06 ④

05 다음 중 간호중재에 대한 설명으로 틀린 것은?

① 간호중재는 모든 전문분야와 실무환경에서 간호사들이 수행하는 것을 의미하며 간호사가 대상자의 결과를 호전시키기 위해 지식과 임상적 판단을 근거로 수행하는 처치를 말한다.
② Gordon은 독자적인 간호중재란 대상자가 현재의 상태에서 특정한 결과를 추구하는 방향으로 이동하도록 돕는 간호사의 활동이라고 정의하였다.
③ 간호중재는 직접간호와 간접간호, 간호사가 주도한 처치, 의사가 주도한 처치, 타 의료요원이 주도한 처치 모두를 포함한다.
④ 지지적이며 상담적인 간호행위는 간접간호에 속한다.

06 간호중재에 대한 표준화된 언어 사용 시 장점에 대한 설명으로 옳은 것을 모두 고르시오.

㉠ 간호사 간이나 다른 건강관리 제공자와의 의사소통이 촉진된다.
㉡ 건강관리팀 내 간호사의 공헌을 드러내는 데 도움이 된다.
㉢ 간호 서비스에 대한 수가체계의 개발에 도움이 된다.
㉣ 일반인에게 간호의 속성을 쉽게 전달하는 데 도움이 된다.

① ㉠, ㉡, ㉢
② ㉠, ㉡, ㉣
③ ㉠, ㉢, ㉣
④ ㉠, ㉡, ㉢, ㉣

해설 & 정답 checkpoint

07 **간호중재 분류체계(NIC)의 중재에 대한 설명으로 잘못 연결된 것을 고르시오.**

① 생리적 측면 : 산-염기 조절, 기도 흡인, 욕창간호
② 사회·심리적 측면 : 불안감소, 가정생계 유지 보조
③ 질병예방을 위한 중재 : 고혈당 관리, 쇼크 관리, 예방주사 접종
④ 간접적인 치료중재 : 응급 카트 점검, 물품관리

07 질병치료를 위한 중재에 고혈당 관리, 장루 관리, 쇼크 관리가 해당하며 질병예방을 위한 중재로는 낙상방지, 감염방지, 면역, 예방주사 접종 등이 있다.

08 **간호결과 분류체계(NOC)에 대한 설명으로 틀린 것은?**

① NOC에서의 결과란 간호중재에 민감하거나 주요 간호중재의 영향을 많이 받는 측정 가능한 대상자, 가족 또는 지역사회의 상태, 행위 또는 인지를 말한다.
② 결과는 대상자의 상태가 긍정적 변화, 부정적 변화 또는 무변화인지를 확인할 수 있도록 중립적 상태로 서술되어 있다.
③ 각 결과마다 명칭, 정의, 지표목록 및 Likert형의 측정척도가 포함되어 있다.
④ 각 지표는 5점 척도로 되어 있으며 일반적으로 1점은 가장 바람직한 상태, 5점은 가장 바람직하지 못한 상태를 의미한다.

08 NOC에서 각 지표는 5점 척도로 되어 있으며 일반적으로 1점은 가장 바람직하지 못한 상태, 5점은 가장 바람직한 상태를 의미한다.

09 **국제간호실무 분류체계(ICNP) 개발 시 적용된 원칙이 아닌 것은?**

① 분류체계에 포함시킬 개념의 결정
② 대상자에게 제공할 서비스를 서술한 간호활동목록
③ 분류 시 사용하게 될 개념의 특성 제시
④ 개념을 나타내는 특성 간의 조합을 구성하여 그 타당성 여부의 제시

09 국제간호실무 분류체계(ICNP) 개발 시 적용된 3가지 원칙은 분류체계에 포함시킬 개념의 결정, 분류 시 사용하게 될 개념의 특성 제시, 개념을 나타내는 특성 간의 조합 구성 및 그 타당성 여부의 제시이다. ②는 오마하 중재 분류체계의 중재체계에 대한 설명이다.

정답 07 ③ 08 ④ 09 ②

checkpoint 해설 & 정답

10 환경적 인간은 가족, 지역사회, 사회로 분류되고 자연적 환경은 물리적 환경, 생물적 환경, 인위적 환경으로 분류되었다.

11 간호현상은 ICNP의 8개 상위 축, 즉 간호현상의 초점, 판단, 빈도, 기간, 위치, 신체부위, 가능성, 분포로 설명이 가능하다. 가족의 영양결핍의 경우 가능성 축의 값은 잠재성이 된다.

정답 10 ③ 11 ①

10 국제간호실무 분류체계(ICNP)의 구성에 대한 설명으로 틀린 것은?

① 1단계는 인간과 환경개념을 포함하고 있는 간호현상 분류이다.
② 인간의 기능은 신체적 기능과 심리적 기능으로, 개인은 활동하는 이유와 활동의 형태로 분류되었다.
③ 환경적 인간은 가족, 자연, 경제로 분류되고 자연적 환경은 물리적 환경, 생물적 환경, 인위적 환경으로 분류되었다.
④ 간호현상은 간호사가 진단하는 대상자와 대상자 주변 환경의 상태를 나타내는 것이다.

11 ICNP 간호현상 분류 축에 대한 예에서 다음의 빈칸에 알맞은 것은?

[가족의 영양결핍 위험성]
- 초점 축의 값: '영양'
- 판단 축의 값: '결핍'
- 가능성 축의 값: (   )
- 분포 축의 값: '가족'

① 잠재성
② 필요성
③ 충족성
④ 예견성

해설 & 정답 checkpoint

12 다음 중 오마하 중재 분류체계(OIS)에 대한 설명으로 틀린 것은?

① 오마하 중재 분류체계는 지역사회 간호실무를 명명하기 위해 개발되었다.
② 대상자를 설명하고 대상자가 가진 문제를 규명하는 간호진단 목록으로 환경적 영역, 심리·사회적 영역, 생리적 영역, 건강 관련행위 영역의 4개의 영역으로 구성된다.
③ 문제측정척도는 특정 문제나 간호진단과 관련된 대상자의 경과를 측정하기 위해 고안된 평가도구이다.
④ 중재체계는 간호사가 대상자에게 제공한 서비스를 서술할 수 있게 하는 간호활동 목록으로 3가지 수준으로 나뉘며 그 중 3번째 수준은 알파벳순으로 열거된 62가지 중재대상목록이다.

12 오마하 중재 분류체계는 3가지 수준으로 나뉜다. 첫 번째 수준의 4가지 범주는 ① 보건교육, 지도, 상담 ② 치료와 절차 ③ 환자관리 ④ 감독이다. 두 번째 수준은 알파벳순으로 열거된 62가지 중재대상목록인데 문제와 관련된 계획이나 중재범주를 간호활동의 관점에서 표시하기 위해 사용된다. 세 번째 수준은 대상자 특유의 정보를 적을 수 있는 것이다.

13 다음 중 오마하 중재 분류체계의 구조에 대한 설명으로 틀린 것은?

① 제1단계는 독자적 간호중재와 상호의존적 간호중재가 포함된 4가지 간호중재 영역을 기술하고 있다.
② 건강교육, 지도, 상담은 정보를 제공하고 대상자의 문제를 예견하고 자기 간호와 대처에 대한 대상자의 행동과 책임감을 증가시키도록 하는 것에서부터 의사결정과 문제해결을 돕는 것까지를 포함하는 간호사의 활동이다.
③ 치료와 절차는 주어진 상태나 현상과 관련지어서 대상자의 상태를 나타내기 위한 감지 측정, 비판적 분석, 감시와 관련된 간호활동을 말한다.
④ 제2단계는 각 간호중재 영역별로 62가지 간호활동 대상(target)이 목록화되어 있다.

13 치료와 절차는 증상과 징후를 예방하고 위험요인과 조기 증상과 징후를 확인하며, 증상과 징후를 경감시키는 기술적 간호활동이다. 주어진 상태나 현상과 관련지어서 대상자의 상태를 나타내기 위한 감지 측정, 비판적 분석, 감시와 관련된 간호활동은 '감독'이다.

정답 12 ④ 13 ③

checkpoint 해설 & 정답

14 가정간호 분류체계의 간호진단 분류는 50개의 대분류와 95개의 하부분류로 이루어진 145개의 가정간호진단으로 구성되어 있다.

14 다음 중 가정간호 분류체계(HHCC)에 대한 설명으로 <u>틀린</u> 것은?

① 가정간호 분류체계는 영세민과 노인인구집단을 위한 가정간호 요구를 예측하고 자원들을 이용하기 위한 하나의 방법으로 가정간호과정에서 제공된 모든 간호중재를 수집해서 지역사회 가정간호사들이 활용할 수 있도록 전산 데이터베이스로 그룹 짓는 작업을 한 것이다.

② HHCC의 구조는 20개의 가정간호요소로 코드화된 이론적인 틀이 갖추어져 있다.

③ 가정간호 분류체계는 간호진단 분류체계와 간호중재 분류체계로 구성되어 있다.

④ 가정간호 분류체계의 간호진단 분류체계는 50개의 대분류와 145개의 가정간호진단으로 구성되어 있다.

주관식 문제

01 간호중재 개발의 필요성에 대해 3가지 이상 서술하시오.

해설 독자적인 간호중재는 간호사의 핵심 행위로서 간호의 질적인 속성을 대변하며 간호가 전문직으로서 위치를 확고히 하게 하며 간호 대상자의 삶의 질을 높이는데 결정적인 역할을 하는 것이다.

01

정답 ① 독자적인 간호중재는 간호사 행위의 핵심이며, 간호의 질적인 속성을 대변하는 것이다.
② 간호가 전문직으로서의 위치를 확고히 하기 위해서는 무엇보다도 독자적인 지식체를 근거로 하는 자율적인 업무가 마련되어야 한다는 점에서 중재 개발이 중요하고 시급하다.
③ 현대사회는 대상자의 요구변화와 의료기술의 발달로 인해 건강관련 전문인들의 간호대상자에 대한 접근을 다각적으로 요구한다.
④ 심리적, 사회적, 정서적 영역의 실제적, 잠재적 문제까지 통합적으로 접근하는 간호중재는 대상자의 삶의 질을 높이는데 결정적인 역할을 한다.

정답 14 ④

02 간호용어 단일화의 필요성에 대해 3가지 이상 간략히 서술하시오.

해설 간호용어 단일화의 필요성은 간호지식의 확장, 전산화된 기록 지원, 간호고유의 지식 규정, 간호의 질 향상, 건강정책결정에 작용을 위해 필요하다.

03 다음의 간호활동을 ICNP 간호활동 분류 축을 통해 설명하라.

['수술 후 요도 카테터 제거하기' 간호활동]
• 활동종류 :
• 대상 :
• 시간 :
• 장소 :

해설

축	의미	예
A	활동의 종류(action type)	관찰, 관리, 수행, 정보제공
B	대상(target)	간호현상의 초점과 대상(물건, 상태, 활동) 등
C	수단(mean)	도구와 서비스
D	시간(time)	시점과 기간
E	위치(topology)	오른쪽, 왼쪽, 상부, 하부 등
F	장소(location)	신체부위와 장소
G	경로(route)	근육, 구강, 항문 등
H	수혜자(beneficiary)	개인, 그룹(가족, 지역사회) 등

해설 & 정답 checkpoint

02

정답 ① 간호지식의 확장 : 현존하는 간호분류체계들은 간호의 실무수준 이론을 구성하는 데 필요한 주요 개념을 수집하여 조직했기 때문에 간호지식을 확장시키는 데 기여하고 있다.
② 전산화된 기록 지원 : 간호자료와 문서를 대상자 기록과 연구 데이터베이스에 포함시키려면 공통적인 간호용어가 필요하다.
③ 간호 고유의 지식 규정 및 의사소통 : 표준화된 공통 용어는 모든 간호사가 서로 간에 다른 의료요원들과의 의사소통을 돕고 간호사들 자신이 대상자를 위해 한 일을 서술하며 대상자에 적용한 결과에 차이가 있음을 보여주는데 사용할 수 있다.
④ 간호의 질 향상 : 표준화된 간호용어들이 임상기록체계에 포함될 때 간호중재의 효과성 평가자료를 얻을 수 있으므로 간호의 질을 향상시킬 수 있다.
⑤ 건강정책결정에 작용 : 표준화된 용어는 간호실무를 더 정확하게 보여주는 자료를 만들게 하고 이러한 자료를 통해서 기관뿐만 아니라 전 지역에 걸쳐서 간호치료의 효과와 비용의 비교가 가능해지며 연구 결과들은 지역적, 국가적인 건강정책결정에 영향을 미친다.

03

정답 • 활동종류 : 제거
• 대상 : 카테터
• 시간 : 수술 후
• 장소 : 요도

교수님 코칭!

ICNP의 구조는 간호현상 분류와 간호중재 분류 2단계로 제시되어 있다. ICNP의 간호활동 분류체계는 8개 상위 분류 축으로 구성되는데 어떤 종류의 간호활동도 이 조합으로 서술가능하다는 것을 잊지 말자!

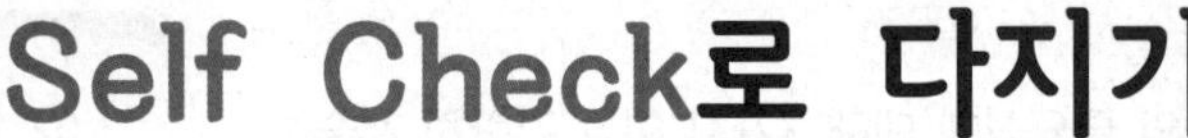

Self Check로 다지기

➔ 분류체계는 유사성을 기반으로 사물이나 관념을 확인하고 분류하는 것으로 간호용어는 간호 지식의 확장, 전산화된 기록 지원, 간호 고유의 지식 규정 및 의사소통, 간호의 질 향상, 건강정책 결정에 작용을 위해 필요하다.

➔ 간호용어 분류체계는 간호진단분류(NANDA), 간호중재분류(NIC), 간호결과분류(NOC), 가정간호분류(HHCC)와 오마하체계(Omaha system)가 있다.

➔ NANDA 간호진단분류체계는 미국 내 최초의 간호용어분류체계로서 전문성과 실무 분야를 포괄하며 개인, 가족, 지역 사회의 실제적, 잠재적 건강문제와 인생과정에서 나타나는 반응에 대한 임상적 판단이다.

➔ 간호진단의 역사는 1950년대부터 1975년 사이에 간호진단에 대한 관심이 일어나기 시작했고 1975 ~ 1990년에는 간호진단 개발, 간호진단에 대한 간호사 교육, 간호진단의 실무적용이 이루어졌다. 1990년대에는 간호진단 전문가훈련교육과 간호진단 분류체계를 다른 전산화된 보건의료 데이터베이스와 연결하는 데 초점을 두었으며 2000년까지 표준화된 간호진단 명명을 위한 작업이 계속 활발하게 수행되었다. NANDA 간호진단 분류(2018-2020)는 11번째 개정이며 간호진단은 244개로 승인되어 변화되었다.

➔ NANDA 간호진단 분류체계의 진단유형에는 실제적 간호진단, 위험성 간호진단, 안녕 간호진단, 증후군 간호진단이 있다.

➔ NANDA 간호진단의 구성요소는 진단명과 정의, 관련 요인 혹은 위험 요인, 특성이다.

➔ NANDA의 2018-2020 개정판은 13개의 영역과 그 정의, 영역에 따른 47개의 범주(과), 범주에 따른 244개 진단목록이 분류되어 있다.

➔ 간호중재는 모든 전문분야와 실무환경에서 간호사들이 수행하는 것을 의미하며 간호사가 대상자의 결과를 호전시키기 위해 지식과 임상적 판단을 근거로 수행하는 처치를 말한다.

➔ 간호중재 개발의 필요성은 간호본질의 확립, 전문직으로서의 간호위치 정립, 보건의료체계 내 독특한 간호의 위치 확립, 대상자의 삶의 질 향상에 있다.

- 간호중재분류체계에는 간호중재분류체계, 간호결과분류체계, 국제간호실무 분류체계, 오마하 중재 분류체계, 가정간호 분류체계가 있다.

- 간호중재분류체계(NIC : Nursing Intervention Classification)는 모든 전문분야와 실무 환경에서 간호사들이 수행하는 간호중재들을 체계적으로 조직화한 포괄적이고 표준화된 목록을 말한다.

- 간호결과분류체계(NOC : Nursing Outcomes Classification)는 대상자 결과를 서술하고 있는 표준화된 용어들의 체계를 말한다.

- 국제간호 실무분류체계(ICNP : International Classification for Nursing Practice)는 간호실무를 기술하고 전 세계에서 생산되는 간호자료를 비교할 목적으로 처음 제안된 후 개발된 통합 간호용어 분류체계이다.

- 오마하 중재 분류체계(OIS : Omaha Intervention Scheme)는 Omaha 방문간호사협회에 의해서 지역사회 간호실무를 명명하기 위해 개발되었다.

- 가정간호 중재분류체계(HHCC : Home Health Care Classification)는 Saba 등(1991)이 영세민과 노인인구집단을 위한 가정간호 요구를 예측하고 자원들을 이용하기 위한 하나의 방법으로 가정간호과정에서 제공된 모든 간호중재를 수집해서 지역사회 가정간호사들이 활용할 수 있도록 전산 데이터베이스로 그룹 짓는 작업을 한 것이다.

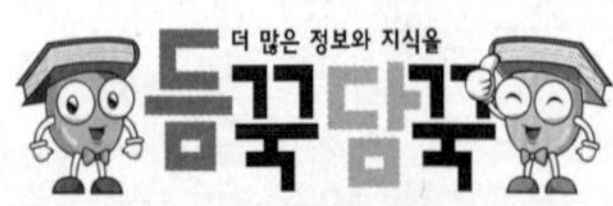

여기서 멈출 거예요? 고지가 바로 눈앞에 있어요.
마지막 한 걸음까지 시대에듀가 함께할게요!

고득점으로 대비하는 가장 똑똑한 대비서!

제 3 장

간호사정

시대에듀
www.sdedu.co.kr
자격증 · 공무원 · 취업까지
BEST 온라인 강의 제공

(주)시대고시기획
(주)시대교육
www.sidaegosi.com
시험정보 · 자료실 · 이벤트
합격을 위한 최고의 선택

I wish you the best of luck!

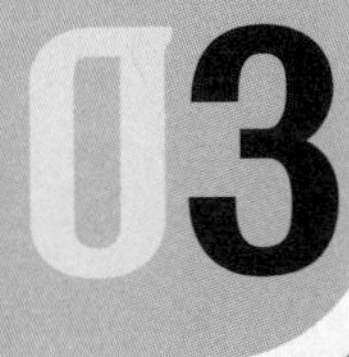

CHAPTER 03

간호사정

제 1 절 자료수집 과정

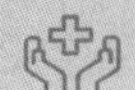

1 자료의 유형

(1) 주관적 자료(subjective data)

① '숨겨진 자료(cover data)', '증상(symptom)'이라고 하며 측정하거나 관찰할 수 없는 자료이다.

② 대상자에 의해서만 얻을 수 있는 자료로 다른 사람이 인지하기 어려운 자료이다.

> ☑ 예
>
> 통증, 어지러움, 오심, 슬픔

(2) 객관적 자료(objective data)

① 객관적 자료는 대상자가 아닌 타인에 의해 확인될 수 있는 자료로 대상자를 관찰, 검진함으로써 얻을 수 있다.

② 체중처럼 측정도구를 이용해 얻어질 수 있으며 진단검사의 결과도 객관적 자료로 이용될 수 있다.

> ☑ 예
>
> 혈압, 체중, 축축한 피부 등

구분	주관적 자료	객관적 자료
예시	• 어젯밤 밤 열이 많이 났습니다. • 김○○님이 낯선 병실 환경에 대해 불안하다고 표현했어요. • 밥을 먹고 나면 여기가 그렇게 아파요. • 오른쪽 관자놀이 부위가 30분 전부터 욱신거리면서 통증이 심하게 있어요.	• ○○님의 열이 어젯밤 39도까지 올라갔었습니다. – 혈압 : 140/85mmHg, 맥박 : 80회/분 – I/O : 2,000/2,500 – Hb/Hct : 10.5/30.5 – 창백하고 축축한 피부 – 걸음거리 – 초음파 결과

(3) 자료의 출처

① 1차적 출처

㉠ 대상자에게서 직접 듣거나 확인한 자료이다.

㉡ 대상자는 건강간호 요구와 생활유형, 현재와 과거의 질병, 증상, 일상생활 활동의 변화에 대해 가장 정확한 정보를 제공할 수 있다.

㉢ 대상자의 말이나 관찰, 검진을 통해 얻을 수 있으므로 주관적이거나 객관적일 수 있다.

② 2차적 출처

㉠ 대상자로부터 직접 얻는 것 외의 모든 다른 출처이다.

㉡ 가족과 친지의 진술내용, 건강관리요원의 구두보고와 간호제공자들의 구두보고, 대상자 기록으로부터 얻어진 자료들도 포함이 된다.

㉢ 동료 간호사와 의사, 영양사, 언어치료사 및 건강관리 영역에서 일하는 비전문 요원들도 대상자에 대한 정보를 제공할 수 있다.

㉣ 환자가 위급할 때, 어린이일 때, 무의식 상태일 때(자기표현이 불가능할 경우) 유일한 자원이다.

㉤ 특정 질환에 대한 환자를 사정 시 어떤 증상과 징후를 봐야 하는지에 대한 정보를 획득한 후에 대상자를 만나는 것이 효과적일 수 있다.

제 2 절 자료수집 방법

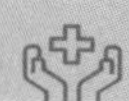

1 관찰

(1) 관찰의 정의

① 관찰은 간호사정에서 대상자의 자료수집을 위한 가장 중요한 부분으로, 자료수집을 위해 시각, 청각, 후각, 촉각, 미각의 다섯 가지 신체감각을 이용하는 목적 있는 의도적 행위이다.

② 관찰의 목적은 다른 조사 단계에 도움을 줄 수 있는 자료를 확보하는 데 있으며 모든 관찰 자료는 대상자를 간호하면서 얻어지므로 관찰의 목적을 달성하고 자료의 질을 높이기 위해서는 간호사의 대상자에 대한 깊은 관심과 이해가 요구된다.

③ 관찰은 대상자를 관찰하는 것과 대상자에 관해 기록된 정보를 읽는 것을 포함한다.

예

- 대상자의 방에 들어갔을 때 대상자가 무엇을 하고 있는가?
- 어떤 상태를 하고 있는가?
- 방안의 환기는 잘되는가?
- 방의 온도는 적절한가?
- 대상자에게 부착된 기구가 잘 작동하고 있는가?

(2) 관찰의 방법

① 대상자 관찰 시 감각기관을 통해 다음을 관찰한다.
   ㉠ 시각 : 대상자의 피부변화, 분비물의 색깔과 양, 부종유무, 호흡특성 및 기타 비언어적 표현
   ㉡ 청각 : 대상자의 장음, 심장음, 호흡음 및 대상자의 통증, 비정상적인 신호
   ㉢ 후각 : 질병과 관련된 특유의 냄새, 배액물 등
   ㉣ 촉각 : 피부상태(건조, 차가운지, 따뜻한지 등), 병소의 특징(크기, 모양, 감촉 등)

② 간호사는 대상자를 만날 때마다 주의 깊게 관찰하는 훈련과 경험이 필요하며 실제적, 잠재적 문제의 증상이나 징후를 능숙하게 관찰할 수 있어야 한다.

2 면담

(1) 면담의 정의

① 면담은 관찰을 위한 하나의 기술로 목적 있는 대화를 통해 대상자에 관한 정보를 얻는 방법이다.

② 면담은 표준화된 형식의 질문들을 차례로 채워나가는 것만이 아니라 정보의 상호교환을 가능하게 하는 의사소통의 수단이며 문제에 대한 직원 상호 간의 이해를 유도하는 과정이다.

③ 초기사정 동안의 면담의 주 목적은 간호력을 위한 주관적 자료를 얻는 것이다.

④ 면담의 목적은 자료수집이지만, 환자의 불안 완화를 위해 충분한 교육과 상담을 제공해야 한다.

[표 3-1] 간호력의 구성

구성	예시
인구사회학적 정보	성별, 나이, 주소, 전화번호, 결혼상태, 종교 등
질병력	과거병력, 면역접종, 입원경험, 수술경험, 수혈 경험, 알레르기 기타 질환 경험 등
생활양식과 습관	영양/식이습관, 수면 및 휴식, 운동, 배설양상, 성기능 양상, 스트레스 관리법, 여가활동, 가정/직장의 업무, 흡연, 알코올, 약물사용 등
심리사회적 상태	가족상태(가족 수, 가족의 연령, 접촉정도), 가족기능, 대인관계, 관계망(배우자, 자녀, 지지망) 등

(2) 면담에 기초가 되는 3가지 원칙(Mengel, 1982)

① 면담 시 간호사는 자신의 이름을 소개하고 면담의 목적이 건강상태에 관한 정보를 얻기 위함임을 설명한다.

② 건강상태에 관한 정보는 대상자의 현재 상황에 대한 인지와 반응을 포함한다.

③ 대상자와 주고받은 정보는 면담의 종료 시 대상자와 함께 요약한다.

(3) 면담의 유형

① 직접 의문형의 면담

㉠ 면담자가 여러 가지 질문을 하여 특별한 자료를 얻을 목적으로 사용하는 방법으로 간호력에 나타난 표준 질문을 하는 것을 포함하며 면담자 중심으로 질문의 내용을 조절한다.

㉡ 직접 면담방법은 사정에 필요한 기초자료를 얻는 데 유용하고 대답을 얻어내기는 하지만 간호사와 대상자 사이의 긍정적인 관계를 수립하여 대상자의 행동을 관찰하는 데는 효과적이지 못하다.

> ☑ 예
>
> 약을 복용하고 있습니까?

② 자유 흐름형의 면담

㉠ 면담의 방향이 피면담자에 의해 결정되어지기 때문에 관대하다.

㉡ 대상자가 중심이 되어 토론의 내용을 조정하고 거리낌 없이 자유롭게 이야기하는 것이다.

㉢ 면담자의 역할은 대상자가 말한 애매한 진술을 명백히 하여 대상자의 감정과 관심사를 표현하도록 용기를 주는 것이다.

㉣ 이러한 면담 방식은 대상자가 대상자의 말을 귀담아 들어줌으로써 간호사와 대상자의 관계는 개선될 수 있으며 심리 사회적 요구와 관심사를 사정하는 데 유용하다.

> ☑ 예
>
> 구토 증상이 있을 때 무슨 문제가 있습니까?

③ 개방형의 면담

㉠ 직접 의문형과 자유 흐름형의 면담이 혼합된 형태를 말하며 간호력에 기록해야 하는 정보를 얻는 동안 면담자가 대상자의 의견에 용기를 주어서 질문을 하는 것이다.

㉡ 개방형 면담은 개방형 질문으로 해야 하며 개방형 질문은 주제를 구체화할 수 있으나 광범위하고 환자로부터의 동화, 협조가 요구된다.

> ☑ 예
>
> 임신 진단을 받고 어떤 계획을 세우셨습니까?

(4) 성공적인 면담을 위한 지침

① 면담이 이루어지는 동안 간호사는 대상자에게 집중한다. 면담의 성과는 간호사가 만드는 분위기에 영향을 받는다.

② 면담 동안 대상자의 말을 주의 깊게 경청하고 관심을 나타낸다. 간호사는 대상자만이 유일한 관심의 대상이라는 인상을 대상자에게 주면서 대상자와 그의 문제에 관심을 나타내야 한다.

③ 초기 면담 시 대상자의 주요 문제에 대해 대상자의 이해 정도와 일치하는 방식으로 의사소통한다.
④ 대상자가 이해할 수 있는 어휘를 사용하며 이해할 수 없는 어휘의 사용을 피한다.
⑤ 대상자를 비판하는 태도는 피한다. 간호사는 대상자의 생활습관이나 가치, 윤리, 문화적 배경을 고려하여 비판적인 자세를 피하며 수용한다.
⑥ 가능한 대상자가 자유롭게 이야기할 수 있도록 개방형 질문을 한다.
⑦ 대상자가 자신의 생각과 느낌을 상세히 설명하도록 격려한다.
⑧ 직접적이거나 간접적이건 질문에 대한 환자의 반응이 방해되어서는 안 된다.
⑨ 의사소통을 방해하는 질문과 언급은 피한다. '예', '아니오'와 같이 단답형으로 대답을 할 수 있는 질문은 피하며 간호사의 판단, 갑작스럽게 주제를 변화시키는 질문, 틀린 확신을 주는 것 등은 피한다.
⑩ 질문할 때는 하나의 질문에 한 가지 뜻만을 가지고 간단하게 한다.
⑪ 침묵과 접촉을 적절히 사용한다.

(5) 면담의 단계

① 면담준비

㉠ 대상자의 개인정보를 보호하고 사생활을 보장한다 : 방문자가 있을 때는 면담을 위해 피해주도록 하며 방안에 커튼이 있을 때는 커튼으로 가려주도록 한다.
㉡ 대상자의 차트를 읽는다 : 초기면담을 위해 대상자에 관한 자료를 읽는다.
㉢ 대상자를 위해 안락한 분위기를 조성한다.
㉣ 면담을 방해하는 요소를 제거한다 : 라디오, TV와 같이 소음을 일으키는 대상물을 통제한다.
㉤ 면담의 단계를 설정한다.
㉥ 대상자의 이름을 부른다.
㉦ 면담자를 대상자에게 소개한다.

> ☑ 예
>
> 저는 당신을 담당하게 될 담당 간호사 ○○○입니다. 제가 당신을 간호하기 위해 필요한 몇 가지 자료에 대해 질문을 하고자 합니다.

㉧ 면담 시 면담 시간을 설정한다.

② 자료얻기

㉠ 면담 시 대상자의 주호소를 중심으로 시작한다.

> ☑ 예
>
> 어떻게 해서 병원에 오시게 되었습니까?

㉡ 먼저 대상자의 일반적인 사항이나 증상에 대해 질문하도록 한다.
㉢ 기록할 때는 기계적으로 기록양식에 적지 않도록 한다.

③ 다양한 의사소통 기술 활용하기
㉠ 대상자가 이해할 수 있는 어휘를 사용한다.
㉡ 질문할 때는 가능한 한 가지씩 한다.
㉢ 대상자에게 '왜'라는 질문은 되도록 피한다.
㉣ 면담자 자신을 지칭할 때 '우리'라는 표현보다는 '나'라는 표현을 하도록 한다.
㉤ 면담 시 대상자를 지지해준다.
㉥ 대상자의 말을 방해하지 않도록 한다.
㉦ 면담자는 대상자의 말 중에서 불분명한 말에 대해서는 확인을 하도록 한다.
㉧ 개방형 질문과 폐쇄형 질문을 적절하게 사용한다.

개방형 질문	폐쇄형 질문
• 어제 대변의 색깔이나 양 등에 대해서 이야기해 주세요. • 성함이 어떻게 되세요? • 이 약을 주사 맞고 불편한 점이나 느낌을 말씀해 주세요. • 검사받으시면서 힘드신 점이나 불편한 사항이 있으면 말씀해 주세요.	• 어제 대변 보셨어요? • ○○○님 맞으신가요? • 이 약 맞고 가려우신가요? • 검사실 다녀오셨어요?

㉨ 치료적 의사소통기술을 활용한다.

바꾸어 말하기(paraphrasing)	정확하게 이해했는지 확인하기 위해 말한 내용을 재진술하여 확인함
명료화하기(clarifying)	메시지가 제대로 해석되었는지 확인하기 위해 명확하지 않은 메시지는 다시 말하거나 예를 들어달라고 하여 명료하게 함
초점맞추기(focusing)	대화에서 서로 연관되지 않은 주제를 말하거나 이야기가 혼란스러워질 때, 대화 주제로 초점을 맞추도록 함
요약하기(summarizing)	대화하면서 중요한 문제를 요약함
조심해야 하는 반응과 행동(responses and actions to avoid)	• 부주의한 경청 • 익숙하지 않은 의학용어 사용의 자제 • 관련 없는 개인적인 질문 • 거짓으로 안심시키기 • 부적절한 사회화 • 수동적 반응 • 공격적인 반응

④ 대상자의 이야기 이끌어 내기
㉠ 대상자의 가장 중요한 문제에 대해 "그것에 대해 좀 더 말해 주시겠습니까?"라고 질문함으로써 이야기를 이끌어내도록 한다.
㉡ 대상자의 이야기가 편향될 수 있으므로 간섭하지 않도록 한다.
㉢ 대상자가 말하는 중에 새로운 정보를 끼워 넣거나 방해하지 않아야 하며 경청 기술을 사용해야 한다.

㉣ 간호사는 들을 때 몸을 앞으로 약간 기울이고, 머리를 끄덕이거나 '아하', '계속하세요', '알겠어요' 등과 같은 격려의 행동과 말을 사용한다,

㉤ 대상자가 각 문제를 언급하고 나면 집중적 질문들을 활용하여 좀 더 깊게 대상자의 이야기를 조사하도록 한다.

㉥ 가이드 질문을 활용하여 대상자의 문제 중 놓치는 부분이 없게 한다.

⑤ 대상자의 감정적 단서를 파악하고 반응하기

㉠ 감정적 고통은 흔히 질병과 관련되며 이런 단서들을 알아채고 반응하는 것은 간호사와 대상자 간에 친밀관계를 형성하게 해주고 질병에 대한 간호사의 이해를 넓혀주며 대상자의 만족도를 높이는 데 도움이 된다.

㉡ 감정적 단서에 대한 반응 : NURS

ⓐ 이름 붙이기(Naming) : "그것은 무서운 경험 같군요."

ⓑ 이해(Understanding) 또는 인정(legitimization) : "당신이 그렇게 느끼는 것을 이해할 수 있습니다."

ⓒ 존중(ReSpecting) : "대부분의 사람들보다 당신이 더 잘 했습니다."

⑥ 대상자의 이야기를 확장하고 명확히 하기

㉠ 비지시적인 태도로 대상자의 이야기를 가능한 많이 이끌어내고 질병 경험을 조사한 후, 대상자가 가장 중요하게 생각되는 부분을 상세히 말하게 한다.

㉡ 상황, 관련성, 시간순 배열을 포함하여 각 증상의 속성을 명료화한다.

㉢ 증상의 7가지 속성을 조사할 때 다음의 두 가지 기억법이 도움될 수 있다.

ⓐ OLD CART : 발병시기(Onset), 부위(Location), 기간(Duration), 특성(Characteristic symptoms), 동반증상과 징후(Associated manifestation), 완화/악화요인(Relieving/Exacerbating factors) 및 치료(Treatment)

ⓑ OPQRST : 발병시기(Onset), 완화/악화요인(Palliating/Provoking factors), 특성(Quality), 방사(Radiation), 부위(Site), 시기(Timing)

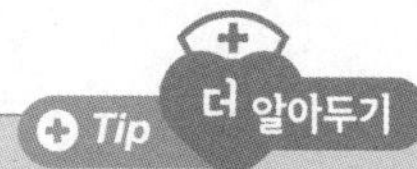

증상의 7가지 속성(OLD CART)

- 발병시기(Onset) : 언제 증상이 시작되었는가? 질병에 기여할 수 있는 환경적 요인, 개인적인 활동, 감정 반응 또는 다른 주변 환경을 포함하여 증상이 발생한 상황
- 부위(Location) : 증상의 위치는? 다른 부위로 퍼지지는 않는가?
- 기간(Duration) : 증상이 얼마나 오랫동안 지속되는가?
- 특성(Characteristic symptoms) : 증상은 어떠한가? 얼마나 심각한가?(통증에 대해서 1에서 10까지의 척도로 평가하도록 함)
- 동반증상과 징후(Associated manifestation) : 이 증상과 동반된 다른 증상이 있는가?
- 완화/악화요인(Relieving/Exacerbating factors) : 이 증상을 완화하거나 악화시키는 것이 있는가?
- 치료(Treatment) : 어떤 치료를 했나? 효과가 있었나?

⑦ 진단적 가설 수립하고 검정하기

㉠ 건강력이 수집되면 간호사는 대상자의 문제에 대한 가설을 수립하고 검정한다.

㉡ 대상자 증상의 세부정보와 속성을 확인하는 것은 문제의 양상을 인식하고 간호진단을 수립하는 바탕이 된다.

㉢ 다양한 진단 가능성을 지지하는 정보 또는 반대 증거들을 모을 수 있다.

⑧ 문제에 대한 상호 이해 형성

질병에 대한 대상자의 관점을 나타내는 암기 용어 'FIFE'를 사용할 수 있다.

☑ 예

Feeling(감정), Ideas(생각), effect on Function(기능에 대한 영향), Expectation(기대)

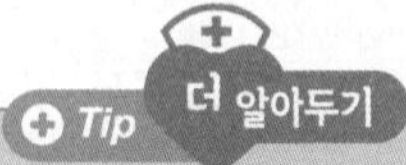

대상자의 관점에 대한 조사(FIFE)

- 문제에 대한 두려움이나 염려를 포함한 대상자의 감정(Feeling)
- 문제의 본질과 원인에 대한 대상자의 생각(Idea)
- 대상자의 삶과 기능(Function)에 대한 문제의 영향
- 종종 과거의 개인이나 가족의 경험에 근거한 질환, 의료진 또는 건강관리에 대한 대상자의 기대(Expectation)

⑨ 면담 종료

㉠ 중요한 점을 요약하고 계획을 논의한다.

㉡ 대상자에게 면담이 끝나감을 알려주고 마지막 질문을 할 시간을 준다.

㉢ 간호사가 수립한 공동의 계획을 대상자가 이해하고 있는지 확인해야 한다(예 "이제 면담을 마치려고 합니다. 지금까지 내용에 대해 질문이 있습니까?").

3 신체검진

(1) 신체검진의 정의

① 신체의 전반적인 사정을 확인하며 건강문제를 발견하기 위해 관찰을 사용하는 체계적인 자료수집 방법이다.

② 신체검진은 머리에서 발끝으로의 사정이나 신체 계통별 사정으로 이루어질 수 있고 이러한 체계적인 신체검진을 위해서 간호사는 시진, 촉진, 타진, 청진의 기술을 사용할 수 있어야 한다.

(2) 신체검진을 위한 준비

① 대상자에 대한 접근법 점검
② 조명 또는 주변 환경 조정
③ 검진 준비물품과 작동순서 확인
④ 대상자의 안위 유지
⑤ 검진 순서 결정

(3) 기본 검진 기법 중요★

① 시진(inspection)
㉠ 눈으로 보거나 이경과 같은 기구를 이용하여 시각적으로 행하는 것으로 관찰에 비해 좀 더 철저하고 자세한 체계적 과정이다.
㉡ 대상자의 외모, 얼굴표정, 기분, 신체 구축 및 조절 같은 행동과 움직임, 반상출혈이나 점상출혈 같은 피부 상태, 눈의 움직임, 인두의 색깔, 흉부의 대칭성, 경정맥 박동의 높이, 복부의 형태, 하지 부종, 걸음걸이 등을 면밀하게 관찰한다.

② 촉진(palpation)
㉠ 손가락이나 손으로 신체조직을 느끼는데 사용되는 접촉 감각을 이용한다.
㉡ 피부의 융기, 함몰, 온도 혹은 압통, 림프절, 맥박 기관이나 덩어리의 모양과 크기, 관절의 마찰음을 사정하기 위하여 손바닥이나 손가락으로 누른 접촉성 압력을 가한다.
㉢ 진동을 확인할 때에는 중수골 및 손가락 관절 혹은 손의 척골 면을 사용한다.

③ 타진(percussion)
㉠ 내부조직과 기관들에 대한 정보를 얻기 위해 특정한 신체표면을 직접적 또는 간접적으로 두드려보는 것이다.
㉡ 일반적으로 세 번째 손가락을 이용하여 반대편 세 번째 손가락 타진판(손가락 끝마디)을 빠르게 두드린다.
㉢ 타진판이 되는 손가락은 흉부 혹은 복부의 표면에 밀착시켜 하부 조직으로부터 공명음이나 탁음이 유발되게 한다. 이러한 소리 파형은 타진판 손가락에 가해지는 촉각 진동에 의해 생성되기도 한다.
㉣ 복부나 흉부에 액체나 공기가 팽만되어 있거나 결절 등이 있을 때 타진을 이용한다.

④ 청진(auscultation)
㉠ 심음, 폐음, 장음의 위치, 시기, 기간, 높이와 강도를 알아내기 위하여 청진기의 종형과 판형을 이용한다.
㉡ 심장의 경우 청진 시 4개 판막의 폐쇄음, 심방과 심실로 흐르는 혈류로부터의 부가음, 심장잡음을 확인해야 한다. 동맥혈관에서 발생하는 혈관잡음이나 와류를 찾아내기도 한다.

(4) 검사

① 임상검사의 사정 자료는 간호진단을 결정하기 위한 객관적인 자료 중 하나이다.
② 간호진단에 따라 사정해야 하는 검사는 달라진다.

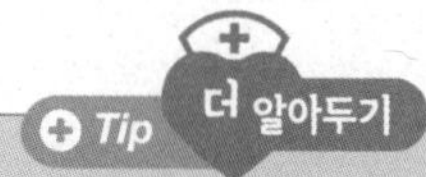

간호진단에 따른 임상검사 자료 예시

영역	간호진단	임상검사 자료 예시
건강증진	허약노인증후군	• 심박출량 감소 • 영양실조
	허약노인증후군의 위험	• 변화된 응고과정 • 혈청 25-하이드록시비타민D 농도감소 • 내분비 조절장애 • 억제된 염증반응 • 1년 동안 의도하지 않은 체중의 25% 감소 • 1년 동안 의도하지 않은 4.5Kg 이상의 체중감소 • 4.5m를 걷는데 6초 이상이 소요됨 • 4m를 걷는데 5초 이상이 소요됨
영양	불충분한 모유	영아의 경우 한 달에 500g 이하로 체중이 증가
	영양 불균형 : 신체요구량보다 적음	• 하루 섭취 규정량보다 적은 음식 섭취량 • 과도한 장음
	비만	• 성인 : 신체비만지수 • 2 ~ 18세 아동 : 연령과 성별에 따라 BMI〉95th percentile 또는 〉 $30Kg/m^2$
	전해질불균형의 위험	**〈정상 전해질 수치〉** • 나트륨 136 ~ 145mEq/L • 칼륨 3.5 ~ 5.1mEq/L • 염화물 98 ~ 107mEq/L • 종합 칼슘 4.6 ~ 5.1mg/DL • 이온화 칼슘 4.6 ~ 5.1mg/DL • 마그네슘 1.8 ~ 3mg/DL ✪ 전해질 정상수치는 연령 및 상황에 따라 상이할 수 있음
	체액과다	• 흉부 X선 촬영상 폐울혈 • 청진 시 수포음 • CVP 증가 • 폐동맥 확장기 혈압 증가 • 헤모글로빈(Hb) 감소 • 헤마토크리트(Hct) 감소
	체액부족의 위험	• 요배설량 감소 • 저혈압, 기립성 저혈압 • 빈맥

배설/교환	요정체	• 요배설량 감소 • 잦은 배뇨 • 방광 팽만
	가스교환장애	• 저산소증/저산소혈증 • 비정상적인 동맥혈 가스 • 빈맥/상승된 혈압
활동/휴식	비효과적인 말초조직관류	• 양쪽 서지에서 차이나는 혈압 • 모세혈관 재충만 지연
	심박출량 감소	• 저혈압 • 심계항진 • CVP 증가 • 폐동맥압 감소 • 정맥과 동맥의 산소포화도 감소 • 부정맥 • 부적절한 심음(S3, S4) • 40% 미만의 박출률
대처/스트레스 내성	두개 내 적응능력 감소	• 다양한 외부자극에 대해 두개 내압이 반복적으로 10mmHg 이상 오르는 현상이 5분 이상 지속되는 경우 • 상승된 두개 내압 파형 • 기준 두개 내압 = 10mmHg • 두개 내압 파형의 넓은 진폭

제 3 절 건강기능 양상별 사정

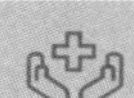

1 건강지각 - 건강관리 양상

(1) 사정지침

① 각 신체기관에 대한 자세한 사정 이전에 실시하는 간호사의 초기사정에 대한 개요를 제공하도록 한다.

② 대상자에 대한 객관적 관찰은 첫 만남 시부터 시작되어 건강력 사정과 신체검진을 하는 동안 지속된다.

③ 전반적인 외모, 건강상태, 태도, 얼굴표정, 차림새, 자세, 보행 같은 많은 요소를 사정해야 하며, 키와 체중도 측정해야 한다.

④ 유전적인 요인, 초기 질환, 사회경제적 상태, 문화 성(gender) 정체성과 표현, 영양, 체력, 기분, 거주 지역, 나이 등과 같은 많은 요인이 대상자의 특성을 나타나게 한다.

⑤ 대상자의 특성은 예로 간호사가 사정한 혈압, 자세, 기분과 각성상태, 얼굴색깔, 치열, 혀와 잇몸 상태, 손톱과 발톱 색깔, 근육 등에 영향을 미친다.

⑥ 활력징후는 혈압, 심박수, 호흡수, 체온을 포함한다.

전반적 조사 : 초기관찰	
외모와 건강 및 기분 상태	
• 전반적인 외모와 나이 • 의식수준 • 얼굴 특징과 표정 • 태도와 감정 • 자세	• 걸음걸이 • 운동능력 • 언어 • 피부색과 병변 • 복장과 개인위생

(2) 관련 진단

건강문해력 향상을 위한 준비, 건강관리 향상을 위한 준비, 비효과적 건강유지 등

(3) 신체검진

① 혈압, 체온

㉠ 혈압, 심박수, 호흡수, 체온을 신중하게 측정한다.

㉡ 특수상황(코르트코프음, 부정맥, 백의 고혈압, 비만 혹은 마른 대상자, 다리보다 팔에서 수축기압이 높은 고혈압 환자), 심박수와 심장리듬의 진폭과 윤곽을 검사한다.

㉢ 체온(구강, 직장, 고막, 측두동맥, 액와, 열, 오한, 야간발한), 급성 및 만성 통증을 사정한다.

② 키, 체중

㉠ 키 측정 시 대상자가 신발과 모자를 벗고 올바른 자세로 측정계를 이용하도록 한다.

㉡ 체중 측정 시 일어설 수 있는 대상자의 경우 평균대 저울을 이용하고 영아들이나 일어설 수 없는 대상자의 경우 의자형 저울이나 침대형 저울을 이용한다.

㉢ 키 대 체중의 비율은 대상자가 저체중인지 또는 과체중인지 나타낼 수 있다.

㉣ 근육량이 많은 사람은 BMI가 잘못 계산되어 높게 나올 수 있으므로 주의하여야 한다.

③ 피부, 모발 및 손발톱

㉠ 건조함, 벗겨짐, 갈라짐 또는 치유되지 않는 상처들이 있는지 철저히 시진한다.

㉡ 피부색과 긴장도를 사정한다.

㉢ 피부색과 과민성을 평가한다.

㉣ 모발의 질감, 숱이 적은지, 색상의 손실이 있는지 확인한다.

㉤ 손발톱의 모양과 깨지기 쉬운 정도를 사정한다.

④ 눈, 코, 입, 귀

㉠ 시력 및 눈을 관찰하고 다크써클(dark circle)을 관찰한다.

㉡ 점막의 건조함, 색, 손상 여부를 시진한다.

㉢ 입 가장자리의 갈라짐, 잇몸 출혈, 혀의 색깔 변화를 주의 깊게 살피고 갑상선이 커져 있는지 확인한다.

㉣ 귀의 청력과 기능변화가 있는지, 감염이 있는지 살핀다.

⑤ **호흡계**

우발음이 있는지 폐음을 사정한다.

⑥ **심혈관계와 말초혈관계**

㉠ 혈압과 맥박의 수와 강도를 측정하고 말초정맥 충만을 사정한다.

㉡ 팔과 다리에 부종, 점상출혈, 그리고 반사울혈이 있는지 시진한다.

⑦ **위장관계**

㉠ 팽만과 복수가 있는지 관찰한다.

㉡ 허리둘레 측정 시 골반뼈 바로 위의 맨 피부에 줄자를 대고 측정한다. 대상자에게 숨을 내쉬라고 한 후 허리를 측정한다.

⑧ **근골격계**

㉠ 근육 허약 또는 근육 이완, 뼈 통증 그리고 경골의 휨이 있는지 관찰한다.

㉡ 팔 둘레를 측정한다.

⑨ **신경계**

정신상태의 변화, 과민성, 집중력 장애, 감각 이상을 관찰한다.

2 영양 - 대사 양상

(1) 개요

① 영양은 배설, 호르몬 조절, 면역, 조직 통합성, 감각지각과 밀접한 관련이 있다.

㉠ 감각지각문제 : 식사 준비하는 능력과 식욕에 영향을 미친다.

㉡ 배설장애 : 식욕에 영향을 미친다.

㉢ 호르몬 조절장애 : 영양소 대사에 문제를 일으킬 수 있다.

② 영양상태가 좋지 않으면 면역력이 약화되고 조직 통합성 문제가 발생할 수 있다.

(2) 관련 진단

영양불균형, 과체중, 비만 등

(3) 문제 중심 건강력

① **체중감소** : 체중감소가 시작된 시점과 기간, 체중감소의 원인, 체중감소와 관련된 증상(예 피로, 두통, 타박상, 변비, 탈모, 입안에 균열)이 있는지 사정한다.

② **체중증가** : 체중증가가 시작된 시점, 정도, 원인을 사정한다.

㉠ 의도적 체중증가 : 계획적인 칼로리 섭취 또는 식사보충제의 사용
㉡ 비의도적 체중증가 : 활동수준의 저하, 식습관의 변화, 식욕 증가, 흡연량의 감소와 관련
㉢ 의학적 문제(예 심부전으로 인한 체액정체), 약물(예 코티코스테로이드)

③ 저작 또는 연하곤란, 식욕부진 또는 오심이 있는지 확인한다.

④ 식이섭취 사정
㉠ 후향적 접근법 : 24시간 동안 먹은 것을 설명하는 회상법을 사용한다.
㉡ 전향적 접근법 : 시간을 정해두고 그 사이 섭취한 음식을 모두 기록하는 방법이다. 음식일기나 간편형 식이사정도구를 활용할 수 있다.
㉢ 개인 및 심리사회력 : 음식 구입 시 경제적인 문제가 있는지, 마약이나 음주의 여부, 가족과 관련된 식이 문제 등을 사정한다.

(4) 신체검진

① 키와 체중 측정 및 BMI 계산
㉠ 대상자의 키와 체중 측정값을 이용하여 BMI를 계산할 수 있다.
㉡ BMI로 과체중이나 비만을 정확하게 구분지을 수는 없지만, 과체중이나 저체중으로 인해 대상자의 건강과 안녕에 대한 위험이 증가함을 예측할 수 있는 지침이 된다.
㉢ BMI가 35 이상일 경우 대상자의 허리둘레를 측정해야 한다. 대상자가 서 있는 상태에서 골반뼈 바로 윗부분의 허리를 측정한다. 허리둘레의 측정값이 여성의 경우 88.9cm(35inch) 이상, 남성의 경우 101.6cm(40inch) 이상인 경우 지방이 과다인 것으로 판단할 수 있다.

[표 3-2] BMI에 따른 과체중 및 비만의 분류

구분	비만 등급	BMI(kg/m²)
저체중		〈 18.5
정상		18.5 - 24.9
과체중		25.0 - 29.9
비만	I	30.0 - 34.9
	II	35.0 - 39.9
고도 비만	III	≥ 40

② 전반적 외모
영양학적으로 균형 잡힌 사람은 신체비율이 적절하고 바람직한 체중 범위 안에 있다.
ⓐ 피부표면의 특징, 수화정도, 피부 병변 시진 : 피부는 부드럽고, 탄력이 있으며 피부손상, 균열, 타박상이 없어야 한다.
ⓑ 모발, 손톱의 모양과 결 시진 : 영양학적으로 균형 잡힌 사람은 모발이 윤기가 있고 매끄러우며 탄력이 있다. 손톱은 분홍빛으로 부드럽고 견고하다.

ⓒ 눈 표면의 특징 시진: 눈을 둘러싼 점막은 분홍빛으로 손상이나 삼출물이 없다. 각막은 깨끗하고 빛나야 한다.

ⓓ 구강의 치열과 점막상태 시진: 치아는 깨끗하고 건강한 상태로 유지되어야 하며 점막과 잇몸은 촉촉하고 분홍색이며 병변이 없다. 혀와 입술은 붉고 부드럽고 병변이 없어야 한다.

ⓔ 사지의 모양, 크기, 협응적 움직임, 감각에 대한 시진 및 촉진: 영양이 충분히 공급된 근육은 양측이 동일하며 근육의 힘, 협동적인 근육의 움직임, 사지의 민감한 반응이 관찰된다.

[표 3-3] 영양 사정 결과 해석

신체계통 또는 부위	징후 및 증상	예상 결과
전반적	• 허약과 피로 • 체중 감소	• 빈혈 또는 전해질 불균형 • 칼로리 섭취 감소, 칼로리 소모 증가, 부적절한 영양소 섭취 또는 흡수
피부, 모발 및 손발톱	• 건조하고 푸석한 피부 • 증가된 피부 긴장도 • 울퉁불퉁하고 고르지 못한 벗겨지는 피부 • 점상출현 또는 반상출혈 • 치유되지 않는 궤양 • 가늘고 건조한 모발 • 구부러지거나 잘 부서지거나 세로줄이 생긴 손, 발톱	• 비타민 A, 비타민 B 복합체, 또는 리놀레산 결핍 • 탈수 • 비타민 A 결핍 • 비타민 C 또는 K 결핍 • 단백질, 비타민 C 또는 아연 결핍 • 단백질 결핍 • 철분 결핍
눈	• 야맹증, 각막의 부족이나 연화 혹은 건조, 비토반점(Bitot's spot, 결막의 회색 삼각형 모양의 반점이 있는 결막) • 붉은 결막	• 비타민 A 결핍 • 리보플라빈 결핍
목과 입	• 입 가장자리 갈라짐 • 부종이 있고 뾰족한 유두가 평평해지면서 자줏빛을 띤 붉은 색의 혀 • 뚱뚱하고 붉은 혀 • 부드러운 해면상이 출혈성 잇몸 • 목의 부종(갑상선종)	• 리보플라빈 또는 나이아신 결핍 • 리보플라빈 결핍 • 비타민 B_{12} 결핍 • 비타민 C 결핍 • 요오드 결핍
심혈관계	• 부종 • 빈맥, 저혈압	• 단백질 결핍 • 체액 부족
위장관계	복수	단백질 결핍
근골격계	• 뼈의 통증과 휘어진 다리 • 근육 소모	• 비타민 D 또는 칼슘 결핍 • 단백질, 탄수화물, 지방 결핍
신경계	• 정신 상태 변화 • 감각 이상	• 탈수와 티아민 또는 비타민 B_{12} 결핍 • 비타민 B_{12}, 피리독신 & 티아민 결핍

③ 특수검진

㉠ 이상체중(표준체중) 계산 : 대상자의 이상체중(DBW : Desirable Body Weight)을 계산하고 이것을 실제 체중과 비교한다.

> **이상체중 공식**
>
> (표준체중) = (신장 − 100) × 0.9

㉡ 체중변화율 계산 : 일정기간 동안의 체중감소 정도를 기록하는 것은 체중감소의 심각성을 파악하는 데 도움이 된다.

> **체중감소율 확인**
>
> 평소 체중변화율(%) = 현재 체중 / 평상시 체중 × 100

㉢ 허리-엉덩이 비율 계산 : 허리 엉덩이 비율(waist to hip ratio)로 불건강한 지방분포의 위험을 알 수 있다. 바람직한 비율은 여성 0.8 또는 그 이하, 남성 1.0 또는 그 이하이다.

> **허리 - 엉덩이 비율 계산**
>
> 허리 - 엉덩이 비율 = 허리(cm) / 엉덩이(cm)
>
> 예 112cm / 101 = 1.1

㉣ 삼두박근 피부두께 측정 : 총 체지방량을 평가하는 방법으로 삼두박근 피부두께는 피부두께 측정기(skinfold caliper)를 사용하여 측정한다.

㉤ 생화학검사로 영양상태 사정 : 영양과 관련된 생화학검사로는 혈청 알부민, 헤모글로빈, 헤마토크리트, 혈당, 지질, BUN/크레아티닌 비율, 요비중 등이다.

(5) 관련 건강문제

① 비만

㉠ 비만(obesity)은 에너지 섭취가 에너지 소모를 능가할 때 생긴다. 에너지 사용량보다 많은 에너지가 섭취될 때 남은 에너지는 지방세포에 저장된다.

㉡ 과체중은 BMI가 25 이상, 비만은 30 이상, 고도비만은 40 이상인 경우다.

㉢ 비만의 원인은 유전, 과식, 낮은 활동성이다.

㉣ 비만은 심장질환, 암, 뇌경색, 당뇨병 등 사망에 이르는 질환과 관련 가능성이 있다.

㉤ 고혈압, 수면무호흡, 통풍, 요통, 담낭질환, 호흡계 질환, 수술 후 합병증 등이 관련된다.

② 고지혈증

㉠ 고지혈증(hyperlipidemia)은 비정상적으로 상승된 혈중 지질(콜레스테롤, 중성지방, 인지질)로 인해 생기는 영양 관련 문제 중의 하나이다.

㉡ 정상 콜레스테롤 수치는 200mg/dL이다.

③ 단백질-칼로리 영양실조

㉠ 단백질-칼로리 영양실조(PCM : Protein Calorie Malnutrition)는 단백질과 칼로리 섭치가 부적절한 경우이다.

㉡ 가장 보편적인 영양실조 유형으로 빈곤, 음식물 섭취제한, 암과 같은 소모성 질환, 비흡수증후군, 내분비 불균형, 나쁜 주거환경 등이 원인이다.

④ 섭식장애

섭식장애(eating disorders)는 정신, 심리적 문제로 인하여 음식섭취양상이 변화된 것으로 신경성 식욕부진, 신경성 과식증, 폭식증이 있다.

㉠ 신경성 식욕부진(anorexia nervosa) : 단백질-칼로리 영양실조(PCM)의 다른 증상과 함께 먹기를 거부하고 극도로 말라 있다.

㉡ 신경성 과식증(bulimia nervosa) : 반복적인 폭식과 토하기, 전해질 불균형이 있고 또한 인두, 식도 및 치아 침식(염산 노출)에 만성자극 또 미란이 있다.

㉢ 폭식증(binge eating disorder) : 본인이 먹는 행위를 통제할 수 없고 배가 불러서 너무 힘들 때까지 많이 먹는 증상이다.

3 배설 양상

(1) 개요

① 배설이라는 개념은 신체에서 생긴 노폐물을 원활하게 제거, 배출시키는 기전을 나타낸다.

② 배설은 우리가 먹는 음식 및 수분과 밀접한 관계가 있으며 소변과 대변이 정상적으로 배설될 때 정확한 호르몬 조절이 필요하다.

③ 적절한 수분과 전해질 균형은 배설과정에 영향을 주며 배설장애가 있을 시 수분과 전해질 불균형뿐만 아니라 산-염기 불균형까지 가져올 수 있다.

(2) 관련 진단

배뇨장애, 변비, 위장관 운동 기능장애 등

(3) 문제 중심 건강력

① 복부 통증

㉠ 통증 발생의 시기와 위치

ⓐ 우상복부 통증 : 담낭, 결정, 간, 폐, 신장질환

ⓑ 좌상복부 통증 : 심장, 췌장, 위, 신장, 혈관질환

ⓒ 좌우 하복부 통증 : 결장, 생식기, 신장질환

ⓓ 돌발통 : 급성천공, 염증, 장의 꼬임

ⓔ 만성 하복부 통증 : 배변 습관의 변화나 설사와 변비가 반복될 시

㉡ 양상 및 패턴

ⓐ 아주 심한 통증(severe pain) : 담관이나 요관에 결석이 있을 때, 자궁 외 임신으로 인한 나팔관 파열, 위궤양 천공 후 복막염으로 인한 염증이 있을 때 발생한다.

ⓑ 내장성 통증(visceral pain) : 장이나 담도처럼 속이 빈 복부 장기가 비정상적으로 심하게 수축하거나 팽창할 때 발생한다.

ⓒ 복벽통증(parietal pain) : 복막염(peritonitis)이라고 알려진 벽 측 복막의 염증으로 인한 것이다. 대부분 움직임이나 기침에 의해서 악화되어 대상자들은 가만히 누워 있고 싶어한다.

ⓓ 연관통증(referred pain) : 통증을 유발하는 장기와 떨어진 부위에서 통증을 느끼는 것으로, 동일한 척수 수준의 신경이 자극되기 때문에 발생된다. 흉부, 척추 골반의 문제가 복부에서 연관통증을 발생시킬 수도 있어 복통을 평가하는 것은 매우 복잡하다.

ⓔ 국소적 통증(local pain) : 종양이 커질 때 발생한다.

② 오심과 구토

㉠ 급성위염에서는 위 내용물을 토하지만 담관 폐쇄가 되면 녹황색 구토물, 소장폐쇄에서는 변 냄새가 나는 구토물이 올라온다. 위궤양이나 십이지장 궤양, 식도정맥류에서는 구토물에 혈액이 섞여 있을 수 있다.

㉡ 구토는 없고 오심만 있을 시 임신 또는 전이성 질환을 의심할 수 있다.

㉢ 식중독 여부를 파악하기 위해 음식 섭취에 관련 질문을 한다.

㉣ 오심 구토와 동반된 다른 증상이 있는지 확인한다. 간질환이 있을 시 대변 색깔이 갈색에서 황갈색으로 변하며 간염과 같은 감염이 있을 시 열과 오한이 발생된다.

③ 소화불량

㉠ 식사 후 식도 윗부분이나 위가 쓰리면 위식도역류질환(GERD)일 가능성이 높다. 이때 누운 자세에서는 위산이 식도로 넘어와서 속이 더 쓰리다.

㉡ 제산제를 먹어서 증상이 완화된다면 위산과다가 원인일 수 있다.

㉢ 협심증이나 심근경색증이 있을 시 소화불량과 비슷한 증상이 나타난다. 심혈관계 질환자의 경우 통증이 팔이나 턱으로 방사되므로 확인한다.

④ 복부팽만

㉠ 변비로 인한 복부팽만은 변을 보면 완화된다.

㉡ 복수로 인한 복부팽만은 진행성이면서 복부둘레가 증가한다.

㉢ 장폐색이 있을 시 복부팽만과 구토가 나타난다.

㉣ 간경화와 악성종양이 있을 시 식욕이 떨어지며 심부전과 간질환으로 인한 복수가 있을 시 숨이 가쁘게 된다.

⑤ 배변습관의 변화

㉠ 배변습관의 변화는 암의 7가지 경고증상 중 하나이다.

㉡ 혈액, 점액, 농을 동반한 물과 같은 설사는 궤양성 대장염을, 지방변은 췌장염을 의심할 수 있다.

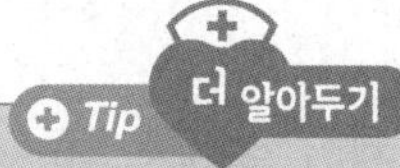

배변 양상

- **설사** : 대변에 수분함량이 과다하거나 대변의 용량이 24시간 동안 200g 이상인 경우를 말한다.
- **변비** : 첫째, 주 3회 미만의 배변, 둘째, 25% 이상의 배변이 힘을 세게 주어야 하거나 다 나오지 않은 느낌, 셋째, 덩어리 모양이거나 단단한 대변, 넷째, 손가락으로 변을 제거해야 하는 경우 등의 상태 중 2개 이상을 이전 6개월 동안 적어도 12주 이상 경험하는 것을 말한다.

⑥ 눈과 피부의 황달

㉠ 간질환이나 담낭결석으로 담관이 막히면 헤모글로빈이 파괴되어 생긴 담즙 색소인 혈중 빌리루빈 수치가 상승되어 황달(jaundice)이 나타난다.

㉡ 소변색이 노란색에서 갈색으로 변했거나 대변이 갈색에서 황갈색으로 변했다면 이는 간질환 또는 총담관 폐쇄로 인해 혈청빌리루빈 수치가 높아졌기 때문이다.

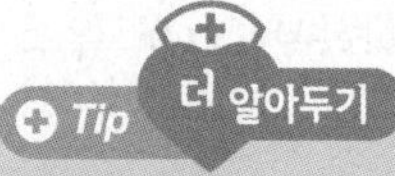

황달의 발생기전

- 빌리루빈 생산의 증가
- 간세포의 빌리루빈 섭취 감소
- 빌리루빈을 결합하는 간의 능력 감소
- 빌리루빈의 담즙 배설 감소로 인한 결합빌리루빈의 혈중 재흡수

⑦ 배뇨문제

㉠ 통증, 작열감, 빈뇨가 있으면 방광염이 의심된다.

㉡ 배뇨근의 긴장도가 떨어지면 여자에게 요실금이 잘 나타난다.

㉢ 배뇨증상과 함께 열, 오한, 요통이 있을 시 신우신염(pyelonephritis) 또는 신결석 등의 신장질환 증상이 의심된다.

㉣ 소변색이 진하면 신장이나 간질환이, 소변에 혈액이 섞여있을 시 여성의 경우는 월경혈일 가능성이 있고 신장질환일 수 있다.

(4) 신체검진

① 복부

㉠ 시진

ⓐ 복부의 피부색, 표면모양, 정맥혈관상태, 윤곽, 표면의 움직임을 시진한다.

ⓑ 정상 소견의 경우 편평하거나 약간 꺼져있거나 둥글게 약간 나와 있다. 근육질 또는 운동을 많이 하는 사람의 경우 편평하고, 피하지방이 많거나 근육긴장도가 낮은 사람은 둥글게 나와 있으며 마른 사람은 약간 꺼져있다.

ⓒ 복부가 대칭적인지 확인한다. 비대칭일 경우 탈장, 비대된 장기, 종괴를 의미한다.

ⓓ 난소암 또는 자궁암과 같은 하복부 종괴를 관찰한다.

ⓔ 장의 폐쇄를 의미하는 증가된 연동운동 파동을 관찰한다.

ⓕ 복부대동맥류 또는 맥압의 증가로 인한 증가된 박동을 관찰한다.

ⓖ 연동운동은 매우 마른 사람에서 정상적으로 관찰될 수 있으며 정상적인 동맥 박동은 명치 부위에서 볼 수 있다.

㉡ 청진

ⓐ 타진 혹은 촉진을 하게 되면 장음의 빈도에 변화를 가져올 수 있기 때문에 청진은 타진 혹은 촉진보다 먼저 시행하여야 한다.

ⓑ 청진기의 판형을 복부 위에 부드럽게 올려놓고 장음의 빈도와 특성에 주의를 기울이며 듣는다. 정상 장음은 째깍음(clicks)과 배울림(gurgles)으로 구성되며, 빈도는 분당 5 ~ 34회이다.

ⓒ 장음청진은 우측 상복부(RUQ), 좌측 상복부(LUQ), 좌측 하복부(LLQ), 우측 하복부(RLQ)로 이동하며 실시한다.

ⓓ 혈관음은 청진기의 종형 부분을 사용하여 복부 대동맥과 신동맥, 장골동맥과 대퇴동맥에서도 잡음이 들리는지 청진을 한다. 상복부와 배꼽 부위에서 저음의 소리가 조용하게 계속 들리는 정맥잡음(venous hum)이 있는지를 청진한다. 혈관음은 정상 소견의 경우 들리지 않으나 잡음은 건강인의 4 ~ 20%에서 들린다.

㉢ 촉진

ⓐ 얕은 촉진 : 복부의 압통, 근육 저항, 표면의 장기나 종괴 등을 찾는 데 도움이 되도록 복부를 부드럽게 촉진한다.

ⓑ 깊은 촉진 : 보통 간과 신장의 경계 확인, 복부 종괴, 통증, 덩어리, 대동맥 박동을 살피기 위해 복부 4분원 모두 심부촉진을 시행한다.

(5) 특수검진

① 비장의 경계와 압통 촉진

㉠ 통증이나 비장비대가 의심될 때 촉진한다.

㉡ 타진은 비장비대를 어느 정도 정확하게 찾아낸다(민감도 60 ~ 80%, 특이도 72 ~ 94%).

㉢ 정상 소견에서 비장은 촉진되지 않는다. 촉진 가능한 비장은 딱딱한 덩어리처럼 느껴진다.

㉣ 비장의 통증은 감염이나 외상의 징후이다.

② 신장의 윤곽과 압통 촉진

㉠ 대상자가 옆구리 통증을 호소할 때 실시한다.

㉡ 정상 소견일 때 마른 대상자의 경우 흡기 동안 신장의 하연이 촉진된다.

㉢ 압통은 신장의 외상이나 감염(㉯ 신우신염 혹은 사구체신염)을 의미한다.

③ 늑골척추각 타진

㉠ 대상자가 옆구리 통증을 호소할 때 늑골척추각(CVA : CostoVertebral Angle)의 통증 여부를 확인하기 위해 신장을 타진한다.

㉡ 정상 소견인 경우 대상자는 충격을 감지할 수 있으나 통증은 없다.

④ 복부반사(표재성 복부 반사)

㉠ 상복부의 반사를 위해서 배꼽에서 좌우 겨드랑이 방향으로 각각 긁고 배꼽에서 좌우 사타구니 쪽으로 각각 긁어본다.

㉡ 각각의 시도에서 나타날 수 있는 반사는 복직근의 수축과 긁는 방향으로 제대가 이동하는 것이다.

⑤ **복수검사** : 복수(ascites)가 차 있는지를 확인하기 위한 검사로 탁음이동검사와 액체파동검사가 있다.

㉠ 탁음이동검사 : 복부타진 시 복수가 차 있는 곳은 탁음, 없는 것은 고창음으로 들린다. 복수가 있다면 대상자의 자세 변화에 따라 타진음이 달라진다.

㉡ 액체파동검사 : 복수가 확인되면 액체파동검사를 실시한다. 파동의 전달을 쉽게 느낄 수 있으면 복수가 있음을 의심할 수 있다.

⑥ **복부통증 사정** : 염증으로 인한 복통이 의심될 때 다음의 검사들을 시행한다.

㉠ 반동압통검사 : 통증 부위에서 약간 떨어진 복부 부위를 손과 손가락으로 90도 각도로 깊게 누른 후 빨리 손을 떼었을 때 반동압통(rebound tenderness)을 느끼지 않아야 한다. 복막염이 있을 때 복부를 깊게 누를 때보다 반동압통으로 더 심한 통증을 느끼게 된다.

㉡ 멕버니 증상검사 : 충수돌기염 검진을 위해 실시한다. 멕버니 지점에 있는 반동압통은 충수돌기염을 의미한다.

㉢ 장요근검사 : 급성충수돌기염이 의심될 때 장요근검사(iliopsoas muscle test)를 실시한다. 충수돌기염이 있으면 측부 장요근을 자극하므로 올리려는 다리에 압력을 줄 때 대상자는 RLQ에서 통증을 호소한다. 이때 장요근검사는 양성이 된다.

㉣ 전자근검사 : 충수돌기의 파열이나 골반 농양(pelvic abscess)이 의심된다면 전자근검사(obturator muscle test)를 실시한다. 검진자가 대상자의 오른쪽 무릎 바로 윗부분과 발목을 잡고, 다리를 안쪽과 바깥쪽으로 돌렸을 때 대상자가 하복부 통증을 호소하지 않으면 전자근검사는 음성이다.

㉤ 부구감검사 : 부구감검사(ballottement test)는 복부에 떠 있는 덩어리를 확인하기 위한 촉진기술이다. 한손 부구감검사와 양손 부구감검사가 있다.

(6) 관련 건강문제

① 소화관

㉠ **위식도역류질환(GERD : Gastroesophageal Reflux Disease) : 위액이 식도로 역류하여 흐르는 것을 말하며 속쓰림, 음식물의 역류, 연하곤란 등이 나타난다.** 누워있을 때 증상이 심하고 앉아 있거나 제산제, 음식섭취 후에 완화된다.

㉡ 식도열공탈장(hiatal hernia) : 횡격막에 있는 식도열공을 통해 종격동으로 위가 올라오는 것으로 근육의 약화가 이러한 탈장의 일차적 원인이다. 임신, 비만, 복수와 관련이 있으며 여성과 노인에서 더 흔하다. 임상징후는 GERD와 같다.

㉢ 소화성 궤양(peptic ulcer) : 십이지장 점막층의 탈락으로 생기는 십이지장 궤양이 가장 흔한 형태이며 흉터를 남기며 치유된다. 헬리코박터균의 감염으로 생기기도 한다. 촉진 시 흔히 상복부 통증이 있다.

ⓐ 위궤양 : 식후 1~2시간에 좌상복부와 등 쪽에서 속쓰림이 있다.

ⓑ 십이지장 궤양 : 식후 2 ~ 4시간과 오전 중반, 오후 중반, 한밤중에 속쓰림이 있으며 제산제나 식후에 통증이 완화된다.

㉣ 크론병(crohn's disesae) : 국소 장염이나 국소 회장염이라고도 부르며 원인불명의 만성 염증성 장질환이다. 재발과 호전이 번갈아가며 있고 심한 복통, 경련, 지속적인 설사, 혈변 또는 점액변, 발열, 변비가 발생한다.

㉤ 궤양성 대장염(ulcerative colitis) : 직장에서 시작하여 대장으로 진행되는 만성염증성 장질환이다. 점막 하층이 충혈되고 점막에 궤양이 생기며 벗겨져 육아조직이 드러난다. 결장암으로 진행될 수 있다. 재발과 호전을 예측하기 어려우며 대상자는 가볍거나 심한 복통, 발열, 오한, 빈혈, 체중감소를 호소할 수 있고 혈액과 점막, 농이 섞인 많은 양의 물 같은 설사를 한다.

㉥ 게실염(diverticulitis) : 대장의 근육층이 늘어져 주머니가 형성된 게실에 염증이 있는 것이다. 이 얇은 주머니 안에 대변 배설물이 있기 때문에 게실에 염증과 농양을 야기한다. 대상자는 LLQ에 경련성 통증, 오심, 구토, 대변습관의 변화, 변비를 호소한다.

② 간담도계

㉠ 바이러스성 감염(viral hepatitis) : 다양한 바이러스로 인한 간의 염증이며 A, B, C형 간염이 있다. 식욕부진, 모호한 복통, 오심, 구토, 피로와 발열 증이 나타나며 간과 비장이 비대되어 있다. 공막과 피부에 황달이 있고 대변은 점토색, 소변은 진한 노란색이 된다.

㉡ 간경변증(liver cirrhosis) : 만성퇴행성 질병으로 간 실질조직의 파괴와 재생이 산발적으로 일어나는 것이다. 간이 단단하게 촉진되며 복수, 황달, 피부에 거미 모양의 혈관종, 짙은 색 소변, 점토색 대변, 비장 비대를 포함한다. 말기의 경우 문맥압이 상승하고 식도정맥류, 간성 뇌병변증(hepatic encephalopathy)과 혼수(coma)를 보인다.

㉢ 담석증을 동반한 담낭염 : 담낭의 염증은 담낭염(cholecystitis), 담석이 있을 때 담석증(cholelithiasis)이라 한다. 담도는 염증으로 인한 부종이나 담석으로 막히게 되며 초기 증상은 흉부 중앙이나 우견갑골 쪽으로 방사되는 RUQ의 산통성 통증이 있다. 소화불량과 일시적으로 경한 황달이 나타날 수 있다.

③ 췌장

췌장염(pancreatitis)은 췌장 자체의 자가소화로 인해 급성 혹은 만성으로 췌장에 염증이 생긴 것이다. 췌장염의 근본 원인은 알코올 중독과 담석이 Oddi 괄약근을 막아서 생기지만 때때로 그 원인을 알 수 없을 때도 있다. 둔하거나 날카로운 지속적 통증을 호소하며 알코올이나 음식물 섭취 시 악화된다. 대상자는 무릎을 가슴에 대는 태아 자세를 선호한다.

④ 비뇨기계

㉠ 비뇨기계 감염(urinary tract infection) : 비뇨기계 감염은 방광(방광염), 요도(요도염), 신우(신우신염)의 감염을 말한다. 요도염과 방광염의 증상은 연령에 따라 다양하게 나타나며 젊은 성인에서는 배뇨 시 빈뇨와 배뇨 곤란을, 나이든 성인에서는 피로감, 근육통, 복통, 위약감, 섬망이 있을 수 있다. 방광염과는 다르게 신우신염은 열이 나며 그 외에 요통과 배뇨곤란, 야간뇨, 빈뇨를 호소한다.

㉡ 신결석증(nephrolithiasis) : 신장의 신우에 결석이 형성되는 것으로 대사성, 식이성, 유전성, 기후의 요인과 관련이 있다. 발열, 혈뇨가 있으며 결석이 요관으로 내려오면서 심한 통증이 있다. 심한 요통증상은 늑골척추각에서 서혜부와 생식기로 방사되기도 한다.

4 활동 - 운동 양상

(1) 개요

① 근골격계

근골격계는 신체를 움직이고 지지하며 내부 장기를 보호하는 역할을 한다. 또한, 혈구세포를 만들어 내며 칼슘이나 인 같은 무기질을 저장한다.

② 호흡기계

호흡기의 주요 목적은 세포에 산소를 공급하고 이산화탄소를 제거하는 것이다.

③ 심혈관계

심혈관계는 산소, 영양분, 기타 물질을 인체 조직으로 운반하고 대사노폐물을 신장과 폐로 보내는 기능을 한다.

(2) 관련진단

이동장애, 비효과적 호흡양상, 심박출량 감소의 위험 등

(3) 문제 중심 건강력

① 근골격계

㉠ 통증

ⓐ 통증의 위치, 통증의 강도 등을 사정한다.

ⓑ 근육통증은 보통 국소화되며 신경통증은 방사된다. 급성류마티스열, 백혈병, 소아관절염 등과 같은 일부 질환은 통증이 관절을 돌아다니는 이동성 관절염(migratory arthritis)을 유발한다.

ⓒ 바이러스와 관련된 병이 있을 때 근육통이 나타날 수 있다.

㉡ 움직임 문제

ⓐ 관절염이나 통풍 같은 급성염증은 발적, 열감, 부종을 유발한다.

ⓑ 연골이나 관절낭에 손상이 있거나 근육구축 또는 부종이 있을 때 관절의 운동범위가 작아진다.

ⓒ 목감기 후 10 ~ 14일이 지나서 관절이 아프면 류마티스열(rheumatic fever)과 관련된다.

ⓓ 근육약화는 신경분포 이상 또는 근육수축 장애로 인해 발생한다.

ⓔ 만성염증이나 관절손상으로 인해 관절이 불안정해지면 무릎이나 발목에 힘을 줄 때 힘이 주어지지 않고 관절이 움직이지 않을 수 있다.

㉢ 일상활동장애

ⓐ 활동이나 기능에 문제가 생기면 자가간호를 할 수 없다.

ⓑ 만성장애자의 경우 자존감이나 신체상, 역할수행에 문제가 생겼는지, 독립성 상실이나 사회적 고립이 있는지 사정한다.

② 호흡기계

㉠ 기침

ⓐ 갑작스럽게 시작되어 3주 미만으로 지속되는 급성기침의 원인은 바이러스 감염, 알레르기성 비염, 급성천식, 급성박테리아성 부비동염, 환경 자극제 등이 있다.

ⓑ 3주 이상 지속되는 만성기침은 일반적으로 목 뒤 분비물, 위식도역류질환, 천식, 만성기관지염, 흡연 등에 의해 일어난다.

ⓒ 바이러스성 폐렴은 마른 기침을 동반하지만 박테리아성 폐렴은 객담을 동반한 기침이다.

ⓓ 흰색 또는 맑은 객담은 감기, 바이러스성 감염, 기관지염일 때 나타나며 노란색 혹은 녹색 객담은 박테리아성 감염일 때, 검은색 객담은 흡연 혹은 석탄 먼지를 흡인한 경우에 나타난다.

ⓔ 객담의 점도는 연함, 진함, 끈적거림, 혹은 거품이 있는 것으로 설명할 수 있으며 호흡곤란과 함께 분홍색의 거품 객담은 폐부종과 연관되며 진한 객담은 낭포성 섬유종(cystic fibrosis)과 관련이 있다.

ⓕ 악취나는 객담은 박테리아성 폐렴, 폐농양, 기관지확장증과 관련이 있다.

ⓖ 열, 호흡곤란, 시끄러운 숨소리와 관련된 기침은 폐 감염을 의미할 수 있다.

ⓗ 짧은 호흡을 동반한 가슴 답답함, 객담이 없는 기침은 천식과 연관이 있다.

ⓛ 호흡곤란

ⓐ 호흡곤란(dyspnea)은 호흡기계의 문제일 수 있고 폐부종을 유발하는 심부전이나 심각한 심잡음과 같은 심혈관계 증상일 수 있다.

ⓑ 기좌호흡(orthopnea)은 누워 있을 때 호흡이 어려워진다.

ⓒ 발작성 야간호흡곤란(paroxysmal nocturnal dyspnea)은 한밤중에 깨게 하는 호흡곤란으로 질식할 것 같은 공포를 느끼게 한다.

ⓓ 천식발작은 특정 알레르기 항원, 즉 애완동물과 같은 외부적인 요인이나 스트레스나 예민한 감정과 같은 내부 또는 본질적인 요인으로 유발될 수 있다.

ⓔ 활동으로 야기되는 경우 운동이 얼마나 호흡곤란을 촉진했는지 확인한다.

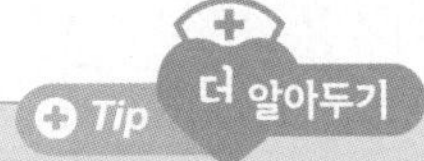

호흡곤란의 사정('OLD CART' 기법의 활용)

발병시기(O)	• 숨쉬기 힘든 적이 있었습니까? • 처음으로 숨참을 느낀 것은 언제입니까? • 숨참이 나타난 것은 무엇 때문입니까?(예 알레르기원에의 노출)
부위(L)	목구멍, 목 또는 흉부에 문제가 있습니까?
기간(D)	• 하루 중 특정한 시간에 발생합니까? • 지속적 또는 간헐적입니까? • 쉬고 있는 동안 또는 운동이나 활동 시 발생합니까?
특성(C)	• 대상자는 문장 전체 혹은 짧은 문장만 말할 수 있습니까? • 호흡곤란 때문에 생활양식이나 일상활동이 바뀌었습니까?
동반증상과 징후(A)	쌕쌕거림이나 기침 같은 관련된 증상이 있습니까? 흉통? 구역?
완화요인(R)	증상을 완화하는 것이 있습니까?
치료(T)	병원을 방문했거나 약물 투여 또는 치료받은 적이 있습니까?

㉢ 호흡 시 흉통

ⓐ 심호흡 시 급격하고 갑작스러운 통증은 늑막자극의 징후일 수 있으며 이것을 늑막성 흉통(pleuretic chest pain)이라고 한다.

ⓑ 손상된 늑골은 흡기 시 통증을 일으킨다. 얕은 숨을 쉬게 되어 무기폐(atelectasis)를 야기할 수 있다.

③ 심혈관계

㉠ 흉통

ⓐ 흉통(chest pain)은 가장 심각하고 중요한 증상 중 하나이며, 종종 관상동맥심질환의 징조로 나타난다. 흉부에 통증이나 불편감이 있는지, 통증의 위치와 특징을 확인한다.

ⓑ 협심통은 관상동맥질환의 주요 증상으로 심근에 산소가 부족하여 심근의 요구량을 충족시키지 못해 발생된 심근허혈이다.

ⓒ 심낭염으로 인한 흉통은 심호흡, 기침이나 앙와위로 누웠을 때 더 심해진다.

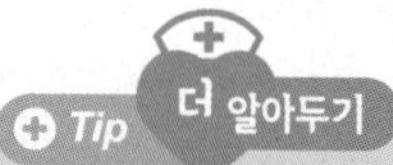

흉통의 사정 시 다음과 같이 점차 구체적인 질문을 할 수 있다.

- 통증이 활동과 관련이 있습니까?
- 통증이 유발하는 활동은 어떤 종류입니까?
- 통증의 강도를 1에서 10까지 구분한다면, 어느 정도에 해당됩니까?
- 통증이 목, 어깨, 등 혹은 팔로 방사됩니까?
- 통증 시 호흡곤란이나 발한, 심계항진, 구역과 같은 증상이 동반됩니까?
- 통증으로 인해 밤에 잠에서 깬 적이 있습니까?
- 통증을 완화시키는 방법은 어떤 것이 있습니까?

㉡ 호흡곤란

ⓐ 호흡곤란은 심한 심잡음이나 심부전 같은 심혈관계 질환의 증상일 수 있다.

ⓑ 좌위호흡은 앉아 있거나 서 있어야지만 호흡을 쉽게 하는 것을 말한다.

ⓒ 점진적인 호흡곤란은 좌심장으로부터 폐포로 천천히 체액을 축적시키는 심부전으로 인한 것일 수 있다.

㉢ 기침

ⓐ 기침할 때 피가 섞여 있는 객혈(hemoptysis)은 승모판 협착증과 폐질환의 증상이다.

ⓑ 거품 섞인 하얀 가래는 좌측 심부전으로 인한 폐부종의 증상이다.

ⓒ 누웠을 때 기침을 더하면 심부전의 증상이다.

㉣ 야뇨증

ⓐ 낮에 움직이는 대상자가 심부전이 있으면 야뇨증(nocturia)이 나타난다.

ⓑ 잠자기 전 2 ~ 3시간 이내로 수분섭취를 중단하거나 이뇨제 복용시간을 낮으로 변경하면 야뇨증을 예방할 수 있다.

㉤ 피로
ⓐ 빈혈에 의한 피로는 하루종일 지속된다.
ⓑ 빈혈과 심장질환으로 인한 피로는 천천히 진행되는 반면 갑작스런 혈액 손실로 오는 피로는 빠르게 진행된다.
ⓒ 철분 결핍성 빈혈은 피로를 야기한다.
ⓓ 피로와 활동성 호흡곤란이 있으면 경증 빈혈이나 심부전의 증상일 수 있다.

㉥ 실신
움직이거나 자세를 변경할 때 어지럽고 실신하는 증상은 저혈압이나 뇌혈류 부족으로 발생한다.

㉦ 사지의 부종
ⓐ 전신질환(㉮ 심부전, 신부전, 간질환)이라면 양다리가 붓는다.
ⓑ 사지의 편측성 부종은 림프관이 막히거나 림프관을 수술로 제거했을 때 나타난다.
ⓒ 낮에 점점 붓다가 밤잠을 잔 후 또는 다리를 올린 후 붓기가 빠진다면 우심부전으로 인한 정맥혈 정체와 관련된다.

㉧ 다리 경련과 통증
ⓐ 동맥부전증으로 인한 통증은 주로 종아리에 생기지만 다른 부위에도 생길 수 있다. 활동 중에 특히 오래 걸었을 때 통증이 생긴다.
ⓑ 동맥부전증으로 인한 다리통증은 다리를 들면 심해지고 내리면 줄어든다.
ⓒ 정맥부전증으로 인한 다리통증은 한 자세로 오래 서 있거나 앉아 있을 때 심해진다.

(4) 신체검진

① 근골격계 신체검진

㉠ 체간골격과 사지골격 시진
ⓐ 체간골격과 사지골격의 정렬상태, 윤곽, 대칭성, 크기, 기형 유무를 시진한다.
ⓑ 추는 정상만곡, 즉 경추는 오목하고 흉추는 볼록하며 요추는 오목한 만곡이고 일직선상에 있어야 한다.
ⓒ 무릎은 고관절과 발목 사이에 곧게 뻗어야 하며 발은 바닥에 편평하게 닿고 발끝은 앞을 향해야 한다.

㉡ 근육의 크기와 대칭성 시진
ⓐ 근육 크기는 양측이 비교적 대칭성이다.
ⓑ 측정치의 변수를 최소화하기 위해 관절의 아래나 위로 몇 cm에서 근육 둘레를 측정하였는지 기록한다.

㉢ 뼈, 관절, 근육 촉진
ⓐ 뼈의 통증과 관련의 통증, 열감, 부종, 근육의 통증, 열감, 부종, 긴장도를 알기 위해 이들을 촉진한다.

ⓑ 침범된 관절에 통증, 부종, 열감이 좌우 양쪽이 있으면 류마티스 관절염을, 움직일 때 관절 부종과 함께 통증이 한쪽에만 있으면 퇴행성관절염을 의미한다.
ⓒ 뼈나 근육에 압통, 열감, 부종이 있으면 종양, 염증, 외상을 의미한다.
ⓓ 근 긴장도가 감소되면 근육이 위축된 것이다.

㉣ 주요 관절과 관련 근육 관찰
ⓐ 주요 관절의 운동 범위와 운동 시 관련 근육통증, 관절의 안정성 및 기형 유무를 관찰한다.
ⓑ 능동적 관절운동 범위와 수동적 관절운동 범위에 차이가 있으면 근육쇠약이나 관절질환(예 관절염, 관절삼출물)을 의미한다.
ⓒ 제한된 관절운동 범위는 관절염 같은 염증이 있거나 관절 안에 체액이 차거나, 근육, 인대낭이 경축된 것이다.
ⓓ 관절운동범위가 증가하면 인대파열이나 골절을 의미한다.
ⓔ 염발음(crepitus)은 골관절염이 있을 시 뼛조각이나 관절 표면이 서로 부딪히면서 생기는데 무릎 손상으로 인한 슬개골 연골연화증(chondromalacia patella)에서도 들린다.
ⓕ 불안정한 관절이나 관절기형은 근육약화, 골절, 염증, 인대의 좌상(strained ligament), 반월연골파열(meniscus tear) 등 여러 질환에서 나타난다.

㉤ 근력검사
ⓐ 근력이 약하면 근육질환이나 관절질환, 사용하지 않아서 생기는 근육위축을 의미한다.
ⓑ 근력이 1/5이면 대상자는 약간 근경축이 있음을 의미한다. 1은 대상자의 상태이며 5는 정상기대치이다.

[표 3-4] 근력등급척도와 기록

기능 수준	Lovett 척도	등급	정상비율
근수축이 전혀 없음	없음(O) zero	0	0
근수축이 약간 있음	아주 약함(T) trace	1	10
중력이 없는 상태에서 완전한 관절운동 가능	약함(P) poor	2	25
중력이 있는 상태에서 완전한 관절운동 가능	양호(F) fair	3	50
중력과 약간의 저항에 대항하여 완전한 관절운동 가능	좋음(G) good	4	75
중력과 강한 저항에 대항하여 완전한 관절운동 가능	정상(N) normal	5	100

ⓗ 척추

ⓐ 척추가 휘어지거나 양쪽 어깨와 장골 높이가 비대칭이면 비정상이다.

ⓑ 척추후만증(kyphosis)은 흉추가 뒤로 불룩하고 척추전만증(lordosis)은 척추가 앞으로 불룩한 것이다.

ⓒ 측만증(scoliosis)은 척추가 옆으로 휜 상태를 말한다.

ⓢ 흉추, 요추의 운동 범위 관찰

ⓐ 통증이나 근육경련으로 75% 이상 숙이지 못하며 추가 검진이 필요하다.

ⓑ 과신전이나 측굴곡이 잘 안되면 근육의 과도 긴장이나 경련으로 인한 통증 또는 디스크 탈출증을 의심할 수 있다.

② 호흡계 신체검진

㉠ 호흡과 흉부의 초기검진

ⓐ 호흡수, 리듬, 깊이 그리고 호흡 노력에 대해 관찰하고 기록한다.

ⓑ 호흡 시 불안, 안절부절못함, 코의 벌름거림, 호기 시에 쇄골상부나 늑골의 퇴축, 호흡보조근육의 사용은 호흡장애가 있음을 의미한다.

ⓒ 입술모으기(pursed-lip) 호흡은 만성폐쇄성폐질환(COPD) 또는 천식 환자에게서 볼 수 있는 호흡으로 느리게 호흡하기 위한 것이다.

ⓓ 팔로 무릎이나 의자 혹은 침대를 감싸면서 앞으로 기대는 자세, 즉 삼각대 자세(tripod position)는 만성폐쇄성 질환 또는 천식 환자의 호흡장애를 의미한다.

ⓔ 흡기 시 흉벽이 들어가고 호기 시 나오는 흉부 움직임이 있다면 이는 흉곽에 외상이 있음을 의미한다.

ⓕ 성인에서 정상 호흡수는 분당 12 ~ 20회이며 남성은 복식호흡, 여성은 흉식호흡을 하는 경향이 있다.

㉡ 손톱의 색깔과 각도, 피부, 입술의 색깔 시진

ⓐ 손톱, 피부, 입술의 청색증 또는 창백함은 호흡기계나 심혈관계 문제에 의해 야기된다.

ⓑ 손톱은 핑크색이어야 하며 손톱 및 각도는 160도를 유지해야 한다. 손가락의 노란 변색은 흡연과 관련이 있다.

ⓒ 곤봉형 손톱은 낭포성 섬유증이나 만성폐쇄성폐질환(COPD) 환자에서 관찰되며 이는 만성 저산소증과 관련이 있다.

㉢ 흉곽 후면과 측면의 호흡음 청진

ⓐ 호흡음을 청진하기 위해 청진기의 판형을 대상자의 흉곽에 대고 등의 맨 위(쇄골위)에서 아래(제12번째 늑골)까지 흉곽의 후면과 측면을 체계적으로 청진한다.

ⓑ 기관지음이 등 측면에서 들리면 폐렴환자처럼 폐에 경화부위가 있다는 증거가 된다.

ⓒ 기관지 폐포음이 폐 가장자리 주변에서 들리면 비정상이다.

ⓓ 호흡음의 감소는 대상자가 심호흡을 하지 않을 때, 이물질이나 종양에 의한 기도막힘, 천식이나 만성 폐쇄성 폐질환으로 인한 기도의 협착, 중추신경계의 억제로 나타나는 가장 흔한 비정상이다.

ⓔ 비정상음 : 수포음과 연속음을 확인한다.

[표 3-5] 호흡음의 특성

구분	지속시간	강도	음조	정상적으로 들리는 부위
폐포음	흡기음이 호기음보다 더 오래 지속됨	부드러움	비교적 낮음	양쪽 폐의 대부분
기관지 폐포음	흡기음과 호기음이 거의 같음	중간	중간	종조 흉부 앞면에서는 첫 번째와 두 번째 늑간 주위, 흉부 뒷면에서는 견갑골 사이
기관지음	호기음이 흡기음보다 더 오래 지속됨	큼	비교적 높음	만약 조금이라도 들린다면 흉골병 위
기관음	흡기음과 호기음이 거의 같음	매우 큼	비교적 높음	목 부위의 기관 위

[표 3-6] 비정상음

수포음	연속음
• 간헐적이며, 비음악적이고 짧음 • 점(dots) 같은 양상 • 미세 수포음(fine crackles) : 부드럽고 높은 음조이며, 매우 짧음(5 ~ 10msec) • 거친 수포음(coarse crackles) : 다소 크고 낮은 음조이며, 짧음(20 ~ 30msec)	• ≥250msec, 사인파형으로 길(그러나 호흡주기 내내 반드시 지속되지는 않음) • 대시(dash) 같은 양상 • 천명음 : 쉬쉬하거나 날카로운 특성이 있으며, 비교적 높은 음조임(≥400Hz) • 건성수포음 : 코를 고는 듯한 특성이 있으며, 비교적 낮은 음조임(≤200Hz)

㉣ 흉곽 타진

ⓐ 흉곽 타진은 폐의 과도팽창(예 폐기종), 폐에 액체, 경화(예 폐렴)가 의심될 때 실시한다.

ⓑ 청진할 때와 같은 순서로 흉곽 후면과 측면을 타진한다.

[표 3-7] 타진음과 특성

구분	상대적 강도	상대적 음조	상대적 지속시간	부위	병적인 예
편평음(flatness)	약함	높음	짧음	넓적다리	다량의 흉막삼출
둔탁음(dullness)	중간	중간	중간	간	엽폐렴
공명음(resonance)	큼	낮음	길	정상 폐	단순 만성 기관지염
과다공명음(hyperresonance)	매우 큼	더 낮음	더 길	일반적으로 들리지 않음	만성 폐쇄성 폐질환, 기흉
고창음(가스팽만음, tympany)	큼	높음	더 길	공기로 찬 위 또는 부풀린 볼	다량의 기흉

③ 심혈관계 신체검진

㉠ 기본검진 : 말초혈관계

ⓐ 머리 양쪽 눈썹 외측으로 측두동맥 맥박을 촉진하여 맥박의 진폭과 통증을 사정한다.

ⓑ 맥박수는 60 ~ 100회/분이 정상이며 여성은 남성에 비해 5 ~ 10회/분 정도 빠를 수 있다.

ⓒ 외경정맥은 우심방압력에 대한 정보를 제공한다.

㉡ 혈압측정

ⓐ 성인의 수축기 혈압은 120mmHg 미만이고 이완기 혈압은 80mmHg 미만이다.

ⓑ 맥압은 수축기와 이완기의 차이이며 정상은 30 ~ 40mmHg이다.

ⓒ 양팔의 혈압의 차이가 5 ~ 10mmHg 사이이다.

[표 3-8] 18세 이상 성인의 혈압 분류

분류	수축기압(mmHg)	이완기압(mmHg)
정상	〈120	〈80
고혈압 전단계	120 ~ 139	80 ~ 89
1단계 고혈압	140 ~ 159	90 ~ 99
2단계 고혈압	〉160	〉100

㉢ 경정맥압

ⓐ 경정맥압(목정맥압, JVP : Jugular Venous Pressure)은 대상자의 우심방의 압력 또는 중심정맥압을 반영하며, 오른쪽 내경정맥의 진동으로 가장 잘 사정할 수 있다.

ⓑ 경정맥 진동과 경동맥 박동을 비교해 본다.

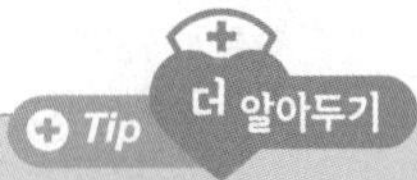

경정맥압(JVP) 사정 단계

- 대상자를 편안히 안정시킨다. 머리를 베개에 올려놓고 흉쇄유돌근을 이완시킨다.
- 침상머리나 진찰대를 30° 올린다. 검진자가 시진하는 방향의 반대쪽을 향하도록 대상자의 머리를 살짝 돌린다.
- 밝게 조명이 비친 환경에서 양쪽 목을 시진한다. 양쪽 외경정맥을 먼저 확인하고 내경정맥 박동을 찾아본다.
- 필요하다면 침상 머리의 높낮이를 조절하여 목 하단부에 내경정맥 파형의 파동 지점을 확인한다.
- 우측 내경정맥에 초점을 둔다. 흉골과 쇄골 위의 흉쇄유돌근과 부착된 흉골상절흔(목아래패임) 혹은 흉쇄유돌근 바로 뒷부분에서 박동시점을 찾아본다.
- 우측 경정맥 박동의 가장 높은 지점을 확인한다. 직각자나 카드 등을 이용하여 이 지점부터 수직으로 흉골 상부까지의 거리를 측정한다. 즉, 내경정맥의 최대 박동점의 수평선과 흉골각으로부터의 수직선이 만난 지점까지의 거리를 cm 단위로 기록하면 경정맥압이 된다.

[표 3-9] 내경정맥 진동과 경동맥 박동 비교

내경정맥 진동	경동맥 박동
거의 촉진되지 않음	촉진이 가능함
부드럽고 이중성의 물결 파동, 매 박동 시마다 두 번의 상승과 두 번의 하강파가 있음	단일파동으로 밖으로 향하는 강한 박동임
쇄골말단의 흉골 바로 위 정맥을 가볍게 누르면 박동이 사라짐	경동맥 부위를 가볍게 눌러도 박동은 사라지지 않음
파동의 높이는 대상자의 자세에 따라 변하는데 대상자가 똑바로 서면 하강함	파동의 높이는 대상자의 자세에 따라 변화하지 않음
흡기 시 박동 지점이 하강함	파동의 높이는 흡기와 관련이 없음

㉣ 심첨맥박 촉진

ⓐ 심첨맥박(apical pulse)은 앉은 자세에서 손가락을 사용하여 좌측 쇄골 중앙선상에 있는 5번 늑간의 심첨 위에서 촉진하며 이것이 좌심실의 첨부(뾰족한 부위)와 일치하는 최대 박동부위(PMI : Point of Maximal Impulse)이다.

ⓑ 좌심실 비대가 있으면 심근이 비대되어 PMI가 저 좌측으로 옮겨지며 만성 폐쇄성 폐질환이 있으면 폐확장이 심해서 PMI가 아래쪽 및 오른쪽으로 바뀐다.

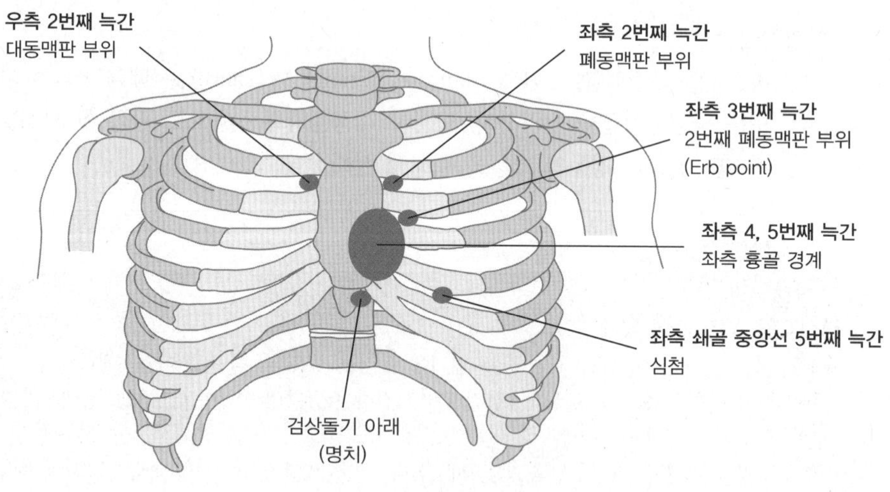

[그림 3-1] 심첨맥박 촉진

㉤ 심음청진

ⓐ S_1과 S_2 심음을 청진하여 심박동수, 리듬, 음조 및 분열음을 사정한다.

ⓑ 청진기의 판형(diaphragm)으로 S_1, S_2 대동맥판과 승모판역류에 의한 심잡음, 심낭 마찰음과 같은 고음을 청진하고 종형(bell)으로 S_3, S_4 승모판협착으로 인한 심잡음과 같은 저음을 청진한다. 처음에는 심첨을 청진하고 점차 흉골 하부 경계를 따라 중앙선으로 이동하며 청진한다.

[표 3-10] 청진음

심음	청진 방법
S_1	• 강도와 분열음이 들리는지 확인함 • 정상적 분열음은 좌측 흉골 경계에서 들을 수 있음
S_2	강도를 확인함
분열음 S_2	• 좌측 2번째와 3번째 늑간에서 분열음을 들을 수 있음 • 흉벽이 두꺼우면 S_1이 안 들릴 수 있음
수축기 심외심음	• 박출음이나 수축기 클릭 소리임 • 위치, 시기, 강도, 음조 그리고 호흡이 심외심음에 미치는 효과에 대해 확인함
이완기 심외심음	• S_3, S_4 개방음과 같은 소리임 • 위치, 시기, 강도, 음조 그리고 호흡이 심외심음에 미치는 효과에 대해 확인함(운동선수에게서 들리는 S_3와 S_4는 정상 소견)
수축기와 이완기 심잡음	심잡음은 지속시간에 있어서 심음과 구분됨

㉥ 심전도 해석

ⓐ 심전도(electrocardiogram, ECG, EKG)는 심장의 활동에 따라 생기는 활동전압을 신체표면에서 기록한 것이다.

ⓑ P파는 심방의 탈분극(심방수축), QRS 복합체는 심실의 탈분극(심실수축)을 나타낸다.

ⓒ 심방 재분극은 심실수축과 동시에 일어나지만 심실수축에 의해 가려진다.

ⓓ T파는 심실의 재분극을 나타낸다.

(5) 관련 건강문제

① 근골격계

㉠ 골절(fracture) : 부분적으로 혹은 완전하게 뼈의 연속성이 파괴되는 것으로 폐쇄골절은 피부가 손상되지 않은 채 남아 있는 것이며 개방골절은 피부가 손상되는 것이다.

㉡ 골다공증(osteoporosis) : 골밀도의 상실과 뼈 형성의 감소로 일어난다. 체중 부하운동의 부족, 에스트로겐의 감소로 인한 칼슘결핍과 같은 노화가 원인이다.

㉢ 류마티스성 관절염(rheumatoid arthritis) : 관절에 염증과 퇴행을 가져오는 만성적이며 전신적인 자가면역 질환이다.

㉣ 골관절염(osteoarthritis) : 관절연골의 퇴행성 변화가 원인으로 척추, 고관절, 무릎, 발목과 같이 체중 부하를 받는 관절 및 손과 손가락이 영향을 받는다.

㉤ 점액낭염(bursitis) : 관절 주변에 있는 결합조직인 점액낭의 염증을 말한다. 침범된 관절에 통증, 부종, 한 지점의 압통, 발적이 흔하다.

㉥ 통풍(gout) : 유전적인 질병으로 요산(uric acid)과 요산염(urate salt)의 생산이 증가되거나 배설이 감소되어 혈청 내 요산이 증가된 것이다. 하지 부위에서 특히 엄지발가락에 갑작스럽게 심한 통증과 부종이 시작되는 전형적인 특징이 있다.

㉦ 추간판 탈출증(HNP : Herniated Nucleus Pulpous) : 추간판 주변에 섬유성 연골이 파열되면 수핵이 이동하며 주변의 척추신경을 압박한다.

㉧ 척추측만증(scoliosis) : 척추의 S자 모양 변형을 말한다.

② 호흡기계

㉠ 급성기관지염(acute bronchitis) : 기관지 점막에 염증이 생긴 상태이다. 초기에는 가래가 나오지 않는 기침을 하다가 며칠 지나면 노란색 또는 녹색의 가래가 나오는 기침을 한다. 대상자는 기침할 때 흉골 아래 부위의 통증이 악화된다고 호소한다.

㉡ 폐렴(pneumonia) : 종말세기관지와 폐포에 염증이 생긴 상태이다. 바이러스성 폐렴은 가래가 없는 비생산적인 기침이나 맑은 객담이, 세균성 폐렴은 흰색, 노란색, 초록색의 객담이 배출되는 생산적인 기침을 한다. 활력징후의 변화로 발열, 빈맥 및 빈호흡이 나타나고 다른 임상징후로는 오한, 쇠약감, 늑막 흉통이 나타난다.

㉢ 늑막삼출(pleural effusion) : 장측 늑막과 벽측 늑막 사이의 늑막강에 장액성 체액이 축적되는 질환이다. 징후는 발열, 비호흡, 빈맥, 감소된 진탕음, 기관 편위, 병변이 있는 폐에 호흡음이 사라지며 증상은 기침이나 심호흡을 할 때 악화되는 날카로운 흉통을 호소할 수 있다.

㉣ 천식(asthma) : 과민반응성 기도질환으로 기관지협착, 기도폐색 및 염증이 특징이다. 빈맥, 지연된 호기와 빈호흡, 천명음, 호흡곤란, 불안한 모습, 호흡보조근의 사용과 기침이 나타난다.

㉤ 폐기종(emphysema) : 폐포벽이 파괴되어 공기가 들어있는 폐포 공간이 비정상으로 영구히 확장되는 질환이다. 진행된 폐기종 환자의 특징적인 모습은 체중 감소와 함께 술통형 흉곽으로 조금만 움직여도 쉽게 숨이 차고 숨이 차면 입술을 오므리고 숨을 쉬며 삼각대 자세를 자주 취한다.

㉥ 만성기관지염(chronic bronchitis) : 기관과 기관지의 점액세포에서 점액이 과다하게 분비되어 1년 중 3개월 이상 가래가 있는 기침을 연속 2년 이상 하게 되는 질환이다. 주증상은 가래 있는 기침, 점액 분비 증가, 청색증, 호흡곤란이다.

㉦ 기흉(pneumothorax) : 공기가 늑막강으로 들어간 것이다.

ⓐ 폐쇄성 기흉(closed pneumothorax) : 자연적 또는 외상 및 원인불명

ⓑ 개방성 기흉(open pneumothorax) : 부상이나 수술로 인해 늑막을 관통하여 생김

ⓒ 긴장성 기흉(tension pneumothorax) : 공기가 늑막으로 들어가서 빠져나가지 못해 생김

㉧ 혈흉(hemothorax) : 흉곽의 손상으로 인해 늑막강에 혈액이 축적되어 생기지만 흉곽수술의 합병증으로도 발생이 가능하다. 저혈압, 차고 축축한 피부, 빈맥, 빠르고 얕은 호흡, 호흡곤란이 나타난다.

㉨ 무기폐(atelectasis) : 종양, 체액, 기흉으로 인한 외부 압력 또는 과소환기로 인한 산소부족, 분비물로 인한 폐색(흡수 무기폐)으로 인해 폐포가 허탈된 상태를 말한다.

③ 심혈관계

㉠ 고혈압(hypertension) : 18세 이상의 성인의 경우 앉은 상태에서 두 번 이상 측정된 혈압의 평균으로 진단한다. 2회 이상 측정된 혈압이 120/80mmHg 이상인 경우 고혈압으로 진단한다. 동맥의 압력은 혈관의 수축, 체액의 과부하로 인해 증가한다.

㉡ 정맥혈전색전증 및 혈전성정맥염 : 정맥 내에 혈전이 발생하면 이를 심부정맥혈전증(DVT : Deep Vein Thrombosis)이라고 한다. 보통 하지의 심부정맥에서 발생하며 혈전은 신체 표면에 있는 정맥의 확장, 침범된 사지의 부종과 발적, 다리 둘레의 증가 등으로 확인된다.

㉢ 말초동맥부전증 및 말초정맥부전증 : 말초동맥질환(PAD : Peripheral Arterial Disease)은 동맥부전증으로 인해 발생하며 말초정맥부전증은 다리의 정맥 판막이 손상되거나 이전에 정맥혈전색전증을 경험한 대상자에게 나타난다. 혈관기능부전증이 있으면 피부에 분화구 모양의 궤양이 생길 수 있다.

㉣ 동맥류(aneurysm) : 동맥벽의 약화에 의해 동맥이 국소적으로 이완된 것이다. 동맥류는 대동맥과 장골동맥 뇌혈관을 따라 발생한다. 동맥류가 있는 위치에서 청진 시 떨림이나 혈관잡음이 나타날 수 있다.

㉤ 심장판막질환(Valvular Heart Disease) : 심장판막질환은 심장의 판막이 충분히 열리지 못하거나 닫히지 못할 때 나타난다. 류마티스열과 심내막염은 가장 흔한 후천적 심장판막질환의 원인이다. 판막질환을 가진 대상자들의 공통적인 증상은 호흡곤란이다.

㉥ 협심증(angina pectoris) : 심근의 허혈 때문에 발생하는 흉통이다. 안정협심증(stable angina)이 있는 대상자는 가슴을 쥐어짜는 듯하며 질식할 것 같고 가슴을 쪼이는 듯한 통증을 호소한다. 대개 5 ~ 15분 정도 지속되며 니트로글리세린을 치료제로 사용한다.

㉦ 급성관상동맥 증후군(ACS : Acute Coronary Syndrome) : 허혈이 지속되고 즉시 완화되지 않을 때 이를 급성관상동맥 증후군으로부터 발생한 불안정 협심증이라고 하고, 심근경색도 포함한다.

ⓐ 불안정 협심증(unstable angina) : 휴식을 취할 때도 나타나는 통증으로 기존의 통증보다 더 심각하다.

ⓑ 심근경색(myocardial infarction) : 심근의 허혈이 심하여 심근세포가 파괴되고 괴사가 발생한 것을 말한다. 대상자들은 '이전까지 경험해 본 적 없는 최악의 흉통'을 느낀다고 하며 왼쪽 어깨, 턱, 팔 또는 가슴의 다른 곳으로 방사될 수 있다. 일반적으로 부정맥이 있고 심음이 잘 들리지 않거나 맥박이 약할 수 있다.

㉧ 심부전(heart failure) : 좌우 심실에서 대동맥이나 폐동맥으로 혈액을 충분히 보내지 못하는 상태이다.

ⓐ 좌심실 부전 : 대동맥 협착이나 고혈압으로 인해 저항이 증가하였으나 심실이 증가된 저항을 효과적으로 극복할 수 없을 때, 좌심실에 심근경색이 발생하여 심근세포가 괴사함으로써 좌심실의 수축이 약해졌을 때 발생한다. 대상자는 기좌호흡, 움직일 때의 호흡곤란, 발작성 야간호흡곤란, 피로를 호소하며 전흉부의 움직임, 심첨맥박의 위치변화, 진동음 촉진, 제3심음 청진, 심첨부위에서 수축기 심잡음 등의 임상증상이 나타난다.

ⓑ 우심실 부전 : 폐동맥 고혈압으로 인한 우심실 비대 또는 심근경색으로 인한 괴사에 의해 발생한다. 심실 수축 시 우심실에 있는 혈액이 폐동맥으로 혈액이 보내지는 것이 아니라 상대정맥이나 하대정맥으로 역류한다. 증상으로는 체위 의존성 부종 좌측 하부흉골연에서 제3심음 청진, 수축기 잡음 청진 및 체중 증가 등이 있다.

㉧ 감염성 심내막염(infective endocarditis) : 심장판막을 포함한 심장내막의 감염이다.

㉨ 심낭염(pericarditis) : 벽측 심낭과 장측 심낭, 심근표면의 감염을 말한다. 심낭 마찰음과 흉통이 전형적인 증상이다.

5 수면 - 휴식 양상

(1) 개요

① 수면은 인간의 기본욕구 중 하나로 최적의 생리적, 심리적 기능 및 삶의 질에 중요한 역할을 한다.

② 적절하게 기능하기 위한 수면시간은 사람에 따라 다르며 수면 요구는 신체적 활동, 질병, 임신, 정서적 스트레스, 정신활동 증가와 함께 증가한다.

③ **정상수면** : 각 수면 단계가 정상적인 비율로 유지되고 주기가 일정하다는 뜻이다.

④ 수면은 급속안구운동의 여부에 따라 NREM(Non Rapid Eye Movement) 수면과 REM(Rapid Eye Movement) 수면으로 나뉜다.

㉠ NREM 수면 : NREM 동안에는 대부분의 체내 현상이 완만해지거나 감소하여 근육이 서서히 이완되고 신체기능이 낮게 유지된다.

ⓐ 1단계 수면 : 전환단계로서 각성기와 수면의 중간상태이며 가장 얕은 수면의 시기로 비교적 짧아 1.5 ~ 7분 정도이다. 이때 안구운동은 느린 상태이며 뇌파는 진폭이 작으면서 빠른 주파수를 보이고 근전도는 각성기보다 감소된다.

ⓑ 2단계 수면 : 가벼운 수면으로 뇌파소견에서 수면뇌파방추사와 K복합체가 관찰되며 전체 수면의 50% 정도를 차지한다.

ⓒ 3, 4단계 수면 : 가장 깊은 수면의 시기로 높은 전위의 델타파가 특징적으로 나타나 델타 수면 혹은 서파수면(slow wave sleep)으로 부른다.

㉡ 4단계의 NREM 수면이 끝나면 REM 수면으로 이어지며 REM 뇌파는 1단계 수면과 유사하다.

ⓐ REM 수면의 80%는 꿈을 꾸며 NREM과는 다르게 생리현상이 갑자기 증가하여 혈압의 변동, 체온조절기능 감소, 맥박과 호흡의 증가와 불규칙성, 위산분비 증가, 농축된 소변 생산, 뇌혈류 증가, 음경발기와 같은 변화가 나타난다.

ⓑ 근육은 예외적으로 각성기나 NREM 시기보다 더욱 이완된다.

⑤ 수면주기는 수면 기간 동안 대개 5차례 정도 반복되는데 새벽 수면으로 갈수록 NREM 수면이 감소하고 REM 수면이 증가한다.

㉠ NREM 수면이 나타난 후 REM 수면이 오고, 다시 NREM 수면이 2단계에서부터 4단계까지 90분 동안 진행된다.
㉡ REM 수면은 약 15 ~ 20분 정도 나타난다.

⑥ 수면은 크게 다음의 다섯 가지 기능이 있다.
㉠ 회복기능 : NREM 수면은 주로 신체 및 근육의 기능을 회복시키며 REM 수면은 단백질 합성을 증가시켜 뇌의 소모된 기능을 회복시킨다.
㉡ 발생학적 기능 : REM 수면은 특히 성장이 활발한 신생아에서 더욱 활발하다.
㉢ 인성학적 기능 : 수면은 낮 동안 생존기능과 본능적 보존기능을 잘 할 수 있도록 준비시키고 조정, 연습하도록 한다.
㉣ 인지적 기능 : REM 수면은 낮 동안 학습된 정보를 재정리하여 불필요한 것은 버리고 재학습 및 기억시키는 기능을 한다.
㉤ 감정조절기능 : 불쾌하고 불안한 감정들이 꿈과 정보처리를 통해 정화되어 아침에는 상쾌한 기분을 갖도록 도와준다.

(2) 관련진단

불면증, 수면 양상 장애 등

(3) 사정지침

① 불면장애(insomnia disorder)
뚜렷한 신체적 또는 정신적 장애와 상관없이 잠을 못 자거나 잠을 유지하지 못하는 것이다.

불면장애 진단기준(DSM-5)

A. 수면의 질 또는 양에 뚜렷한 불만을 호소하는데 그 증상은 잠들기 어려움, 잠을 유지하기 어려움(자주 깨거나 깬 다음에 다시 잠들기 어려움), 이른 새벽에 깨어나서 다시 잠들기 어려움 등 중에서 하나 이상으로 나타난다.
B. 장애는 사회적, 직업적, 학업적 또는 다른 주요 기능 면에서 임상적으로 유의한 곤란과 장애를 초래한다.
C. 수면의 어려움은 적어도 일주일에 3일 지속된다.
D. 수면의 문제가 적어도 3개월 이상 지속된다.
E. 수면의 어려움은 잘 수 있는 적당한 기회가 있었어도 나타난다.
F. 불면증은 다른 수면 – 각성장애에 더 들어 맞거나 그 과정 중에 나타난 것이 아니다.
G. 물질의 생리학적 효과에 의한 것이 아니다.
H. 다른 정신장애로 불면증을 더 잘 설명할 수 없다.

〈특정형〉
• 삽화성 : 증상이 적어도 1개월 이상 3개월 미만으로 지속된 경우
• 지속성 : 증상이 3개월 이상 지속된 경우
• 재발성 : 2회 이상 삽화가 1년 내에 발생한 경우

② 과다수면장애(hypersomnolence disorder)

7시간 이상 잠을 잤음에도 불구하고 과도한 졸림을 호소하는 경우이다.

③ 기면증(narcolepsy)

낮 동안의 지나친 졸음과 함께 자기도 모르게 갑자기 10 ~ 20분 동안 REM 수면이 나타나는 현상이다.

④ 호흡 관련 수면장애(breathing related sleep disorder)

㉠ 폐쇄성 수면 무호흡 및 저호흡(obstructive sleep apnea hypopnea) : 수면다원검사에서 수면시간 당 5회 이상의 폐쇄성 무호흡(최소 10초간 지속) 또는 저호흡이 나타난다.

㉡ 중추성 수면 무호흡(central sleep apnea) : 뇌호흡 중추의 기능장애로 간헐적 또는 주기적으로 호흡이 중단되거나 감소하는 경우다.

㉢ 수면관련 호흡저하(sleep-related hypoventilation) : 대개 동반된 의학적 또는 신경학적 장애, 약물이나 물질사용으로 인해 발생하지만 독립적으로도 발생한다.

⑤ 일주기 리듬 수면장애(circadian rhythm sleep-awake disorders)

수면각성주기가 바뀌어 일주기 리듬과 맞지 않는 경우에 나타나는 것으로 원하는 수면시간과 실제 잠자는 시간 간의 불일치를 포함하는 여러 형태의 수면장애이다.

⑥ 사건수면(parasomnias)

수면이나 수면과 각성의 전환 시기에 이상한 또는 원하지 않는 현상이 나타나는 것으로 비렘수면 각성장애, 악몽장애, 렘수면 행동장애, 하지불안증후군 등이 있다.

⑦ 물질·약물 유도성 수면장애

물질중독 동안 또는 후에 생기거나 금단 후 또는 약물에 노출되어 나타난다.

6 인지 - 지각양상

(1) 개요

① 정신건강

의식수준, 주의력, 기억, 지남력, 지각, 사고과정, 사고내용, 통찰력, 판단력, 정서나 기분, 언어의 변화, 고위인지기능의 문제나 섬망 또는 치매가 있는지 사정한다.

② 신경계

신경계는 내, 외적 자극에 수의적, 불수의적으로 인체기능을 통제하며 뇌와 척수로 구성된 중추신경계, 12쌍의 뇌신경, 31쌍의 척수 신경 및 이 신경들의 가지들로 구성된 말초신경계, 자율신경계로 구분한다.

③ 눈

안와(orbit) 안에 위치하며 시신경(제2뇌신경)을 통해 시각적 자극을 뇌에 전달한다.

④ 귀

양쪽의 평형(균형)을 유지하고 듣는 기능을 하는 감각기관으로 외이, 중이, 내이 세 부분으로 구분한다.

⑤ 코

코와 부비동은 후각을 담당하고 소리를 만드는 데 도움을 주며 구강과 인두는 연하작용과 맛을 느끼게 하는 중요한 역할을 한다.

(2) 관련진단

급성 혼동, 만성 혼동, 기억장애, 편측 지각이상 등

(3) 문제중심 건강력

① 정신건강

㉠ 정신건강문제를 암시하는 특징적인 증상과 행동이나 통증, 피로, 심계항진과 같은 다른 임상적 상태에 가려진 정신건강 문제가 있는지 세심하게 사정한다.

㉡ 정신건강 선별검사를 위한 환자 지표를 점검한다.

ⓐ 의학적으로 설명되지 않는 신체적 증상들의 절반 이상은 우울 또는 불안장애와 관련이 있을 수 있다.

ⓑ 심각한 신체화 증상, 만성 통증, 6주 이상 지속된 증상, 최근 스트레스 등을 사정한다.

ⓒ 건강에 대한 낮은 자기평가, 건강관리 서비스의 잦은 이용, 약물남용 등이 있는지 살핀다.

㉢ 우울, 불안, 물질남용 및 중독장애, 인지장애 등으로 진단과 치료를 위한 후속 시스템이 요구되는지 사정한다.

② 신경계

㉠ 두통 : 종양의 압박이나 뇌내 혈류장애로 인한 뇌내 압력 증가 또는 허혈과 관련되어 나타난다.

㉡ 발작 : 발작이 국소적인지 아니면 전신적인지 발작의 특성을 파악하고 발작이 일어나기 전에 전조증상으로 무슨 소리가 들리거나 어떤 맛이 느껴지는 느낌이 들 수 있다. 자극에 반응하는 뇌부위가 발작의 발생지점이다.

㉢ 의식상실 : 의식상실은 심혈관계 질환이나 신경계 질환이 원인일 수 있다.

㉣ 움직임 변화 : 파킨슨 질환의 경우 쉬고 있을 때 떨리는 반면, 소뇌질환의 경우 의도적으로 움직일 때 떨린다. 대상자가 오른쪽으로 넘어지는 경우 좌뇌반구의 손상된 신경기능에 의해 오른쪽 근육이 약해졌을 수 있다.

㉤ 감각변화 : 중추신경계 이상(예 다발성경화증, 뇌졸중), 말초신경계 이상(예 당뇨병으로 인한 말초신경병증), 말초혈관질환이나 빈혈이 원인일 수 있다.

㉥ 연하곤란 : 인지기능손상, 뇌졸중, 파킨슨질환, 다발성경화증 또는 근육질환에 의해 유발될 수 있다.

ⓢ 의사소통장애 : 파킨슨 질환에서 얼굴근육의 운동감소증(bradykinesia) 때문에 언어를 구사하기 힘들 수 있으며 실어증(aphasia)의 경우 언어의 이해나 표현이 어려운 상태가 된다. 다른 사람이나 자신의 말을 완전히 이해하지 못하는 것은 수용성 실어증(receptive aphasia) 또는 달변 실어증(fluent aphasia)이라고 하며 측두엽의 베르니케 영역의 병변과 관련이 있다.

③ 눈

㉠ 시력장애 : 갑작스러운 시각증상의 발현은 망막박리를 나타내기도 하며 응급의뢰가 필요하다. 시력장애의 영향은 대상자의 삶의 질을 결정하고 일상생활과 생활양식에 적응하는 정도를 평가한다.

㉡ 통증 : 이물질은 눈물을 나게 하고 홍반, 광선 공포증을 일으킨다. 또 눈의 통증은 감염에 의해 발생된다.

㉢ 홍반 및 부종 : 알레르기는 부종 또는 과도한 눈물의 원인이 되며 수영장에서 나오는 염소는 홍반의 원인이 된다.

㉣ 눈물고임 및 분비물 : 눈물이 나거나 과도하게 흐르는 것은 자극성 물질 또는 알레르기가 원인이 될 수 있다. 한쪽에서만 눈물이 나는 경우는 누관이 폐쇄된 경우이다. 눈의 긴장감과 피로가 원인일 수 있다. 진하고 노란 또는 녹색을 띠는 분비물은 비정상이다.

④ 귀

㉠ 난청 : 귀의 감염이나 상기도 감염과 관련 없는 갑작스러운 혹은 양쪽의 청력상실은 더 자세히 평가해야 한다.

ⓐ **노인성 난청과 관련된 청력상실은 점진적으로 발생하고 나이가 들어가며 특히 고주파 소리를 더 듣지 못한다.**

ⓑ 청력상실은 들을 수 없거나 당황스럽기 때문에 개인이 위축되거나 고립된다. 개인 간의 의사소통 감소, 우울, 정신과적 문제를 심화시킬 수 있다.

㉡ 귀울림(이명) : 해당된 사람만 소리를 듣고 감지한다.

㉢ 이통 : 귀통증은 입, 부비동이나 목의 감염과 관련이 있다. 외이나 외이도의 염증은 귀를 움직일 때 통증이 발생한다. 중이염에 의한 통증은 귀 움직임과 관련 없이 발생한다.

⑤ 코

㉠ 코의 분비물

ⓐ 화농성, 탁한 녹황색의 악취를 풍기는 분비물은 대개 박테리아성 감염에 기인한다.

ⓑ 한쪽에서 분비물이 있다면 만성부비동염 혹은 이물질과 연관된다.

ⓒ 피가 섞인 분비물은 종양, 외상 혹은 곰팡이성 질병 같은 기회 감염에 기인한다.

ⓓ 비출혈은 이차적 상해, 만성부비동염, 악성종양, 출혈장애로 발생할 수 있다.

㉡ 인후통 : **보통 인후의 감염과 관련된 부종과 통증은 삼킴을 어렵게 한다.** 코막힘은 밤 동안 입으로 숨쉬기 때문에 아침에 인후통을 야기시킬 수 있다.

ⓒ 구강 병소: 구강 내 병소는 상해, 감염, 영양결핍, 면역학적 문제, 암 등의 여러 원인에 의해 발생될 수 있다.

(4) 신체검진

① 정신건강

㉠ 정신건강 문제를 암시하는 특징적인 증상과 행동이나 통증, 피로, 심계항진과 같은 다른 임상적 상태에 가려진 정신건강 문제가 있는지 세심하게 사정한다.

㉡ 기분 동요의 유형(빈도, 정도), 성격변화 및 행동변화, 파국적 정서반응, 주의 집중시간·문제해결·기억문제와 같은 인지 변화, 언어 장애, 사람, 장소, 시간 상황에 대한 지남력, 사회적 행동의 적절성, 다른 가족 구성원의 인지 장애 관련 증상의 병력이나 특정 질환을 확인한다.

㉢ 우울, 불안, 물질 남용과 중독 장애와 관련한 선별 질문

ⓐ 우울

- 지난 2주 동안 기분이 가라앉거나 우울하거나 희망이 없었는가?
- 지난 2주 동안 무엇을 하여도 흥미가 없거나 즐겁지 않았는가?

ⓑ 불안(일반적인 불안장애, 사회적 공포, 공황장애, 외상후 스트레스 장애, 급성 스트레스 장애)

- 지난 2주 동안, 긴장되거나 불안하거나, 걱정스러운 감정을 느낀 적이 있었는가?
- 지난 2주 동안 걱정을 그만두거나 통제할 수 없었는가?
- 지난 4주 동안 불안발작(갑작스러운 두려움이나 공황)을 느낀 적이 있는가?

ⓒ 물질남용 및 중독장애

알코올과 약물남용을 조사하기 위해 CAGE 질문을 활용한다.

CAGE 질문

C – Cut down: 술을 끊어야 하겠다고 느낀 적이 있는가?
A – Annoying: 술로 인해 누군가에게 비난받아 본 적이 있는가?
G – Guilty: 술을 먹는 행동에 대해 죄책감을 느낀 적이 있는가?
E – Eye-opener: 아침에 눈을 뜨자마자 술을 먹는 패턴인가?

㉣ 인지기능 평가 : MMSE-K(한국판 간이 정신상태 검사)

이름 :	교육 : 유학 / 무학	검사일자 :

항목		점수
시간 지남력	1. 오늘은 년 월 일 요일 어느 계절입니까?	/5
장소 지남력	2. 당신의 주소는 도(시) 구 동 여기는 어떤 곳입니까? (예 학교, 병원, 집 등)	/4
	3. 여기는 무엇을 하는 곳입니까? (예 진찰실 등)	/1
기억 등록	4. 비행기, 모자, 소나무	/3
기억 회상	5. 비행기, 모자, 소나무 (3 ~ 5분 뒤 4번의 이름들을 회상)	/3
주의 집중 및 계산	6. 100−7= −7= −7= −7= −7= (무학의 경우 '삼천리강산'을 거꾸로 말하게 하기)	/5
언어 기능	7. 물건이름 맞히기(연필, 시계)	/2
	8. 3단계 명령시행(오른손으로 종이를 집어서 반으로 접어 무릎 위에 놓기)	/3
	9. 오각형 2개 겹쳐 그리기	/1
	10. '간장 공장 공장장'을 따라 하기	/1
이해 및 판단	11. 옷을 왜 빨아서 입습니까?	/1
	12. 길에서 남의 주민등록증을 주웠을 때 어떻게 하면 쉽게 주인에게 돌려줄 수 있습니까?	/1
총점		/30
■ 평가(30점 만점) • 24점 이상 : 정상 • 20점 ~ 23점 : 경도 인지장애 • 19점 이하 : 치매	* 오각형 그리기	
■ 무학, 문맹의 경우 : 시행점수 +4점(시간 지남력 +1, 주의 집중력 및 계산 +2, 언어 기능 +1)		

② 신경계

㉠ 뇌신경 기능의 사정

ⓐ 제1뇌신경(후각신경)은 거의 검사하지 않지만 대상자가 맛이 이상하게 느껴진다고 말하면 후각검사가 필요하다.

ⓑ 대상자가 방으로 들어오면서 의자를 발견하고 앉으면 제2뇌신경(시신경)이 정상이다.

ⓒ 문진 시 대상자가 질문에 대답할 때 눈이 움직이는지 관찰한다. 양쪽 눈이 위, 아래, 양옆, 사선으로 움직인다면 제3(동안신경), 4(활차신경), 6(외전신경) 뇌신경이 정상이다.

ⓓ 눈을 깜박이면 제5뇌신경(삼차신경) 안신경분지가 정상이다.

ⓔ 대상자가 말을 할 때 얼굴이 대칭이면 제7뇌신경(안면신경)이 정상이다.

ⓕ 대상자가 검사자의 말을 들을 수 있으면 제8뇌신경(청신경)이 정상이다.

ⓖ 대상자가 말을 하면서 침을 삼키면 제9뇌신경(설인신경)과 제10뇌신경이 정상이다. 후음('그'나 '크')의 발음을 할 수 있으면 제10뇌신경의 또 다른 정상표시이다.

ⓗ 대상자가 문진 중에 어깨를 으쓱하고 고개를 돌린다면 제11뇌신경(척부수신경)이 정상이다.

ⓘ 대상자의 발음이 똑똑하면 제12뇌신경(설하신경)이 정상이다.

㉡ 소뇌기능 사정

균형검사 : 롬베르그 검사를 시행한다. 대상자에게 발을 모으고 팔을 양옆으로 붙이고 서 있게 한다. 20~30초간 눈을 감게 한 후 대상자가 똑바로 선 자세를 유지하는지 관찰한다. 대상자가 눈을 감거나 눈을 뜬 채로도 많이 흔들리면 소뇌장애 또는 전정기관 이상이 있음을 의미하며 롬베르그 검사 양성반응이라고 한다.

[표 3-11] 뇌신경과 기능

뇌신경	기능
후신경(olfactory Ⅰ)	감각 : 냄새의 인식과 해석(후각)
시신경(optic Ⅱ)	감각 : 시력과 시야(시각)
동안신경(oculomotor Ⅲ)	• 운동 : 눈꺼풀 들어 올리기, 대부분 외안근 운동 • 부교감 : 동공수축, 수정체 모양 변경
활차신경(trochlear Ⅳ)	운동 : 안구를 안쪽으로, 아래쪽으로 움직임
삼차신경(trigeminal Ⅴ)	• 운동 : 턱 내리고 다물기, 저작운동 • 감각 : 안면(안신경, 상악신경, 하악신경), 각막, 홍채, 눈물샘, 결막, 눈꺼풀, 이마, 코, 코점막과 구강점막, 이, 혀, 귀, 얼굴 표면의 감각
외전신경(abducens Ⅵ)	운동 : 눈의 측면운동
안면신경(facial Ⅶ)	• 운동 : 턱을 제외한 얼굴 근육의 움직임, 눈감기, 구순음(브, 므, 입술을 둥글게 하는 모음) • 감각 : 혀의 앞쪽 2/3의 맛, 인두의 감각 • 부교감 : 침과 눈물의 분비
청신경(acoustic Ⅷ)	감각 : 청력과 균형감각

③ 눈

㉠ 시력측정

ⓐ 원거리 시력 : 채광이 좋은 장소의 벽에 스넬렌(Snellen) 시력표, 'E' 시력표 및 근거리 시력표와 같은 차트를 고정하고 대상자가 차트로부터 6m 떨어진 곳에 서게

하여 측정한다. 불투명한 카드로 한쪽 눈을 가리게 하고 대상자가 읽을 수 있는 가장 작은 글자의 줄을 읽게 한다.

ⓑ 근거리 시력 : 눈으로부터 약 35cm 떨어진 곳에 포켓용 근거리 시력표 또는 신문에서 가장 작은 줄을 읽게 한다. 이 검사는 근거리 시력이 감소하기 시작하는 40세 이후에 시행한다.

㉡ 각막 빛 반사(허쉬버그 검사) : 대상자에게 두 눈을 뜨고 곧장 앞을 응시하라고 요청한다. 코끝으로부터 30 ~ 38cm 떨어진 곳에서 펜라이트를 비춘다. 양쪽 각막이 대칭적으로 빛 반사를 보여야 한다.

④ 귀

㉠ 외이와 유양돌기의 특성, 압통, 부종 촉진 : 이 검진은 보통 기형, 상해, 염증이나 통증을 호소할 때 진행한다.

㉡ 내이 구조 시진 : 염증, 이물질, 이도의 폐색이 의심될 때 수행한다. 외이와 중이의 시진을 위해 이경을 사용한다.

㉢ 고막 시진 : 고막의 기준표지, 색깔, 윤곽, 반투명, 움직임을 관찰한다.

㉣ 청신경(제8뇌신경)검사

ⓐ 웨버검사 : 음차 손잡이 부분을 잡고 손바닥 아랫부분을 쳐서 음차의 날개 부분을 진동시킨다. 즉시 대상자 두개골 중앙에 음차 아랫부분을 대고 어느 쪽 귀가 더 크게 들리는지 질문한다. 만일 한쪽 귀에서 크게 들린다면 비정상이다.

ⓑ 린네(Rinne)검사 : 청력사정을 위해 음차를 사용하며 공기전도(AC)와 골전도(BC)를 비교하는 청력검사이다.

- 가볍게 진동시킨 음차를 귀 뒤에 있는 유양돌기에 댄다. 환자가 더 이상 소리가 들리지 않는다고 하면, 재빨리 음차를 외이도에 가까이 대고 소리가 다시 들리는지 확인한다.
- 음차의 'U' 모양이 앞으로 향하게 해야 환자에게 전달되는 소리가 최대일 수 있다. 공기를 통해 전달되는 소리가 골전도를 통해 전달된 소리보다 길게 들리면 정상이다(AC 〉 BC).

⑤ 코

㉠ 코의 압통 촉진과 개방성 사정

ⓐ 흡식 때 콧구멍이 좁아지는 것은 구강호흡을 필요로 하는 만성 폐색성 질환과 관련된다.

ⓑ 잡음이 섞이고 숨쉬기가 곤란한 것은 코막힘과 비도의 외상, 폴립, 알레르기에 의해 유발될 수 있다.

ⓒ 촉진 시 상해나 염증으로 인한 불안정이나 압통 혹은 염증에 주목한다.

㉡ 비내강 표면의 특성, 병소, 홍반, 분비물 시진 : 천공, 출혈이나 딱지가 없어야 한다. 천공은 종종 코카인 사용과 관련이 있다.

㉢ 전두동과 상악동의 압통 촉진 : 상해가 있거나 부비동 부위의 통증을 호소할 때 진행한다.

㉣ 부비동 부위의 투조 : 만약 대상자가 부비동 통증을 호소하거나 부비동 울혈의 증상이 있으면 부비동 투조기나 밝은 펜라이트를 사용하여 부비동 부위에 투조를 한다.

(5) 관련 건강문제

① 정신건강

㉠ 주요 우울장애(major depressive disorder) : 하루 중 대부분 그리고 거의 매일 지속되는 우울 기분에 대한 주관적 보고, 모든 일상활동에 대해 흥미나 즐거움이 뚜렷하게 저하되고, 체중 조절을 하고 있지 않은 상태에서 의미 있는 체중의 증가나 감소, 거의 매일 나타나는 불면이나 과다수면, 정신운동 초조나 지연, 피로나 활력의 상실 등의 증상이 2주 이상 연속으로 지속되며 이전의 기능 상태와 비교할 때 현저한 변화를 보이는 경우이다.

㉡ 범불안장애(generalized anxiety disorder) : 직장이나 학업과 같은 일상활동에 있어 지나치게 불안해하거나 걱정하는 증상이 나타나며 그 기간이 최소 6개월 이상 지속되는 경우이다.

㉢ 주요 신경 인지장애(major neurocognitive disorder) : 한 가지 이상의 인지적 영역(복합주의, 실행기능, 학습 및 기억, 지각-운동 기능, 사회적 인지)에서 과거의 수행수준에 비해 심각한 인지적 저하가 나타나는 질환으로 원인적 요인으로 작용하는 질환(알츠하이머 질환, 뇌혈관 질환, 파킨슨 질환 등)에 따라 경도 신경인지장애, 치매 등 다양한 하위 유형으로 구분한다.

㉣ 알코올 사용장애(alcohol use disorders) : 임상적으로 현저한 손상이나 고통을 일으키는 문제적 알코올 사용양상이 지난 12개월 사이에 DSM-5 진단기준 항목 중 최소 2개 이상을 충족하는 경우이다.

② 신경계

㉠ 다발성경화증(multiple sclerosis) : 뇌와 척수의 신경세포가 점차적으로 탈수초화(demyelination)되면 다발성경화증이 생긴다. 증상은 피로, 우울, 감각이상, 국소 근력약화, 눈변화(이중시야, 안구진탕), 장·방광·성기능장애, 불안정한 걸음걸이, 경련이 나타난다.

㉡ 뇌수막염(meningitis) : 뇌와 척수를 둘러싸고 있는 뇌수막의 염증을 말한다. 심한 두통, 열, 전신쇠약감을 유발한다.

㉢ 뇌염(encephalitis) : 뇌조직과 뇌막에 염증이 생기는 상태를 말한다. 두통과 오심, 발열, 쇠약감, 불안, 구토 등이 나타나면서 급속하게 발생하기도 한다. 며칠에 걸쳐 대상자는 의식저하, 운동약과, 진전, 발작, 실어증이 발생할 수 있다.

㉣ 척수손상(SCI : Spinal Cord Injury) : 외상에 의해 척수가 손상된 상태를 말한다. 경추가 손상되면 사지마비가 나타나고 흉추와 요추가 손상되면 양측성 사지마비가 나타난다.

㉤ 파킨슨 질환(Parkinson's disease) : 뇌에서 도파민을 생산하는 기저핵 흑색질의 신경이 퇴화되어 발생한다. 얼굴, 턱, 손, 팔과 다리에서 안정 시 진전(resting tremor),

경직, 운동지연, 자세불안정, 구부정한 몸통, 근육약화, 갈지자 보행(shuffling gait) 등이 나타난다.

ⓑ 뇌졸중[cerebrovascular accident(CVA) stroke] : 혈전이나 색전으로 막히거나 뇌출혈이 일어나면 뇌조직이 허혈되어 발생한다. 좌측 전두엽에 허혈이 있을 시 우측 팔이나 다리가 마비되며 얼굴, 팔, 다리에 편측 감각 이상이 발생한다. 갑작스러운 혼란상태, 연하곤란, 실어증, 부분 시력의 소실이 나타나기도 한다.

ⓢ 알츠하이머 질환(Alzheimer's disease) : 불치의 퇴행성 신경질환이다. 알츠하이머 질환은 3단계로 진행된다. 1단계는 대상자가 이름을 잊거나 사물을 잃어버리는 등 기억력이 저하되는 단계로 2 ~ 4년 지속된다. 2단계는 2 ~ 12년에 걸쳐 기억력이 점점 더 떨어지고 일상생활활동을 하지 못한다. 지남력이 떨어지고 집중을 하지 못한다. 3단계인 마지막 단계에서 완전히 의존적이 되며 의사소통도 되지 않는다.

ⓞ 중증근무력증(myasthenia) : 신경근육질환으로 수의적 근육의 약화가 특징적인 질환이다. 3가지 유형이 있는데 눈만 침범한 안구 중증근무력증(ocular myasthenia), 연하에 관여하는 뇌신경에 침범한 구근 중증근무력증(bulbar myasthenia), 팔, 다리, 몸통의 모든 골격근에 영향을 주는 전신성 중증근무력증(generalized myasthenia)로 구분된다.

ⓙ 길리안바레 증후군(Gillain-Barré syndrome)은 말초운동신경의 광범위한 탈수초화가 특징적인 급성증후군이다. 환자는 대개 발병 수 주일 전에 호흡기나 위장관계 바이러스 감염이 있다. 하지에서 쇠약감과 감각 이상이 시작되어 상지와 얼굴로 올라가는 상행성 마비가 나타난다.

③ 눈

ⓐ 맥립종(다래끼) : 안검 피지선에 생긴 급성감염증상을 말한다. 주로 포도상구균(staphylococcus aureus)이 원인균이며 감염 부위에 통증, 충혈, 부종이 나타난다.

ⓑ 결막염(conjunctivitis) : 박테리아나 바이러스감염 또는 알레르기 반응, 전신감염, 화학적 자극으로 발생된다. 눈에 충혈이 있고 아침에 일어나면 안검에 끈끈하고 진한 눈꼽이 보인다.

ⓒ 사시(strabismus) : 양 눈의 상이 한 곳에 만나지 못하는 비정상적 눈의 정렬상태를 말한다. 미마비성 사시는 근육약화나 초점조절의 문제, 편측성 굴절이상, 양 눈의 해부학적 차이로 인해 발생한다. 마비성 사시는 불완전 마비나 외안근 마비로 인한 양안의 불균형이 원인이다.

ⓓ 백내장(cataract) : 수정체가 탁해진 상태를 백내장이라고 한다. 대개 노화로 인한 수정체 단백질의 변성이 원인이다. 시야가 탁해지고 흐려지며 복시가 있다.

ⓔ 당뇨성 망막변성(diabetic retinopathy) : 당뇨병으로 인한 눈의 변화이다. 고혈당의 결과로 망막모세혈관 변성이 발생된 것이다.

ⓕ 녹내장(glaucoma) : 안압이 높아지는 질환이다. 치료하지 않으면 시신경에 손상을 입히고 맹인이 된다.

④ 귀

㉠ 외이염(otitis externa) : 따뜻하고 습한 기후환경 속에서 생활하는 사람과 수영하는 사람의 귀에서 흔하며 외이도의 세균이나 진균감염을 말하는 것이다. 통증 및 소양증이 있다.

㉡ 급성중이염(acute otitis media) : 중이의 감염상태로 소아에게서 가장 잘 발생한다. 열, 구토, 청력감소가 나타난다.

㉢ 삼출성 중이염(otitis media with effusion) : 중이에 장액이 축적되어 생기는 염증이다.

㉣ 전도성 난청(conductive healing loss) : 중이의 공기전도가 방해되어 나타난다. 대상자는 청력감소와 소음을 호소한다. 외이도의 폐색, 고막 문제, 중이 문제로 발생한다.

㉤ 감각신경청 난청(sensorineural hearing loss) : 난청은 90% 이상은 감각신경성 난청이며 가장 흔한 성인 난청의 원인은 노인성 난청으로 와우세포의 위축과 퇴행, 와우 움직임의 위축, 퇴행, 강직에 의해 나타난다.

⑤ 코

㉠ 비출혈(epistaxis) : 코에서 피가 나오는 것으로 원인은 강한 재채기, 기침, 외상, 코를 후비거나 심한 활동 후에 발생한다.

㉡ 알레르기성 비염(allergic rhinitis) : 비강점막의 여증으로 언급된다. 계절적 알레르기나 일년 내내 먼지 곰팡이에 대한 민감성으로 발생된다.

㉢ 급성부비동염(acute sinusitis) : 부비동 안에 분비물이 고이게 됨으로써 발생하는 부비동 감염으로 종종 상기도 감염 후에 발생한다.

7 자기지각 - 자기개념 양상

(1) 개요

① 신체적 자아와 신체상

㉠ 개인의 신체상은 자기 평가와 다른 사람들의 반응과 피드백을 기반으로 한 신체적 외관의 주관적 인식이다.

㉡ 개인의 신체상은 반드시 자신의 모습과 일치하지 않을 수도 있다.

예

몇 년 동안 과체중이었다가 급격하게 체중이 감소되는 경우 자신이 날씬해진 것을 지각하는 데 어려움이 있다.

② 개인 정체감

자아개념의 구성요소인 개인 정체감은 도덕적, 윤리적 자아, 자아 일관성 그리고 자아이상·자아기대로 이뤄진다.

㉠ 도덕 윤리적 자아(moral-ethical self) : 개인이 자기가 누구인지 평가하는 개인 정체감의 모습이다.

㉡ 자아 일관성(self-consistency) : 안정된 자아상을 유지하려고 노력하는 개인 정체감의 구성요소이다.

㉢ 자아이상·자아기대(self-ideal·self-expectancy) : 개인이 되고자 원하고 하길 원하고 또는 되려고 하는 개인적 지각과 관련이 있다. 자아이상의 개념은 개인이 다른 사람들의 기대를 지각하는 것으로부터 비롯된다.

③ 자아존중감

㉠ 자아존중감은 자아개념의 다른 구성요소들과 밀접한 관계가 있다. 신체상, 개인 정체감과 같이 자아존중감의 발달은 의미 있는 타인에게 자신이 어떻게 보이는가에 대한 개인의 지각에 의해 큰 영향을 받는다.

㉡ 초기 아동기에 시작하고 전 생애를 걸쳐 변화한다.

(2) 관련 진단

만성적 자존감 저하, 상황적 자존감 저하, 만성적 자존감 저하의 위험, 상황적 자존감 저하의 위험 등이다.

(3) 사정방법

① 자존감 저하의 징후

1. 식욕부진·체중감소
2. 과식
3. 변비나 설사
4. 수면장애(불면증이나 잠들기 어렵거나 수면을 유지하기 어려움)
5. 과다수면
6. 피로감 호소
7. 자세불량
8. 활동의 위축
9. 새로운 활동들을 시작하기 어려움
10. 리비도 감소
11. 자발적 행동의 감소
12. 슬픔, 불안, 또는 절망의 표현
13. 자기방어와 의사 표현을 하지 못하고 어려움을 극복하고 직면하기엔 너무 나약하며 고독함을 표현함
14. 다른 사람들을 화나게 할까 봐 두려워함
15. 자기개방이나 모두에게 노출되는 상황을 회피함
16. 뒤에 머무르려는 경향 : 참가하기보다 청취하려 함
17. 비평에 민감함 : 강한 자의식

18. 무력감을 표현함
19. 통증과 괴로움에 대한 다양한 호소
20. '좋음' 또는 생산적인 어떠한 일도 할 수 없다고 표현: 무가치와 무능력의 감정을 표현
21. 자기비하, 자기혐오, 그리고 자신의 불행을 표현
22. 과거의 성공·성취, 현재 활동의 성공 가능성을 부정
23. 자신이 하는 무엇이든 실패할 것이고 무의미하다고 느낌
24. 문제에 대한 반추
25. 다른 사람들의 강화를 추구: 호의를 얻기 위해 노력하지만 그 행동에 화답하는 것에 실패함
26. 자신을 다른 사람의 짐으로 간주함
27. 집착과 자기 몰입으로 인해 다른 사람들로부터 멀어짐
28. 자기비난
29. 무리한 안심을 요구하지만 그것을 받아들이지 않음
30. 적대적 행동
31. 자신과 다른 사람에게 화가 나도 이러한 감정을 직접적으로 표현하지 못함
32. 책임을 다하는 능력의 감소
33. 흥미, 동기부여, 집중의 감소
34. 자가간호와 위생의 감소

② 자아존중감 척도

각 문항을 읽고 당신의 생각과 밀접한 곳에 표시하세요.

	3 자주 또는 대체로 그렇다	2 때때로 그렇다	1 좀처럼 또는 가끔 그렇다	0 절대 또는 전혀 그렇지 않다
1. 나는 비판을 받으면 화가 나거나 상처받는다.				
2. 나는 새로운 것을 시도하는 것이 두렵다.				
3. 나는 내가 실수했을 때 어리석다고 느낀다.				
4. 나는 다른 사람의 눈을 바라보는 것이 불편하다.				
5. 나는 잡담을 나누는 것이 힘들다.				
6. 나는 낯선 사람의 존재가 불편하다.				
7. 나는 사람들이 나를 칭찬할 때 당황스럽다.				
8. 나는 나를 바라보는 방식에 불만을 느낀다.				
9. 나는 그룹 내에서 나의 의견을 표현하기가 두렵다.				
10. 나는 사회적인 그룹 활동에 참가하는 것보다 집에 혼자 머무르는 게 좋다.				
11. 나는 부탁을 거절할 수 없어 고생한다.				
12. 나는 사람들에게 "아니오."라고 말할 때 죄책감을 느낀다.				
13. 나는 거절에 대한 두려움 때문에 관계 맺는 것이 무섭다.				
14. 나는 대부분의 사람들이 나보다 유능하다고 생각한다.				

15. 나는 매력적이고 성공하는 사람들에게 분노를 느낀다.
16. 나는 내 사람의 긍정적인 측면에 대해 생각하는 데 어려움이 있다.
17. 나는 막강한 실력자들의 존재가 부적당하다고 느낀다.
18. 나는 결정하는 데 어려움이 있다.
19. 나는 다른 사람들의 반대가 두렵다.
20. 나는 긴장되어 있고 스트레스를 받고 있거나 초조하다.

* 각 항목의 점수가 3에 가깝거나 총점이 46점 이상일 때 자아존중감 저하의 문제가 있다는 것을 의미

8 역할 - 관계 양상

(1) 개요

① 가족 내 역할과 기능

가족기능: Boyer와 Jeffrey(1994)는 가족을 기능적 혹은 역기능적으로 평가할 수 있는 여섯 가지 요소로 설명했으며 각각의 요소들은 연속선상에 있다.

[표 3-12] 가족기능: 평가요소

구분	연속체	
	기능적	역기능적
의사소통	언어적, 비언어적 메시지가 조화를 이루며 명확하고 직접적이고 진솔함	간접적, 모호함, 통제됨, 많은 양의 이중구속 메시지
자아개념 강화	자신감을 심어주는 행동과 지지하고, 사랑하며, 칭찬하고 수용적임	지지하지 않음, 비난, 깎아 내림, 자기 책임을 거부함
가족 구성원의 기대	유연하고, 현실적이며, 개별화됨	비판적임, 엄격함, 통제하려 함, 개성을 무시함
차이를 다루는 법	인내하고, 역동적이며, 협상할 수 있음	공격, 회피, 굴복함
가족의 상호작용모형	실행 가능하고, 건설적이고, 유연하며 모든 구성원의 요구를 촉진함	모순적인, 엄격함, 자멸적인, 파괴적인
가족환경	신뢰, 성장촉진, 배려, 행복의 일반적인 느낌	불신, 괴로움, 개선에 대한 희망의 부재

② 사회기능

㉠ 사회적 의사소통 장애: 언어적 비언어적 의사소통에 있어 사회적 목적을 위한 의사소통을 하지 못하고 상황이나 청자에 따라 의사소통 방식을 변화시키는 능력에 장애가 있어 효율적인 의사소통에 제한을 받으며 사회적 참여, 학업적 성취, 직장에서의 성과에 영향을 주게 된다(예 지적장애).

㉡ 사회적 상호작용의 장애 : 타인과 대인관계를 형성하지 않으며 다른 사람에게 반응이나 관심을 보이지 않는다(예 자폐스펙트럼 장애).

㉢ 사회기술훈련 : 사회기술훈련은 환자가 사회생활을 하는데 필요한 기술들을 가르치는 것으로 가장 기본이 되는 것은 대화기술을 가르치는 것이다.

☑ 예

약과 증상을 스스로 관리하는 기술, 돈을 관리하는 기술, 생활하면서 발생하는 문제를 해결하는 기술, 자신의 건강을 유지하는 기술, 옷차림과 외모를 관리하는 기술, 스트레스 관리기술, 직업을 구하고 유지하는 기술, 오락을 즐기고 자신을 표현하는 기술 등

(2) 사정지침

① 캘거리 가족사정 모형

㉠ 구조적 사정 : 간호사는 가족사정에서 가족구조를 조사할 필요가 있으며 가계도(genogram)와 생태도(ecomap)는 내·외적 구조를 사정하는데 도움을 준다.

㉡ 발달적 사정 : 가족발달과 가족생애주기의 구분이 필요하며 각 발달 단계에서 성취하여야 하는 과정과 다룰 문제들을 사정한다.

㉢ 기능적 사정 : '지금-여기'라는 측면에서 가족생활을 보는 것으로 가족에게 현재 나타나고 관찰되는 것, 가족 구성원들이 실제로 어떤 패턴으로 행동하는지를 파악한다.

ⓐ 도구적 기능 : 일상적인 생활

ⓑ 표현적 기능 : 정서적 의사소통, 언어적 의사소통, 비언어적 의사소통, 피드백 의사소통, 문제해결, 역할, 영향, 신념, 협동

② 지적장애의 사회적, 의사소통 능력

중증도	사회적·의사소통 능력
경도(50 ~ 70)	사회적 기술을 습득할 수 있음. 구조화가 잘 된 직장에서는 기능을 잘 할 수 있음
중증도(35 ~ 49)	의사소통 시 말하기에 약간 어려움이 있고 또래 관계 형성에 어려움이 있음
고도(20 ~ 34)	언어발달이 초기 수준에 머물러 있고 원하는 것을 몸짓으로 의사소통하는 경향임
최고도(20 이하)	언어발달이 되지 않아 의사소통이 어렵고 사회기술이 전혀 없음

9 성 - 생식기능 양상

(1) 개요

① **여성 생식기계** : 여성 생식기계는 외부 생식기와 내부 생식기로 분류되며 건강력은 월경주기(초경, 월경, 폐경, 폐경 후 출혈)와 월경통, 임신과 피임, 외음질 증상, 성적 지향과 성적 반응, 성매개 감염과 관련된다.

② **남성 생식기계** : 남성 생식기계는 내부 생식기(고환, 관과 선)와 외부 생식기(음경, 음낭)로 분류한다. 건강사정 시 성적 지향과 성 정체성, 음경 분비물이나 병변, 음낭 통증이나 종창, 병변, 배뇨문제를 확인한다.

(2) 문제 중심 건강력

① **통증**

㉠ 남성과 여성은 생식기계, 요로(요도, 방광, 요관), 직장 및 항문과 관련된 여러 가지 문제로 하복부, 골반 또는 직장 통증을 경험할 수 있다.

㉡ 원인불명의 골반통이 있는 여성은 클라미디아 검사를 받아야 하며 또한 통증은 자궁내막증의 흔한 증상이다.

㉢ 남성의 경우 서혜부 탈장이나 정삭, 고환 또는 전립선 문제로 서혜부 또는 음낭의 통증이 발생할 수 있다.

㉣ 월경주기, 성행동, 운동, 식이요법과 같은 요인들은 생식기계 통증에 영향을 줄 수 있다.

② **생식기 병변**

㉠ 생식기의 병변이나 상처는 성병이나 암으로 인해 발생하지만 다른 문제와 관련이 있을 수 있다.

㉡ 병변이 처음 발견된 시기를 아는 것은 원인을 규명하는 데 중요하다.

③ **질 또는 음경 분비물**

㉠ 여성의 경우 정상적인 분비물은 맑거나 흐리며 냄새가 거의 나지 않는다. 분비물의 변화는 질 감염을 의미한다.

㉡ 분비물로 인한 자극은 가려움증, 발진 또는 성교 시 통증을 유발할 수 있다.

㉢ 분비물과 관련된 골반, 복부 또는 요로 통증은 감염을 의미한다.

④ **월경 관련 문제**

㉠ 월경과다는 다량의 월경량을 의미하며 덩어리진 피는 다량의 월경이나 혈액의 고임을 의미한다.

㉡ 부정 자궁출혈은 불규칙한 출혈을 뜻한다. 월경주기와 관련 없는 질 출혈은 자궁내막암을 나타낼 수 있다.

㉢ 월경곤란증은 월경기간 동안 통증이나 어려움이 동반하는 것을 의미하며 월경주기와 관련 있는 호르몬 변화는 월경전증후군(premenstrual syndrome)의 원인이다.

⑤ 폐경 증상

㉠ 무월경은 월경이 없음을 의미한다. 대부분 여성의 폐경 전기는 42 ~ 58세에 나타난다.

㉡ 폐경 동안 경험하는 일반적인 증상은 안면홍조, 과도한 발한, 허리통증, 심계항진, 두통, 질 건조, 성교통, 성 욕구의 변화 또는 감정변화이다.

⑥ 발기장애

㉠ 발기부전은 약물, 만성질환(예 당뇨병, 고혈압, 전립선암 치료), 성적 불만족 또는 정서적 문제와 관련될 수 있다.

㉡ 발기부전은 연령과 관련이 높으며 50대 남성의 4%, 60대 남성의 17%가 발기할 수 없으며 75세가 되면 47%로 증가한다.

⑦ 배뇨문제

남성과 여성 배뇨문제의 가장 흔한 원인은 감염이다. 남성 노인은 전립선 비대로 인한 요로폐색을 경험하며 전립선 비대가 있으면 야뇨, 비뇨, 절박뇨 또한 증가한다.

(3) 신체검진

① 여성 생식기계

㉠ 외음부의 주요 검진 부위와 검진법 : 외음부 검진 시 치구, 대음순과 소음순, 요도구와 음핵, 질구, 회음부 등을 검진한다.

㉡ 스킨선과 바르톨린선의 표면특성, 분비물 통증 촉진 : 압통이나 분비물이 있으면 대부분 감염을 의미한다. 바르톨린선 농양의 주원인은 임질균과 포도상구균이다.

㉢ 질벽의 긴장도 촉진 : 골반내진은 질경으로 질벽을 분리해 질과 자궁경부를 눈으로 검진하는 것이 포함된다. 검진자는 질근육의 긴장도와 색, 궤양, 염증, 분비물 또는 질이나 자궁경부의 덩어리를 검진할 수 있고 자궁경부세포검사도 함께 할 수 있다.

② 남성 생식기계

음경의 표면특성, 색깔, 압통, 분비물에 대한 시진과 촉진

㉠ 음경 : 시진으로 피부가 벗겨졌거나 염증이 있는지 알기 위해 음경의 윗면과 밑면을 살펴보고 필요하다면 음경을 들어 올려 피부를 시진한다. 포피가 있다면 뒤로 당기거나 대상자에게 당길 것을 요구하여 궤양(chancre)과 암의 여부를 확인한다. 귀두의 궤양이나 반흔, 결절, 염증의 징후 여부를 관찰한다.

㉡ 음낭과 그 내용물 : 시진으로 음낭을 들어 올려 뒷면 피부를 관찰한다. 병변이나 반흔이 있는지 관찰하고, 음모 분포도를 시진한다. 종창이나 덩어리, 팽창된 정맥, 음낭의 좌우 비대칭을 관찰하고 서혜부에 홍반, 피부박리, 눈에 보이는 림프샘 비대가 있는지 관찰한다.

㉢ 탈장 : 대상자가 특히 물건을 들거나 힘을 줄 때 하복부의 불룩함이나 통증을 호소한다면 탈장에 대한 검진을 해야 한다. 천서혜륜이나 대퇴부에 튀어나온 부분이 있으면 탈장일 수 있다.

(4) 관련 건강문제

① **세균성 질염(bacterial vaginitis)** : 다른 세균이 질 내에 있는 정상 세균을 변화시켜 나타난 것이다.

② **자궁내막증식증(endometriosis)** : 자궁내막조직이 자궁 바깥쪽으로 자라는 진행성 질환이다. 골반통, 월경통, 월경과다, 월경기간이 길어지는 증상이 나타난다.

③ **자궁평활근종(uterine leiomyoma)** : 자궁근종이라고도 하며 대부분 증상이 없지만 증상이 있는 경우 종종 골반 압박과 무거움, 빈뇨, 월경통, 골반통이나 허리통증, 복부팽창을 호소한다.

④ **난소낭종(ovarian cyst)** : **난소 안에서 자라는 양성낭종**으로 대부분 증상이 없으나 증상이 나타나는 경우 압통, 골반 내 둔탁하거나 무거운 느낌이 있다. 낭종이 터지면 갑작스러운 복통이 있다.

⑤ **자궁경부암(cervical cancer)** : **대부분 인유두종바이러스(HPV) 감염**으로 발생한다. 비정상 질 출혈, 성교 후 출혈, 평소보다 많거나 오래가는 월경 출혈이다.

⑥ **자궁내막암(endometrial cancer)** : **폐경 후 에스트로겐을 복용하는 여성에게서 가장 많이 나타난다.** 비정상적인 자궁출혈 또는 점상출혈이 나타나고 출혈이 발생하기 몇 주 전에 물 같은 질 분비물이 자주 보인다.

⑦ **난소암(ovarian cancer)** : 대개 말기까지 증상이 없다. 체액 축적으로 인한 복부팽만 증상이 나타나며 만져지면 말기이기 때문에 초기에 발견하기가 매우 힘들다.

⑧ **고환염전(testicular torsion)** : 고환과 정삭이 꼬여 혈류를 차단한 상태를 말하며 응급수술이 필요하다. 전형적인 증상은 갑작스러운 심한 통증과 음낭부종이다.

⑨ **음낭수종(hydrocele)** : 음낭에 체액이 고인 상태를 말한다.

⑩ **고환암(testicular cancer)** : 20 ~ 34세의 남성에서 가장 흔한 암으로 고환 안에 딱딱하고 울퉁불퉁한 덩어리가 발견된다.

⑪ **양성 전립선 비대증(BPH : Benign Prostatic Hyperplasia)** : **일반적으로 노인들에게 나타나는 전립선의 비대를 말한다.** 방광을 완전히 비우지 않은 느낌, 빈뇨, 배뇨를 시작하기 어려움, 약한 소변줄기, 긴박뇨이다.

⑫ **전립선염(prostatitis)** : 급성세균성 전립선염, 만성세균성 전립선염, 만성골반통 증후군, 무증상 염증성 전립선염의 4가지 범주가 있다.

⑬ **전립선암(prostate cancer)** : 암이 요로폐쇄를 일으켜서 배뇨곤란이 시작될 때까지 환자는 대게 무증상이다. 촉진 시 전립선이 단단하고 불규칙하게 느껴지며 전립선 종양이 커짐에 따라 정중 고랑이 사라진다.

10 대처 - 스트레스 양상

(1) 개요

① 대상자는 심한 스트레스 상황에 처한 경우에는 자아를 보호하기 위한 무의식적인 작동 행위인 대처 또는 방어기전을 사용할 것이다.

② 부정, 전환, 공상, 동일시, 투사, 억제 등이 포함된다.

(2) 관련진단

환경변화 스트레스 증후군, 비효과적 대처, 대처향상을 위한 준비 등

(3) 사정지침

대처 기전에 지나치게 의존하고 있는지를 사정한다.

대처 기전 탐색

- 부정 : 진실 혹은 사실을 인정하기를 거부함
- 전환 : 본래의 대상에서 다른 대상으로 감정이 옮겨짐
- 공상 : 매일의 압력과 책임으로부터 회피할 수 있는 비현실적이거나 있음직하지 않은 상을 만듦
- 동일시 : 다른 사람의 성격특성, 태도, 가치, 행동을 무의식적으로 채택함
- 투사 : 부정적인 느낌을 다른 사람에게 전환시킴
- 합리화 : 행위를 자극하는 사실적이거나 현실적인 이유를 수용 가능한 이유로 대처함
- 반동형성 : 사람들이 느끼는 방식과 반대되는 행동을 함
- 퇴행 : 어린 시절 편안한 때의 행동으로 들어감
- 억제 : 의식상태에서 받아들여질 수 없는 생각과 느낌을 몰아내고 잠재의식 안에서 작동하게 함

11 가치 - 신념

(1) 개요

① 가치는 개인의 이상적 행동 유형과 이상적 목표를 상징하는 긍정적 또는 부정적인 관념 표준이다.

㉠ 이상적 행동 유형 : 성실, 정의, 연민, 겸손, 존중, 명예 등

㉡ 이상적 목표 : 안전, 행복, 자유, 평등, 황홀함, 명성, 권력 등

② 신념은 한 사람이 진실이라고 여기는 생각이며 여러 가지 형태 중에 어떤 것을 택할 수 있다.

예

비합리적 신념, 신앙, 고정관념

(2) 관련 진단

자주적 의사결정 장애, 도덕적 고뇌, 영적 고뇌 등

(3) 사정지침

① Raths, Harmin, Simon(1978)의 일곱 단계 가치화 과정

수준	범주	기준	설명
인지적	선택하기	1. 자유롭게 2. 대안들 중에서 3. 결과에 대해 신중히 고려한 후에	"이 가치는 나의 것입니다. 아무도 그것을 선택하도록 강요하지 않았습니다. 나는 이 가치를 견지함으로써 발생하는 결과를 이해하고 수용합니다."
정서적	소중히 여기기	4. 만족하는 5. 필요한 경우, 선택에 대해 대중적으로 확인하기	"내가 이 가치를 견지하는 것이 자랑스럽고 다른 사람들에게 이것에 대해 말할 용의가 있습니다."
행동적	행동하기	6. 가치를 행동으로 보여주기 7. 지속적으로, 반복적으로 행동 패턴 보여주기	"가치를 견지하는 동안은, 그 가치는 행동에 반영되어 있다."

② 조하리 창(the johari window, Luft 1970) 중요 ★

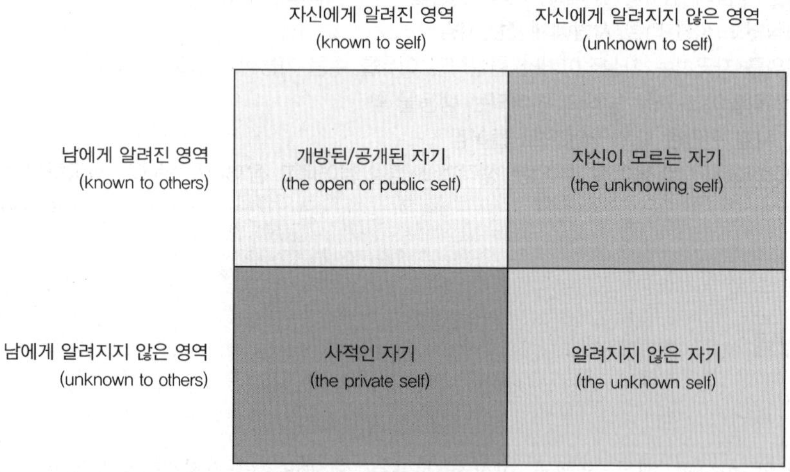

	자신에게 알려진 영역 (known to self)	자신에게 알려지지 않은 영역 (unknown to self)
남에게 알려진 영역 (known to others)	개방된/공개된 자기 (the open or public self)	자신이 모르는 자기 (the unknowing self)
남에게 알려지지 않은 영역 (unknown to others)	사적인 자기 (the private self)	알려지지 않은 자기 (the unknown self)

[그림 3-2] 조하리 창

자기는 자기평가와 타인 평가의 바깥에서 일어나며 사람의 가치, 태도, 신념, 행동, 정서, 욕구의 고유한 패턴을 나타낸다. 조하리 창은 자기의 표상이며 자기인식을 증가시킬 때 사용할 수 있는 도구이다.

주관식 레벨 UP

01 **다음은 신체 기본검진 방법에 대한 설명이다. 〈보기〉와 알맞은 것끼리 연결하시오.**

① 심음, 폐음, 장음의 위치, 시기, 기간, 높이와 강도를 알아낼 수 있다.
② 복부나 흉부에 액체나 공기가 팽만되어 있거나 결절 등이 있을 때 이용한다.
③ 대상자의 외모, 얼굴 표정, 기분, 신체 구축 및 조절 같은 행동과 움직임, 반상출혈이나 점상출현 같은 피부 상태, 눈의 움직임, 인두의 색깔, 흉부의 대칭성, 경정맥 박동의 높이, 복부의 형태, 하지 부종, 걸음걸이 등을 면밀하게 관찰한다.
④ 피부의 융기, 함몰, 온도 혹은 압통, 림프절, 맥박 기관이나 덩어리의 모양과 크기, 관절의 마찰음을 사정하기 위하여 손바닥이나 손가락으로 누른 접촉성 압력을 가한다.

보 기

㉠ 시진(inspection) ㉡ 촉진(palpation) ㉢ 타진(percussion) ㉣ 청진(auscultation)

정답 ①-㉣ 청진(auscultation), ②-㉢ 타진(percussion), ③-㉠ 시진(inspection), ④-㉡ 촉진(palpation)

해설
- 시진은 시각을 이용해 관찰하는 체계적인 과정이다.
- 촉진은 손가락으로 신체 겉 표면을 누르거나 만지는 사정기술이다.
- 타진은 신체표면 아래의 장기에 대한 정보를 얻기 위하여 특정한 신체표면을 직접, 간접적으로 타진하는 것을 말한다.
- 청진은 청진기를 이용하여 몸 안의 소리를 듣는 기술이다.

02 다음 'OLD CART'의 기법을 활용한 호흡곤란의 사정과 관련된 것끼리 서로 짝지으시오.

① 증상을 완화하는 것이 있습니까?
② 숨쉬기 힘든 적이 있었습니까?
③ 지속적 또는 간헐적입니까?
④ 쌕쌕거림이나 기침 같은 관련된 증상이 있습니까?

보 기

㉠ 기간 ㉡ 동반증상과 징후 ㉢ 발병시기 ㉣ 완화요인

정답 ①-㉣ 완화요인, ②-㉢ 발병시기, ③-㉠ 기간, ④-㉡ 동반증상과 징후

해설 건강력 사정 시 'OLD CART'의 기법을 활용할 수 있다. 'OLD CART'는 발병시기(O), 부위(L), 기간(D), 특성(C), 동반증상과 징후(A), 완화요인(R), 치료(T)를 말한다.

발병시기(O)	• 숨쉬기 힘든 적이 있었습니까? • 처음으로 숨참을 느낀 것은 언제입니까? • 숨참이 나타난 것은 무엇 때문입니까?(예 알레르기원에의 노출)
부위(L)	목구멍, 목 또는 흉부에 문제가 있습니까?
기간(D)	• 하루 중 특정한 시간에 발생합니까? • 지속적 또는 간헐적입니까? • 쉬고 있는 동안 또는 운동이나 활동 시 발생합니까?
특성(C)	• 대상자는 문장 전체 혹은 짧은 문장만 말할 수 있습니까? • 호흡곤란 때문에 생활양식이나 일상활동이 바뀌었습니까?
동반증상과 징후(A)	쌕쌕거림이나 기침 같은 관련된 증상이 있습니까? 흉통? 구역?
완화요인(R)	증상을 완화하는 것이 있습니까?
치료(T)	병원을 방문했거나 약물 투여 또는 치료받은 적이 있습니까?

실제예상문제

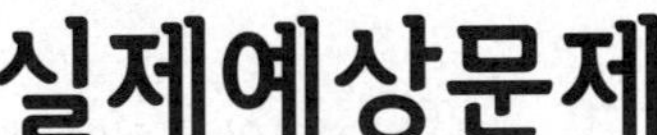

01 다음 중 자료의 유형에 대한 설명으로 틀린 것은?

① 주관적 자료는 '숨겨진 자료(cover data)'나 '증상(symptom)'으로 측정하거나 관찰할 수 없는 자료이다.
② 객관적 자료는 대상자에 의해서만 얻을 수 있는 자료로 다른 사람이 인지하기 어려운 자료이다.
③ 객관적 자료는 대상자가 아닌 타인에 의해 확인될 수 있는 자료이다.
④ 객관적 자료는 측정도구를 이용해 얻어질 수 있으며 진단검사의 결과도 객관적 자료로 이용될 수 있다.

02 주관적 자료와 객관적 자료의 예가 잘못 짝지어진 것은?

① 주관적 자료 – ○○님의 열이 어젯밤 39도까지 올라갔었습니다.
② 객관적 자료 – 혈압 : 140/85mmHg, 맥박 : 80회
③ 주관적 자료 – 김○○님이 낯선 병실 환경에 대해 불안하다고 표현했어요.
④ 주관적 자료 – 밥을 먹고 나면 여기가 그렇게 아파요.

해설 & 정답 checkpoint

01 주관적 자료가 대상자에 의해서만 얻을 수 있는 자료로 다른 사람이 인지하기 어려운 자료이다.

02 "○○님의 열이 어젯밤 39도까지 올라갔었습니다."는 객관적 자료에 해당한다.

정답 01 ② 02 ①

checkpoint 해설 & 정답

03 1차적 출처는 대상자에게서 직접 듣거나 확인한 자료이다. 2차적 출처는 대상자로부터 직접 얻는 것 외의 모든 다른 출처이다. 1차적 자료는 대상자의 말이나 관찰, 검진을 통해 얻을 수 있으므로 주관적이거나 객관적일 수 있다.

04 시각을 통해 대상자의 피부변화, 분비물의 색깔과 양, 부종 유무, 호흡 특성 및 기타 비언어적 표현을 관찰한다. 촉각으로는 피부상태(건조, 차가운지, 따뜻한지 등), 병소의 특징(크기, 모양, 감촉 등)을 관찰한다.

정답 03 ③ 04 ②

03 다음 중 자료의 출처에 관한 설명으로 틀린 것은?

① 1차적 출처는 대상자에게서 직접 듣거나 확인한 자료이다.
② 2차적 자료에는 가족과 친지의 진술내용, 건강관리요원의 구두보고와 간호제공자들의 구두보고, 대상자 기록으로부터 얻어진 자료들도 포함이 된다.
③ 1차적 자료는 대상자의 말이나 관찰, 검진을 통해 얻을 수 있으므로 주관적이다.
④ 2차적 자료는 환자가 위급할 때, 어린이일 때, 무의식 상태일 때(자기표현이 불가능할 경우) 유일한 자원이다.

04 다음 중 관찰에 대한 설명으로 옳은 것을 모두 고르시오.

ㄱ 관찰은 자료수집을 위해 시간, 청각, 후각, 촉각, 미각의 다섯 가지 신체감각을 이용하는 목적 있는 의도적 행위이다.
ㄴ 관찰의 목적은 다른 조사 단계에 도움을 줄 수 있는 자료를 확보하는 데 있다.
ㄷ 촉각으로 대상자의 피부변화, 분비물의 색깔과 양을 관찰한다.
ㄹ 관찰은 대상자를 관찰하는 것과 대상자에 관해 기록된 정보를 읽는 것을 포함한다.

① ㄱ, ㄴ, ㄷ
② ㄱ, ㄴ, ㄹ
③ ㄱ, ㄷ, ㄹ
④ ㄴ, ㄷ, ㄹ

해설 & 정답 checkpoint

05 다음 중 면담의 정의로 틀린 것은?

① 면담은 관찰을 위한 하나의 기술로 목적 있는 대화를 통해 대상자에 관한 정보를 얻는 방법이다.
② 면담은 표준화된 형식의 질문들을 차례로 채워나가는 것만이 아니라 정보의 상호교환을 가능하게 하는 의사소통의 수단이며 문제에 대한 직원 상호 간의 이해를 유도하는 과정이다.
③ 면담의 목적은 자료수집이지만, 환자의 불안 완화를 위해 충분한 교육과 상담을 제공해야 한다.
④ 초기사정 동안의 면담의 주 목적은 간호력을 위한 객관적 자료를 얻는 것이다.

05 초기사정 동안 면담의 주 목적은 간호력을 위한 주관적 자료를 얻는 것이다.

06 다음 중 면담의 유형에 대한 설명으로 틀린 것은?

① 직접 의문형의 면담은 면담자가 여러 가지 질문을 하여 특별한 자료를 얻을 목적으로 사용하는 방법이다.
② 직접 면담방법은 사정에 필요한 기초자료를 얻고 간호사와 대상자 사이의 긍정적인 관계를 수립할 수 있다.
③ 자유 흐름형의 면담은 대상자가 중심이 되어 토론의 내용을 조정하고 거리낌 없이 자유롭게 이야기하는 것이다.
④ 개방형 면담은 직접 의문형과 자유 흐름형의 면담이 혼합된 형태이다.

06 직접 면담방법은 사정에 필요한 기초자료를 얻는 데 유용하고 대답을 얻어내기는 하지만 간호사와 대상자 사이의 긍정적인 관계를 수립하여 대상자의 행동을 관찰하는 데는 효과적이지 못하다.

정답 05 ④ 06 ②

checkpoint 해설 & 정답

07 대상자가 이해할 수 있는 어휘를 사용하며 이해할 수 없는 어휘의 사용을 피한다. 그러므로 ㉣은 틀린 설명이다.

08 특성(Characteristic symptoms)은 증상이 어떠하며 얼마나 심각한지에 대해 1에서 10까지의 척도로 평가해보도록 질문한다. 이 증상과 동반된 다른 증상이 있는지에 대한 질문은 동반증상과 징후(Associated manifestation)에 대한 질문이다.

정답 07 ① 08 ③

07 다음 중 성공적인 면담방법에 대한 설명으로 옳은 것을 모두 고르시오.

㉠ 간호사는 대상자만이 유일한 관심의 대상이라는 인상을 대상자에게 주면서 대상자와 그의 문제에 관심을 나타내야 한다.
㉡ 초기 면담시 대상자의 주요 문제에 대해 대상자의 이해 정도와 일치하는 방식으로 의사소통한다.
㉢ '예', '아니오'와 같이 단답형으로 대답을 할 수 있는 질문은 피한다.
㉣ 대상자가 신뢰할 수 있도록 전문용어를 사용하며 면담한다.

① ㉠, ㉡, ㉢
② ㉠, ㉡, ㉣
③ ㉠, ㉢, ㉣
④ ㉡, ㉢, ㉣

08 증상의 7가지 속성 조사법인 'OLD CART'에 대한 설명으로 틀린 것은?

① 발병시기 : 언제 증상이 시작되었는가?
② 기간 : 증상이 얼마나 오랫동안 지속되는가?
③ 특성 : 이 증상과 동반된 다른 증상이 있는가?
④ 완화/악화요인 : 이 증상을 완화하거나 악화시키는 것이 있는가?

해설 & 정답 checkpoint

09 간호진단에 따른 임상검사 자료 예시와 잘못 연결된 것은?

① 허약노인 증후군의 위험 : 1년 동안 의도하지 않은 체중의 25% 감소
② 체액 부족의 위험 : 흉부 X선 촬영상 폐울혈
③ 요정체 : 방광 팽만
④ 심박출량 감소 : 부정맥

09 흉부 X선 촬영상 폐울혈이 나타나는 경우 체액 과다를 의심해 볼 수 있다.

10 영양과 관련한 건강력 사정에 대한 설명으로 틀린 것은?

① 체중감소는 체중감소가 시작된 시점과 기간, 체중감소의 원인, 체중감소와 관련된 증상이 있는지 사정한다.
② 의도적 체중증가는 활동수준의 저하, 식습관의 변화, 식욕 증가, 흡연량의 감소와 관련된다.
③ 저작 또는 연하곤란, 식욕부진 또는 오심이 있는지 확인한다.
④ 식이섭취 사정 시 후향적 접근법은 24시간 동안 먹은 것을 회상법을 사용해 설명하는 것이다.

10 의도적 체중증가는 계획적인 칼로리 섭취 또는 식사보충제의 사용과 관련이 있다. 비의도적 체중증가는 활동수준의 저하, 식습관의 변화, 식욕 증가, 흡연량의 감소와 관련된다.

11 배설과 관련한 위장 관계 문제 중심 건강력에 대한 설명으로 틀린 것은?

① 우상복부 통증은 담낭, 결정, 간, 폐, 신장질환과 관련 있다.
② 내장성 통증은 장이나 담도처럼 속이 빈 복부 장기가 비정상적으로 심하게 수축하거나 팽창할 때 발생한다.
③ 연관통증은 벽측 복막의 염증으로 인한 것이다.
④ 국소적 통증은 종양이 커질 때 느끼게 된다.

11 연관통증(referred pain)은 통증을 유발하는 장기와 떨어진 부위에서 통증을 느끼는 것으로, 동일한 척수 수준의 신경이 자극되기 때문에 발생된다.

정답 09 ② 10 ② 11 ③

checkpoint 해설 & 정답

12 소변에 혈액이 섞여 있을 시 여성의 경우는 월경혈일 가능성이 있고 신장질환일 수 있다.

13 연골이나 관절낭에 손상이 있거나 근육구축 또는 부종이 있을 때 관절의 운동범위가 작아진다.

14 움직이거나 자세를 변경할 때 어지럽고 실신하는 증상은 저혈압이나 뇌혈류 부족으로 발생한다.

정답 12 ④ 13 ③ 14 ④

12 다음 중 배뇨문제에 대한 설명과 잘못 연결된 것은?

① 방광염 : 통증, 작열감, 빈뇨
② 배뇨근의 긴장도 저하 : 요실금
③ 배뇨증상이 동반된 열, 오한, 요통 : 신사구체염, 신결석
④ 소변에 혈액 동반 : 간질환

13 다음 중 근골격계 건강력에 대한 설명으로 틀린 것은?

① 근육통증은 보통 국소화되며 신경통증은 방사된다.
② 급성 류마티스열, 백혈병, 소아관절염 등과 같은 일부 질환은 통증이 관절을 돌아다니는 이동성 관절염을 유발한다.
③ 연골이나 관절낭에 손상이 있거나 근육구축 또는 부종이 있을 때 관절의 운동범위가 커진다.
④ 목감기 후 10 ~ 14일이 지나서 관절이 아프면 류마티스열(rheumatic fever)과 관련된다.

14 심혈관계와 관련한 건강력 사정에 대한 설명으로 틀린 것은?

① 협심통은 관상동맥질환의 주요 증상으로 심근에 산소가 부족하여 심근의 요구량을 충족시키지 못해 발생된 심근허혈이다.
② 좌위호흡은 앉아 있거나 서 있어야지만 호흡을 쉽게 하는 것을 말한다.
③ 철분 결핍성 빈혈은 피로를 야기한다.
④ 움직이거나 자세를 변경할 때 어지럽고 실신하는 증상은 고혈압이나 뇌혈류 부족으로 발생한다.

해설&정답 checkpoint

15 다음은 주요 관절과 관련 근육 관찰에 대한 설명이다. 옳은 것을 모두 고르시오.

> ㉠ 능동적 관절운동범위와 수동적 관절운동범위에 차이가 있으면 근육쇠약이나 관절질환을 의미한다.
> ㉡ 제한된 관절운동범위는 관절염 같은 염증이 있거나 관절 안에 체액이 차거나, 근육, 인대낭이 경축된 것이다.
> ㉢ 관절운동범위가 감소하면 인대파열이나 골절을 의미한다.
> ㉣ 불안정한 관절이나 관절기형은 근육약화, 골절, 염증, 인대의 좌상 반월연골파열 등 여러 질환에서 나타난다.

① ㉠, ㉡, ㉢
② ㉠, ㉡, ㉣
③ ㉡, ㉢, ㉣
④ ㉠, ㉡, ㉢, ㉣

15 관절운동범위가 증가하면 인대파열이나 골절을 의미한다.

16 흉곽의 후면과 측면의 호흡음 청진에 대한 설명으로 틀린 것은?

① 호흡음을 청진하기 위해 청진기의 종형을 사용하여 대상자의 흉곽 후면과 측면을 체계적으로 청진한다.
② 기관지음이 등 측면에서 들리면 폐렴 환자처럼 폐에 경화부위가 있다는 증거가 된다.
③ 폐포음이 폐 가장자리 주변에서 들리면 비정상이다.
④ 호흡음의 감소는 대상자가 심호흡을 하지 않을 때 천식이나 만성폐쇄성 폐질환으로 인한 기도의 협착일 수 있다.

16 호흡음을 청진하기 위해 청진기의 판형을 사용하여 대상자의 흉곽 후면과 측면을 체계적으로 청진한다.

정답 15 ② 16 ①

checkpoint 해설 & 정답

17 파킨슨 질환의 경우 쉬고 있을 때 떨리는 반면, 소뇌질환의 경우 의도적으로 움직일 때 떨린다.

18 도덕 윤리적 자아(moral-ethical self)는 개인이 자기가 누구인지 평가하는 개인 정체감의 모습이다. 자아일관성(self-consistency)은 안정된 자아상을 유지하려고 노력하는 개인 정체감의 구성요소이다.

정답 17 ③ 18 ③

17 인지-지각 양상의 신경계 건강력과 관련된 설명으로 틀린 것은?

① 두통은 종양의 압박이나 뇌내 혈류장애로 인한 뇌내 압력 증가 또는 허혈과 관련되어 나타난다.
② 발작이 일어나기 전에 전조증상으로 무슨 소리가 들리거나 어떤 맛이 느껴지는 느낌이 들 수 있는데 이때 자극에 반응하는 뇌부위가 발작의 발생지점이다.
③ 파킨슨 질환의 경우 의도적으로 움직일 때 떨리며 소뇌에 질환이 있는 경우 쉬고 있을 때 떨린다.
④ 인지기능손상, 뇌졸중, 파킨슨 질환, 다발성경화증 또는 근육질환에 의해 연하곤란이 유발될 수 있다.

18 다음은 자기지각-자기개념 양상과 관련한 설명이다. 옳은 것을 모두 고르시오.

㉠ 개인의 신체상은 자기 평가와 다른 사람들의 반응과 피드백을 기반으로 한 신체적 외관의 주관적 인식이다.
㉡ 도덕 윤리적 자아는 안정된 자아상을 유지하려고 노력하는 개인 정체감의 구성요소이다.
㉢ 자아이상과 자아기대는 개인이 되고자 원하고 하길 원하고 또는 되려고 하는 개인적 지각과 관련이 있다.
㉣ 신체상, 개인 정체감과 같이 자아존중감의 발달은 의미있는 타인에게 자신이 어떻게 보이는가에 대한 개인의 지각에 의해 큰 영향을 받는다.

① ㉠, ㉡, ㉢
② ㉠, ㉡, ㉣
③ ㉠, ㉢, ㉣
④ ㉠, ㉡, ㉢, ㉣

해설 & 정답 checkpoint

19 **다음은 역할-관계 양상에서 가족 기능의 기능적 평가요소에 대한 설명이다. 괄호에 들어갈 내용으로 적절한 것은?**

( )	자신감을 심어주는 행동과 지지하고, 사랑하며, 칭찬하고 수용적임	지지하지 않음, 비난, 깎아내림, 자기책임을 거부함

① 의사소통
② 가족환경
③ 자아개념 강화
④ 가족 구성원의 기대

19 Boyer와 Jeffrey(1994)는 가족을 기능적 혹은 역기능적으로 평가할 수 있는 여섯 가지 요소, 즉 의사소통, 자아개념 강화, 가족 구성원의 기대, 차이를 다루는 법, 가족의 상호작용 모형, 가족환경으로 설명했으며 각각의 요소들은 연속선상에 있다. 괄호의 내용은 자아개념 강화가 적절하다.

20 **대처-스트레스 기전 양상에서 대처 기전에 대한 설명 중 <u>잘못</u> 연결된 것은?**

① 부정 : 진실 혹은 사실을 인정하기를 거부함
② 전환 : 매일의 압력과 책임으로부터 회피할 수 있는 비현실적이거나 있음직하지 않은 상을 만듦
③ 동일시 : 다른 사람의 성격특성, 태도, 가치, 행동을 무의식적으로 채택함
④ 합리화 : 행위를 자극하는 사실적이거나 현실적인 이유를 수용 가능한 이유로 대처함

20 전환은 원래의 대상에서 다른 대상으로 감정이 옮겨지는 것을 말한다. 매일의 압력과 책임으로부터 회피할 수 있는 비현실적이거나 있음직하지 않은 상을 만드는 것은 공상이다.

정답 19 ③ 20 ②

checkpoint 해설 & 정답

01

정답 ① 대상자의 가장 중요한 문제에 대해 "그것에 대해 좀 더 말해 주시겠습니까?"라고 질문함으로써 이야기를 이끌어내도록 한다.
② 대상자의 이야기가 편향될 수 있으므로 간섭하지 않도록 한다.
③ 대상자가 말하는 중에 새로운 정보를 끼워 넣거나 방해하지 않아야 하며 경청 기술을 사용해야 한다.
④ 간호사는 들을 때 몸을 앞으로 약간 기울이고, 머리를 끄덕이거나 "아하", "계속하세요", "알겠어요" 등과 같은 격려의 행동과 말을 사용한다.
⑤ 대상자가 각 문제를 언급하고 나면 집중적 질문들을 활용하여 좀 더 깊게 대상자의 이야기를 조사하도록 한다.
⑥ 가이드 질문을 활용하여 대상자의 문제 중 놓치는 부분이 없게 한다.

교수님 코칭!

간호사가 가져야 할 면담의 기술들에 대해 숙지하자!

02

정답 섭식장애(eating disorders)는 정신, 심리적 문제로 인하여 음식섭취양상이 변화된 것으로 신경성 식욕부진(anorexia nervosa), 신경성 과식증(bulimia nervosa), 폭식증(binge eating disorder)이 있다.

- 신경성 식욕불량은 단백질-칼로리 영양실조(PCM)의 다른 증상과 함께 먹기를 거부하는 것이며 극도로 마른 신체형을 보인다.
- 신경성 과식증은 폭식과 토하기를 반복하는 것으로 전해질 불균형이 있고 또한 인두, 식도 및 치아 침식(염산 노출)에 만성자극 또 미란이 나타난다.
- 폭식증은 본인이 먹는 행위를 통제할 수 없고 배가 불러서 너무 힘들 때까지 많이 먹는 증상이다.

교수님 코칭!

섭식장애의 종류와 각 특징들을 잘 기억하자!

주관식 문제

01 면담의 기술 중 대상자의 이야기를 이끌어 내는 방법을 3가지 이상 쓰시오.

해설 간호사의 면담기술은 정확하고 적절한 기초자료의 수집에 필수적이다. 간호사가 면담을 성공적으로 이끌어 나가기 위해 면담을 하는 동안 대상자에게 집중하고 대상자가 이해할 수 있는 어휘를 사용하며 대상자가 자신의 생각과 느낌을 상세히 설명하도록 격려해야 한다.

02 섭식장애에 대해 간단히 쓰고 그 종류를 2가지 이상 쓰시오.

해설 신경성 식욕불량은 비만에 대한 병적인 공포를 특징으로 먹는 것을 거부하고 음식에의 집착, 신체상의 심한 왜곡을 포함한다.
신경성 과식증의 경우 폭식하는 동안은 기쁨을 느끼고 긴장을 풀지만 곧 죄의식과 우울감이 뒤따르기 때문에 스스로 구토를 하거나 이뇨제, 하제 등을 사용하여 섭취한 것을 제거하는 증상이 나타난다.
폭식증은 식행동의 통제를 상실한 사람이 엄청난 양의 음식을 소비하는 것을 말한다.

해설 & 정답 checkpoint

03 환자의 흉통을 사정할 때 할 수 있는 질문을 3가지 이상 쓰시오.

해설 흉통 사정 시 OLD CART의 기법을 활용하면 사정해야 하는 질문은 잘 기억할 수 있다. 발병시기(Onset), 부위(Loction), 기간(Duration), 특성(Characteristic symptoms), 동반증상과 징후(Associated manifestation), 완화/악화요인(Relieving/Exacerbating factors), 치료(Treatment)에 대해 질문하고 사정한다.

03

정답 흉통의 사정 시 다음과 같이 점차 구체적인 질문을 할 수 있다.

- 통증이 활동과 관련이 있습니까?
- 통증이 유발하는 활동은 어떤 종류입니까?
- 통증의 강도를 1에서 10까지 구분한다면, 어느 정도에 해당됩니까?
- 통증이 목, 어깨 등 혹은 팔로 방사됩니까?
- 통증 시 호흡곤란이나 발한, 심계항진, 구역과 같은 증상이 동반됩니까?
- 통증으로 인해 밤에 잠에서 깬 적이 있습니까?
- 통증을 완화시키는 방법은 어떤 것이 있습니까?

04 조하리 창에 대해서 간략하게 쓰시오.

해설 러프트와 잉햄(Luft & Ingham, 1955)은 조하리(johari)의 자아의식 모델을 개발하였으며 자아개방과 피드백을 중요한 개념으로 도출하였다.

- 영역 Ⅰ : 공개적 또는 개방적 영역으로 행동, 느낌, 동기가 자신이나 타인에게 알려진 영역이다.
- 영역 Ⅱ : 맹목적 또는 보이지 않는 영역으로 행동, 느낌, 동기가 타인에게 알려졌으나 본인은 알지 못하는 영역이다.
- 영역 Ⅲ : 비공개적 또는 숨겨진 영역으로 본인은 알고 있으나 타인은 알지 못하는 영역이다.
- 영역 Ⅳ : 미지적 또는 아무도 모르는 영역으로 행동, 느낌, 동기가 본인이나 타인에게 알려지지 않은 영역이다.

04

정답 조하리 창은 자기의 표상이며 자기인식을 증가시킬 때 사용할 수 있는 도구이다. 자기는 자기평가와 타인평가의 바깥에서 일어나며 사람의 가치, 태도, 신념, 행동, 정서, 욕구의 고유한 패턴을 나타낸다. 4개의 영역, 즉 개방된/공개된 자기, 자신도 모르는 자기, 사적인 자기, 알려지지 않은 자기로 구성되어 있다.

Self Check로 다지기

- 자료의 유형은 주관적 자료와 객관적 자료가 있으며 주관적 자료는 대상자에 의해서만 얻을 수 있는 자료로 다른 사람이 인지하기 어려운 자료이며 객관적 자료는 대상자가 아닌 타인에 의해 확인될 수 있는 자료로 대상자를 관찰, 검진함으로써 얻을 수 있다.

- 자료는 대상자에게서 직접 듣거나 확인한 자료인 1차적 출처, 대상자로부터 직접 얻는 것 외의 모든 다른 자료인 2차적 출처가 있다.

- 자료수집 방법에는 관찰과 면담이 있다. 관찰은 간호사정에서 대상자의 자료수집을 위한 가장 중요한 부분으로, 자료수집을 위해 시각, 청각, 후각, 촉각, 미각의 다섯 가지 신체감각을 이용하는 목적 있는 의도적 행위이다. 면담은 관찰을 위한 하나의 기술로 목적 있는 대화를 통해 대상자에 관한 정보를 얻는 방법이다.

- 신체검진은 신체의 전반적인 사정을 확인하며 건강문제를 발견하기 위해 관찰을 사용하는 체계적인 자료수집 방법이다.

- 신체의 기본 검진법에는 시진, 촉진, 타진, 청진이 있다.

- 건강지각-건강관리 양상의 사정은 각 신체기관에 대한 자세한 사정 이전에 실시하는 간호사의 초기사정에 대한 개요를 제공하며 관련진단은 건강문해력 향상을 위한 준비, 건강관리 향상을 위한 준비, 비효과적 건강유지 등이 있다.

- 영양은 배설, 호르몬 조절, 면역, 조직 통합성, 감각지각과 밀접한 관련이 있으며 관련진단은 영양불균형, 과체중, 비만 등이다.

- 배설은 신체에서 생긴 노폐물을 원활하게 제거, 배출시키는 기전을 나타내며 관련진단은 배뇨장애, 변비, 위장관 운동 기능장애 등이 있다.

- 근골격계, 호흡기계, 심혈관계는 활동-운동 양상과 연관되며 관련진단은 이동장애, 비효과적 호흡양상, 심박출량 감소의 위험 등이 있다.

- 수면은 인간의 기본욕구 중 하나로 최적의 생리적, 심리적 기능 및 삶의 질에 중요한 역할을 하며 관련진단은 불면증, 수면 양상 장애 등이 있다.

➔ 인지-지각 양상은 정신건강, 신경계, 감각기관과 연관되며 관련진단은 급성 혼동, 만성 혼동, 기억장애, 편측 지각이상 등이 있다.

➔ 자기지각-자기개념 양상은 신체적 자아와 신체상, 개인정체감, 자아존중감과 연관되며 관련진단은 만성적 자존감 저하, 상황적 자존감 저하, 만성적 자존감 저하의 위험, 상황적 자존감 저하의 위험 등이다.

➔ 역할-관계 양상은 가족 내 역할과 기능, 사회적 기능과 연관되며 관련진단은 가족과정 기능장애, 사회적 상호작용 장애 등이 있다.

➔ 성-생식기능 양상은 여성 생식기계와 남성 생식기계와 연관되며 관련진단은 성기능장애, 비효과적 임신과 출산 과정 등이 있다.

➔ 대처-스트레스 양상은 대상자가 심한 스트레스 상황에 처한 경우에 자아를 보호하기 위한 무의식적인 작동 행위로 관련진단은 환경변화 스트레스 증후군, 비효과적 대처, 대처향상을 위한 준비 등이 있다.

➔ 가치는 개인의 이상적 행동 유형과 이상적 목표를 상징하는 긍정적 또는 부정적인 관념 표준이며 관련진단은 자주적 의사결정 장애, 도덕적 고뇌, 영적 고뇌 등이다.

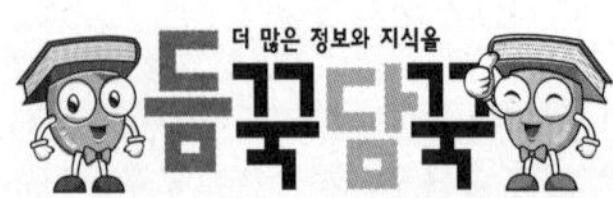

여기서 멈출 거예요? 고지가 바로 눈앞에 있어요.
마지막 한 걸음까지 시대에듀가 함께할게요!

고 득 점 으 로 대 비 하 는 가 장 똑 똑 한 대 비 서 !

제 4 장

간호진단

제1절 간호진단의 개념
제2절 간호진단 과정
제3절 간호진단의 종류
제4절 간호진단의 구조
제5절 NANDA의 간호진단
실제예상문제

I wish you the best of luck!

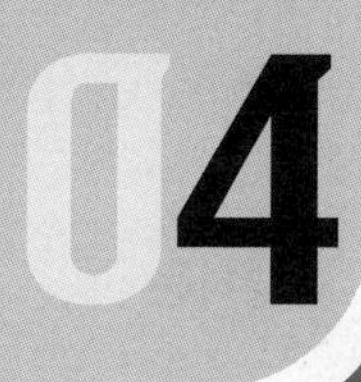

CHAPTER 04 간호진단

제 1 절 간호진단의 개념

1 간호진단

(1) 정의 및 특성 중요 ★

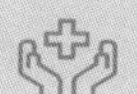

① 간호진단은 간호사가 대상자의 현 건강상태를 합법적으로 진단하고 그에 대한 일차적인 치료와 예방적 조치들을 처방할 수 있는 실제적, 잠재적 혹은 가능한 문제를 서술한 하나의 진술이다.

② 간호사들은 간호진단에 대한 모든 간호를 처방하지 못할 수 있으나 간호진단에 해당하는 문제를 예방하거나 해결하는 데 필요한 중재의 대부분을 처방할 수 있다.

③ 특정한 질병이나 치료 시에 간호진단이 나타날 것이라고 확실하게 예측할 수는 없으며 어떤 간호진단들은 특정한 의학진단과 함께 나타나기도 하고 나타나지 않을 수도 있다.

> 예
>
> 당뇨병 환자에 '주사에 대한 두려움'이나 '당뇨식이에 대한 지식부족'이라는 진단이 반드시 나타날 것이라고 가정할 수 없다.

(2) ANA 실무표준에 제시된 진단에 대한 기준

① 간호사는 사정자료에 근거하여 진단들이나 주요 문제를 찾아낸다.

② 간호사는 적절한 시기에 환자, 가족, 다른 건강관리제공자들과 함께 진단들이나 주요 문제들을 확인한다.

③ 기대되는 결과와 계획의 결정을 용이하게 하는 방법으로 진단들이나 주요 문제들을 기록한다.

④ 대인적, 체계적, 환경적 상황들에 국한하지 말고 건강에 대한 장애물과 환자의 건강과 안정에 대한 실제적이거나 잠재적 위험들을 확인해서 포함시킨다.

⑤ 가능하다면 진단을 내릴 때 표준화된 분류체계를 이용한다.

(3) 간호진단의 중요성과 책무성

① 진단은 간호과정의 핵심이며 그 이유는 다음의 3가지를 들 수 있다.

㉠ 전체 간호계획의 정확성의 적절성은 문제와 그 원인을 명확하고 구체적으로 규명하는 능력에 달려있다.

㉡ 건강 증진과 건강 문제를 예방하는 전향적인 계획(proactive plan)을 수립하기 위해서는 건강에 대한 위험요인을 인식하는 능력이 선행되어야 한다.

㉢ 유용한 자원과 강점을 확인하면 비용을 줄이고 효과를 증대시킬 수 있다.

② 간호실무의 발전에 따라 법과 규칙은 계속 변화하며 간호사의 진단가(diagnostician)로서의 역할에는 책임 증가가 뒤따른다.

(4) 간호사의 진단적 역할에 영향을 미치는 요인들

① 진단과 치료(DT : Diagnose and Treat)에서 예측, 예방, 관리(PPM : Predict, Prevent, and Manage)로의 변화

㉠ 진단과 치료 접근법(DT approach)은 문제가 확인된 다음 치료를 시작하나 예측, 예방, 관리 접근법(PPM approach)은 문제를 관리하고 잠재적인 합병증을 예방하기 위해 초기중재에 초점을 둔다.

㉡ 예측, 예방, 관리 접근법은 다음의 두 가지를 수행한다.

ⓐ 알려진 문제가 존재하는 경우 : 가장 가능하거나 가장 위험한 합병증을 예견하고 그것을 예방하기 위하여 즉각적인 행동을 하며 예방할 수 없는 경우에 그것을 관리한다.

ⓑ 위험요인을 확인하면 위험요인을 조절하거나 감소시키는 데 목적을 둔다.

② 표준진료지침의 개발과 수정

㉠ 표준진료지침(critical pathways, care maps)은 특정 시간 틀에 따라 문제에 대한 결과를 성취하기 위해 행해야 하는 매일의 간호를 제시한 표준계획으로 대부분의 기관에서는 연구와 협동적인 실무를 통해 개발하고 사용한다.

㉡ 표준진료지침 사용 시 대상자에 적용가능한 주요 진단과 시행해야 할 간호를 미리 예측가능하나 반복되는 경험을 통해 일반적인 문제에 대한 치료과정을 배우는 데 도움을 줄 수 있다는 장점과 진단과 예측된 간호가 피상적으로 될 수 있다는 단점이 있다.

③ 컴퓨터지원 간호진단

㉠ 컴퓨터지원 간호진단 프로그램은 문제의 규명을 돕도록 고안되어 있으며 자료를 입력하면 컴퓨터는 자료를 분류하고 그것을 기반으로 한 진단을 제시한다.

㉡ 컴퓨터지원 간호진단의 장점은 다음과 같다.

ⓐ 인간보다 빠르게 많은 양의 자료를 처리한다.

ⓑ 일정한 수준에서 수행한다. 즉, 같은 일을 반복적으로 수행하는 것과 관련된 피로, 주의산만, 분주함으로 인한 걱정, 지루함 또는 자기만족과 같은 인간적 요소에 영향을 받지 않는다.

ⓒ 많은 양의 자료를 저장하고 필요한 만큼의 재생이 가능하다.

ⓓ 자료 입력, 정확성, 자료와 문서기록의 완벽함으로 신속한 간호를 할 수 있다.

ⓔ 약물 상호작용 또는 잘못된 용량과 같은 잠재적인 문제나 실수를 알린다.
ⓕ 연관된 사정자료에 근거한 가능한 진단을 통하여 진단적 추론을 용이하게 한다.

㉢ 컴퓨터지원 간호진단의 제한점은 다음과 같다.
ⓐ 입력된 자료가 사실이라는 가정하에 단순하게 정보를 혼합하여 맞춘다.
ⓑ 매시간 변하는 대상자의 상태를 반영하지 못한다.
ⓒ 인간이 현 상태의 맥락 내에서 발생한 정보의 분석과 해석을 하는 부분에서 컴퓨터가 인간을 대신할 수 없다.
ⓓ 컴퓨터지원 진단이 있어도 지속적으로 진단적 추론의 원리와 원칙을 학습해야 한다.

④ 협력적이고 다학제적인 실무의 중요성
㉠ 다학제적 접근(multidisciplinary approach)은 진단가로서의 역할에도 영향을 준다.
㉡ 간호문제뿐만 아니라 의사, 전문간호사, 다른 건강관리팀원의 처치가 필요한 문제가 무엇인지를 인식할 수 있어야 한다.

⑤ 간호지식의 확장, 조직 및 사용
㉠ 간호사는 연구와 우수한 실무에 관한 발표를 통해 간호지식을 확장하고 간호 역할을 지속적으로 학습한다.
㉡ 간호조직은 통일된 간호 용어를 개발하거나, 다양한 분야(의학, 간호학, 작업요법)에서 용어를 통합하여 관련 전문용어를 개발함으로써 서로 연관된 자료에 컴퓨터 사용을 가능하도록 연결한다.

(5) 간호진단, 상호의존문제, 의학적 진단의 비교 중요 ★

① 의학적 진단은 질병과정이 존재하는 한 변하지 않지만, 간호진단은 대상자의 반응이 변화함에 따라 변하게 된다.
② 상호의존문제는 잠재적 문제로 대상자의 의학적 진단, 모든 약물, 수술 치료와 관련된 합병증을 말하며 질병마다 그에 관련된 생리적 합병증이 있기 때문에 특정한 질병이나 치료 시에 간호진단과는 달리 동일한 상호의존 문제가 나타나는 경향이 있다.
③ 의학적 진단과 간호진단 모두 진단적 추리과정을 이용하여 내려지나 의학적 진단은 질병과정이나 병리과정을 확인하여 치료할 목적을 가지며 그 병리에 대한 인간의 반응을 반드시 고려하지는 않는다.

항목	간호진단	상호의존문제	의학적 진단
예시	심박출량감소와 관련된 활동 지속성 장애	심근경색증(심장마비)의 잠재적인 합병증 : 울혈성 심부전	심근경색증
기술	질병과정이나 스트레스 요인에 대한 인간반응 기술	질병, 검사, 치료로 인한 잠재적인 생리적 합병증 기술	질병과 병리 기술
지향	개인 중심	병태생리 중심	병리와 의료절차 중심
진단책임	간호사	간호사	의사만이 진단
문제상황	실제적, 잠재적, 가능한 문제	항상 잠재적 문제	실제적 혹은 가능한 문제

치료지시	간호사가 치료와 예방을 위한 중재를 지시함	예방과 치료에 대한 의학적 지시가 필요하며 간호사는 예방적 조치를 지시할 수 있음	의사가 치료와 예방을 위한 일차적인 중재를 지시함
간호행위	독자적인 간호행위	일부 독자적인 행위도 있으나 주로 모니터링함	의존적 간호행위
기간	특정한 의학진단과 무관하게 자주 바뀔 수 있음	질병이 존재할 때만 존재함	질병이 존재하는 한 동일함
분류체계	분류체계가 개발되어 사용 중이나 세계적으로 공인된 것은 없음	일반적으로 받아들여지는 분류체계가 없음	잘 발달된 분류체계가 있음

제 2 절 간호진단 과정

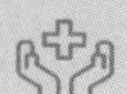

1 단서의 확보

(1) 간호진단과정

① 진단과정은 간호사가 자료의 양상을 확인하고 결론을 내리기 위해 비판적 사고 기술을 사용하는 지적인 활동이며 이는 어느 학문의 전문가들이 그들의 관심 현상에 대한 결론을 내리는데 사용하는 것과 같은 추론과정이다.

② 간호사가 대상자의 문제를 인지하여 정할 때 간호모형을 사용한다.
   ㉠ 로이(1984) 모델 : 문제를 적응에 대한 실패로 인식한다.
   ㉡ 고든(1994) 모델 : 문제를 건강의 기능장애 양상 문제로 인식한다.

(2) 건강상태의 진단

① 대상자 강점 확인
   ㉠ 간호진단을 위한 간호계획 시 대상자의 강점을 보완하는 것이 중요하다. 강점은 대상자가 더 높은 안녕 수준에 도달하거나 문제를 예방, 조절 혹은 해결하는 데 도움이 될 정상적인 건강기능의 영역들이다.
      ⓐ 신체적 : 좋은 영양상태가 수술 후 대상자의 더 빠른 치유를 가능하게 함
      ⓑ 심리적 : 효과적인 대처와 문제해결기술
      ⓒ 사회 심리적 : 강력한 가족지지체
      ⓓ 정서적 : 강한 개인적 가치관
      ⓔ 기타 : 유머감각, 성공적인 대처 경험, 변화 동기, 좋은 심맥관, 호흡기계 보존, 지지적 확대가족, 질병과정에 대한 올바른 지식, 강한 종교적 신념

ⓛ 간호사는 신체검진 자료와 기초간호 자료에서 건강습관, 가정생활, 교육, 오락, 운동, 일, 친구, 종교적 신념에 관한 정보와 같은 강점을 찾아낼 수 있으며 이런 강점의 목록을 대상자에게 작성하도록 함으로써 자신이 상황을 극복할 수 있는 능력이 있다는 사실을 인식시킬 수 있다.

② 대상자의 문제 확인

㉠ 정상 또는 표준에 도달하지 못한 영역이 있다면 그 부분에 있어 건강상태에 제한을 가지고 있는 것이므로 이를 해결하기 위한 간호가 필요하다.

ⓛ 간호사는 문제가 간호문제인지 혹은 의학적 문제인지 어느 것에 해당하는지를 결정해야 한다.

ⓒ 위험 건강문제를 확인하는 것도 중요하다.

(3) 자료의 해석

① 자료의 해석 및 조직

㉠ 간호사는 사정단계에서 수집된 자료를 해석하고 간호의 틀을 이용해서 조직하거나 기관에서 선호하는 자료수집 양식에 따라 이미 분류되거나 조직된 간호의 틀을 이용해서 자료를 수집하고 조직해야 한다.

ⓐ 분석 : 자료를 이해하고 검토하기 위해 기본 자료를 분류하고 표준과 비교하여 정상으로부터의 이탈된 자료를 확인하며 자료의 관계와 패턴을 규명하는 것이다.

ⓑ 해석 : 부분들 혹은 요소들을 하나의 새로운 실체로 조합하는 것을 의미한다.

ⓛ NANDA-I의 진단분류체계 영역이나 Gordon의 기능적 건강 양상을 이용하여 기초자료를 조직할 수 있다.

기능적 건강 양상	사정요소
• 건강지각-건강관리 양상 • 영양-대사 양상 • 배설 양상 • 활동-운동 양상 • 인지-지각 양상 • 수면-휴식 양상 • 자아지각-자아개념 양상 • 역할-관계 양상 • 성-생식 양상 • 대처-스트레스 내성 양상 • 가치-신념 양상	• 안녕과 건강에 대한 대상자의 인식과 건강관리방법 • 대사 요구와 관련된 음식과 수분의 섭취 양상, 영양공급 양상 • 배설기능(장, 방광, 피부) 양상 • 운동, 활동, 여가, 오락 양상 • 감각지각과 인지 양상 • 수면, 휴식, 이완 양상 • 자아개념 양상, 자아수용 양상 • 직업과 인간관계에서의 역할 양상 • 대상자의 성생활 만족과 불만족 양상, 성적 기능 양상 • 스트레스 대처의 일반적 적응 양상과 효과적 적응 양상 • 가치, 신념(영적인 것 포함) 양상, 종교적 실천, 지지자원, 소중한 사람, 결정의 선택 지침이 되는 목적 양상

[표 3-1] Gordon의 기능적 건강 양상에 따라 조직된 박씨의 자료

〈상황〉 38세 박씨는 객담이 배출되는 기침과 호흡곤란으로 병원에 입원했다. 박씨는 2주 동안 감기를 앓아왔고 힘이 들 때 숨이 찬다고 말하였다. 2일 전부터 고열과 폐에 통증이 시작되었다.	
활동-운동 • 근골격계 손상은 없음 • '나는 허약함을 느껴요.' • 힘이 들 때 숨이 참 • 매일 운동함 • 얕은 호흡 : 흉부팽창(〈3cm) • 혈압(좌위) : 118/78 • 규칙적이나 약한 요골맥박(90회) • 기침 시 옅은 핑크색 객담 배출 • 흡기 시 우측 상, 하 흉부에서 수포음 청진 • 우측 호흡음 감소	**건강지각/건강관리** • 자신의 의학적 진단을 앎 • 정확한 병력을 제공함 • synthroid를 복용하고 있음 • 질병과정을 자세히 말함 • '~2일 내에 항생제를 가지고 집으로 갈래요.' • '하루 3끼의 식사를 해요.'
수면-휴식 • 인지-지각 • 지각 결손 없음 • 동공은 좌우 3mm로 빠르게 반응 • 지남력 있음 • 피곤해 보임 • 구두 자극에 적절히 반응 • 오한이 있다고 말함 • 오심이 있다고 말함 • '조금 허약할 뿐 괜찮아요.' • '힘이 들 때 숨이 차요' • '기침할 때 폐에 통증이 있어요.'	**영양-대사** • 키 : 160/몸무게 57kg • '감기에 걸린 후 입맛이 없어요.' • '속이 메스꺼워요.' • 구강체온 : 39.4도 • 피부탄력성 감소 • 창백하고 건조된 점막 • 뜨겁고 창백한 피부 • 뺨이 상기되어 있음 • 매일 synthroid 0.1mg씩 복용 • 충수돌기절제술/부분적 갑상선절제술 병력 • 오래된 흉터 : 목전면부, 복부 우하방 부위 • 오늘 아무것도 먹지 않음 : 오후 1시경 마지막 수분 섭취
대응-스트레스 내성 • 얼굴 근육의 떨림 • 일에 대해 염려함 : '일을 만회할 수 없을 거예요.' • 불안함 : '숨을 쉴 수가 없어요.'	**배설** • 정상 배변, 전날 마지막 배변 • 2일간 배뇨의 횟수와 양 감소 • 복부 팽만감 없음 • 발한
가치-신념 • 기독교임 : 장례식을 제외한 특별한 의식을 원치 않음 • 현재 목사의 만남을 원치 않음 • 중류층 • 전문직 종사자	**역할-관계** • 남편과 5살 된 아들과 살고 있음 • 남편이 출장 중이나 모레 돌아옴 • 남편이 돌아올 때까지 아이를 부모님께 맡김 • 남편이 가사일을 적극적으로 도움 • '성관계는 만족스러워요.' • '친구나 동료들과 관계가 좋아요.'
	자아지각/자아개념 • 옷차림 단정함 : '너무 피곤해서 머리손질과 화장을 할 수 없어요.' • '모레까지 부모님께 맡겨둔 아들이 걱정돼요.'

② 중요한 단서 확인

㉠ 단서는 문제 확인에 영향을 미치는 중요한 정보나 자료를 말하는데 단서의 일차적 자료는 대상자의 주관적 진술과 간호사가 관찰한 객관적 사실이며 이차적 자료는 가족, 다른 보건 의료인 그리고 진단검사결과의 자료이다.

㉡ 간호사는 중요한 단서를 찾기 위해 해부, 생리, 심리 발달이론 등의 다양한 지식을 활용하여 개인적 자료와 표준을 비교한다.

[표 3-2] 대상자의 단서와 표준의 비교 예

단서의 유형	단서관련 자료	표준/기준
발달 지연의 위험	30개월 된 아기가 말을 하지 않음	유아는 보통 24개월 이전에 말을 시작함

2 단서 상호 간의 모순 분석

(1) 중요한 단서의 묶음과 단서들 간의 관계 확인

① 단서들을 묶기 위해 먼저 한 가지 이상의 범주 또는 양상들에서 반복적으로 나타나는 단서를 찾아낸다.

예

1 NANDA 인간반응 양상에서 교환양상 중 배설범주의 단서가 '배변횟수 감소'고 영양범주의 단서가 '수분 및 섬유소 섭취부족'으로 나타난 경우 이 두 범주에서 나타난 비정상적인 단서들이 중요한 진단적 단서가 된다.

2 Gordon의 배설양상의 단서가 '변비의 호소'이고 영양/대사의 단서가 '수분과 섬유소 섭취부족'으로 나타난 경우 이 두 양상들에서 나타난 비정상적인 단서들이 중요한 진단적 단서가 된다.

② 관련 있는 단서들을 묶는다.

㉠ 중요한 단서들을 묶고 단서들 간의 관계와 영역을 찾아낸다.

예

배설양상에 나타난 '배뇨빈도 감소'와 영양/대사 양상에서 나타난 '피부탄력성 감소와 체온상승'이라는 자료 간에 관계가 있는가를 생각해야 한다.

㉡ 간호사가 단서를 묶는 형식은 귀납적 혹은 연역적 방법에 의해 좌우되며 귀납적 방법을 사용할 경우 사정도구로 수집된 자료의 양상과는 상관없이 관계가 있어 보이는 의미 있는 단서들을 함께 묶게 된다.

[표 3-3] 문제반응을 나타내는 관련 단서를 귀납적 방법으로 묶은 예시

관련된 단서들(묶음)	기능적 건강 양상	임시적 문제진술(추론)
묶음예시 1 • 기침으로 인한 수면장애 • 누워서 숨을 쉴 수가 없어요. • 힘들 때 숨이 참 • 반응적이나 피곤해 보임 • 조금 허약할 뿐 괜찮아요.	• 수면/휴식 : 삭제 • 활동/운동 • 인지/지각 : 삭제	(간호진단) 활동 지속성 장애 혹은 자가간호결핍
묶음 예시 2 • 감기에 걸린 후 밥맛이 없어요. • 속이 메스꺼워요. • 오후 1시경 마지막 수분 섭취 • 구강 체온 39.5도 • 창백하고 건조된 점막 • 뜨겁고 창백한 피부 • 뺨이 상기되어 있음 • 피부탄력성 감소 • 2일간 배뇨의 횟수와 양 감소	• 영양/대사(수분포함) • 배설 : 삭제	(간호진단) • 체액부족, 단서들이 배설에 대한 자료를 포함하고 있으나 배설 문제는 아님. 소변 횟수와 양의 감소는 체액량 문제의 증상임 • 잠재적 구강점막 문제
묶음 예시 3 • 뜨겁고 창백한 피부 • 얕은 호흡 : 피부팽창 〈 2cm • 기침 시 옅은 노랑색 객담 배출 • 흡기 시 좌측 상, 하 흉부에서 수포음 청진 • 좌측 호흡음 감소 • 창백한 점막	활동/운동 (호흡기계와 심혈관계 상태 포함)	(의학적 문제) • 폐렴 (상호의존적 문제) • 호흡부전, 감염성 쇼크 (간호진단) • 질병경과로 인한 비효율적 기도청결
묶음 예시 4 • 오한 증상 • 구강체온 39.5	인지/지각 혹은 영양/대사 : 삭제	(간호진단) 문제 : 고체온

[표 3-4] 비정상적인 단서들을 연역적으로 묶은 예시

영양/대사 양상	식욕부진, 오심, 구강체온 39.5도
활동/운동 양상	힘들 때 숨이 참, 얕은 호흡, 약한 요골맥박(90회/분)
수면/휴식 양상	기침으로 인한 수면장애, 기좌호흡

③ 정해진 틀에 따라 각 묶음을 범주화한다.

한 가지 양상 내에 한 개 이상의 단서묶음이 있을 수 있고 하나의 단서묶음이 한 가지 양상에만 해당될 수 있다.

④ 자료의 결함과 모순을 확인한다.

㉠ 사정단계에서 자료가 전부 갖추어졌는지를 확인하는 것이 이상적이나 자료를 묶고 자료 내의 의미를 찾을 때 비로소 그 자료의 결함이 확인될 수 있다.

㉡ 하나의 단서묶음 내 정보가 또 다른 단서묶음 내의 정보와 모순되는지, 대상자의 주관적 호소와 객관적 자료가 일치하는지를 살펴서 자료의 모순을 확인하게 된다.

3 자료의 종합 및 추론

(1) 추론

① 추론은 단서들에 대한 간호사의 판단 혹은 해석으로 단서들의 묶음이 패턴을 가지고 추론한다.

② 각 단서묶음에 대해 가능한 한 많은 해석을 생각한 후에 어느 해석이 그 묶음을 가장 잘 설명하는지를 결정한다.

③ 추론은 주관적이며 간호사의 지식, 가치관, 경험에 의해 영향을 받는다. 단서가 없는 추론은 부적절하거나 위험한 간호를 할 수 있으므로 자료의 의미에 대해 너무 빠른 결론을 내려서는 안 되며 자료의 결함을 계속해서 찾아야 한다.

④ 안녕진단, 간호진단, 상호의존 문제, 의학적 문제를 확인한다. 각 묶음이 다음의 어느 것에 해당하는지를 판단한다.

단서	관련된 추론
• Hgb 8.9gm/dl • 키 150cm 몸무게 70kg • 빠른 맥박, 불안정, 집중장애	• 비정상 • 비만 • 불안

(2) 대상자의 현 건강상태에 대한 결론 내리기

① 단서묶음이 문제를 나타내는가, 어떤 문제의 원인이 다른 묶음 내에 있는가, 다음의 설명 중 어디에 해당하는가를 가능한 한 많은 해석을 생각한 후에 판단하여 결정한다.

㉠ 문제가 없고 간호중재일 필요가 없다.

㉡ 간호중재가 필요한 문제 중심 간호진단이 있다.

㉢ 실제적 문제의 징후나 증상은 없으나 위험요인이 존재하여 중재하지 않으면 문제발생이 가능한 위험 간호진단이 있다.

㉣ 대상자가 더 높은 안녕 수준에 도달하기 바라는 건강 증진 간호진단이 있다.

㉤ 의학적 문제가 있다.

㉥ 예측 가능한 합병증 발생을 감시해야 하고 의사가 간호사가 같이 관리해야 하는 상호협력 문제가 있다.

② 단서에 따른 건강상태의 해석 및 결론에 대한 예

> 단서: 소변량 감소, 오한, 고열, 점막 건조, 점심 때 물 마신 것 이외에 아무것도 먹지 않음, 피부 탄력성 감소, 발한, 의학진단: 폐렴

㉠ 소변량 감소는 비뇨기계 문제일 수 있다. 신장염의 증상인 오한과 고열도 있다. 그러나 의사가 폐렴 진단을 내렸고 비뇨기계 문제의 어떤 다른 징후들을 나타내지 않아서 비뇨기계 문제라고 해석할 수 있다.

㉡ 소변량 감소는 영양-대사 문제일 수 있다. 고열과 발한으로 인해 체액상실과 부적절한 수분섭취가 소변량을 감소시킬 수 있다. 고열은 하나의 증상이라기보다는 원인이다.

(3) 원인 결정과 문제 분류

① 원인을 결정하고 문제를 분류하는 것은 자료해석의 마지막 단계이다.

② 자료에서 확인된 문제가 무엇 때문에 발생하며 어느 것이 문제이고 어느 것이 원인인가, 원인과 문제 간의 연결은 무엇이 입증하는가 등을 따져봄으로써 간호진단의 가장 적절한 원인을 결정한다.

③ 어떤 문제의 원인을 그 문제가 해당되는 동일한 양상에서 찾아내지 못할 수도 있고 또한 동일한 문제라 하더라도 대상자에 따라 원인이 다를 수도 있다.

④ 각 문제마다 사용한 사정도구 틀의 어느 양상에서 그 문제가 나타났는가를 최종적으로 결정한다.

4 가설적 진단

(1) 간호진단 확인

① 간호사는 대상자의 건강상태를 확인한 후에 대상자와 함께 자신이 내린 결론의 정확성을 확인해야 한다.

② 간호사는 자신의 해석을 검증한 후에도 그것이 정확하다고 확신할 수는 없으므로 진단이 '옳다' 혹은 '틀리다'라고 생각하지 말고 가능한 한 정확성에 가까운 연속체상에 위치하도록 진단들을 정확히 진술해야 한다.

③ 간호사는 또한 문제를 아래와 같은 진단을 검증하는 기준과 비교하여 각 진단의 정당성을 확인해야 한다.

㉠ 기초자료는 완전하고 정확하다.
㉡ 자료분석은 간호 틀에 기반을 둔다.
㉢ 단서묶음들은 양상의 존재를 나타낸다.
㉣ 단서들은 실제로 가정된 문제들의 특성들이다.
㉤ 문제의 존재를 나타내는 현존하는 충분한 단서들이 있다.
㉥ 잠정적인 인과관계가 과학적 간호지식과 임상적 경험에 기반을 둔다.

(2) 간호진단 구성요소

① 진단명

㉠ 진단명(diagnostic label)은 건강에 대한 대상자 반응의 본질을 가능한 몇 가지 단어로 묘사하고 있다.

㉡ 진단명에는 추가적 의미를 부여하는 표현이 포함되어 있는데 '위험한', '감소된' '비효과적인' 등이다.

㉢ 진단명들을 분류해 놓은 이론적 틀을 이용한다. 자료의 조직 시 이용했던 동일한 이론적 틀에 따라 연관된 진단들을 함께 열거해서 진단명 목록을 조직하는 것이 더 효율적이다.

㉣ 단서묶음에 가장 잘 들어맞는 진단명을 선택한다.

㉤ NANDA 진단명에 익숙해지도록 학습한다. 간호사가 NANDA 진단명에 익숙하게 되면 대상자들의 단서묶음들을 더 쉽게 알아낼 것이다.

② 관련요인

㉠ 관련요인(relates factor)은 대상자 사정결과 확인된 자료 중 간호진단과 관련성을 보이는 조건, 원인적 요소이다.

㉡ 관련요인들은 병태생리학(생물학, 정신), 치료관련, 상황(환경 또는 개인), 성숙(연령, 발달)의 4가지 범주를 포함한다.

㉢ '~와 관련된'은 명확한 원인과 결과 관계만을 의미하는 것이 아니라 원인에 기여하는 문제와 관련된 것을 나타낸다.

㉣ 관련요인(원인)은 대상자 상태의 바람직한 변화를 방해하는 요인을 확인하는 것이기 때문에 간호중재가 무엇이 되어야 할지를 알게 해준다.

③ 특성

㉠ 실제적 건강문제가 있다는 것을 나타내는 주관적, 객관적 자료로서 간호진단의 세 번째 구성요소이다.

㉡ NANDA-I는 승인된 간호진단에 각각에 대해 '특성(defining characteristics)'을 제시하고 있다.

④ 위험요인

㉠ 위험요인은 개인, 가정 또는 지역사회의 건강 불균형 상태를 야기하는 취약점의 증가요인으로 화학적, 환경적, 신체적, 정신적, 유전적 요소이다.

㉡ '낙상 위험성(risk for falls)'이라는 간호진단의 경우, 낙상 과거력, 65세 이상의 노인, 독거노인, 시력제한, 절박뇨 등이 위험요인에 포함된다.

(3) 간호진단 진술 형식

① 위험 진단 진술(두 부분 진술)

㉠ PE(문제 Problem, 원인 Etiology) 혹은 PR(문제 Problem, 관련(위험)요인 Related risk factors) 양식을 사용한다.

원인	+	건강문제
	~와 관련된	

㉡ 간호 문제와 현존하는 관련(위험)요인을 연결하기 위해 '관련된(related to)'을 사용한다.

ⓐ 문제구 : 진단진술문의 문제 진술은 대상자의 건강상태를 분명하고 간결하게 서술한 것이며 이를 통해서 대상자의 변화되어야 할 건강상태가 확인되고 그것이 대상자의 목표/간호결과로 제시되어야 한다.

건강문제	원인	간호중재
변비	• 변의를 무시하는 것 • 수분섭취부족	• 변의가 있을 때는 반드시 화장실에 가도록 함 • 하루에 2000mL 이상의 수분을 섭취하도록 함

ⓑ 원인구 : 원인진술은 실제적 문제의 원인이거나 기여하는 요인들을 서술한 것이다. 잠재적 문제는 위험요인이 존재할 때 진단되므로 대상자의 위험요인을 원인으로 서술한다.

원인(Etiology)	연결구	문제(Problem)
• 기여요인 • 위험요인 • 다른 진단명 • 진단특성	~와 관련된	NANDA의 진단명
섬유소 섭취 부족과	관련된	변비

ⓒ '~와 관련된'(related to) 연결구 : 원인구와 문제구의 두 부분이 '와 관련된'이라는 연결구에 의해 관계가 있음을 나타내주는 하나의 진단으로 진술된다. '~로 인한(due to)'이라는 어구는 직접적인 인과관계를 의미하기 때문에 간호진단에서는 이를 증명하기가 어려우므로 사용하지 않는다.

☑ 예

한국어를 모르는 것과 관련된 의사소통 장애 위험성

② 문제중심 진단 서술(PES 진술문, 세 부분으로 진술)

㉠ PES(문제 Problem, 원인 Etiology, 증상과 징후 Sign & Symptoms) 혹은 PRS(문제 Problem, 관련위험요인 Related, Risk factor, 증상과 징후 Sign & Symptoms) 형식으로 이루어져 있으며 문제와 원인 혹은 관련요인을 연결하기 위해 '관련된(related to)'을 사용한다.

㉡ 진단을 지지하기 위한 증거를 진술하기 위해서 '~근거로 나타나는(as evidenced by)'을 추가한다.

☑ 예

아랍어를 사용하기 때문에 우리말은 말할 수 없거나 이해할 수 없음을 근거로 나타나는 언어장벽과 관련된 의사소통장애

③ 건강증진 진단 진술(한 부분으로 진술) : 개선되는 영역을 기술하는 단어 뒤에 '증진 가능성'을 사용한다.

> ☑ 예
>
> 부모역할 증진 가능성

④ 증후군 진단진술(한 부분으로 진술) : 증후군을 단순히 명명한다.

> ☑ 예
>
> 강간상해 증후군, 환경변화 스트레스 증후군

⑤ 가능한 간호진단 진술(한 부분으로 진술) : 문제가 있을 것으로 의심할 수 있는 자료는 존재하나 확신하기에는 자료가 불충분할 경우에 내리게 된다.

> ☑ 예
>
> 가능한 성문제 호소

5 가설 검정

(1) 간호진단 진술의 오류 확인

① 간호진단으로 오인 : 간호진단을 내릴 때 간호진단이 될 수 있는 것과 될 수 없는 것을 명확히 구분해야 한다.

㉠ 의학진단은 간호진단이 아니다.

> ☑ 예
>
> 갑상선 기능 항진증 → 부적절한 섭취와 관련된 영양 불균형

㉡ 진단검사는 간호진단이 아니다.

> ☑ 예
>
> 심도자법 → 심도자법 절차에 대한 지식 부족과 관련된 불안

㉢ 의학적 치료나 수술은 간호진단이 아니다.

> ☑ 예
>
> 암과 관련된 유방절제술 → 수술의 영향과 관련된 비효과적 대처

㉣ 시술명은 간호진단이 아니다.

> ☑ 예
>
> 소변정체와 관련된 도뇨관삽입 → 회음부 부종과 관련된 요정체

㉤ 의료장비나 기구는 간호진단이 아니다.

> ☑ 예
>
> 비위관삽입 → 비위관 삽입과 관련된 코 점막 상해의 위험

㉥ 간호진단은 간호사의 문제를 진술하는 것이 아니다.

> ☑ 예
>
> 비협조적임 → 예기치 못한 입원과 관련된 비효과적인 대처

㉦ 간호진단은 간호수행을 진술하는 것이 아니다.

> ☑ 예
>
> 적절한 수분 제공 → 체액부족의 위험

㉧ 증상이나 징후는 간호진단이 아니다.

> ☑ 예
>
> 침상안정과 관련된 폐울혈 → 침상안정과 관련된 가스교환장애

② 간호진단 진술 시의 오류

㉠ 관련요인과 건강문제를 역으로 진술

> ☑ 예
>
> 피부통합성 장애와 관련된 신체적 부동 → 신체적 부동과 관련된 피부통합성 장애

㉡ 관련요인에 대상자의 반응을 재진술

> ☑ 예
>
> 불수의적인 배뇨와 관련된 기능적 요실금 → 변화된 환경과 관련된 기능적 요실금

㉢ 두 개 이상의 간호진단을 함께 진술

> ☑ 예
>
> 신체적 부동과 관련된 여가활동 참여의 감소와 비효과적 대처 → 신체적 부동과 관련된 여가활동의 참여 감소, 신체적 부동과 관련된 비효과적 대처

㉣ 간호사의 가치판단을 포함한 오류

> ☑ 예
>
> 성장발달 부진과 관련된 비효과적 역할수행→성장발달 지연과 관련된 비효과적 역할수행

㉤ 간호사가 변화시킬 수 없는 것을 관련요인으로 진술한 오류

> ☑ 예
>
> 실명과 관련된 상해의 위험→주위환경에 대한 생소함과 관련된 상해의 위험

㉥ 건강문제에 한 가지 이상의 관련요인이 있을 때 여러 관련요인들을 나열식으로 진술한 경우

> ☑ 예
>
> 수분섭취 부족과 관련된 변비, 운동 부족과 관련된 변비, 섬유질 섭취 부족과 관련된 변비→수분섭취 부족, 운동 부족, 섬유질 섭취 부족과 관련된 변비

㉦ 관련요인 없이 건강문제만 진술하는 것

> ☑ 예
>
> 통증→불분명한 원인과 관련된 급성통증

㉧ 법에 저촉되는 방식으로 진술하는 것

> ☑ 예
>
> 투약오류와 관련된 체액과다

③ 간호진단 과정상의 오류

㉠ 부정확하거나 불완전한 자료수집: 대상자나 간호사 중에 어느 한쪽이 속어, 은어, 전문용어 등을 사용하거나 문화적 배경의 차이로 의사소통에 장벽이 있을 때, 대상자가 간호사가 기대할 것으로 생각되는 반응을 하였을 때, 대상자가 정보를 정확히 제공하지 않아 완전한 자료수집이 안 되었을 때 오류가 발생할 수 있다.

㉡ 자료의 부정확한 추론: 소수의 단서를 가지고 근거가 부족한 상태에서 성급하게 추론을 하면 오류를 범할 수 있으므로 자료가 불충분할 때에는 판단을 보류해야 한다.

㉢ 성급한 진단명 채택: 대상자의 자료를 진단의 특성과 비교해 보지 않고 성급하게 진단명을 채택했을 때 오류를 범할 수 있다.

㉣ 지식과 경험 부족에 의한 잘못된 해석: 간호사가 지식기반이 튼튼하고 임상경험이 풍부할 경우 중요한 단서들이나 양상들을 쉽게 알아차릴 수 있을 뿐만 아니라 대상자 자료의 의미를 정확하게 해석하여 진단의 정확성을 높일 수 있다.

㉤ 비합리적인 신념, 가치관, 편견, 고정관념, 직관: 간호사 자신의 비합리적인 신념이나 가치관, 편견, 고정관념, 직관이 판단을 잘못하게 할 수 있고 대상자의 개별성과 독특성을 무시할 수도 있다.

ⓑ 간호진단은 임시적인 결론 : 간호진단들이 단지 임시적인 결론일 수 있음을 기억하고 자료묶음에 대한 모든 가능한 해석들을 수용하는 자세를 지녀야 한다.

6 진단 작성

(1) 간호진단 작성의 예

간호진단 #1	심근 허혈과 관련된 급성 통증	
과학적 근거	• 관상동맥 폐색 시 초기 10초 내에 세포 수준에서 심근은 저산소성이 되며 관상동맥 완전 폐색 시 심근세포는 호기성 대사를 위한 산소와 포도당을 공급받지 못하기 때문에 수 분 후 심장 수축이 멈춤 • 혐기성 대사가 시작되고 젖산이 축적됨. 심근 신경섬유는 젖산의 증가에 의해 자극을 받고 통증 메시지를 심장과 신경 상부 흉부 후 신경근으로 전달함	
합리적 근거	객관적 자료	• 진단명 : Unstable Angina • C.C : chest pain(NRS 5점, 명치부위, 지속적) • CAG 결과 3 vessel disease • 신음소리를 내며 얼굴 찌푸리는 듯한 모습 관찰됨 • Troponin-I 0.0292▲
	주관적 자료	• 심장이 조이는 느낌이에요. • 가슴이 따끔따끔하게 아파요.

간호진단 #2	약물투여와 관련된 출혈의 위험	
과학적 근거	• 급성관동맥 증후군의 초기치료로 정맥 표준헤파린을 사용함 • 헤파린은 항응고제로서 응고를 지연함으로써 출혈을 일으킬 수 있음. 따라서 투여 중에는 aPTT로 치료 용량을 모니터하며 출혈 유무도 관찰해야 함	
합리적 근거	객관적 자료	• 진단명 : Unstable Angina • heparinization 유지 중 • aPTT : 63.5 sec로 지연됨 • Hb 11.2 ▼, Hct 33.0 ▼ • CAG Rt. radial artery 사용함 • Lt.arm IV site(heparin 주입 중) ecchymosis
	주관적 자료	주사 부위에서 피가 나는 것 같아요.

7 진단 평가

(1) 진술한 간호진단 내용의 평가

① 간호진단 진술이 정확하고 타당한가?

㉠ 선택한 간호진단명을 NANDA-I의 진단명의 정의와 맞추어 본다.

㉡ 대상자의 징후와 증상을 NANDA-I의 진단 특성과 맞추어 본다.

㉢ 자신이 생각한 원인과 NANDA-I의 관련요인들을 맞추어 본다.

㉣ 잠재적 문제인 경우는 대상자의 위험요인들과 NANDA-I의 위험요인들을 맞추어 본다.

㉤ 대상자가 진단의 타당성을 확인한다.

② 간호진단 진술이 간결한가?

㉠ 원인 요인들이 길고 복잡하면 '복합요인과 관련된'의 어구를 사용한다.

㉡ PES 양식으로 인해 진술이 길어질 경우는 증상과 징후를 생략하거나 진단진술 아래에 열거한다.

③ 간호진단 진술이 대상자 상황을 분명하게 묘사하고 있는가?

진단 진술 시 사투리와 약어 사용을 피하고 일반적으로 다른 의료전문가들도 이해할 수 있는 용어를 사용해야 한다.

④ 간호진단 진술이 서술적이고 구체적인가?

㉠ 완전한 문제 진술에 원인을 첨가

㉡ 대상자의 특성을 첨가

㉢ 수식어 첨가

㉣ 원인에 '이차적인' 어구 첨가

㉤ 진술 내용에 콜론을 하고 더 구체적인 문제 첨가

제 3 절 간호진단의 종류

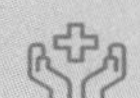

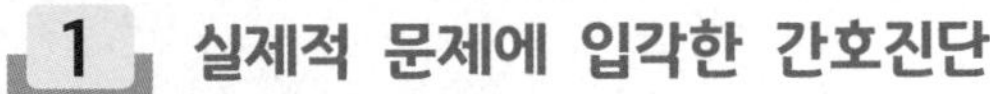

1 실제적 문제에 입각한 간호진단

(1) 실제적 간호진단

① 실제적 간호진단은 간호사가 사정할 당시 관련된 징후와 증상(특성 정의)의 존재에 의해 인지될 수 있는 실제로 존재하는 문제가 있는 경우 내리는 진단을 말한다.

② 간호는 이 확인된 문제를 경감, 해결, 혹은 대처하는 방향으로 이루어진다.

③ NANDA의 분류체계에서 실제적 진단은 진단명, 정의, 특성 및 관련요인의 4가지 요소로 구성되어 있다.

(2) 실제적(문제 중심) 간호진단 진술 양식

P.E.S 형식	원인과 관련된 문제 : 나타난 증상
세 부분 진술(이차적인)	병태생리학(pathophysiology)의 이차적인 원인과 관련된 문제
네 부분 진술	일반적인 문제 : 병태생리학(pathophysiology)의 이차적인 원인과 관련된 구체적인 서술
원인불명	원인불명과 관련된 문제
복합적인 원인	복합적인 요인들과 관련된 문제

2 잠재적 문제에 입각한 간호진단

(1) 잠재적(위험) 간호진단

① 잠재적 간호진단은 대상자에게 문제의 발생을 촉진시키는 위험요인들이 있을 때 진단하며 간호사가 중재하지 않을 경우 발생할 수 있는 문제가 있을 경우이다.

② 간호는 위험요인을 감소시킴으로써 문제를 예방하거나 문제의 영향을 줄이기 위한 문제의 조기발견의 방향으로 이루어진다.

③ 잠재적 간호진단은 정상적인 일반집단보다 어떤 문제가 발생할 위험요인이 더 많은 대상자에게만 사용되어야 한다.

④ 일반집단과 동일한 위험요인을 지닌 대상자들에게는 상호의존문제(잠재적 합병증)가 사용될 수 있다.

(2) 잠재적(위험) 간호진단 진술 양식

> 예 수술을 받는 환자의 경우
> - 수술 이외의 어떤 위험요인이 없는 대상자에게 수술 후에 일상적인 '체위변경-기침-심호흡'이라는 처치가 적절하다.
>
> cf '수술의 잠재적인 호흡기 합병증'은 상호의존 문제에 기반을 둔다.
> - 수술 대상자가 흡연가인 경우는 '복부절개와 흡연과 관련된 비효율적 기도 청결의 위험성'이라는 간호진단을 내릴 수 있다.

3 가능한 문제에 입각한 간호진단

(1) 가능한 간호진단

① 가능한 간호진단은 의사가 내리는 감별진단과 유사한 것으로 문제의 존재가 불확실하게 생각되는 경우에 해당된다.

② 문제를 의심할 만한 자료가 있지만 증거가 불명확하거나 원인적 요소를 알 수 없는 진단을 말하므로 이런 진단을 확인하거나 삭제하는데 필요한 핵심자료를 수집하는 방향으로 간호가 이루어진다.

③ 가능한 간호진단을 사용하게 되면 중요한 문제를 빠뜨리거나 자료가 불충분해서 잘못된 진단을 내리는 일을 피할 수 있게 된다.

(2) 가능한 간호진단 진술양식

① 간호사가 문제가 존재할 것이라고 의심되지만 이를 확인할 만한 충분한 자료가 없을 때 혹은 원인은 모르나 문제는 확인할 수 있을 때 가능한 간호진단을 진술한다.

② '가능한'이라는 용어는 문제나 원인에 사용될 수 있다.

> 예
>
> 직업상실과 가족의 거절과 관련된 가능한 상황적 자존감 저하

4 기타 간호진단

(1) 안녕진단 진술양식

① NANDA의 새로운 안녕진단들은 '향상(증진) 가능성(readiness for enhanced)'이라는 어구가 쓰이며 한 부분 진술이다.

② NANDA(2018 ~ 2020)의 안녕진단들은 예는 다음과 같다.

> 예
>
> 안위증진 가능성, 의사결정 증진 가능성, 의사소통 증진 가능성, 지역사회 대응 증진 가능성, 대응 증진 가능성, 가족대응 증진 가능성, 가족과정 증진 가능성 등

(2) 상호의존 문제의 진술

① 상호의존 문제는 간호사가 독자적으로 치료할 수 없는 질병, 검사 혹은 치료의 합병증이다.

② 일반적으로 간호사는 상호의존 문제에 대한 원인을 작성하지는 않으며 이 문제의 원인은 질병, 치료, 병리일 수 있다.

> 예
>
> 두부 손상의 잠재적 합병증 : 두개강 내압 상승

[표 3-5] 다양한 문제상태에 대한 간호진단 진술양식

실제적 간호진단	원인과 관련된 문제
잠재적 간호진단	위험요인과 관련된 문제 위험성
가능한 간호진단	실제적 혹은 잠재적 원인과 관련된 가능한 문제
안녕 간호진단	NANDA 진단 명칭 향상 가능성
상호의존 문제	질병이나 치료의 잠재적 합병증 : 구체적인 합병증

제 4 절 간호진단의 구조

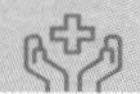

1 문제

문제는 대상자에게 실제로 있거나 잠재된 건강문제에 대한 인간의 반응을 나타내는 용어로 간호진단명으로 표시되는 부분이다.

2 원인

① 원인은 장애 또는 변화의 원인요소에 해당되며 문제에서 보인 상태를 일으킨 원인을 말한다.
② 원인을 구체화함으로써 간호중재의 방향을 제시하게 된다.

3 증상 및 징후

① 증상과 징후는 대상자가 그 진단상태에 있다는 것을 나타내는 특성이다.
② 징후와 증상은 사정단계에서 확인된 것이며 왜 그 진단명을 채택했는지를 확인해 주고 간호진단에 대한 간호중재를 계획할 때 도움이 된다.
③ 간호진단 아래 이것을 주관적 자료와 객관적 자료로 분류해서 기록할 수 있다.

S	연결구	E	연결구	P
징후와 증상 ↓ 체온상승, 빈호흡, 빈맥, 피부발적	~로 입증되는 ~로 나타나는 ~로 확인되는	기여요인 위험요인 다른 진단명 특성 ↓ 탈수	~와 관련한	진단명 ↓ 고체온

제 5 절 NANDA의 간호진단

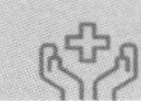

[표 3-6] NANDA-I 간호진단 분류체계(2018 ~ 2020)

영역(13)	과	간호진단(244)	
1 건강증진	01 건강관리	3	• **여가활동참여**의 감소 • **건강문해력** 향상을 위한 준비 • 비활동적 **생활양식**
	02 건강관리	9	• **허약노인증후군** • **허약노인증후군**의 위험 • 지역사회 **건강** 부족 • 위험성 있는 **건강행위** • 비효과적 **건강유지** • 비효과적 **건강관리** • **건강관리** 향상을 위한 준비 • 비효과적 가족 **건강관리** • 비효과적 **보호**
2 영양	03 섭취	14	• **영양 불균형** : 신체 요구량보다 적음 • **영양** 향상을 위한 준비 • 불충분한 **모유 분비** • 비효과적 **모유수유** • **모유수유** 중단 • **모유수유** 향상을 위한 준비 • 비효과적 청소년 **식생활의 역학관계** • 비효과적 유아 **식생활의 역학관계** • 비효과적 영아 **식생활의 역학관계** • 비효과적 영아**수유 양상** • **비만** • **과체중** • **과체중**의 위험 • **연하**장애
	04 소화 05 흡수		
	06 대사	5	• 불안정한 **혈당수치**의 위험 • 신생아 **고빌리루빈혈증** • 신생아 **고빌리루빈혈증**의 위험 • **간기능**장애의 의험 • **대사불균형증후군**의 위험
	07 수화작용	5	• **전해질 불균형**의 위험 • **체액 불균형**의 위험 • **체액** 부족 • **체액** 부족의 위험 • **체액** 과다
3 배설/교환	08 비뇨기계 기능	8	• **배뇨**장애 • 기능적 **요실금** • 익류성 **요실금** • 반사성 **요실금**

			• 긴장성 **요실금** • 긴박성 **요실금** • 긴박성 **요실금**의 위험 • **요정체**
	09 위장관계 기능	9	• **변비** • **변비**의 위험 • 지각된 **변비** • 만성 **기능성 변비** • 만성 **기능성 변비**의 위험 • **설사** • **위장관운동** 기능장애 • **위장관운동** 기능장애의 위험 • **변실금**
	10 피부 기능		
	11 호흡기계 기능	1	**가스교환** 장애
4 활동/휴식	12 수면/휴식	4	• **불면증** • **수면**박탈 • **수면**향상을 위한 준비 • **수면양상** 장애
	13 활동/운동	8	• **비사용증후군**의 위험 • 침상 **기동성** 장애 • 신체 **기동성** 장애 • 휠체어 **기동성** 장애 • **좌위수행** 장애 • **기립수행** 장애 • **이동**장애 • **보행**장애
	14 에너지 균형	3	• 에너지장 불균형 • 피로 • 배회
	15 심혈관/호흡기계 반응	12	• **활동지속성** 장애 • **활동지속성** 장애의 위험 • 비효과적 **호흡 양상** • **심박출량** 감소 • **심박출량** 감소의 위험 • **자발적 환기**장애 • 불안정한 **혈압**의 위험 • 심장**조직 관류** 감소의 위험 • 비효과적 뇌**조직 관류**의 위험 • 비효과적 말초**조직 관류** • 비효과적 말초**조직 관류**의 위험 • **호흡기 제거 반응**장애
	16 자기돌봄	7	• **가정 유지** 장애 • **목욕 자기돌봄** 결핍 • **옷 입기 자기돌봄** 결핍 • **음식 섭취 자기돌봄** 결핍 • **용변 자기돌봄** 결핍

			• **자기돌봄** 향상을 위한 준비 • **자기무시**
5 지각/인지	17 집중	1	**편측성 지각이상**
	18 지남력		
	19 감각/지각		
	20 인지	8	• 급성 **혼동** • 급성 **혼동**의 위험성 • 만성 **혼동** • 불안정한 **정서 조절** • 비효과적 **충동 조절** • 지식 부족 • 지식 향상을 위한 준비 • 기억장애
	21 의사소통	2	• **의사소통** 향상을 위한 준비 • **언어적 의사소통** 장애
6 자아지각	22 자아개념	6	• **절망**감 • **희망** 향상을 위한 준비 • **인간 존엄성** 혼란의 위험 • **자아정체감** 혼란 • **자아정체감** 혼란의 위험 • **자아개념** 향상을 위한 준비
	23 자존감	4	• 만성적 **자존감** 저하 • 만성적 **자존감** 저하의 위험 • 상황적 **자존감** 저하 • 상황적 **자존감** 저하의 위험
	24 신체상	1	**신체상** 혼란
7 역할관계	25 돌봄제공자 역할	5	• 돌봄제공자 **역할 긴장** • 돌봄제공자 **역할 긴장**의 위험 • **부모 역할**장애 • **부모 역할**장애의 위험 • **부모 역할** 향상을 위한 준비
	26 가족관계	4	• **애착**장애의 위험 • **가족과정** 기능장애 • **가족과정** 손상 • **가족과정** 향상을 위한 준비
	27 역할수행	6	• 비효과적 **관계** • 비효과적 **관계**의 위험 • **관계** 향상을 위한 준비 • 부모 **역할 갈등** • 비효과적 **역할수행** • **사회적 상호작용** 장애
8 성	28 성 정체감		
	29 성 기능	2	• **성 기능** 장애 • 비효과적 **성적 양상**
	30 생식	4	• 비효과적 임신과 **출산과정**

			• 비효과적 임신과 **출산과정**의 위험 • **임신과 출산과정** 향상을 위한 준비 • **모아관계** 장애의 위험
9 대처/ 스트레스 내성	31 외상 후 반응	6	• 기능 이상을 유발하는 **이민 전환**에 대한 위험 • **외상후증후군** • **외상후증후군**의 위험 • **강간-상해 증후군** • **환경변화 스트레스 증후군** • **환경변화 스트레스 증후군**의 위험
	32 대처반응	26	• 비효과적 **활동계획** • 비효과적 **활동계획**의 위험 • **불안** • 방어적 **대처** • 비효과적 **대처** • **대처** 향상을 위한 준비 • 비효과적 지역사회 **대처** • 지역사회 **대처** 향상을 위한 준비 • 손상된 가족 **대처** • 가족 **대처** 불능 • 가족 **대처** 향상을 위한 준비 • **죽음 불안** • 비효과적 **부정** • **두려움** • **슬픔** • 기능 이상을 유발하는 **슬픔** • 기능 이상을 유발하는 **슬픔**의 위험 • **기분 조절** 장애 • 무력감 • 무력감의 위험 • 파워 향상을 위한 준비 • **극복력** 장애 • **극복력** 장애의 위험 • **극복력** 향상을 위한 준비 • 만성 **비탄** • **스트레스** 과다
	33 신경/행동학적 스트레스	9	• **급성 약물 금단 증후군** • **급성 약물 금단 증후군**의 위험 • **자율적 반사장애** • **자율적 반사장애**의 위험 • 두개 내 **적응능력** 감소 • **신생아 약물중단 증후군** • **비조직적** 영아**행동** • **비조직적** 영아**행동**의 위험 • **조직적** 영아**행동** 향상을 위한 준비
10 삶의 원칙	34 가치		
	35 신념	1	**영적 안녕** 향상을 위한 준비
	36 가치/신념 행동의 일치성	11	• **의사결정** 향상을 위한 준비 • **의사결정 갈등**

			• **자주적 의사결정** 장애 • **자주적 의사결정** 장애의 위험 • **자주적 의사결정** 향상을 위한 준비 • 도덕적 **고뇌** • 손상된 **신앙심** • 신앙심 손상의 위험 • 신앙심 향상을 위한 준비 • **영적 고뇌** • **영적 고뇌**의 위험
11 안전/보호	37 감염	2	• **감염**의 위험 • **수술부위 감염**의 위험
	38 신체적 손상	28	• 비효과적 **기도 청결** • **흡인**의 위험 • **출혈**의 위험 • **치열**장애 • **안구건조**의 위험 • **구강건조**의 위험 • **낙상** 위험 • 각막**손상**의 위험 • **상해**의 위험 • 요로**손상**의 위험 • **수술 중 체위와 관련된 상해**의 위험 • **열손상**의 위험 • 구강**점막 통합성** 손상 • 구강**점막 통합성** 손상의 위험 • 말초**신경 혈관 기능** 이상의 위험 • **신체적 외상**의 위험 • 혈관 **외상**의 위험 • **욕창**의 위험 • **쇼크**의 위험 • **피부 통합성** 장애 • **피부 통합성** 장애의 위험 • 영아**급사**의 위험 • **질식**의 위험 • **수술 후 회복**지연 • **수술 후 회복**지연의 위험 • **조직 통합성** 장애 • **조직 통합성** 장애의 위험 • **정맥 혈전색전증**의 위험
	39 폭력	6	• **여성 생식기 손상**의 위험 • **타인에 대한 폭력**의 위험 • **자신에 대한 폭력**의 위험 • **자해** • **자해**의 위험 • **자살**의 위험
	40 환경적 위험	4	• **오염** • **오염**의 위험 • **직업적 상해**의 위험 • **중독**의 위험

	41 방어과정	4	• **요오드성 조영제 부작용**의 위험 • **알레르기 반응**의 위험 • **라텍스 알레르기 반응** • **라텍스 알레르기 반응**의 위험
	42 체온조절	6	• **고체온** • **저체온** • **저체온**의 위험 • **수술 중 저체온**의 위험 • 비효과적 **체온조절** • 비효과적 **체온조절**의 위험
12 안위	43 신체적 안위	7	• **안위** 손상 • **안위** 향상을 위한 준비 • **오심** • 급성 **통증** • 만성 **통증** • **만성 통증 증후군** • **분만 통증**
	44 환경적 안위	2	• **안위** 손상 • **안위** 향상을 위한 준비
	45 사회적 안위	4	• **안위** 손상 • **안위** 향상을 위한 준비 • **외로움**의 위험 • **사회적 고립**
13 성장/발달	46 성장		
	47 발달	1	**발달** 지연의 위험

1 교환

(1) Ⅱ 영역 : 영양(nutrition)–섭취(ingestion)

① 영양 불균형 : 신체 요구량보다 적음(imbalanced nutrition : less than body requirements)

정의	대사 요구에 미치지 못할 정도로 불충분한 영양섭취
특성	• 복부 경련 • 복부 통증 • 미각의 변화 • 이상적인 체중에 비해 체중이 20% 이상 부족 • 설사 • 두발의 과도한 손실 • 음식 기피 • 하루 섭취규정량(RDA)보다 적은 음식 섭취량 • 과도한 장음 • 불충분한 정보 • 음식에 대한 관심 부족 • 불충분한 근육긴장도 • 잘못된 정보 • 잘못된 지각 • 창백한 점막 • 소화능력에 대한 지각된 장애 • 음식 섭취 후 즉시 포만감을 느낌 • 구강점막 통증 • 저작에 필요한 근육 강도의 약화 • 연하에 필요한 근육 강도의 약화 • 충분한 음식 섭취에 비해 체중 감소

관련 요인	음식 섭취 불능	
위험 대상자	• 생물학적 요인	• 경제적으로 사회적 혜택을 받지 못함
연관 조건	• 영양 흡수 불능 • 음식 소화 불능	• 불충분한 식이 섭취 • 심리적 장애

② 비효과적 모유수유(ineffective breast feeding)

정의	신생아나 영아에게 젖을 통해 직접적으로 모유를 제공하는 것에 대한 어려움, 그로 인해 신생아/영아의 영양 상태를 위협할 수 있는 상태	
특성	• 신생아가 대변보는 양상이 부적절함 • 아기가 모유수유 시 등을 동그랗게 구부림 • 아기가 모유수유 시 울음 • 아기가 모유수유 후 1시간 내에 울음 • 아기가 모유수유 후 1시간 정도 법석을 떰 • 아기가 엄마의 젖을 올바르게 잡지 못함 • 아기가 엄마의 젖을 얼굴에 가져다 대는 것에 저항함	• 안도시키는 다른 방법에 아기가 반응이 없음 • 모유수유 시 유방이 완전하게 비워지지 못함 • 불충분한 신생아 체중 증가 • 옥시토신 분비 징후가 불충분함 • 1주일 이상 지속되는 유두의 통증 • 지속되는 아기의 체중 감소 • 지속되지 않는 젖 빨기
관련 요인	• 유즙생성 단계 II의 지연 • 불충분한 모유 공급 • 불충분한 가족 지지 • 젖 빨기의 불충분한 기회 • 모유수유 기술에 대한 부모의 지식 부족 • 모유수유의 중요성에 대한 부모의 지식 부족 • 중단되거나 방해받은 모유수유 • 엄마의 양가감정	• 엄마의 불안 • 엄마의 유방 기형 • 엄마의 피로 • 엄마의 비만 • 엄마의 통증 • 고무젖꼭지 사용 • 영아의 저조한 빨기 반사 • 인공 젖꼭지에 의한 보조수유
위험 대상자	• 미숙아 • 유방수술 기왕력	• 과거 모유수유 실패 경험 • 짧은 출산 휴가
연관 조건	영아의 구강인두 기형	

③ 모유수유 중단(interrupted breast feeding)

정의	신생아나 영아에게 젖을 통해 직접적으로 모유를 제공하는 것의 중단, 그로 인해 모유수유 또는 신생아·영아의 영양상태를 위협할 수 있는 상태		
특성	모유수유만 하는 것이 아닌 상태		
관련 요인	• 엄마-아동의 분리	• 갑작스럽게 젖을 떼야 할 상황	
위험 대상자	• 아기의 입원	• 엄마의 직장 생활	• 미숙아
연관 조건	• 모유수유 금기	• 아기의 질병	• 엄마의 질병

④ 비만(obesity)

정의	개인이 연령과 성별에 비해 비정상적이거나 과도한 지방을 축적하여 과체중을 넘어선 상태
특성	• 성인 체질량지수(BMI : Body Mass Index) 〉 30Kg/m^2 • 2세 미만 아동 : 이 연령에서는 비만이라는 용어가 사용되지 않음 • 2 ~ 18세 아동 : 연령과 성별에 따라 체질량 지수(BMI : Body Mass Index) 〉 95th percentile 또는 30Kg/m^2
관련 요인	• 연령과 성별에 따라 권장되는 양보다 적은 하루 평균 신체 활동량 • 설탕이 많이 함유된 음료수 섭취 • 섭식행동장애 • 섭식에 대한 인식장애 • 표준 평가 기준으로 봤을 때 에너지 소비가 섭취보다 낮음 • 알코올 섭취 과다 • 음식 공급 부족에 대한 두려움 • 잦은 간식 • 튀긴 음식 섭취나 외식의 빈도가 높음 • 식이성 칼슘 섭취가 부족한 아동 • 섭취량이 권장량보다 많음 • 하루 2시간 이상 비활동성 생활 • 수면시간 감소 • 수면장애 • 5개월 이하 영아에게 고체 음식이 주요 음식공급원임
위험 대상자	• 경제적으로 사회적 혜택을 받지 못함 • 분유를 단독 또는 혼합으로 먹으며 자란 신생아 • 상호 관련된 인자의 유전 가능성 • 섭식행동 점수의 높은 탈억제와 제한 • 모성 당뇨병 • 엄마의 흡연 • 유아의 과체중 • 부모의 비만 • 조숙한 부신사춘기 • 아동기의 빠른 체중 증가 • 신생아(첫 주, 첫 4개월, 첫 1년)의 빠른 체중 증가
연관 조건	유전 질환

⑤ 과체중(overweight)

정의	개인이 연령과 성별에 비해 비정상적이거나 과도한 지방을 축적한 상태
특성	• 성인 : 체질량지수(BMI : Body Mass Index) 〉 25Kg/m^2 • 2세 미만 아동 : 신장 대비 체중(weight for-length) 〉 95th percentile • 2 ~ 18세 아동 : 연령과 성별에 따라 체질량 지수(BMI : Body Mass Index) 〉 85th percentile, 95th percentile 또는 25Kg/m^2 미만(두 측정치 중 작은 것)
관련 요인	• 연령과 성별에 따라 권장되는 양보다 적은 하루 평균 신체 활동량 • 설탕이 많이 함유된 음료수 섭취 • 섭식행동장애 • 섭식에 대한 인식장애 • 경제적으로 사회적 혜택을 받지 못함

	• 변화가능한 요소에 대한 지식 부족 • 식이성 칼슘 섭취가 부족한 아동 • 섭식행동 점수의 높은 탈억제 및 제한 • 섭취량이 권장량보다 많음 • 표준 평가 기준으로 봤을 때 에너지 소비가 섭취보다 낮음 • 알코올 섭취 과다 • 음식 공급 부족에 대한 두려움 • 잦은 간식 • 튀긴 음식 섭취나 외식의 빈도가 높음 • 하루 2시간 이상 비활동 신체유지 • 수면시간 감소 • 수면장애 • 생후 5개월 미만에 고형식을 주된 음식 형태로 섭취
위험 대상자	• 성인 : 체질량지수 25Kg/m^{2}에 근접 • 2세 미만 아동 : 신장대비 체중 95th percentile에 근접 • 2세 ~ 18세 아동 : 연령과 성별에 따라 체질량지수 85th percentile에 근접 • BMI percentile을 초과한 아동 • BMI percentile이 높은 아동 • 경제적으로 사회적 혜택을 받지 못함 • 분유를 단독 또는 혼합으로 먹으며 자란 영아 • 섭식행동 점수의 높은 탈억제 및 제한 • 모성 당뇨 • 엄마의 흡연 • 부모의 비만 • 유아기 과체중 • 조숙한 부신사춘기 • 아동기의 빠른 체중 증가 • 신생아(첫 주, 첫 4개월, 첫 1년)의 빠른 체중 증가
연관 조건	유전질환

⑥ 연하장애(impaired swallowing)

정의	구강, 인두, 식도 구조나 기능장애와 관련된 연하 기전의 비정상적 기능
특성	**〈제1기 : 구강기〉** • 연하검사에서 구강기 이상 • 연하하기 전 기도폐색 • 연하하기 전 기침 • 침 흘리기 • 음식이 입에서 떨어짐 • 음식이 입 밖으로 빠져나옴 • 삼키기 전에 구역질 • 입안의 음식을 깨끗이 삼키지 못함 • 입술이 충분히 닫히지 못함 • 비효율적인 젖꼭지 빨기 • 비효율적인 빨기 • 불충분한 씹기 작용 • 코로 역류됨 • 음식 조각을 삼킴 • 입의 측면구에 음식덩어리가 모임 • 음식 덩어리가 뭉쳐지기 전에 식도로 넘어감 • 음식 정어리 형성이 지연됨 • 지연된 식사 시간 및 불충분한 섭취 • 음식 덩어리 형성에 비효과적인 혀 움직임

	〈제2기 : 인두기〉	
	• 연하검사에서 인두기의 이상이 보임 • 머리 위치의 변화 • 기도흡인 • 기침 • 연하의 지연 • 원인불명의 열 • 음식의 거부	• 구역질나는 느낌 • 거친 목소리 • 후두 상승이 부적절함 • 코로 역류됨 • 반복되는 폐 감염 • 반복적으로 연하함
	〈제3기 : 식도기〉	
	• 연하검사에서 식도기의 이상 • 산성 냄새의 호흡 • 이 갈기 • 연하의 어려움 • 상복부 통증 • 음식 거부 • 반복적인 연하 • 무엇인가 걸린 것 같다고 표현함 • 식사시간 경 설명할 수 없는 안절부절못함	• 속쓰림 • 토혈 • 머리를 과도신전함 • 밤에 자주 깸 • 밤에 하는 기침 • 연하통 • 역류 • 음식 양이 제한 • 구토 • 베개에 토물이 있음
관련 요인	• 섭식행동장애	• 자해적 행동
위험 대상자	• 섭식행동장애 • 성장 실패 • 위관영양 과거력	• 자해적 행동 • 발달 지연 • 미성숙
연관 조건	• 이완불능 • 후천성 해부학적 결손 • 두부손상 • 뇌성마비 • 심각한 근력감소 • 발달 지연 • 위식도 역류 질환 • 후두의 이상 • 기계적 폐쇄	• 비강의 결손 • 비인두강의 결손 • 신경학적 문제 • 구강이나 구인두 이상 • 미숙아 • 기관의 결손 • 외상 • 상기도 기형

(2) Ⅱ 영역 : 영양(nutrition)–대사(metabolism)

① 불안정한 혈당수치의 위험(risk for unstable glucose levels)

정의	혈당이 정상 범위에서 벗어나 건강에 위협이 될 만큼 취약한 상태
위험 요인	• 성별과 연령에 맞게 권장되는 양보다 적은 일 평균 신체활동량 • 진단을 받아들이지 않음 • 과도한 스트레스 • 과도한 체중 증가 • 과도한 체중 감소 • 적절하지 못한 혈당 모니터링 • 비효과적인 약물관리 • 불충분한 당뇨관리 • 불충분한 식이 섭취 • 질병 관리에 대한 지식 부족 • 변화가능한 요인에 대한 지식 부족 • 당뇨관리 계획의 불이행
위험 대상자	• 정신상태의 변화 • 신체적 건강상태 부전 • 인지발달 지연 • 급격한 성장 시기
연관 조건	임신

② 신생아 고빌리루빈혈증(neonatal hyperbilirubinemia)

정의	생후 24시간 후 발생하는 혈액 내 비결합성 빌리루빈(<15ml/dl)이 축적되는 상태
특성	• 비정상적 혈액 수치 • 멍든 피부 • 노란색 점막 • 노란색 공막 • 주황빛이 도는 노란색의 피부
관련 요인	• 부적절한 섭취 양상 • 태변 배출 지연 • 신생아의 부적절한 영양상태
위험 대상자	• ABO 혈액형의 비환호성 • 연령 ≦ 7일 • 아메리카 원주민 인종 • 모아의 ABO 혈액형 비환호성 • 동아시아 인종 • 모유수유를 한 신생아 • 저체중의 신생아 • 모성 당뇨 • 고지대 거주 주민 • 미숙아 • 황달 경험이 있는 자매/형제 • Rh 혈액형 비환호성 • 출생 당시 심각한 타박상
연관 조건	• 세균성 감염 • 신생아의 간기능 장애 • 신생아의 효소 결핍 • 내출혈 • 태아의 감염 • 패혈증 • 바이러스 감염

③ 신생아 고빌리루빈혈증의 위험(risk for neonatal hyperbilirubinemia)

정의	생후 24시간 후 발생하는 혈액 내 비결합성 빌리루빈(〈15ml/dl)의 축적으로 건강에 위협이 될 만큼 취약한 상태
위험 요인	• 수유양상 결핍 • 태변 배출 지연 • 신생아의 불충분한 영양
위험 대상자	• ABO 혈액형의 비환호성 • 연령 ≦ 7일 • 아메리카 원주민 인종 • 모아의 ABO 혈액형 비환호성 • 동아시아 인종 • 모유수유를 한 신생아 • 저체중의 신생아 • 모성 당뇨 • 고지대 거주 주민 • 미숙아 • 황달 경험이 있는 자매/형제 • Rh 혈액형 비환호성 • 출생 당시 심각한 타박상
연관 조건	• 세균성 감염 • 간기능부전 신생아 • 효소 결핍의 신생아 • 태아 감염 • 폐혈증 • 바이러스 감염

④ 간기능 장애의 위험(risk for impaired liver function)

정의	간기능이 저하하여 건강에 위협이 될 만큼 취약한 상태
위험 요인	물질 남용
연관 조건	• 인체면역결핍바이러스(HIV) 동시 감염 • 약물적 요인 • 바이러스성 감염

⑤ 대사불균형증후군의 위험(risk for metabolic imbalance syndrome)

정의	비만과 제2형 당뇨로부터 나타나는 심혈관 질환 발생과 연관이 되는 생화학적 및 생리학적 요인의 독성 증후군으로 건강에 위협이 될 만큼 취약한 상태
위험 요인	• 비효과적 건강유지 • 비만 • 과체중 • 불안정한 혈당수치의 위험 • 위험성 있는 건강행위 • 비활동성 생활양식 • 스트레스 과다
위험 대상자	• 연령 〉 30세 • 당뇨 가족력 • 고지혈증 가족력 • 고혈압 가족력 • 비만 가족력
연관 조건	• 과도한 내분비 또는 외분비 당류 코르티코이드 〉 25g/dl • 미세단백뇨 〉 30bg/dl • 다낭성 난소증후군 • 불안정한 혈압 • 요산 〉 7mg/dl

(3) Ⅱ 영역 : 영양(nutrition)-수화(hydration)

① 전해질 불균형의 위험(risk for electrolyte imbalance)

정의	전해질 수준의 변화로 건강에 위협이 될 만큼 취약한 상태	
위험 요인	• 설사 • 체액량 과다 • 불충분한 체액량	• 변화가능 요인에 대한 지식 부족 • 구토
연관 조건	• 조절기전 부전 • 내분비 조절 장애	• 신장의 기능 이상 • 치료요법

② 체액불균형 위험성(risk for fluid volume imbalance)

정의	혈관 내, 간질 내, 세포 내 수분이 감소/증가 또는 빠르게 이동하여 건강에 위협이 될 만큼 취약한 상태	
위험 요인	개발 예정	
연관 조건	• 성분채집술 • 복수 • 화상 • 장폐색	• 췌장염 • 패혈증 • 외상 • 치료요법

③ 체액부족(deficit fluid volume)

정의	나트륨의 변화 없는 물의 소실, 즉 탈수에 의한 혈관 내, 간질 내, 세포 내 체액의 감소	
특성	• 의식 상태 변화 • 피부의 탄력성 변화 • 혈압의 감소 • 맥압의 감소 • 맥박용적의 감소 • 혀의 탄력성 감소 • 소변량의 감소 • 정맥 충만의 감소 • 건조한 점막	• 건조한 피부 • 체온의 상승 • 심박동수의 증가 • 혈색소의 증가 • 소변농도의 증가 • 갑작스러운 체중 감소 • 갈증 • 허약감
관련 요인	• 수분에 대한 접근장애 • 수분 섭취 부족	• 수분 섭취 요구에 대한 지식 부족
위험 대상자	• 너무 어리거나 고령자 • 고도의 저체중/과체중	• 수분 요구량에 영향을 주는 요인
연관 조건	• 체약량 소실 • 조절기전 부전 • 수분흡수에 영향을 주는 일탈행위 • 수분섭취에 영향을 주는 일탈행위	• 정상 경로를 통한 과다 수분소실 • 비정상 경로를 통한 수분소실 • 약물제재

④ 체액 부족의 위험(risk for deficient fluid volume)

정의	혈관 내, 세포 내, 또는 세포 간 pdor이 감소하여 건강에 위협이 될 만큼 취약한 상태	
위험 요인	• 수분에 대한 접근 장애 • 수분 섭취 부족	• 수분 요구에 대한 불충분한 지식
위험 대상자	• 너무 어리거나 고령자 • 과체중 또는 저체중	• 수분 요구량에 영향을 주는 요인
연관 조건	• 능동적인 체액 소실 • 조절기전 부전 • 수분흡수에 영향을 주는 일탈행위 • 수분섭취에 영향을 주는 일탈행위	• 정상 경로를 통한 과다 수분소실 • 비정상 경로를 통한 수분소실 • 약물제재

⑤ 체액 과다(excess fluid volume)

정의	수분섭취 과다 및/또는 체액 정체	
특성	• 우발성 호흡음 • 혈압이 변화 • 의식상태의 변화 • 폐동맥압의 변화 • 호흡양상의 변화 • 요비중의 변화 • 전신부종 • 불안 • 질소혈증 • 헤마토크릿 감소 • 헤모글로빈 감소 • 호흡곤란 • 부종 • 전해질 불균형	• 간 비대 • 중심정맥압 증가 • 섭취량이 배설량보다 많음 • 경정맥 팽창 • 핍뇨 • 기좌호흡 • 발작성 야간 호흡곤란 • 늑박액 유출 • 간경정맥반사 : 양성 • S3 심음의 청진 • 폐울혈 • 안절부절못함 • 불안정 • 짧은 기간 동안의 체중 증가
관련 요인	• 수분 과잉 섭취	• 나트륨 과잉 섭취
연관 조건	조절기전 장애	

(4) Ⅲ 영역 : 배설/교환(elimination/exchange)-비뇨기계 기능(urinary function)

① 배뇨장애(altered urinary elimination)

정의	요 배설장애	
특성	• 배뇨 곤란 • 빈뇨 • 배뇨 주저 • 야뇨증	• 요실금 • 요정체 • 긴박뇨
관련 요인	다양한 요인	
연관 조건	• 해부학적 폐색 • 감각운동 장애	• 요로감염

② 기능적 요실금(functional urinary incontinence)

정의	화장실에 도달할 때까지 의도하지 않는 소변의 소실을 막기 위한 자제 능력의 부족	
특성	• 방광을 완전하게 비울 수 있음 • 이른 아침에 요실금을 보임 • 배뇨감을 느낌 • 긴박한 배뇨감을 느낀 후로부터 화장실에 도달하는 데까지 요구되는 시간이 너무 김 • 화장실에 도달하기 전에 배뇨를 함	
관련 요인	• 환경적 요인의 변화	• 골반 지지 구조의 약화
연관 조건	• 인지기능의 변화 • 시력 손상	• 심리적 장애 • 신경근 손상

③ 신경인성 요실금(reflex urinary incontinence)

정의	방광의 소변량이 특정 수준에 도달하면 어느 정도 예측 가능한 간격으로 나타나는 불수의적 소변의 소실
특성	• 배뇨에 대한 긴박감을 느끼지 못함 • 배뇨감을 느끼지 못함 • 자발적으로 배뇨를 억제하는 능력 부족 • 자발적으로 배뇨를 시작하는 능력 부족 • 뇌교 배뇨중추 이상의 병변이 있어 방광을 완전히 비우지 못함 • 예측 가능한 배뇨 양상 • 가득 찬 방광과 관련된 느낌 • 방광 수축을 수의적으로 조절하는 능력 없이 느껴지는 배뇨에 대한 급박감
관련 요인	개발 예정
연관 조건	• 뇌교의 배뇨중추 이상의 신경학적 손상 • 천골의 배뇨중추 이상의 신경학적 손상 • 조직손상

④ 긴장성(복압성) 요실금(stress urinary incontinence)

정의	복강 내압의 증가에 따라 갑자기 이루어지는 소변 누출
특성	• 소량의 소변이 불수의적으로 샘 • 배뇨근의 수축 없이 소량의 소변이 불수의적으로 샘 • 방광의 과대 팽창 없이 소량의 소변이 불수의적으로 샘
관련 요인	골반근의 약화
연관 조건	• 골반근의 퇴행성 변화 • 높은 복강 내 압력 • 요도조임근의 내인성 기능부전

⑤ 긴박성 요실금(urge urinary incontinence)

정의	배뇨에 대한 느낌 또는 긴박성을 심하게 느낀 직후 불수의적으로 소변이 흐르는 것	
특성	• 소변을 보기 전에 화장실에 제시간에 도달하지 못함 • 방광수축과 함께 불수의적으로 소변이 소실됨 • 방광경련과 함께 불수의적으로 소변이 소실됨 • 배뇨에 대한 긴박감	
관련 요인	• 알코올 섭취 • 카페인 섭취 • 분변매복	• 비효과적 배뇨습관 • 괄약근의 불수의적 이완
연관 조건	• 위축성 요도염 • 위축성 질내염 • 방광 감염 • 방광 보유 용적의 감소	• 방광 수축장애에 동반되는 배뇨근의 과활동성 • 방광 수축장애 • 치료적 요법

⑥ 긴박성 요실금 위험성(risk for urinary urge incontinence)

정의	갑작스럽고 강한 배뇨에 대한 긴박감과 관련된 불수의적 배뇨로 건강에 위협이 될 만큼 취약한 상태	
특성	• 알코올 섭취 • 카페인 섭취 • 분변매복	• 비효과적 배뇨습관 • 괄약근의 불수의적 이완
연관 조건	• 위축성 요도염 • 위축성 질내염 • 방광 감염 • 방광의 보유 용적이 적음	• 방광 수축장애에 동반되는 배뇨근의 과활동성 • 손상된 방광 수축력 • 치료적 요법

⑦ 요정체(urinary retention)

정의	방광이 불완전하게 비워지는 것	
특성	• 배설량의 소실 • 방광 팽만 • 잠적형 배뇨 • 배뇨곤란 • 빈뇨	• 익류성 요실금 • 잔뇨 • 방광 팽만감을 느낌 • 배뇨량이 적음
관련 요인	개발 예정	
연관 조건	• 요로 폐색 • 높은 요도압	• 반사궁 억제 • 강한 요도괄약근

(5) Ⅲ 영역 : 배설/교환(elimination/exchange)-위장관계 기능(gastrointestinal function)

① 변비(constipation)

정의	변이 매우 마르고 단단하여 배변의 어려움으로 배변 횟수가 감소한 상태	
특성	• 복통 • 근육의 저항이 촉진되는 복부 압통 • 근육의 저항이 촉진되지 않는 복부 압통 • 식욕부진 • 노인에게 비전형적으로 발생 • 소장의 가스 이동에 의해 생기는 꾸르륵 거리는 소리 • 선홍색 혈변 • 배변 양상의 변화 • 대변 빈도 감소 • 대변량 감소 • 복부 팽만 • 피로 • 딱딱한 대변 • 두통 • 과도 장음	• 과소 장음 • 배변 불능 • 복강내압 증가 • 소화불량 • 무른 변(설사) • 배변 시 통증 • 복부의 덩어리 촉진 • 직장의 덩어리 촉진 • 타진 시 복부의 둔감 • 직장 팽만감 • 직장압 • 심한 고창 • 직장에 부드럽고 끈적한 변이 존재함 • 배변 시 긴장 • 구토
관련 요인	• 복근의 약화 • 성별과 연령에 따른 권장량보다 낮은 일평균 신체 활동량 • 혼돈 • 위장관 운동 감소 • 탈수 • 우울 • 식습관 변환 • 정서적 장애 • 변의를 습관적으로 억제함	• 부적절한 식습관 • 부적절한 구강위생 • 부적절한 배변습관 • 섬유질 섭취부족 • 불충분한 수분섭취 • 불규칙한 배변습관 • 변완화제 남용 • 비만 • 최근의 환경적 변화
연관 조건	• 전해질 불균형 • 치질 • 히르슈슈프룽병 • 부적절한 치열 • 철염(iron salts) • 신경학적 손상 • 수술 후 방광 폐색 • 임신	• 전립선 비대 • 직장 농양 • 직장 항문의 균열 • 직장 항문의 협착 • 직장 탈출 • 직장 궤양 • 직장류 • 종양

② 변비 위험성(risk for constipation)

정의	어렵거나 불완전한 배변에 따른 횟수의 감소로 건강에 위협이 될 만큼 취약한 상태	
위험 요인	• 복근의 약화 • 성별과 연령에 따른 권장량보다 낮은 일평균 신체 활동량 • 혼돈 • 위장관 운동 감소 • 탈수 • 우울 • 식습관 변환 • 정서적 장애 • 변의를 습관적으로 억제함	• 부적절한 식습관 • 부적절한 구강위생 • 부적절한 배변습관 • 섬유질 섭취 부족 • 불충분한 수분섭취 • 불규칙한 배변습관 • 변완화제 남용 • 비만 • 최근의 환경적 변화
연관 조건	• 전해질 불균형 • 치질 • 히르슈슈프룽병 (Hirschprung's disease) • 부적절한 치열 • 철염 • 신경학적 손상 • 수술 후 방광 폐색 • 임신	• 전립선 비대 • 직장 농양 • 직장 항문의 균열 • 직장 항문의 협착 • 직장 탈출 • 직장 궤양 • 직장류 • 종양

③ 설사(diarrhea)

정의	묽고 형태가 없는 대변의 배설	
특성	• 복통 • 긴박한 변의 • 경련성 통증	• 장음의 항진 • 24시간 동안 3회 이상의 묽고 액상의 배변
관련 요인	• 불안 • 높은 수준의 스트레스	• 변 완화제 남용 • 약물 오용
위험 대상자	• 오염물질에의 노출 • 독소에의 노출	• 비위생적 음식 조리과정에 노출
연관 조건	• 장관 영양 • 위장의 염증 • 위장의 자극 상태 • 감염	• 섭취 부족 • 기생충 • 치료적 요법

④ 위장관운동 기능장애(dysfunctional gastrointestinal motility)

정의	증가 혹은 감소되거나, 비효과적 또는 부족한 위장 관계 내의 연동운동	
특성	• 복부 경련 • 복통 • 복부 가스 없음 • 위 배출의 가속화 • 담즙 색의 위 내 잔여물 • 장음의 변화 • 설사	• 배변의 어려움 • 팽만된 복부 • 단단한 대변 • 위 잔여물의 증가 • 오심 • 역류 • 구토
관련 요인	• 불안 • 식수의 변화 • 식습관 변화 • 부동	• 영양실조 • 비활동적 생활양식 • 스트레스원 • 비위생적인 음식 조리과정
위험 대상자	• 연령 • 오염물질의 섭취	• 미숙아
연관 조건	• 위장관 관류저하 • 당뇨 • 위관영양 • 음식 과민성	• 위식도 역류질환 • 감염 • 약물제재 • 치료적 요법

⑤ 변실금(bowel incontinence)

정의	불수의적인 변의 배출을 특징으로 하는 정상적인 장습관의 변화	
특성	• 긴박한 변의 • 묽은 변의 지속적 배출 • 배변 욕구를 인식하지 못함 • 대변 얼룩 • 배변을 참을 수 없음	• 직장의 충만감을 인지함에도 불구하고 형성된 변을 배출하지 못함 • 직장의 충만감을 인지하지 못함 • 배변 욕구를 인지하지 못함
관련 요인	• 용변 자기돌봄 결핍 • 환경적 요인 • 근육 긴장도의 전반적 감소 • 부동	• 부적절한 식습관 • 장이 불완전하게 비워짐 • 완화제 남용 • 스트레스원
연관 조건	• 복압의 비정상적인 증가 • 장내압의 비정상적인 증가 • 인지기능의 변화 • 만성 설사 • 결장의 손상 • 직장 괄약근 기능장애	• 분변매복 • 변의 보유 능력장애 • 하부 운동신경 손상 • 약물적 요인 • 직장 괄약근 기형 • 상부 운동신경 손상

(6) Ⅲ 영역 : 배설/교환(elimination/exchange)-호흡기계 기능(respiratory function)

① 가스교환 장애(impaired gas exchange)

정의	폐포-모세혈관막에서 산소와 이산화탄소의 제거가 결핍 또는 과잉된 상태	
특성	• 비정상적인 동맥혈 가스 분석 수치 • 비정상적인 동맥의 pH • 비정상적인 호흡 양상 • 비정상적인 피부색 • 혼돈 • 이산화탄소 수치 감소 • 발한 • 호흡곤란 • 각성 후 두통	• 고탄소혈증 • 저산소혈증 • 저산소증 • 흥분 • 비익 확장 • 안절부절못함 • 기면 • 빈맥 • 시력 장애
관련 요인	개발 예정	
연관 조건	• 폐포-모세혈관막의 변화	• 환기와 관류의 불균형

(7) Ⅳ 영역 : 활동/휴식(activity/rest)-심혈관/호흡기계 반응(cardiovascular/pulmonary response)

① 비효율적 호흡 양상(ineffective breathing pattern)

정의	적절한 환기를 시키지 못하는 흡기와 호기	
특성	• 비정상적 호흡양상 • 흉곽팽창의 변화 • 3점 자세의 사용 • 느린 호흡 • 흡기압의 감소 • 호기압의 감소 • 분당 호흡량 감소 • 폐활량 감소 • 호흡 곤란	• 흉곽 전후경 증대 • 비익 확장 • 기좌호흡 • 지연된 호기 • 이불 오므리기 호흡 • 빈호흡 • 호흡 부속근 사용 • 삼각(three point) 체위의 이용
관련 요인	• 불안 • 폐 확장 제한하는 체위 • 피로 • 과호흡	• 비만 • 통증 • 호흡근 피로
연관 조건	• 골격기형 • 흉곽기형 • 과소호흡 증후군 • 근골격계 장애	• 신경학적 미성숙 • 신경학적 장애 • 신경운동성 장애 • 척수손상

(8) Ⅺ 영역 : 안전/보호(safety/protection)-감염(infection)

① 감염 위험성(risk for infection)

정의	병원균의 침입이 증식이 일어날 수 있고 건강에 위협이 될 만큼 취약한 상태	
위험 요인	• 연동 운동 장애 • 피부통합성 장애 • 부적절한 예방 접종 • 병원균에 대한 노출을 피하려는 것과 관련된 불충분한 지식	• 영양실조 • 비만 • 흡연 • 체액 정체
위험 대상자	감염병 발생에 노출됨	
연관 조건	• 분비물 산염기의 변화 • 만성질환 • 섬모운동의 감소 • 헤모글로빈의 감소 • 면역억제	• 침습적 시술 • 백혈구 감소증 • 양막 조기 파열 • 지연된 양막 파열 • 염증반응의 억제

② 불안정한 혈압의 위험(risk for unstable blood pressure)

정의	동맥혈관을 통해 흐르는 혈액의 압력이 변화되면서 건강에 위협이 될 만큼 취약한 상태	
위험 요인	• 약물요법과 일관되지 않음	• 체위 변화(기립)
연관 조건	• 코카인의 부작용 • 비스테로이드성 소염제의 부작용 • 스테로이드의 부작용 • 부정맥 • 쿠싱 증후군 • 전해질 불균형 • 수분정체 • 수분이동 • 호르몬 변화 • 고삼투성 용액	• 부갑상샘항진증 • 갑상샘항진증 • 갑상샘저하증 • 두개 내압 증가 • 항부정맥제의 신속한 흡수 및 분포 • 이뇨제의 신속한 흡부 및 분포 • 혈관확장제의 신속한 흡수 및 분포 • 전신 반응 • 항우울제 사용

③ 심장조직 관류 감소의 위험(risk for decreased cardiac tissue perfusion)

정의	심장 관상동맥 순환이 감소되어 건강에 위협이 될 만큼 취약한 상태	
위험 요인	• 변화가능한 요인에 대한 지식 부족	• 약물 남용
위험 대상자	심혈관 질환의 가족력	
연관 조건	• 심장압전 • 심혈관 수술 • 관상동맥 경련 • 당뇨 • 고지혈증 • 고혈압	• 저혈량 • 저산소혈증 • 저산소증 • C반응 단백 증가 • 약물요법

④ 비효과적 뇌조직 관류의 위험(risk for ineffective cerebral tissue perfusion)

정의	뇌조직 순환이 감소하여 건강에 위협이 될 만큼 취약한 상태
위험 요인	물질 남용
위험 대상자	최근 심근경색
연관 조건	• 비정상 PTT(Partial Thromboplastin Time) • 비정상 PT(Prothrombin Time) • 좌심실벽 부위의 운동불능 • 대동맥 죽상경화증 • 동맥분리 • 심방세동 • 심방 점액종 • 뇌손상 • 뇌종양 • 경동맥 정체 • 뇌동맥류 • 응고장애 • 확장성 심근병증 • 파종성 혈관 내 응고장애 • 색전증 • 고콜레스테롤혈증 • 고혈압 • 심내막염 • 인공판막 • 승모판 협착증 • 약물제제 • 동기능부전 증후군(SSS) • 치료요법

(9) XI 영역 : 안전/보호(safety/protection)−체온조절(thermoregulation)

① 저체온(hypothermia)

정의	체온조절의 실패로 중심체온이 정상 범위 이하로 감소한 것
특성	• 말단청색증 • 서맥 • 손톱바닥 부위의 청색증 • 혈당수치 감소 • 환기 저하 • 고혈압 • 저혈당증 • 저산소증 • 대사율 증가 • 산소소모 증가 • 말초혈관 수축 • 소름이 돋음 • 오한 • 촉진 시 차가운 피부 • 모세혈관 충만 지연 • 빈맥
	〈신생아〉 • 신생아가 젖을 빼는 힘이 불충분함 • 신생아가 불충분한 체중증가를 보임(<30g/day) • 안절부절못함 • 황달 • 대사성 산증 • 창백함 • 호흡곤란
관련 요인	• 알코올의 섭취 • 대사율이 감소 • 과도한 열 전달 • 과도한 열 대류 • 과도한 열 증발 • 과도한 열 방사 • 활동하지 않음 • 돌봄제공자의 저체온 예방에 대한 충분한 지식 • 불충분한 옷차림 • 낮은 환경온도 • 영양 실조
	〈신생아〉 • 모유수유의 지연 • 신생아 출생 직후 목욕시킴 • 산소요구 증가

위험 대상자	• 경제적으로 혜택을 받지 못함 • 너무 어리거나 고령인 경우 • 너무 저체중이거나 고도비만인 경우 • 병원 밖에서의 고위험 출산	• 체중 대비 체표면적 비율 증가 • 피하지방의 불충분한 공급 • 계획하지 않은 병원 밖에서의 출산
연관 조건	• 시상하부의 손상 • 미성숙한 각질층 • 폐모세혈관 저항(PVR) 증가 • 비효과적인 혈관조절 • 오한을 동반하지 않는 비효율적 열 발생 기전	• 약물 • 방사선 요법 • 외상 • 대사율의 감소

② 고체온(hyperthermia)

정의	체온조절의 실패로 중심체온이 정상 범위 이상으로 상승한 것	
특성	• 비정상적 자세 • 무호흡 • 혼수 • 홍조를 띤 피부 • 저혈압 • 신생아가 젖을 빨지 못함 • 안절부절못함	• 기면 • 발작 • 피부 촉진 시 따뜻함 • 혼미 • 빈맥 • 빈호흡 • 혈관 확장
관련 요인	• 탈수 • 부적절한 옷차림	• 격렬한 활동
위험 대상자	고온의 환경에 노출됨	
연관 조건	• 발한의 감소 • 질병 • 허혈 • 약물	• 패혈증 • 외상 • 대사율의 증가

③ 비효율적 체온조절(ineffective thermoregulation)

정의	체온의 저체온과 고체온의 변동하는 상태	
특성	• 손톱바닥 부위의 청색증 • 홍조 띤 피부 • 고혈압 • 정상 범위보다 체온이 상승한 경우 • 호흡수의 증가 • 가벼운 오한 • 중증도 창백	• 소름이 돋음 • 정상 범위 이하로 체온이 감소한 경우 • 발작 • 촉진 시 찬 피부 • 촉진 시 따뜻한 피부 • 모세혈관 충만 지연
관련 요인	• 탈수 • 환경 온수가 오르내림 • 활동하지 않음	• 환경 온도에 적절하지 않은 옷차림 • 산소요구도 증가 • 격렬한 활동
위험 대상자	• 너무 어리거나 고령인 경우 • 너무 저체중이거나 고도 비만인 경우 • 환경 온도가 너무 저온이거나 고온인 경우	• 체중 대 체표면적 비율 증가 • 피하지방의 불충분한 공급

연관 조건	• 대사율의 변화 • 뇌손상 • 체온조절에 영향을 주는 상태 • 발한 반응의 감소 • 질병 • 오한을 동반하지 않는 비효과적인 열 생산 기전	• 약물 • 진정제 투여 • 패혈증 • 외상

2 의사소통

(1) Ⅴ영역 : 지각/인지(perception/cognition)-의사소통(communication)

① 의사소통 향상을 위한 준비(readiness for enhanced communication)

정의	타인들과 정보나 생각을 교환하는 양상이 강화될 수 있는 것
특성	의사소통을 향상하고자 하는 욕구를 표현함

② 언어적 의사소통 장애(impaired verbal communication)

정의	기호(symbol) 체계를 받고, 전달하고 사용하는 능력이 감소되거나 지연되거나 없는 것	
특성	• 눈낮춤이 없음 • 의사소통을 이해하는데 어려움이 있음 • 생각을 말로 표현하는데 어려움이 있음 • 문장을 구성하는 데 어려움이 있음 • 단어를 구성하는 데 어려움이 있음 • 선택적으로 주의를 집중하는데 어려움이 있음 • 몸짓으로 표현하는데 어려움이 있음 • 얼굴 표정을 짓는데 어려움이 있음 • 일상적인 대화를 이어가는데 어려움이 있음 • 말로 표현하지 못함 • 사람에 대한 지남력 상실 • 장소에 대한 지남력 상실	• 시간에 대한 지남력 상실 • 말을 하지 않음 • 돌봄 제공자에게 말로 표현하는 능력이 없음 • 몸짓으로 표현하지 못함 • 얼굴표정을 짓지 못함 • 말로 부적절하게 표현함 • 부분적 시각장애 • 말하는 것을 거부함 • 불명료한 언어 • 말을 더듬는 것 • 완전한 시각장애 • 말을 따라하지 못함
관련 요인	• 자아개념의 변화 • 문화적으로 맞지 않음 • 정서 혼란 • 환경적 장애물	• 불충분한 정보 • 불충분한 자극 • 낮은 자존감 • 취약상
위험 대상자	중요한 타인의 부재	
연관 조건	• 발달 변화 • 지각 변화 • 중추신경계 손상 • 구강인두 결손	• 신체적 장애 • 생리학적 상태 • 정신병 질환 • 치료요법

3 관계형성

(1) Ⅶ 영역 : 역할관계(role relationship)–돌봄제공자 역할(caregiving role)

① 돌봄제공자 역할긴장(care giver role strain)

정의	가정이나 중요한 타인이 돌봄에 대한 책임과 기대 그리고 행동을 다하는 데 있어서의 어려움
특성	**〈돌봄제공 행위〉** • 앞으로 돌봄을 제공할 수 있을 지에 대해 걱정함 • 돌봄을 받는 대상자의 건강이 앞으로 어떻게 될지 걱정함 • 대상자가 기관에 입원하게 될 가능성에 대해 걱정함 • 돌봄을 제공하지 못할 때 대상자의 안녕에 대해 걱정함 • 요구되는 일을 마치는 데 어려움이 있음 • 요구되는 일을 수행하는 데 어려움이 있음 • 돌봄제공 활동을 하는 데 있어서 기능장애가 발생하는 변화 • 일상적 돌봄 행위에 몰두함
	〈돌봄제공자의 건강상태 : 신체적〉 • 피로 • 위장관계 불편감 • 두통 • 고혈압 • 발진 • 체중 변화
	〈돌봄제공자의 건강상태 : 정서적〉 • 수면 양상 장애 • 분노 • 우울 • 정서적 동요 • 좌절감 • 참을성이 없어짐 • 비효과적 대처 전략 • 개인적 욕구 충족을 위한 시간 부족 • 신경질 • 신체화 증상 • 스트레스원
	〈돌봄제공자의 건강상태 : 사회경제적〉 • 여가활동의 변화 • 일의 생산성 감소 • 경력 개발을 거부함 • 사회적 고립
	〈돌봄제공자와 대상자 관계〉 • 질병이 있는 환자를 지켜보기 어려움 • 대상자와의 관계 변화에 대한 슬픔 • 대상자와의 관계 변화에 대한 불확실성
	〈가족과정〉 • 가족구성원에 대한 걱정 • 가족 갈등
관련 요인	**〈대상자〉** • 대상자의 상태가 대화를 방해함 • 의존성 • 돌봄 요구가 높은 상태로 가정으로 퇴원 • 돌봄 요구의 증가 • 문제 행동 • 물질 남용 • 예측할 수 없는 과정 • 건강상태의 불안정성

	〈돌봄제공자〉 • 경쟁적으로 역할에 몰입 • 비효과적인 대처전략 • 돌봄에 대한 경험 부족 • 불충분한 감정적 회복력 • 불충분한 에너지 • 타인의 기대를 불충분하게 충족시킴 • 자신의 기대를 불충분하게 충족시킴 • 지역사회자원에 대한 불충분한 지식 • 돌봄제공자 사생활 보호가 불충분함 • 불충분한 오락활동 • 고립 • 돌봄제공자가 역할을 수행할 수 있는 발단 단계에 도달하지 못함 • 신체적 상태 • 스트레스원 • 물질 오용 • 비현실적인 자신에 대한 기대
	〈돌봄제공자-대상자와의 관계〉 • 학대하는 관계 • 상호의존성 • 비효과적인 관계 양상 • 학대가 존재 • 비현실적인 대상자의 기대 • 폭력적인 관계
	〈돌봄제공 행위〉 • 24시간 돌봐야 하는 책임 • 돌봄 행위 내용의 변화 • 돌봄 행위의 복잡성 • 과도한 양의 돌봄 행위 • 돌봄 기간의 연장 • 돌봄제공을 위한 부적절한 물리적 환경 • 불충분한 사회적 지지 • 불충분한 돌봄제공을 위한 관련 기구 • 돌봄제공자의 휴식이 부적절함 • 불충분한 시간 • 예측 불가능한 돌봄 상황
	〈가족과정〉 • 가족 고립 • 비효과적인 가족 적응 • 가족기능장애의 양상 • 돌봄 상황 이전에 가족기능장애의 양상이 나타남 • 비효율적인 가족 대처의 양상
	〈사회경제적〉 • 소외 • 지원 접근의 어려움 • 지역사회 자원 접근의 어려움 • 지지체계 접근의 어려움 • 불충분한 지역사회 자원 • 불충분한 사회적 지지 • 불충분한 교통수단 • 사회적 고립
위험 대상자	• 대상자의 상태가 대화를 방해함 • 대상자의 발달 지연 • 돌봄제공자의 발달 지연 • 폭력에 노출 • 돌봄제공자가 여성임 • 재정적 위기 • 돌봄제공자가 배우자임 • 조산
연관 조건	〈돌봄제공자〉 • 인지기능의 변화 • 만성 질환 • 선천성 장애 • 중증 질환 • 정신적 장애 • 심리적 장애
	〈대상자〉 • 인지기능의 변화 • 건강 이상 • 심리적 장애

② 돌봄제공자 역할 긴장의 위험(risk for care giver role strain)

<table>
<tr><td>정의</td><td>가족이나 중요한 타인이 돌봄에 대한 책임과 기대 그리고 행동을 다하는 데 있어서 어려움을 느껴 건강에 위협이 될 만큼 취약한 상태</td></tr>
<tr><td rowspan="6">위험 요인</td><td>〈대상자〉
• 대상자의 상태가 대화를 방해함
• 의존성
• 돌봄 요구가 높은 상태로 가정으로 퇴원
• 돌봄 요구의 증가
• 문제 행동
• 물질 남용
• 예측할 수 없는 질병 과정
• 건강상태의 불안정성</td></tr>
<tr><td>〈돌봄제공자〉
• 경쟁적으로 역할에 몰입
• 비효과적인 대처전략
• 돌봄에 대한 경험 부족
• 불충분한 감정적 회복력
• 불충분한 에너지
• 타인의 기대를 불충분하게 충족시킴
• 자신의 기대를 불충분하게 충족시킴
• 지역사회자원에 대한 불충분한 지식
• 돌봄제공자 사생활 보호가 불충분함
• 불충분한 오락 활동
• 고립
• 돌봄제공자가 역할을 수행할 수 있는 발단 단계에 도달하지 못함
• 신체적 상태
• 스트레스원
• 물질오용
• 비현실적인 자산에 대한 기대</td></tr>
<tr><td>〈돌봄제공자-대상자와의 관계〉
• 학대하는 관계
• 상호의존성
• 비효과적인 관계 양상
• 학대가 존재
• 비현실적인 대상자의 기대
• 폭력적인 관계</td></tr>
<tr><td>〈돌봄제공 행위〉
• 24시간 돌봐야 하는 책임
• 돌봄 행위 내용의 변화
• 돌봄 행위의 복잡성
• 과도한 양의 돌봄 행위
• 돌봄 기간의 연장
• 돌봄제공을 위한 부적절한 물리적 환경
• 불충분한 사회적 지지
• 불충분한 돌봄제공을 위한 관련 기구
• 돌봄제공자의 휴식이 부적절함
• 불충분한 시간
• 예측 불가능한 돌봄 상황</td></tr>
<tr><td>〈가족과정〉
• 가족 고립
• 비효과적인 가족 적응
• 가족기능장애의 양상
• 돌봄 상황 이전에 가족기능장애의 양상이 나타남
• 비효율적인 가족 대처의 양상</td></tr>
<tr><td>〈사회경제적〉
• 소외
• 지원 접근의 어려움
• 지역사회 자원 접근의 어려움
• 지지체계 접근의 어려움
• 불충분한 지역사회 자원
• 불충분한 사회적 지지
• 불충분한 교통수단
• 사회적 고립</td></tr>
<tr><td>위험 대상자</td><td>• 대상자의 상태가 대화를 방해함
• 대상자의 발달 지연
• 돌봄제공자의 발달 지연
• 폭력에 노출
• 돌봄제공자가 여성임
• 재정적 위기
• 돌봄제공자가 배우자임
• 조산</td></tr>
</table>

연관 조건	〈돌봄제공자〉 • 인지기능의 변화 • 만성 질환 • 선천성 장애 • 중증 질환 • 정신적 장애 • 심리적 장애 〈대상자〉 • 인지기능의 변화 • 건강 이상 • 심리적 장애

③ 부모역할 장애(impaired parenting)

정의	주 돌봄제공자가 아동에게 최적의 성장과 발달에 도달하기 위한 환경을 만들거나 유지, 회복에 대해 어려움을 겪는 것
특성	〈영아 또는 아동〉 • 행동장애 • 인지발달 지연 • 분리불안의 감소 • 성장 장애 • 잦은 사고 • 병에 자주 걸림 • 사회기능장애 • 부적절한 애착 행위 • 낮은 학업 성적 • 가출 〈부모〉 • 양육 포기 • 안전한 집안 환경을 제공하지 못함 • 아동을 다루는 능력 부족 • 거의 안아주지 않음 • 부모-자녀 상호작용 결핍 • 아동에 대한 좌절 • 적대감 • 아동 건강을 부적절하게 유지함 • 아동을 돌보는 기술이 부적합함 • 아동을 돌보는 시간 배분이 부적절함 • 부적절한 자극 • 일관성 없는 행동관리 • 일관성 없는 돌봄 • 아동 요구를 충족시키는 데 유연성 부족 • 아동의 요구를 방치함 • 아동의 요구를 충족시킬 수 없음을 인지함 • 역할이 부적절함을 인지함 • 처벌 • 아동을 거부함 • 아동에 대해 부정적으로 말함
관련 요인	〈영아 또는 아동〉 • 부모와 떨어져 있는 시간이 연장 • 부모의 기대와 다른 성격적 갈등 〈부모〉 • 수면양상의 변화 • 배우자 간 갈등 • 우울 • 안전한 집안 환경을 제공하지 못함 • 가족 응집력 부족 • 불충분한 지원 접근성 • 아동 발달에 대한 불충분한 지식 • 아동 건강관리에 대한 불충분한 지식 • 양육기술에 대한 불충분한 지식 • 불충분한 부모 역할 모델 • 불충분한 산전관리 • 불충분한 문제해결 기술 • 양육에 관여하지 않는 아동의 아버지 • 자신의 요구보다 아동의 요구를 우선시하지 못함 • 아동을 돌보는 시간 배분이 부적절함 • 비효과적인 의사소통 기술 • 부모가 되는 것에 대한 가치 부여가 불충분함 • 추기 산전관리 • 낮은 자존감 • 관여하지 않는 아동의 어머니 • 회복되지 않는 수면양상 • 체벌 선호

	• 불충분한 지원 • 영아가 요구를 전달하는 단서에 불충분하게 반응 • 불충분한 사회적 지지 • 불충분한 교통수단	• 역할긴장 • 수면결핍 • 사회적 고립 • 스트레스원 • 비현실적 기대
위험 대상자	**〈영아 또는 아동〉** • 발달지연 • 까다롭고 신경질적임 • 원하는 성별의 자녀가 아님	• 조산 • 학대받은 경험이 있음 • 외상의 경험이 있음
	〈부모〉 • 가족단위의 변화 • 연이은 임신 • 어려운 분만과정 • 경제적으로 사회적 혜택을 받지 못함 • 여러 번의 임신 • 학대를 한 경험이 있음 • 학대를 받은 경험이 있음 • 정신질환의 과거력 • 물질 남용의 과거력 • 부모되기 위한 인지적 준비가 불충분함	• 법적 어려움 • 낮은 교육수준 • 다태아 출산 • 이사 • 편부모 • 실직 • 계획하지 않은 임신 • 원하지 않은 임신 • 근무의 어려움 • 부모 연령이 어림
연관 조건	**〈영아 또는 아동〉** • 지각능력 변화 • 행동장애	• 만성질환 • 장애가 있는 상태
	〈부모〉 • 인지기능의 변화 • 신체적 질병	• 장애가 있는 상태

④ 부모역할 장애 위험성(risk for altered parenting)

정의	주 돌봄제공자가 아동에게 최적의 성장과 발달에 도달하기 위한 환경을 만들거나 유지, 회복에 대해 겪는 어려움이 아동의 건강에 위협이 될 만큼 취약한 상태	
위험 요인	**〈영아 또는 아동〉** • 부모와 떨어져 있는 시간의 연장	• 부모의 기대와 다른 성격적 갈등
	〈부모〉 • 수면양상의 변화 • 배우자 간 갈등 • 우울 • 안전한 집안 환경을 제공하지 못함 • 가족 응집력 부족 • 불충분한 자원 접근성 • 아동 발달에 대한 불충분한 지식 • 아동 건강관리에 대한 불충분한 지식 • 양육기술에 대한 불충분한 지식 • 불충분한 부모 역할 모델	• 양육에 관여하지 않는 아동의 아버지 • 자신의 요구보다 아동의 요구를 우선시하지 못함 • 아동을 돌보는 시간 배분이 부적절함 • 비효과적인 의사소통 기술 • 부모가 되는 것에 대한 가치 부여가 불충분함 • 추기 산전관리 • 낮은 자존감 • 관여하지 않는 아동의 어머니

	• 불충분한 산전관리 • 불충분한 문제해결 기술 • 불충분한 자원 • 영아가 요구를 전달하는 단서에 불충분하게 반응 • 불충분한 사회적 지지 • 불충분한 교통수단	• 회복되지 않는 수면양상 • 체벌 선호 • 역할긴장 • 수면결핍 • 사회적 고립 • 스트레스원 • 비현실적 기대
위험 대상자	〈영아 또는 아동〉	
	• 발달지연 • 까다롭고 신경질적임 • 원하는 성별의 자녀가 아님	• 조산 • 학대받은 경험이 있음 • 외상의 경험이 있음
	〈부모〉	
	• 가족단위의 변화 • 연이은 임신 • 어려운 분만과정 • 경제적으로 사회적 혜택을 받지 못함 • 여러 번의 임신 • 학대를 한 경험이 있음 • 학대를 받은 경험이 있음 • 정신질환의 과거력 • 물질 남용의 과거력 • 부모되기 위한 인지적 준비가 불충분함	• 법적 어려움 • 낮은 교육수준 • 다태아 출산 • 이사 • 편부모 • 실직 • 계획하지 않은 임신 • 원하지 않은 임신 • 근무의 어려움 • 부모 연령이 어림
연관 조건	〈영아 또는 아동〉	
	• 지각능력 변화 • 행동장애	• 만성질환 • 장애가 있는 상태
	〈부모〉	
	• 인지기능의 변화 • 신체적 질병	• 장애가 있는 상태

(2) Ⅶ 영역 : 역할관계(role relationship)-가족관계(family relationship)

① 애착장애의 위험성(risk for impaired attachment)

정의	부모 또는 중요한 타인과 아동 사이에서 보호하고 양육하는 상호관계를 발전시키게 하는 상호작용 과정이 손상받아 건강에 위협이 될 만큼 취약한 상태	
위험 요인	• 불안 • 부모와 접촉을 효과적으로 시작할 수 없게 만드는 아동의 질병 • 조직적이지 않은 영아행동 • 개인의 욕구를 충족시킬 수 있는 부모의 능력 부족	• 불충분한 사생활 보호 • 비조직적 영아행동으로 인한 부모의 갈등 • 부모-자녀 분리 • 신체적 장애물 • 물질 남용
위험 대상자	조산	

② 가족기능 장애(dysfunctional family process)

정의	구성원의 안녕을 위한 가족의지지 기능이 부족한 상태
특성	〈행동적〉 • 마음의 동요 • 집중력의 변화 • 비난 • 약속을 지키지 않음 • 혼돈 • 복잡한 슬픔 • 갈등을 피함 • 모순된 의사소통 양상 • 통제적인 의사소통 양상 • 비판적임 • 신체접촉 감소 • 문제의 부정 • 의존성 • 즐거움을 추구하는 데 어려움이 있음 • 친밀한 관계를 갖는 데 어려움이 있음 • 생의 주기에서 전환하는 데 어려움이 있음 • 아동의 학업수행이 방해를 받음 • 물질 남용 양상의 가능성이 있음 • 갈등 고조 • 발달과업을 성취하지 못함 • 가혹한 자아비판 • 미성숙 • 다양한 감정을 받아들이기 어려움 • 도움을 받아들이지 못함 • 변화에 적응하지 못함 • 충격적 경험을 건설적으로 다루지 못함 • 다양한 감정을 표현하지 못함 • 가족구성원의 정서적 욕구를 충족시키지 못함 • 가족구성원의 안전욕구를 충족시키지 못함 • 가족구성원의 영적 욕구를 충족시키지 못함 • 도움을 적절히 받아들이지 못함 • 부적절한 분노표현 • 비효과적인 의사소통 기술 • 물질 남용에 대한 불충분한 지식 • 불충분한 문제해결 기술 • 거짓말 • 교묘하고 부정직하게 사람이나 사물을 조정함 • 니코틴 중독 • 목표달성보다 긴장완화에 집중함 • 모순적 의사소통 • 권력싸움 • 합리화 • 도움 청하기를 거절함 • 동의를 구함 • 승인을 구함 • 자신을 탓함 • 사회적 고립 • 특정한 기회에 물질 남용에 집중함 • 스트레스 관련 신체 질병 • 물질 오용 • 신뢰할 수 없는 행동 • 아동에 대한 언어적 학대 • 부모에 대한 언어적 학대 • 배우자에 대한 언어적 학대
	〈감정〉 • 포기 • 분노 • 불안 • 사랑과 동정을 혼동함 • 디스트레스 • 당황 • 정서적 고립 • 타인에 의해 감정을 통제받음 • 실패 • 두려움 • 타인과 다른 감정을 가짐 • 오해하는 감정을 가짐 • 사랑받지 못한 감정을 가짐 • 좌절 • 타인과 다름 • 혼동 • 우울 • 불만족 • 외로움 • 상실 • 정체성 결핍 • 자존감 저하 • 불신 • 변덕스러움 • 무력감 • 거절 • 감정을 억제함 • 수치심

	• 죄책감 • 절망감 • 적대감 • 상처받은 • 불안정 • 계속되는 분노	• 물질 오용자의 행위에 책임을 요구함 • 긴장 • 불행 • 취약 • 무가치
	〈역할과 관계〉 • 역할 기능의 변화 • 만성적인 가족문제 • 폐쇄적인 의사소통 체계 • 배우자 간 갈등 • 가족관계 손상 • 상호성장과 성숙을 위해 관계 맺는 가족 구성원들의 능력 저하 • 가족 의사절차의 중단 • 가족 역할 중단 • 가족 역동의 손상 • 가족 부정	 • 일관적이지 않은 부모 역할 • 배우자와의 비효과적 의사소통 • 응집력 결핍 • 가족구성원들의 자율성을 존중하지 않음 • 가족구성원들의 개별성을 존중하지 않음 • 관계를 하는 기술 부족 • 가족구성원 의무의 태만 • 거절 양산 • 부모로부터의 지지가 적다고 느낌 • 가족 내의 삼각관계
관련 요인	• 중독에 취약한 성격 • 비효과적인 대처기술	• 불충분한 문제해결 기술 • 물질 오용
위험 대상자	• 경제적으로 사회적 혜택을 받지 못함 • 치료에 내성이 있는 가족력	• 물질 오용의 가족력 • 물질 오용에 대한 유전적 소인
연관 조건	• 생물학적 요소 • 친밀감 장애	• 외과적 절차

(3) Ⅶ 영역 : 역할관계(role relationship)–역할수행(role performance)

① 비효과적 관계(ineffective relationship)

정의	배우자의 욕구를 충족시켜주지 못하는 배우자 간 상호 관계 양상	
특성	• 가족생활 주기 단계에 적절한 발달목표를 충족하지 않음 • 배우자 간에 상호보완적 관계에 불만족 • 배우자 간에 정서적 욕구 충족에 대해 불만족 • 배우자 간에 생각을 공유하는 것에 대해 불만족 • 배우자 간에 정보를 공유하는 것에 대해 불만족 • 배우자 간에 신체적 욕구 충족에 대해 불만족 • 배우자의 불충분한 기능에 대한 부적절한 이해 • 배우자 간에 균형 있는 자율성이 불충분함 • 배우자 간에 균형 있는 협조가 불충분함 • 배우자 간에 상호존중이 불충분함 • 배우자 간에 일상생활활동에서 상호지지가 불충분함 • 배우자를 지지해야 하는 개인으로 인식하지 않음 • 배우자와의 의사소통에 대해 불만족	
관련 요인	• 비효과적인 의사소통 기술 • 스트레스원	• 물질 오용 • 비현실적인 기대

위험 대상자	• 발달 위기 • 가족폭력의 과거력	• 배우자의 감금
연관 조건	배우자의 인지기능 변화	

② 비효율적 역할 수행(ineffective role performance)

정의	환경적 맥락, 규정과 기대 등에 맞지 않는 개인의 행동이나 자기표현 양상	
특성	• 역할인지의 변화 • 불안 • 역할 재개능력의 변화 • 역할에 대한 타인의 인지 변화 • 역할에 대한 자기인식의 변화 • 변화에 대한 비효과적 적응 • 비효과적 대처 전략 • 비효과적 역할 수행 • 불충분한 자신감 • 역할수행에 대한 외부의 불충분한 지지 • 역할 요구에 대한 불충분한 지식 • 불충분한 동기 • 역할수행에 대한 불충분한 기회 • 불충분한 자기관리 • 불충분한 기술	• 책임감에 대한 평상시 양상의 변화 • 우울 • 차별 • 가정폭력 • 괴롭힘 • 비관주의 • 무력감 • 역할의 이중성 • 역할 갈등 • 역할 혼동 • 역할 부정 • 역할 불만족 • 역할 긴장 • 체계 갈등 • 불확실성
관련 요인	• 신체상 변화 • 갈등 • 우울 • 가정폭력 • 피로 • 부적절한 역할 모델 • 건강관리체계와의 부적절한 연계성 • 불충분한 자원 • 불충분한 보상	• 불충분한 역할 준비 • 불충분한 역할 사회화 • 불충분한 지지체계 • 자존감 저하 • 통증 • 스트레스원 • 물질 오용 • 비현실적 기대
위험 대상자	• 역할기대에 대한 부적절한 발달 수준 • 경제적으로 사회적 혜택을 받지 못함 • 업무 일정에 대한 높은 요구도	• 낮은 교육 수준 • 어린 나이
연관 조건	• 신경학적 결함 • 신체적 질환	• 성격장애 • 정신질환

③ 사회적 상호작용 장애(impaired social interaction)

정의	사회적 교류의 양이 불충분하거나, 지나치거나 또는 질이 비효과적인 것	
특성	• 사회적 상황에서 불편감 • 사회적으로 약속된 업무에 대한 불만족 • 타인과 비기능적 상호작용	• 가족 내 상호작용 변화를 표현함 • 사회적 기능장애
관련 요인	• 의사소통 장애 • 자아개념 장애 • 사고과정 장애 • 환경적 장애물 • 기동성 장애	• 상호성을 향상하는 방법에 대한 불충분한 지식 • 상호성을 향상하기 위한 불충분한 기술 • 사회문화적 부조화
위험 대상자	중요한 타인의 부재	
연관 조건	치료적 고립	

(4) XII 영역: 안위(comport)-사회적 안위(social comfort)

① 사회적 고립(social isolation)

정의	개인이 경험하거나 타인에게 강요되어 인지하는 외로움으로 부정적이거나 위험한 상태	
특성	• 지지체계의 부재 • 타인에 의해 강요된 외로움 • 문화적 부조화 • 혼자 있고 싶은 욕구 • 장애를 초래할 상태 • 타인들과 다르다는 느낌 • 무정서 • 눈을 마주치지 못함 • 자신의 생각에 빠져 있음 • 삶의 목적을 잃음 • 반복적 행위	• 거부당한 과거력 • 적개심 • 질환 • 타인의 기대를 충족시킬 수 있는 능력이 없음 • 대중 앞에서 자신 없어함 • 의미 없는 행동 • 하위문화집단의 구성원 • 슬픈 정서 • 문화적 규범에 맞지 않는 가치 • 위축
관련 요인	• 발달단계에 맞지 않는 관심 • 만족스러운 대인관계를 맺기 어려움 • 만족스러운 대인관계를 맺을 수 있는 능력이 없음	• 불충분한 개인적 지원 • 규범에 맞지 않는 사회적 행위 • 문화적 규범에 맞지 않는 가치
위험 대상자	발달 지연	
연관 조건	• 정신상태 변화 • 신체적 외모의 변화	• 안녕상태의 변화

4 가치

(1) X 영역 : 삶의 원칙(life principle)-가치/신념/일치성(value/belief/action congruence)

① 영적 고뇌(spiritual distress)

정의	개인이 자신이나 타인, 세상 또는 상위 존재와의 연대감을 통해 삶의 의미를 경험하는 능력이 손상된 것과 관련하여 고통을 받고 있는 상태	
특성	• 불안 • 울음을 터뜨림 • 피로 • 두려움	• 불면증 • 정체감에 의문을 가짐 • 살아가는 의미에 의문을 가짐 • 고통의 의미에 의문을 가짐
	〈자기와의 연결〉 • 분노 • 평온의 감소 • 사랑받지 못한다고 느낌 • 죄책감	 • 살아가는 의미가 충분하지 않다고 느낌 • 비적절한 수용 • 비효과적 대처전략 • 용기가 불충분함
	〈타인과의 연결〉 • 소외감 • 주변 사람과 상호작용을 거부함	 • 종교지도자와의 상호작용을 거부함 • 지지집단으로부터 소외됨
	〈예술, 음악, 문학, 자연과의 연결〉 • 자연에 흥미가 없음 • 종교 서적을 읽는 것에 흥미가 없음	 • 과거에 가졌던 창조성이 감소됨
	〈자신보다 큰 절대자와의 연결〉 • 초월성을 경험할 수 있는 능력이 없음 • 자신보다 큰 절대자에 대해 분노함 • 버림받았다고 느낌 • 절망감 • 내적 성찰 능력이 없음	 • 종교생활에 참여할 수 있는 능력이 없음 • 기도할 수 있는 능력이 없음 • 고통을 느낌 • 종교적 지도자와의 만남을 요청함 • 영적 생활에 갑작스러운 변화가 있음
관련 요인	• 불안 • 사랑을 경험하는 것에 대한 장애물 • 종교예식의 변화 • 영적 생활의 변화 • 문화적 갈등 • 우울 • 환경적 변화 • 용서할 수 없음 • 타인에게 의존감이 커짐 • 비효과적 관계	• 외로움 • 낮은 자존감 • 통증 • 끝내지 못한 일이 있다는 느낌 • 지지체계로부터의 분리감 • 자기소외 • 사회적 소외 • 사회문화적 결핍 • 스트레스원 • 물질오용
위험 대상자	• 노화 • 자녀의 출산 • 중요한 사람의 죽음 • 죽음에 노출된 경험이 있음 • 생의 전환기	• 상실 • 자연재해를 경험함 • 인종적 갈등 • 나쁜 소식을 들음 • 예상하지 못한 생활 사건

연관 조건	• 죽음을 받아들임 • 만성 질병 • 질병 • 죽음이 임박함	• 신체부위를 잃음 • 신체부위의 기능이 소실됨 • 신체적 질병 • 치료요법

② 영적 고뇌 위험성(risk for spirtual distress)

정의	개인이 자신이나 타인, 세상 또는 상위 존재와의 연대감을 통해 삶의 의미를 경험하는 능력이 손상될 수 있고 건강에 위협이 될 만큼 취약한 상태	
위험 요인	• 불안 • 사랑을 경험하는 것에 대한 장애물 • 종교예식의 변화 • 영적 생활의 변화 • 문화적 갈등 • 우울 • 환경적 변화 • 용서할 수 없음 • 타인에게 의존감이 커짐 • 비효과적 관계	• 외로움 • 낮은 자존감 • 통증 • 끝내지 못한 일이 있다는 느낌 • 지지체계로부터의 분리감 • 자기소외 • 사회적 소외 • 사회문화적 결핍 • 스트레스원 • 물질오용
위험 대상자	• 노화 • 자녀의 출산 • 중요한 사람의 죽음 • 죽음에 노출된 경험이 있음 • 생의 전환기	• 상실 • 자연재해를 경험함 • 인종적 갈등 • 나쁜 소식을 들음 • 예상하지 못한 생활사건
연관 조건	• 죽음을 받아들임 • 만성 질병 • 질병 • 죽음이 임박함	• 신체부위를 잃음 • 신체부위의 기능이 소실됨 • 신체적 질병 • 치료요법

5 선택

(1) Ⅸ 영역 : 대처/스트레스 내성(coping/stress tolerance)-외상 후 반응(post trauma responses)

① 외상 후 증후군(post trauma syndrome)

정의	외상이나 감당하기 힘든 사건에 대해 부적응적 반응이 지속되는 것	
특성	• 공격성 • 소외 • 주의집중 변화 • 기분 변화 • 분노 • 불안 • 회피 행위 • 강박적 행위 • 부인 • 두통	• 심계항진 • 분리된 경험이 있음 • 절망감 • 공포 • 과도한 경계심 • 거슬리는 꿈 • 거슬리는 사고 • 불안정함 • 우울 • 해리기억상실

	• 야뇨증 • 놀라는 반응이 과장됨 • 두려움 • 갑자기 너무 생생하게 떠오르는 회상 • 위장관계 과민증 • 슬픔 • 죄책감 • 신경감각적 불안정	• 악몽 • 공포발작 • 격분 • 감정이 멍함을 보고함 • 억압 • 수치심 • 물질 남용
관련 요인	• 자아 내구력의 감소 • 요구를 충족시키는 데 도움이 되지 않는 환경 • 과도한 책임감을 느낌	• 불충분한 사회적 지지 • 대단히 충격적인 것으로 사건을 인지함 • 자해행위 • 생존자의 역할
위험 대상자	• 가정의 파괴 • 집으로부터 떨어져 지냄 • 지속되는 충격적인 사건 • 인간의 일반적인 경험 범위를 넘어서는 사건 • 재난에 노출 • 감염병에 노출 • 다수의 사망이 발생한 비극적 사건에 노출 • 전쟁에 노출 • 학대받은 과거력	• 전쟁 포로가 되었던 과거력 • 범죄 대상이 된 과거력 • 고문을 당한 과거력 • 인간을 대상으로 한 서비스 직업 • 심각한 사건 • 사랑하는 사람의 심각한 상해 • 사랑하는 사람에 대한 심각한 위협 • 자신에 대한 심각한 위협 • 인체가 심하게 훼손된 것을 목격함 • 잔혹한 죽음을 목격함

② 강간-상해 증후군(rape trauma syndrome)

정의	피해자의 의지나 동의 없이 행해진 강제적이고 폭력적인 성관계에 대한 지속적인 부적응적 반응	
특성	• 공격성 • 안절부절 못함 • 수면양상 변화 • 분노 • 불안 • 관계의 변화 • 혼동 • 부인 • 의존성 • 우울 • 체계적이지 못함 • 당황 • 두려움 • 죄책감 • 무력감 • 굴욕 • 과도한 긴장	• 의사결정 장애 • 자존감 저하 • 기분 변화 • 근육경련 • 근육긴장 • 악몽 • 편집증 • 비난받기 쉬움을 인식하고 있음 • 공포증 • 신체적 외상 • 무력감 • 자기비난 • 성기능 장애 • 수치심 • 쇼크 • 물질 남용 • 복수를 하려는 생각
관련 요인	개발 예정	
위험 대상자	강간	
연관 조건	• 해리정체성 장애	• 자살시도 경험

③ 환경변화 스트레스 증후군(relocation stress syndrome)

정의	한 환경에서 다른 환경으로 이전하게 됨으로 인한 생리적·심리사회적 장애	
특성	• 소외 • 고독감 • 수면양상 변화 • 분노 • 불안 • 이전에 대한 우려 • 의존성 • 우울 • 두려움 • 좌절 • 질병악화	• 신체적 증상 악화 • 욕구에 대한 표현 증가 • 불안정 • 외로움 • 정체성 상실 • 자부심 상실 • 자존감 상실 • 비관적임 • 이전을 원하지 않음 • 위축 • 어떤 생각이나 감정에 사로잡힘
관련 요인	• 비효과적 대처 전략 • 불충분한 이전 전 상담 • 불충분한 지지체계 • 언어장벽 • 한 환경에서 다른 환경으로 이사 감	• 무력감 • 중요한 환경의 변화 • 사회적 고립 • 경험의 예측 불가능성
위험 대상자	상실의 과거력	
연관 조건	• 건강상태의 악화 • 정신적 능력의 결핍	• 사회심리적 기능장애

(2) Ⅸ 영역 : 대처/스트레스 내성(coping/stress tolerance)-대처반응(coping response)

① 불안(anxiety)

정의	자율신경계의 반응에 의해 나타나는 막연하고 편안하지 않은 불편감이나 공포감(원인은 개인에게 불특정적이고 알려지지 않음), 예상되는 위험에 의해 유발되는 염려스러움, 곧 닥칠 위험을 경고하고 개인이 그 위협을 해결할 수 있는 조치를 취하게 하는 경고 신호	
특성	• 생산성 감소 • 쓸데없는 움직임 • 만지작거림 • 힐끔거림 • 예민함	• 불면증 • 눈맞춤 저하 • 안절부절못함 • 훑어보며 경계하는 행동 • 생활사건에서 변화로 인한 걱정
	〈정서적〉 • 비통 • 염려 • 디스트레스 • 두려움 • 부적절하다는 느낌 • 무력감 • 경계심의 증가 • 초조함	• 신경과민 • 과도한 흥분 • 말이 빨라짐 • 후회스러워함 • 자신에게 초점을 맞춤 • 불확실성 • 걱정

<table>
<tr><td rowspan="4"></td><td colspan="2">〈생리적〉</td></tr>
<tr><td>• 얼굴의 긴장
• 손 떨림
• 비틀거림
• 떨림</td><td>• 발한 증가
• 긴장 증가
• 떨리는 목소리</td></tr>
<tr><td colspan="2">〈교감신경계 증상〉</td></tr>
<tr><td>• 호흡 양상의 변화
• 식욕부진
• 반사 증가
• 심혈관계 자극
• 설사
• 구강건조
• 안면홍조
• 심계항진</td><td>• 혈압 증가
• 심박수 증가
• 호흡수 증가
• 동공확대
• 표재성 혈관수축
• 경련
• 허약감</td></tr>
<tr><td rowspan="4"></td><td colspan="2">〈부교감신경계 증가〉</td></tr>
<tr><td>• 복통
• 수면양상 변화
• 심박수 감소
• 혈압 감소
• 설사
• 현기증</td><td>• 피로
• 오심
• 사지의 따끔거림
• 빈뇨
• 처음에 배뇨하기가 어려운 것
• 긴박뇨</td></tr>
<tr><td colspan="2">〈인지적〉</td></tr>
<tr><td>• 주의력 변화
• 집중력 변화
• 생리학적 증상을 인식함
• 사고의 중단
• 혼동
• 지각영역의 감소
• 떨리는 목소리</td><td>• 학습능력 감소
• 문제해결 능력 감소
• 망각
• 어떤 생각이나 감정에 사로잡혀 있음
• 반추
• 타인을 비난하는 경향</td></tr>
<tr><td>관련 요인</td><td>• 삶의 목표에 대한 갈등
• 대인 간 전염
• 개인 간 전송
• 스트레스원
• 물질 남용</td><td>• 죽음에 대한 위협
• 현재 상태에 대한 위협
• 충족되지 않는 욕구
• 가치에 대한 갈등</td></tr>
<tr><td>위험 대상자</td><td>• 독성에 노출
• 불안에 대한 가족력
• 유전적 경향</td><td>• 심각한 변화
• 성숙 위기
• 상황적 위기</td></tr>
</table>

② 방어적 대처(defensive coping)

정의	긍정적인 자아가 인지된 위협에 대항하기 위해 나타나는 자기방어 양상에 따라 잘못된 긍정적인 자기 평가가 반복적으로 나타나는 것	
특성	• 현실에 대한 검사에서의 변화 • 문제에 대한 부정 • 약점에 대한 부정 • 관계 형성의 어려움 • 관계 유지의 어려움 • 과장 • 공격적인 웃음 • 무례함에 과민하게 반응함 • 비판에 과민하게 반응함	• 불충분한 치료 이행 • 불충분한 치료 참여 • 비난을 투사함 • 책임을 투사함 • 실패의 합리화 • 현실왜곡 • 타인을 조롱함 • 잘난 척함
관련 요인	• 자기인식과 가치체계 간의 갈등 • 실패에 대한 두려움 • 굴욕에 대한 두려움 • 반발에 대한 두려움 • 타인에 대한 신뢰 부족	• 불충분한 극복력 • 불충분한 자신감 • 불충분한 지지체계 • 불확실성 • 자신에 대한 비현실적 기대

③ 비효율적 대처(ineffective coping)

정의	안녕과 관련된 요구를 관리하는 데 실패한 인지적·행동적 노력으로 인해 스트레스원에 대해 타당하지 않게 평가하는 양상	
특성	• 집중력의 변화 • 수면 양상의 변화 • 의사소통 양상의 변화 • 타인에 대한 파괴적인 행동 • 자신에 대한 파괴적인 행동 • 정보 조직화의 어려움 • 피로 • 잦은 질병 • 도움 요청하는 능력이 없음 • 정보를 처리하는 능력이 없음	• 상황을 다룰 수 있는 능력이 없음 • 기본 욕구를 충족할 수 있는 능력이 없음 • 역할기대를 충족할 수 있는 능력이 없음 • 비효과적인 대처 전략 • 불충분한 사회적 지지 이용 • 불충분한 목표지향적인 행동 • 불충분한 문제해결책 • 불충분한 문제해결 기술 • 위험을 감수하는 행동 • 물질 남용
관련 요인	• 고도의 위협 • 적응 에너지를 보존할 수 있는 능력이 없음 • 부정확한 위협에 대한 평가 • 상황을 다루는 능력에 대한 부적절한 자신감	• 스트레스원에 대비할 수 있는 기회 부족 • 부적절한 자원 • 비효과적 긴장 완화 전략 • 불충분한 통제감 • 불충분한 사회적 지지
위험 대상자	• 성숙위기	• 상황적 위기

④ 가족대응 불능(disabled family coping)

정의	주요 지지자(가족구성원 또는 중요한 타인, 가까운 친구)와 대상자가 건강문제 적응에 필수적인 과제를 효과적으로 다루는데 필요한 능력을 약화시키는 지지자의 행동	
특성	• 자포자기 • 대상자의 질병증상을 받아들임 • 공격성 • 마음의 동요 • 대상자의 의존성 • 우울 • 내버림(유기) • 대상자의 요구를 무시함 • 대상자의 건강문제에 대한 실상을 왜곡 • 안녕을 해치는 가족 행동 • 적개심	• 의미 있는 삶을 조직화하는 과정의 손상 • 손상된 개성 • 참을성 없음 • 대상자의 기본 욕구를 무시함 • 다른 가족구성원들과의 관계를 무시함 • 치료요법을 무시함 • 대상자의 욕구를 존중하지 않고 판에 박힌 일과를 수행 • 대상자에게 오랜 기간 과도하게 집중 • 정신신체화 증상 • 거절
관련 요인	• 양가적인 가족관계 • 지지자의 만성적으로 표현되지 않은 감정 • 지지자와 대상자의 다른 대처 유형	• 지지자 간의 다른 대처 유형 • 치료에 대한 가족의 저항을 일관성 없이 관리함

⑤ 죽음 불안(death anxiety)

정의	자신의 존재에 대한 실제 또는 상상되는 위협을 지각함으로써 생성되는 모호하고 불편한 불안감 또는 두려움	
특성	• 돌봄제공자의 과로에 대한 걱정 • 깊은 슬픔 • 말기질환의 발생에 대한 두려움 • 임종 시 정신력 소실에 대한 두려움 • 죽음과 관련된 통증에 대한 두려움 • 조기사망의 두려움 • 지연되는 임종에 대한 두려움	• 죽음과 관련된 고통에 대한 두려움 • 죽음과정에 대한 두려움 • 죽음과 임종에 관련된 부정적 사고 • 무력감 • 자신의 중요한 의미 있는 중요한 타인에게 미치는 영향을 걱정함
관련 요인	• 마취의 부작용이 예상됨 • 타인에게 죽음이 영향을 미칠 것으로 예상됨 • 예상되는 통증 • 예상되는 고통 • 죽음이라는 주제에 대한 토론함 • 자신의 필요적 죽음을 수용하지 못함	• 죽음과 관련된 것을 관찰함 • 죽음이 가까웠음을 지각함 • 신의 존재를 만나는 것에 대한 불확실성 • 죽음 후 삶에 대한 불확실성 • 신의 존재에 대한 불확실성 • 예후에 대한 불확실성
위험 대상자	• 죽음이라는 주제에 대한 토론함 • 죽음 과정을 경험함	• 임박한 죽음을 경험함 • 죽음 과정과 관련된 것을 관찰함
연관 조건	말기 질환	

⑥ 비효율적 부정(ineffective denial)

정의	건강에 손상을 야기하는 불안이나 두려움을 감소시키기 위해 사건의 의미나 지식을 부정하는 의식적 또는 무의식적 시도
특성	• 건강관리 추구의 지연 • 죽음의 두려움 거부 • 병약함에 대한 두려움 거부 • 상태의 영향을 두려움으로 대치함 • 증상의 원인을 다른 것으로 대치함 • 질병이 삶에 주는 영향을 수용하지 않음 • 위험 관련성을 지각하지 않음 • 증상 관련성을 지각하지 않음 • 부적절한 정서적 반응 • 증상을 최소화함 • 건강관리를 거부함 • 스트레스 사건을 언급할 때 무시하는 모습을 보임 • 스트레스 사건을 언급할 때 무시하는 표현을 함 • 건강관리전문가의 제안하지 않은 치료 수행
관련 요인	• 불안 • 과도한 스트레스 • 죽음의 두려움 • 자율성 성실에 대한 두려움 • 분리에 대한 두려움 • 비효과적 대처기전 • 불충분한 감정적 지지 • 통제감 결여 • 강한 감정으로 해결하려는 부적절성을 지각함 • 불쾌한 현실에 대한 위협

⑦ 극복력 장애(impaired individual resilience)

정의	부정적이거나 변화하는 상황으로부터 역동적인 적응 과정을 통해 회복하는 능력의 감소
특성	• 학업 관련 활동에 대한 흥미 감소 • 직업 관련 활동에 대한 흥미 감소 • 우울 • 죄책감 • 건강상태 손상 • 비효과적 대처 전략 • 비효과적 통합 • 비효과적 감각 조절 • 낮은 자존감 • 새로운 고난의 증가 • 수치감 • 사회적 고립
관련 요인	• 지역사회 폭력 • 가족 내 종교적 분열 • 가족이 역할 붕괴 • 가족 역동의 방해 • 가족과정이 가능하지 못함 • 부적절한 자원 • 일관성 없는 양육 • 비효과적 가족 적응 • 불충분한 충동조절 • 불충분한 자원 • 불충분한 사회적 지지 • 여러 가지 반대되는 상황이 공존함 • 취약성 지각 • 물질 오용
위험 대상자	• 생존 위기의 만성화 • 부적응 기회를 증가시키는 인구학적 특성 • 경제적으로 사회적 혜택을 받지 못함 • 소수 인종 • 폭력에 노출됨 • 여성 • 대가족 • 낮은 지적 수준 • 낮은 모성교육 수준 • 새로운 위기 • 부모의 정신질환
연관 조건	심리적 장애

⑧ 비효율적 지역사회 대응(ineffective community coping)

정의	지역사회의 욕구나 요청사항을 충족시키는 데 만족스럽지 못한 적응 및 문제해결을 보여주는 지역사회 활동 양상	
특성	• 지역사회가 구성원의 기대를 충족시키지 못함 • 지역사회 참여 부족 • 지역사회의 높은 유병률 • 과도한 지역사회 갈등	• 과도한 스트레스 • 지역사회 문제의 과도한 증가 • 지각된 지역사회 무력감 • 지각된 지역사회 취약성
관련 요인	• 문제해결을 위한 부적절한 자원 • 불충분한 지역사회 자원	• 지역사회 시스템 부재
위험 대상자	• 재난에 노출	• 재난을 경험한 과거력

(3) X 영역 : 삶의 원칙(life principle)–가치/신념/행동의 일치성(value/belief/action congruence)

① 의사결정 향상을 위한 준비(readiness for enhanced decision–making)

정의	단기·장기 건강 관련 목표에 도달하기 위한 행동을 선택하는 양상이 강화될 수 있는 것
특성	• 사회문화적 목표와 일치하는 의사결정을 향상하고자 하는 욕구를 표현함 • 사회문화적 가치와 일치하는 의사결정을 향상하고자 하는 욕구를 표현함 • 개인적 목표와 일치하는 의사결정을 향상하고자 하는 욕구를 표현함 • 개인적 가치와 일치하는 의사결정을 향상하고자 하는 욕구를 표현함 • 의사결정을 향상하고자 하는 욕구를 표현함 • 의사결정에 대한 득과 실의 분석을 향상하고자 하는 욕구를 표현함 • 의사결정을 위한 선택의 이해를 향상하고자 하는 욕구를 표현함 • 선택에 대한 의미를 이해하고자 하는 욕구를 표현함 • 의사결정을 신뢰할 만한 근거의 사용을 향상하고자 하는 욕구를 표현함

② 의사결정 갈등(decisional conflict)

정의	대립되는 활동들 중에서 선택하는 것이 위험과 상실을 야기하거나 삶의 가치와 신념에 도전을 줄 때 결정하려고 하는 활동에 대한 불확실성
특성	• 의사결정의 지연 • 결정하는 동안의 고통 • 고통에 대한 신체적 증상 • 긴장에 대한 신체적 증상 • 결정하는 동안 도덕적 원리에 대한 의문 • 결정하는 동안 도덕적 규범에 대한 의문 • 선택에 대한 불확실성에 대한 의문 • 결정하는 동안 도덕적 가치에 대한 의문 • 결정하는 동안 개인의 믿음에 대한 의문 • 결정하는 동안 개인의 가치에 대한 의문 • 선택하는 행동에 따른 바람직하지 않는 결과를 인식함 • 자아몰입 • 선택에 대한 망설임 • 선택에 대한 불확실성

관련 요인	• 도덕적 의무에 대한 갈등 • 정보 자원에 불일치 • 의사결정 경험의 부족 • 불충분한 정보 자원 • 불충분한 지지체계 • 의사결정의 방해	• 도덕적 원칙이 상호모순되는 행동 지지 • 도덕적 규범이 상호모순되는 행동 지지 • 도덕적 가치가 상호모순되는 행동 지지 • 가치체계에 대한 인지된 위협 • 개인의 믿음에 대한 불명확함 • 개인의 가치에 대한 불명확함

③ 자주적 의사결정 장애(impaired emancipated decision-making)

정의	건강관리에 대한 결정을 선택하는 과정에서 개인적 지식이나 사회적 규범을 고려하지 않거나 융통성 있는 환경에서 결정이 이루어지지 않음으로 결정에 대한 불만족을 초래하는 것	
특성	• 선택한 건강관리의 진행이 지연됨 • 타인의 의견을 들을 때 고통을 받음 • 최선의 결정에 대해 타인이 어떻게 생각하는지 걱정함 • 결정에 대해 타인이 어떻게 생각할지에 대해 과도하게 두려워 함 • 자신이 의견을 말하는 데 제약을 느낌 • 현재 생활습관에서 최선의 건강관리를 선택하지 못함 • 건강관리 선택이 현재 생활습관에 어떻게 맞을지 서술하지 못함 • 건강관리 선택에 대해 타인 앞에서 말로 설명하는데 제한을 받음	
관련 요인	• 모든 가능한 건강관리 선택에 대한 이해가 낮음 • 건강관리 선택에 대해 느낀 것을 적절히 말로 표현하는 능력이 없음 • 건강관리 선택에 대해 토론할 시간이 부적절함 • 건강관리 선택에 대해 개방적으로 토론할 자신감이 불충분함	
위험 대상자	• 의사결정 경험이 제한됨 • 전통적인 위계적 가정	• 전통적인 위계적 건강관리체계

④ 자주적 의사결정 장애의 위험(risk for impaired emancipated decision-making)

정의	건강관리 결정을 선택하는 과정에서 개인적 지식이나 사회적 규범을 고려하지 않거나, 융통성 있는 환경에서 결정이 이루어지지 않음으로 결정에 대한 불만족이 초래될 수 있을 만큼 취약한 상태	
위험 요인	• 모든 가능한 건강관리 선택에 대한 이해가 낮음 • 건강관리 선택에 대해 느낀 것을 적절히 말로 표현하는 능력이 없음 • 건강관리 선택에 대해 토론할 시간이 부적절함 • 건강관리 선택에 대해 개방적으로 토론할 자신감이 불충분함	
위험 대상자	• 의사결정 경험이 제한됨 • 전통적인 위계적 가정	• 전통적인 위계적 건강관리체계

6 기동

(1) Ⅳ 영역 : 활동/휴식(activity/rest)-활동/운동(activity/exercise)

① 침상 기동성 장애(impaired bed mobility)

정의	침상에서 스스로 체위를 변경하는데 제한을 보이는 것
특성	• 장기간 앉은 자세에서 양와위로 변경할 수 없음 • 복위에서 양와위로 변경할 수 없음 • 앉은 자세에서 양와위로 변경할 수 없음 • 침상에서 스스로 자세를 바꿀 수 없음 • 침상에서 옆으로 돌아누울 수 없음
관련 요인	• 환경적 장애 • 기동 전략에 대해 지식이 부족함 • 근력 부족 • 비만 • 통증 • 신체 약화
연관 조건	• 인지기능의 변화 • 근골격 장애 • 신경운동 장애 • 약물요법

② 신체적 기동성 장애(impaired physical mobility)

정의	신체와 사지 일부를 독립적이고 의도대로 움직이는데 제한적인 것
특성	• 보행 변화 • 소근육 운동기능 감소 • 총체적 운동기능 감소 • 관절가동범위 감소 • 반응시간 지속 • 방향 전환이 어려움 • 불편감 • 움직임을 대체하려고 함 • 운동성 호흡곤란 • 움직임으로 인한 진전 • 체위 불안정성 • 움직임이 느림 • 경직된 움직임 • 조정이 안 되는 움직임
관련 요인	• 활동 지속성 감소 • 불안 • 연령과 성별 기준 체질량지수(BMI) 〉 75% • 참을성 감소 • 근육 통제능력 감소 • 근육량 감소 • 근력 감소 • 우울 • 비사용 • 관절강직 • 환경적 지지가 부족함 • 신체활동 가치에 대한 지식 부족 • 관절이 뻣뻣함 • 영양결핍 • 통증 • 신체적 약화 • 움직이는 것을 꺼림 • 비활동성 생활습관
연관 조건	• 골격 구조통합성 변화 • 인지기능 변화 • 대사 변화 • 위축 • 발달지연 • 근골격계 장애 • 신경운동성 장애 • 약물요법 • 처방에 의한 움직임 제한 • 감각-지각장애

③ 휠체어 기동성 장애(impaired wheelchair mobility)

정의	환경 안에서 독립적으로 휠체어를 조작하는데 제한적인 것	
특성	• 전동휠체어를 내리막길에서 조작하지 못함 • 전동휠체어를 오르막길에서 조작하지 못함 • 전동휠체어를 커브에서 조작하지 못함 • 전동휠체어를 평평한 곳에서 조작하지 못함 • 전동휠체어를 울퉁불퉁한 표면에서 조작하지 못함 • 휠체어를 내리막길에서 조작하지 못함 • 휠체어를 오르막길에서 조작하지 못함 • 휠체어를 커브에서 조작하지 못함 • 휠체어를 평평한 곳에서 조작하지 못함 • 휠체어를 울퉁불퉁한 표면에서 조작하지 못함	
관련 요인	• 정서 변화 • 지구력 저하 • 환경적 장애 • 휠체어 사용에 대한 지식 부족	• 근력 부족 • 비만 • 통증 • 신체 약화
연관 조건	• 인지기능 변화 • 시력장애	• 근골격계 장애 • 신경운동성 장애

④ 이동능력 장애(impaired transfer ability)

정의	한 곳에서 가까운 장소까지 독립적으로 이동하는 능력이 제한되는 것	
특성	• 침대에서 의자로 이동하지 못함 • 침대에서 내려와 서지 못함 • 차에서 내려 의자로 이동하지 못함 • 의자에서 바닥으로 이동하지 못함 • 의자에서 일어서지 못함 • 바닥에서 일어서지 못함	• 울퉁불퉁한 표면에서 이동하지 못함 • 욕조에 들어가고 나오지 못함 • 샤워실에 들어가고 나오지 못함 • 변기에 앉았다 일어나지 못함 • 화장실에 들어갔다 나오지 못함
관련 요인	• 환경적 장애 • 균형장애 • 이동술에 대한 지식 부족 • 근력 부족	• 비만 • 신체 약화 • 통증
연관 조건	• 인지기능 변화 • 시력장애	• 근골격계 장애 • 신경운동성 장애

(2) Ⅳ 영역: 활동/휴식(activity/rest)–심혈관/호흡기계 반응(cardiovascular/pulmonary responses)

① 활동 지속성 장애(activity intolerance)

정의	요구되거나 필요한 일상활동을 수행하고 견디기에 신체적·심리적 에너지가 부족한 것	
특성	• 활동에 대해 비정상적 혈압이 나타남 • 활동에 대해 비정상적 심박수가 나타남 • 심전도 변화 • 노력성 불편감	• 노력성 호흡곤란 • 피로 • 전신 허약감
관련 요인	• 산소 공급/요구 간의 불균형 • 부동 • 과거 활동적이지 않았음	• 신체 약화 • 비활동성 생활습관
위험 대상자	과거 활동 지속성 장애 경험	
연관 조건	• 순환기 문제	• 호흡기 문제

(3) Ⅺ 영역: 안전/보호(safety/protection)–신체적 손상(physical injury)

① 신체적 외상의 위험(risk for physical trauma)

정의	즉시 관심을 가져야 하는 갑작스럽고 심각한 신체적 손상이 일어날 수 있는 취약한 상태	
위험 요인	〈외재적〉 • 침상 호출장치 부재 • 계단 끝 안전장치 부재 • 창문 안전장치 부재 • 무기류에 접근할 수 있음 • 뜨거운 물로 목욕 • 2층 침대 • 자동차 앞좌석에 탄 이동 • 결함이 있는 가전제품 • 가스버너 또는 오븐의 불이 늦게 점화됨 • 침상 호출장치 기능장애 • 위험한 전자장치 • 부식된 제품과의 접촉 • 방사선에 노출 • 독성 화학 물질에 노출 • 가연성이 높은 물질 • 가스레인지 위에 낀 기름때 • 처마 밑에 매달린 고드름 • 부실한 계단난간 • 부적절하게 보관한 가연성 물질 • 부적절하게 보관된 부식성 물질 • 욕실의 불충분한 미끄럼 방지 물품 • 불충분한 조명	• 불열원으로부터의 불충분한 보호 • 안전모의 잘못된 착용 • 안전띠 미착용 • 안전띠의 잘못된 착용 • 통로 폐쇄 • 위험한 물건을 가지고 놀기 • 폭발물을 가지고 놀기 • 주전자 손잡이가 난로 앞을 향하여 놓여 있음 • 미끄러운 바닥 • 침상에서 흡연 • 산소 주변에서 흡연 • 억제대를 벗으려고 함 • 고정되지 않은 전선 • 무거운 기구를 안전하지 않게 작동 • 안전하지 않은 도로 • 안전하지 않은 보도 • 깨진 접시의 사용 • 고정되지 않은 깔개의 사용 • 불안정한 의자 사용 • 불안정한 사다리의 사용 • 불꽃 주위에서 휘날리는 옷을 입고 있음
	〈내재적〉 • 정서장애 • 균형장애 • 안전 예방조치에 대한 불충분한 지식	• 불충분한 시력 • 쇠약감

위험 대상자	• 경제적으로 혜택을 받지 못함 • 환경의 온도가 너무 높음 • 가스 누출	• 우범지역 • 외상의 과거력
연관 조건	• 인지기능 변화 • 감각변화	• 손-눈의 조정능력 감소 • 근육 조정능력의 감소

② 수술 후 회복지연(delayed surgical recovery)

정의	삶, 건강과 안녕을 유지하는 활동을 시작하고 수행하는 데 요구되는 수술 후 회복시간이 길어지는 것	
특성	• 불편감 • 수술부위의 회복을 방해하는 근거 • 회복에 더 많은 시간이 필요함 • 기동성 장애	• 직장에 복귀할 능력이 없음 • 식욕 감소 • 업무에 복귀하는 것이 지연됨 • 자기돌봄에 도움이 필요함
관련 요인	• 영양실조 • 비만	• 통증 • 수술 후 감정적 반응
위험 대상자	• 너무 어리거나 고령인 경우	• 상처치유가 지연된 과거력
연관 조건	• 미국마취의사협회(ASA) 신체상태분류 점수 3점 이상 • 당뇨 • 수술부위 부종 • 광범위한 수술절차 • 기동성 장애 • 수술 중 수술부위 감염	• 지속되는 오심 • 지속되는 구토 • 약물 • 지연된 수술 시간 • 수술 후 심리적 장애 • 수술부위 오염 • 수술부위 외상

(4) Ⅳ 영역 : 활동/휴식(activity/rest)-자기돌봄(self-care)

① 목욕 자가간호 결핍(bathing self care deficit)

정의	독립적으로 씻는 활동을 완료하지 못하는 것	
특성	• 몸을 말리는 능력의 장애 • 목욕실로 가는 능력의 장애 • 목욕물 속으로 들어가는 능력의 장애	• 목욕용품을 준비하는 능력의 장애 • 목욕물의 양을 조절하는 능력의 장애 • 몸을 씻는 능력의 장애
관련 요인	• 불안 • 동기 저하 • 환경적 장애물	• 통증 • 쇠약감
연관 조건	• 인지기능 변화 • 신체 일부분을 인지하는 능력의 장애 • 공간적 관계를 인지하는 능력의 장애	• 근골격의 장애 • 신경근육적 장애 • 지각기능 질환

② 옷입기 자가간호 결핍(dressing self care deficit)

정의	독립적으로 옷을 입거나 벗지 못하는 것	
특성	• 옷을 선택하는 능력의 장애 • 옷을 조이는 능력의 장애 • 옷을 가져오는 능력의 장애 • 외모를 유지하는 능력의 장애 • 옷을 잡는 능력의 장애 • 하의를 입는 능력의 장애 • 상의를 입는 능력의 장애	• 옷치장에 필요한 다양한 소품을 입는 능력의 장애 • 옷치장에 필요한 다양한 소품을 벗는 능력의 장애 • 보조 장치를 사용하는 능력의 장애 • 지퍼를 사용하는 능력의 장애
관련 요인	• 불안 • 동기 저하 • 불편감 • 환경적 장애물	• 피로 • 통증 • 쇠약감
연관 조건	• 인지기능 변화 • 근골격 장애	• 신경근육적 장애 • 지각기능 질환

③ 음식 섭취 자가간호 결핍(feeding self care deficit)

정의	독립적으로 먹지 못하는 것	
특성	• 음식을 입으로 가져오는 능력의 장애 • 음식을 씹을 수 있는 능력의 장애 • 음식을 그릇으로 가져오는 능력의 장애 • 그릇을 다룰 수 있는 능력의 장애 • 용기를 열 수 있는 능력의 장애 • 컵을 잡을 수 있는 능력의 장애 • 음식을 준비할 수 있는 능력의 장애 • 끝까지 스스로 음식을 섭취할 수 있는 능력의 장애 • 사회적으로 수용할 만한 방법으로 스스로 음식을 섭취할 수 있는 능력의 장애 • 음식을 삼킬 수 있는 능력의 장애 • 충분한 양의 음식을 삼킬 수 있는 능력의 장애 • 보조 장치를 사용할 수 있는 능력의 장애	
관련 요인	• 불안 • 동기 저하 • 불편감 • 환경적 장애물	• 피로 • 통증 • 쇠약감
연관 조건	• 인지기능 변화 • 근골격 장애	• 신경근육적 장애 • 지각기능 질환

④ 용변 자가간호 결핍(toileting self care deficit)

정의	독립적으로 방광이나 장 배출과 관련된 활동을 수행하지 못하는 것	
특성	• 용변 후 적절하게 위생적 처리를 할 수 있는 능력의 장애 • 변기의 물을 내릴 수 있는 능력의 장애 • 용변을 위해 옷을 벗고 입을 수 있는 능력의 장애 • 변기까지 갈 수 있는 능력의 장애 • 변기에서 일어설 수 있는 능력의 장애 • 변기나 이동변기에 앉을 수 있는 능력의 장애	
관련 요인	• 불안 • 동기 저하 • 불편감 • 환경적 장애물 • 피로	• 이동능력의 장애 • 움직이는 능력의 장애 • 통증 • 쇠약감
연관 조건	• 인지기능 변화 • 근골격 장애	• 신경근육적 장애 • 지각기능 질환

(5) Ⅳ 영역 : 활동/ 휴식(activity/rest)–수면/휴식(sleep/rest)

① 수면양상 장애(disturbed sleep pattern)

정의	수면 중 외적인 요인으로 인해 제한 시간 동안 깨어나는 것	
특성	• 낮에 기능하기에 어려움 • 잠들기 어려움 • 수면을 유지하기가 어려움	• 수면에 대한 불만족 • 휴식감을 못 느낌 • 의도하지 않게 수면 중 깨어남
관련 요인	• 동거인에 의해 방해받음 • 환경적 장애	• 수면 사생활 부족 • 회복되지 않은 수면양상
연관 조건	부동	

② 수면박탈(sleep deprivation)

정의	상대적 의식상태가 자연스럽게 주기적으로 정지되는 양상(수면)을 누리지 못하여 휴식이 제공되지 못한 상태가 지속되는 것	
특성	• 흥분 • 집중력 변화 • 불안 • 무감동 • 호전적 성향 • 혼동 • 기능을 수행하는 능력 저하 • 반응시간 지속 • 기면 • 피로	• 가려진 안구진탕증 • 환상 • 손의 진전 • 통증의 민감성 증진 • 안절부절못함 • 권태 • 지각장애 • 불안정함 • 일시적 편집증
관련 요인	• 연령과 관련된 수면단계의 변화 • 하루 평균 신체활동이 성별과 연령에 기준한 권장량에 미치지 못함	• 환경적 장애 • 일몰증후군 • 회복되지 않는 수면양상

	• 과도자극적 환경 • 지속되는 불편감 • 야경증	• 몽유병 • 지속되는 생체리듬의 부조화 • 지속되는 부적절한 수면위생
위험 대상자	특이성 수면 마비	
연관 조건	• 주기적 하지운동 증후군 • 치매 • 특발성 중추신경계 수면과잉 • 기면발작 • 악몽	• 수면 중 무호흡 • 수면과 관련된 야뇨증 • 수면과 관련된 통증성 발기 • 치료요법

(6) Ⅰ 영역 : 건강증진(health-promotion)-건강인식(health awareness)

① 여가활동 부족(deficient diversional activity)

정의	오락이나 여가활동으로부터의 자극(또는 흥미나 참여)이 감소된 상태	
특성	• 기분변화 • 지루함 • 상황에 대해 불만족함	• 감정표현 없음 • 잦은 낮잠 • 신체기능 감소
관련 요인	• 현재 환경이 활동 참여를 허용하지 않음 • 환경적 장애 • 기동성 장애 • 불충분한 에너지	• 심리적 스트레스 • 동기 부족 • 신체적 불편감 • 불충분한 여가활동
위험 대상자	• 너무 어리거나 고령자 • 장기간 입원생활	• 장기간 요양생활
연관 조건	• 처방된 기동제한상태	• 치료적 격리

② 비활동적 생활양식

정의	낮은 수준의 신체 활동을 보이는 생활습관
특성	• 하루 평균 신체 활동이 성별과 연령에 따라 권장되는 양보다 적음 • 신체적 상태가 저하됨 • 낮은 수준의 신체활동을 선호함
관련 요인	• 신체 활동에 대한 불충분한 관심 • 신체적 운동의 건강유익성에 대한 불충분한 지식 • 신체 활동에 대한 불충분한 동기부여 • 신체 활동에 대한 불충분한 자원 • 신체 활동을 위한 불충분한 교육 또는 훈련

(7) Ⅱ영역 : 영양(nutrition)-섭취(ingestion)

① 연하장애(impaired swallowing)

정의	구강, 인두, 식도 구조나 기능장애와 관련된 연하기전의 비정상적 기능	
특성	〈제1기 : 구강기〉	
	• 연하검사에서 구강기 이상 • 연하하기 전 기도폐색 • 연하하기 전 기침 • 침 흘리기 • 음식이 입에서 떨어짐 • 음식이 입 밖으로 빠져 나옴 • 삼키기 전에 구역질 • 입안의 음식을 깨끗이 삼키지 못함 • 입술이 충분히 닫히지 못함 • 비효율적인 젖꼭지 빨기	• 비효율적인 빨기 • 불충분한 씹기 작용 • 코로 역류됨 • 음식 조각을 삼킴 • 입의 측면구에 음식덩어리가 모임 • 음식 덩어리가 뭉쳐지기 전에 식도로 넘어감 • 음식 정어리 형성이 지연됨 • 지연된 식사 시간 및 불충분한 섭취 • 음식 덩어리 형성에 비효과적인 혀 움직임
	〈제2기 : 인두기〉	
	• 연하검사에서 인두기의 이상이 보임 • 머리 위치의 변화 • 기도흡인 • 기침 • 연하의 지연 • 원인불명의 열 • 음식의 거부	• 구역질나는 느낌 • 거친 목소리 • 후두 상승이 부적절함 • 코로 역류됨 • 반복되는 폐 감염 • 반복적으로 연하함
	〈제3기 : 식도기〉	
	• 연하검사에서 식도기의 이상 • 산성 냄새의 호흡 • 이 갈기 • 연하의 어려움 • 상복부 통증 • 음식 거부 • 반복적인 연하 • 무엇인가 걸린 것 같다고 표현함 • 식사시간 경 설명할 수 없는 안절부절못함 • 속쓰림	• 토혈 • 머리를 과도신전함 • 밤에 자주 깸 • 밤에 하는 기침 • 연하통 • 역류 • 음식 양이 제한 • 구토 • 베개에 토물이 있음
관련 요인	• 섭식행동장애	• 자해적 행동
위험 대상자	• 섭식행동장애 • 성장 실패 • 위관영양 과거력	• 자해적 행동 • 발달 지연 • 미성숙
연관 조건	• 이완불능 • 후천성 해부학적 결손 • 두부손상 • 뇌성마비 • 심각한 근력감소 • 발달 지연 • 위식도 역류 질환 • 후두의 이상 • 기계적 폐쇄	• 비강의 결손 • 비인두강의 결손 • 신경학적 문제 • 구강이나 구인두 이상 • 미숙아 • 기관의 결손 • 외상 • 상기도 기형

인지

(1) Ⅴ영역 : 지각/인지(perception/cognition)-집중

① 편측성 지각이상(unilateral neglect)

정의	감각과 운동반응에 대한 장애가 나타나고, 정신적 표현이 어렵고, 신체 부위의 위치뿐만 아니라 신체와 조화를 이루는 환경에 대해 관심을 두지 않는 것으로 신체 한쪽에만 지나치게 관심을 보이며 다른 쪽에는 관심을 보이지 않는 특징이 있음. 좌측 지각이상의 경우가 우측 지각이상보다 더 심하며 지속적인 것
특성	• 지각이상 부위에 대한 안전 행동의 변화 • 정상적인 편측화의 손상 • 지각이상 부위 쪽의 옷을 입을 수 없음 • 지각이상 부위 쪽 접시에 놓여진 음식에 손대지 않음 • 지각이상 부위 쪽의 치장을 하지 못함 • 지각이상 부위 쪽으로 머리를 돌릴 수 없음 • 지각이상 부위 쪽의 사지를 움직일 수 없음 • 지각이상 부위 쪽 몸통을 움직일 수 없음 • 지각이상 부위 쪽에서 사람이 접근하는지를 알지 못함 • 편측시야결손(반맹 : hemianopsia) • 선 지우기, 선 이등분, 초점이 되는 대상 지우기 검사 수행의 장애 • 뇌졸중으로 인한 좌측 편마비 • 지각이상이 없는 부위에서 자극에 대한 눈의 편위가 두드러지게 나타남 • 지각이상이 없는 부위에서 자극에 대한 몸통의 편위가 두드러지게 나타남 • 지각이상 부위를 그림 그리기에서 그리지 않음 • 말, 몸짓, 행동을 집요하게 반복함 • 표현하는 데 있어서의 지각이상 • 책을 읽을 때 원래 단어를 다른 단어로 대치시킴 • 지각이상이 없는 부위에 통증 감각이 있다고 함 • 지각이상 부위 쪽 사지의 자세를 인식하지 못함 • 공간에 대한 편측 지각이상 • 쓰기를 할 때 페이지의 절반만 사용함
관련 요인	개발 예정
연관 조건	뇌손상

(2) Ⅴ영역 : 지각/인지(perception/cognition)-인지

① 급성 인지장애(acute confusion)

정의	단기간 의식수준, 주의력, 인지 및 지각의 가역적인 혼란이 나타나 3개월 미만 동안 지속되는 것
특성	• 초조 • 인지기능 변화 • 의식수준 변화 • 심동적 기능의 변화 • 환각 • 목표지향적 행동을 시도하는 능력이 없음 • 의도적 행동을 시도하는 능력이 없음 • 목표지향적 행동을 마무리 못함 • 의도적 행동을 마무리 못함 • 오인 • 안절부절못함

관련 요인	• 수면-각성 주기의 변화 • 탈수 • 기동성 장애 • 억제대의 부적절한 사용 • 영양실조	• 통증 • 감각 상실 • 물질 남용 • 요 정체
위험 대상자	• 60세 이상의 연령 • 뇌졸중 과거력	• 남성
연관 조건	• 인지기능 변화 • 섬망 • 치매	• 대사기능장애 • 감염 • 약물 복용

② 기억장애(impaired memory)

정의	일련의 정보나 기술을 회상하거나 기억하지 못하는 것이 지속되는 것	
특성	• 계획된 시간에 행동을 수행하는 것을 잊음 • 새로운 정보를 배울 수 없음 • 새로운 기술을 배울 수 없음 • 이전에 배운 기술을 수행할 수 없음	• 사건을 기억하지 못함 • 사실적 정보를 기억하지 못함 • 수행한 행동을 기억하지 못함 • 새로운 정보를 계속 기억하지 못함
관련 요인	체액량의 변화	
연관 조건	• 빈혈 • 뇌손상 • 심박출량 감소 • 전해질 불균형	• 저산소증 • 경미한 인지 장애 • 신경학적 장애 • 파킨슨병

(3) Ⅵ 영역 : 자아지각(self-perception)-자아정체감 혼란

① 자아정체성 손상(disturbed personal identity)

정의	자신에 대한 통합적이고 완전한 지각을 유지하지 못하는 것	
특성	• 신체상 손상 • 문화적 가치에 대한 혼동 • 목표에 대한 혼동 • 이념적 가치에 대한 혼란 • 자신에 대한 좌절감 표현 • 공허감 • 어색한 느낌	• 자신에 대한 감정 기복이 심함 • 성정체감 혼동 • 일관성 없는 행동 • 비효과적인 대처 전략 • 비효과적인 관계 • 비효과적인 역할수행
관련 요인	• 사회적 역할 변화 • 추종집단으로부터의 세뇌 • 문화적 부조화 • 차별 • 가족과정 기능이상	• 자존감 저하 • 조증 상태 • 지각된 편견 • 성장단계
위험 대상자	• 발달단계에서의 전환 • 상황적 위기	• 독성 화학 물질에 노출
연관 조건	• 해리정체성 장애 • 기질적 뇌손상	• 약물 복용 • 정신장애

(4) Ⅵ 영역 : 자아지각(self-perception)-자존감

① 만성적 자존감 저하(chronic low self-esteem)

정의	자신의 능력에 대한 부정적 평가나 느낌이 최소 3개월 동안 지속되는 것	
특성	• 타인의 의견에 의존적임 • 자신에 대한 부정적 피드백을 과장함 • 과도하게 안심시키려고 함 • 죄책감 • 새로운 경험을 시도하는 데 망설임 • 우유부단한 행동 • 결단성이 없는 행동	• 과도하게 동의함 • 수동적임 • 긍정적 피드백을 거부함 • 생활사건에서 실패하는 것이 반복됨 • 수치심 • 상황을 다루는 능력을 과소평가함
관련 요인	• 문화적 부조화 • 부적절한 소속감 • 타인들로부터 적절하게 존경받지 못함 • 상실에 대한 비효과적 대처	• 집단의 회원자격이 부적절함 • 애정을 적절하게 받지 못함 • 타인으로부터 적절하게 인정받지 못함 • 영적인 부조화
위험 대상자	• 정신적 외상을 주는 상황에 노출 • 반복되는 실패	• 반복되는 부정적 강화
연관 조건	정신장애	

② 상황적 자존감 저하(situational low self-esteem)

정의	현재 상황에 대한 반응으로 자기가치에 대한 부정적 지각을 발달시키는 것	
특성	• 무력감 • 우유부단한 행동 • 결단성이 없는 행동 • 목적이 없음	• 자기 부정을 언어로 표현함 • 자기 가치에 대한 상황적 도전 • 상황을 다루는 능력을 평가절하함
관련 요인	• 신체상 변화 • 사회적 역할 변화 • 가치와 일관성이 없는 행동 • 환경에 대한 통제 감소	• 부적절한 인식 • 무력감이 일상화되어 있음 • 자신에 대한 비현실적인 기대
위험 대상자	• 발달 단계에서의 전환 • 버림받은 경험 • 학대받은 경험 • 상실 경험	• 방치된 경험 • 거절받은 경험 • 실패가 일상화되어 있음
연관 조건	• 기능장애	• 신체적 질병

(5) Ⅵ 영역 : 자아지각(self-perception)–신체상

① 신체상 혼란(disturbed body image)

정의	자기 신체에 대한 심상의 혼돈	
특성	• 신체 일부 상실 • 신체기능의 변화 • 신체 구조의 변화 • 자신의 신체에 관한 관점의 변화 • 신체 부분을 쳐다보는 것을 피함 • 신체 부분을 만지는 것을 피함 • 신체 부분에 대한 비인칭 대명사를 사용하여 비인격화시킴 • 비인칭 대명사를 사용하여 상실을 비인격화시킴 • 남아 있는 감정을 강조 • 신체 경계를 확장 • 타인들의 반응에 대한 두려움을 표현 • 과거 외모에 초점을 둠 • 과거 기능에 초점을 둠 • 과거 강점에 초점을 둠 • 성취를 과장함 • 신체 일부분을 숨김 • 신체에 대한 부정적 감정 • 자신의 신체를 인지하는 행동	• 자신의 신체를 관찰하는 행동 • 신체와 환경의 공간적 관계를 판단하는 능력의 변화 • 생활양식의 변화 • 사회적 참여의 변화 • 신체의 변화에 대한 반응을 말로 표현하지 않음 • 신체에 대한 지각변화를 말로 표현하지 않음 • 신체부분에 대한 과도한 노출 • 자신의 신체 외모에 대한 변화된 관점을 반영하는 지각을 표현함 • 신체 부분에 이름을 붙여 인격화함 • 신체의 상실 부분에 이름을 붙여 인격화함 • 변화에 집착함 • 상실에 집착함 • 변화를 인정하는 것을 거부함 • 기능하지 못하는 신체로 인해 마음의 상처를 받음
관련요인	• 자아지각의 변화 • 문화적 부조화	• 영적 부조화
위험 대상자	발달 단계에서의 전환	
연관 조건	• 신체기능의 변화 • 인지기능의 변화 • 질병 • 심리사회적 장애	• 상해 • 외상 • 외가적 절차 • 치료 중재

8 지식

(1) Ⅴ 영역 : 지각/인지(perception/cognition)–인지(cognition)

① 지식 부족(deficient knowledge specificity) : 구체적

정의	특정 주제나 이와 관련된 것을 습득하는 인지적 정보가 없는 것	
특성	• 설명을 부정확하게 마무리함 • 검사의 수행이 부정확함	• 부적절한 행동 • 불충분한 지식
관련 요인	• 불충분한 정보 • 학습에 흥미 부족	• 자원에 대한 불충분한 지식 • 타인에 의한 잘못된 정보 제공
연관 조건	• 인지기능의 변화	• 기억의 변화

(2) Ⅰ 영역 : 건강증진(health-promotion)-건강인식(health awareness)

① 건강문해력 향상을 위한 준비

정의	건강을 유지, 증진하고 위험을 감소시키며 삶의 질을 향상시키기 위한 의사결정에 요구되는 건강정보와 개념을 찾고 이해하며 평가하고 이용하기 위하여 일련의 기술과 역량(건강문해력, 지식, 동기, 문화와 언어)을 발전시키고 적용하는 양상이 강화될 수 있는 것
특성	• 일상의 건강요구를 위해 읽고, 말하고, 수치를 해석하는 능력을 향상시키고자 하는 욕구를 표현함 • 공중 보건에 영향을 주는 관리 과정에 대해 이해를 높이고자 하는 욕구를 표현함 • 사회적·신체적 환경에서 현존하는 건강 영향요인에 대한 지식을 높이고자 하는 욕구를 표현함 • 개인의 건강관리 의사결정을 향상시키고자 하는 욕구를 표현함 • 건강에 대한 사회적 지지를 향상시키고자 하는 욕구를 표현함 • 건강관리에 대한 의사결정을 위해 관습과 신념을 이해하고자 하는 욕구를 표현함 • 건강관리를 위한 선택을 위해 건강정보 이해를 향상시키고자 하는 욕구를 표현함 • 건강관리 시스템을 이용하는 데 충분한 정보를 얻고자 하는 욕구를 표현함

9 감정

(1) Ⅸ 영역 : 대처/스트레스 내성(coping/stress tolerance)-대처반응(coping responses)

① 공포(fear)

정의	의식적으로 위험이라고 인지한 위협에 대한 반응	
특성	• 우려 • 자신확신의 감소 • 흥분 • 무서움을 느낌 • 두려움을 느낌 • 공황을 느낌 • 공포를 느낌 • 위급함을 느낌	• 신경과민 • 혈압 증가 • 긴장 증가 • 근육 긴장 • 오심 • 창백 • 동공 확대 • 구토
	〈인지적〉 • 학습능력의 감소 • 문제해결 능력의 감소 • 생산성 감소	 • 두려움의 대상을 확인함 • 자극을 위협으로 확신함
	〈행동적〉 • 공격행동 • 회피행동 • 두려움의 원인에 대해서만 초점을 맞춤	 • 충동적임 • 각성 증가
	〈생리적〉 • 식욕부진 • 생리적 반응 변화 • 설사 • 구강건조	 • 호흡곤란 • 피로 • 발한 증가

관련 요인	• 언어장벽 • 학습된 반응 • 공포 자극	• 지지체계로부터의 분리 • 익숙하지 않은 환경
연관 조건	감각 결핍	

② 슬픔(grieving)

정의	개인, 가족, 지역사회가 실제적이거나 예견되거나 지각된 상실을 일상생활에 결합할 때 정서적·신체적·영적·사회적·지적 반응과 행동을 수반하는 정상적이고 복잡한 과정	
특성	• 활동 수준의 변화 • 꿈 양상의 변화 • 면역기능의 변화 • 신경호르몬 기능의 변화 • 수면양상의 변화 • 분노 • 비난 • 실망 • 고뇌	• 고립 • 분열 • 상실의 의미를 찾음 • 지각된 감정에 대한 죄책감 • 고인의 관계를 유지함 • 통증 • 극심한 공포 행동 • 개인적 성장 • 심리적 스트레스
위험 요인	개발 예정	
위험 대상자	• 소중한 대상에 대한 예상되는 상실 • 중요한 타인에 대한 예상되는 상실	• 중요한 타인의 죽음 • 소중한 대상이 상실

③ 무력감(powerlessness)

정의	자신의 행동이 결과에 중요하게 영향을 미치지 못할 것이라고 인지하는 것을 포함하여, 상황에 대한 통제력 부족을 생생하게 경험하는 것	
특성	• 소외감 • 의존성 • 우울 • 역할수행에 대한 의심 • 주어진 활동을 수행할 수 없는 것에 대해 좌절	• 건강관리에 부적절한 참여 • 불충분한 통제감 • 수치감
관련 요인	• 제대로 기능을 하지 않는 기관 환경 • 불충분한 대인 상호작용 • 불안 • 돌봄제공자 역할 • 비효과적 대처 전략 • 상황 관리에 대한 불충분한 지식	• 불충분한 사회적 지지 • 낮은 자존감 • 통증 • 사회적으로 소외됨 • 낙인
위험 대상자	경제적으로 사회적 혜택을 받지 못함	
연관 조건	• 복잡한 치료요법 • 질병	• 진행성 질환 • 질병의 예후를 예측할 수 없는 것

④ 만성적 슬픔(chronic sorrow)

정의	만성질환이나 장애를 가지고 있는 개인, 부모나 돌봄제공자가 반복적으로 경험하는 점차 심해지는 깊은 슬픔의 유형으로, 질병이나 장애과정의 지속적 상실에 반응하여 나타나는 것	
특성	• 안녕에 손상을 주는 감정 • 감당할 수 없는 부정적 감정을 표현함	• 슬픔을 표현함
관련 요인	• 장애관리의 위기 • 질병관리의 위기	• 중요한 단계를 놓침 • 기회를 놓침
위험 대상자	• 사랑하는 사람의 죽음 • 발달단계와 관련된 위기	• 돌봄제공자로서의 돌봄 시간
연관 조건	• 만성적인 장애	• 만성질환

(2) Ⅳ 영역 : 활동/휴식(activity/rest)-에너지 균형(imbalanced energy field)

① 피로(fatigue)

정의	압도적으로 지속되는 소진감과 일상적인 신체적·정신적 부담을 수용하는 능력의 감소	
특성	• 집중력 변화 • 성욕의 변화 • 무감동 • 주변의 일에 관심이 없음 • 기면 • 책임을 다하는 것이 어렵다는 사실에 죄책감을 느낌 • 일상적 신체활동을 유지할 수 없음 • 일상활동을 유지할 수 없음	• 신체적 증상이 심해짐 • 휴식에 대한 요구가 커짐 • 비효과적 역할수행 • 에너지 부족 • 내면적 • 무기력 • 수면 후에도 회복이 안 됨 • 피곤함
관련 요인	• 불안 • 우울 • 환경적 장애 • 신체적 소진이 심해짐 • 영양결핍	• 자극 없는 생활습관 • 요구가 많은 직장 • 신체 약화 • 수면박탈 • 스트레스
위험 대상자	• 요구가 많은 직장	• 부정적 생활사건을 경험함
연관 조건	• 빈혈 • 임신	• 질병

(3) Ⅻ 영역 : 안위(comfort)-신체적 안위(physical comfort)

① 오심(nausea)

정의	식도와 위장에서 느껴지는 불쾌한 느낌의 주관적 현상으로, 구토를 유발할 수도 있고 유발하지 않을 수도 있는 것	
특성	• 음식이 싫어짐 • 토할 것 같은 느낌 • 침 분비 증가	• 연하 증가 • 입안에 신맛이 남

관련 요인	• 불안 • 독성 물질에 노출됨 • 두려움	• 유독한 환경자극 • 유독한 맛 • 불쾌한 시각적 자극
연관 조건	• 생화학적 기능이상 • 식도질환 • 복부팽만 • 위장자극 • 뇌 내압 상승 • 복강 내 종양 • 내이염 • 간 캡슐 부위가 늘어남 • 국소적 종양	• 메니에르병(Meniere's disease) • 수막염 • 멀미 • 췌장질환 • 임신 • 심리적 장애 • 비장막 부위가 늘어남 • 치료요법

② 급성 통증(acute pain)

정의	실제적이거나 잠재적인 조직손상과 관련되거나 이런 손상을 기술하는 불쾌한 감각과 감정적 경험으로(국제통증연구회, International Association for the Study of Pain), 경한 수준에서 심한 강도까지 급성 또는 천천히 발생하며, 끝이 예상되거나 예견되는 데 기간이 3개월 미만인 것	
특성	• 식욕의 특성 • 생리학적 지표 변화 • 발한 • 산만한 행동 • 말로 의사소통이 불가능한 경우 표준화된 통증행동체크 리스트로 사정한 통증의 증거 • 통증을 표현하려는 행동 • 통증을 표현하는 얼굴표정 • 경계하는 행동 • 절망감 • 좁은 초점 • 통증을 완화하려는 자세 • 방어적 행동 • 통증행동/행동변화에 대한 주변의 보고 • 동공 확대 • 자신에게 초점을 맞춤 • 표준화된 통증 척도를 이용한 통증강도의 자가보고 • 표준화된 통증 도구를 이용한 통증 양상의 자가보고	
관련 요인	• 생물학적 손상요인 • 화학적 손상요인	• 신체적 손상요인

③ 만성 통증(chronic pain)

정의	실제적이거나 잠재적인 조직손상과 관련되거나 이런 손상을 기술하는 불쾌한 감각과 감정적 경험으로(국제통증연구회), 경한 수준에서 심한 강도까지 급성 또는 천천히 발생하기도 하며, 끝나는 시점이 예상되지 않거나 예견되지 않으면서 지속되거나 반복되는데 기간은 3개월 이상인 것
특성	• 기존의 행동을 지속하는 능력의 변화 • 수면양상의 변화 • 식욕부진 • 말로 의사소통이 불가능한 경우 표준화된 통증행동체크리스트로 사정한 통증의 근거 • 통증을 표현하는 얼굴표정 • 통증행동/행동변화에 대한 주변의 보고 • 자신에게 초점을 맞춤 • 표준화된 통증 척도를 이용한 통증 강도의 자가보고 • 표준화된 통증 도구를 이용한 통증 양상의 자가보고
관련 요인	• 수면양상의 변화 • 정서적 고통 • 피로 • 신체질량지수 증가 • 비효과적 성 양상 • 손상요인 • 영양실조 • 신경압박 • 장시간에 컴퓨터 사용 • 반복하여 중장비를 다룸 • 사회적 고립 • 전신의 진동
위험 대상자	• 50세 이상인 경우 • 여성 • 학대의 과거력 • 성기 손상의 과거력 • 과도한 빚을 진 과거력 • 움직이지 않는 자세로 근무한 과거력 • 물질 남용의 과거력 • 격렬한 운동의 과거력
연관 조건	• 만성 근골격계 상태 • 타박상 • 분쇄형 손상 • 신경계 손상 • 골절 • 유전장애 • 신경전달물질, 신경조절물질, 수용체의 불균형 • 면역장애 • 대사기능의 장애 • 허혈상태 • 근육 손상 • 건강상태와 관련된 외상후 증상 • 콜티졸 수치가 장기간 증가 • 척수손상 • 종양의 침투

(4) XI 영역 : 안전/보호(safety/protection)–신체적 손상(physical injury)

① 신체적 외상의 위험(risk for physical trauma)

정의	즉시 관심을 가져야 하는 갑작스럽고 심각한 신체적 손상이 일어날 수 있는 취약한 상태
위험 요인	〈외재적〉 • 침상 호출장치 부재 • 계단 끝 안전장치 부재 • 창문 안전장치 부재 • 무기류에 접근할 수 있음 • 뜨거운 물로 목욕 • 2층 침대 • 자동차 앞좌석에 탄 이동 • 불열원으로부터의 불충분한 보호 • 안전모의 잘못된 착용 • 안전띠 미착용 • 안전띠의 잘못된 착용 • 통로 폐쇄 • 위험한 물건을 가지고 놀기 • 폭발물을 가지고 놀기

	• 결함이 있는 가전제품 • 가스버너 또는 오븐의 불이 늦게 점화됨 • 침상 호출장치 기능장애 • 위험한 전자장치 • 부식된 제품과의 접촉 • 방사선에 노출 • 독성 화학 물질에 노출 • 가연성이 높은 물질 • 가스레인지 위에 낀 기름때 • 처마 밑에 매달린 고드름 • 부실한 계단난간 • 부적절하게 보관한 가연성 물질 • 부적절하게 보관된 부식성 물질 • 욕실의 불충분한 미끄럼 방지 물품 • 불충분한 조명	• 주전자 손잡이가 난로 앞을 향하여 놓여 있음 • 미끄러운 바닥 • 침상에서 흡연 • 산소 주변에서 흡연 • 억제대를 벗으려고 함 • 고정되지 않은 전선 • 무거운 기구를 안전하지 않게 작동 • 안전하지 않은 도로 • 안전하지 않은 보도 • 깨진 접시의 사용 • 고정되지 않은 깔개의 사용 • 불안정한 의자 사용 • 불안정한 사다리의 사용 • 불꽃 주위에서 휘날리는 옷을 입고 있음
	〈내재적〉 • 정서장애 • 균형장애 • 안전 예방조치에 대한 불충분한 지식	 • 불충분한 시력 • 쇠약감
위험 대상자	• 경제적으로 혜택을 받지 못함 • 환경의 온도가 너무 높음 • 가스 누출	• 우범지역 • 외상의 과거력
연관 조건	• 인지기능 변화 • 감각변화	• 손-눈의 조정능력 감소 • 근육 조정능력의 감소

(5) XI 영역 : 안전/보호(safety/protection)-폭력(violence)

① 타인에 대한 폭력 위험성(risk of other directed violence)

정의	타인에게 신체적, 정서적 또는 성적인 해를 입히는 행동을 할 수 있는 취약한 상태	
위험 요인	• 무기의 소지/사용 가능성 • 충동성 • 부정적인 신체 언어 • 간접적 폭력 양상을 보임	• 타인에 대한 폭력 양상을 보임 • 폭력적 위협 양상을 보임 • 폭력적 반사회적인 행동양상을 보임 • 자살 시도 행동
위험 대상자	• 아동학대의 과거력 • 동물학대의 과거력 • 불장난의 과거력	• 자동차 위반의 과거력 • 물질 남용의 과거력 • 가정폭력을 목격한 과거력
연관 조건	• 인지기능장애 • 신경계 장애 • 병리적 중독	• 주산기 합병증 • 산전 합병증 • 정신장애

② 자신에 대한 폭력 위험성(risk for self directed violence)

정의	자신에게 신체적, 정서적 또는 성적인 해를 입히는 행동을 할 수 있는 취약한 상태	
위험 요인	• 자살의도에 대한 행동적 단서 • 성적 정체성 갈등 • 대인관계 갈등 • 직장에 대한 걱정 • 성적 자위행동에 집착	• 불충분한 개인 자원 • 사회적 고립 • 자살에 대한 상상 • 자살의 계획 • 자살의도에 대한 언어적 단서
위험 대상자	• 45세 이상인 경우 • 15 ~ 19세인 경우 • 다수의 자살시도 과거력	• 결혼 상태 • 직업 • 가족배경에 있어 어려움의 양상
연관 조건	• 정신건강 문제 • 신체적 건강 문제	• 심리적 장애

③ 자해(self-mutilation)

정의	긴장 완화의 목적으로 치명적이지 않은 손상을 입힐 의도를 가지고 조직손상을 초래하는 의도적인 자해행위	
특성	• 찰과상 • 물어뜯음 • 신체의 일부분을 조임 • 신체를 베기 • 때리기 • 유해한 물질 섭취	• 유해한 물질 흡입 • 물건을 신체의 구멍에 삽입함 • 상처를 쑤심 • 신체를 할퀌 • 화상을 입힘 • 신체부분의 절단
관련 요인	• 믿을만한 가족이 없음 • 신체상 변화 • 해리 • 대리관계 손상 • 섭식장애 • 정서적 혼란 • 중요한 관계를 잃을 것 같은 위기감 • 자존감 손상 • 충동성 • 긴장을 말로 표현할 수 없음 • 부모-청소년의 비효과적 의사소통 • 비효과적 대처전략 • 자해하려는 참을 수 없는 행동 • 자신에게 상해를 입히려는 참을 수 없는 충동	• 동료로부터 소외됨 • 불안정한 행동 • 문제해결 상황에서의 통제력 상실 • 낮은 자존감 • 견딜 수 없을 정도로 긴장이 고조됨 • 부정적 감정 • 문제를 해결하기 위한 계획을 수립할 능력이 없음 • 장기적으로 결과를 예측할 능력이 없음 • 완벽주의 • 신속한 스트레스 감소가 요구됨 • 물질 남용 • 타인과 상호관계를 맺기 위해 속임수를 씀
위험 대상자	• 청소년 • 학대받았던 아동 • 아동기의 질병 • 아동기의 수술 • 발달지연 • 가족의 이혼 • 자기학대 행동의 가족력 • 가족의 물질 남용	• 아동기 학대의 과거력 • 자해의 과거력 • 감금 • 비전통적인 환경에서 생활 • 자해하는 동료 • 성 정체성의 위기 • 부모 사이의 폭력

연관 조건	• 자폐적 성격 • 경계성 인격장애 • 성격장애	• 인격 박탈 • 정신장애

④ 자살의 위험(risk for suicide)

정의	생명을 위협하는 자해를 일으킬 수 있는 취약한 상태	
위험 요인	〈행위적〉	
	• 유서를 고침 • 재산을 나누어 줌 • 충동성 • 유서를 작성함 • 태도가 눈에 띄게 바뀜	• 행동이 눈에 띄게 바뀜 • 학교성적이 눈에 띄게 떨어짐 • 약을 사서 모음 • 심한 우울상태에서 갑자기 좋아짐 • 총을 구입함
	〈심리적〉	
	• 죄책감	• 물질 남용
	〈상황적〉	
	• 총기에 접근 가능함 • 자율성 상실	• 독립성 상실
	〈사회적〉	
	• 집단 자살 • 규범적 문제 • 가족생활의 파괴 • 슬픔 • 무력감 • 절망감	• 불충분한 사회적 지지 • 법적 어려움 • 외로움 • 중요한 관계의 상실 • 사회적 고립
	〈언어적〉	
	• 죽고 싶다고 표현함	• 자살하겠다고 위협함
	〈기타〉 만성 통증	

주관식 레벨 UP

01 다음 대상자의 단서에 대한 표에서 〈보기〉의 내용을 골라 빈칸을 채우시오.

〈대상자의 단서와 표준의 비교 예〉

(㉠)	(㉡)	(㉢)
발달 지연의 위험	30개월 된 아기가 말을 하지 않아요.	유아는 보통 24개월 이전에 말을 시작한다.

보 기

① 단서 관련 자료 ② 표준 ③ 단서의 유형

정답 ㉠-③ 단서의 유형, ㉡-① 단서 관련 자료, ㉢-② 표준

해설 단서는 대상자의 문제확인에 영향을 미치는 중요한 정보나 자료이다. 간호사는 중요한 단서를 찾기 위해 해부, 생리, 심리발달 이론 등의 다양한 지식을 활용하여 표준과 자료를 비교하고 단서를 획득한다.

02 다음은 대상자의 현 건강상태에 대한 결론 내리기에 대한 설명이다. 이에 알맞은 말을 〈보기〉에서 골라 빈칸에 채우시오.

단서 묶음이 문제를 나타내는가, 어떤 문제의 원인이 다른 묶음 내에 있는가, 다음의 설명 중 어디에 해당하는가를 가능한 한 많은 해석을 생각한 후에 판단하여 결정한다.

- 문제가 없고 간호중재일 필요가 없다.
- 실제적 문제의 징후나 증상이 있어 간호중재가 필요한 (㉠)이 있다.
- 실제적 문제의 징후나 증상은 없으나 위험요인이 존재하여 중재하지 않으면 문제 발생이 가능한 (㉡) 이 있다.
- 대상자가 더 높은 안녕 수준에 도달하기 바라는 (㉢)이 있다.

보 기

① 위험 간호진단　② 문제 중심 간호진단　③ 건강증진 간호진단

정답 ㉠-② 문제 중심 간호진단, ㉡-① 위험 간호진단, ㉢-③ 건강증진 간호진단

해설 단서 묶음을 통해 실제적 문제의 징후나 증상이 있을 때 문제 중심 간호진단을 내릴 수 있도록 실제적 문제의 징후나 증상이 없으나 위험요인이 있을 때는 위험간호진단을 내리게 된다. 그 밖에 대상자가 더 높은 안녕수준에 도달하기 위할 경우 건강증진(안녕) 간호진단을 내릴 수 있다.

03 아래 사례에 나타난 자료들의 문제와 원인 및 증상과 징후에 따라 관련 있는 간호진단을 〈보기〉에서 고르시오.

① 어제 전신마취로 위절제술을 받은 H는 30년 동안 하루에 한 갑씩 담배를 피워왔으며 현재 객담과 기침이 있는 상태로 답답해했다.
② 어지러움증을 느껴 병원을 찾은 중학생 J는 다이어트를 위해 아침저녁으로 계란 하나만 섭취하고 있다고 했으며 피검사 결과 철분 수치가 낮았다.
③ 지난달 정신과 병동에서 퇴원한 노인 K는 아침약인지 저녁약인지 몰라 집에서 스스로 약을 복용하지 못했다고 했다.

보 기

㉠ 비효과적 기도청결　㉡ 비효과적 호흡양상
㉢ 영양불균형　㉣ 지식 부족

정답 ①-㉠ 비효과적 기도청결, ②-㉢ 영양불균형, ③-㉣ 지식 부족

해설 간호사는 수집한 자료에 근거하여 문제(Problem)와 원인(Etiology)을 찾고 PE 간호진단, 즉 위험간호진단(두 부분 진술)을 내릴 수 있으며 증상과 징후가 있는 경우 PES(문제 Problem, 원인 Etiology, 증상과 징후 Sign & Symptoms)를 포함하는 문제 중심 간호진단을 내릴 수 있다.

김씨의 경우 문제는 비효과적 기도청결이 일어난다는 것이며 원인은 최근 전신마취 수술과 30년간 하루 한 갑씩 담배를 피운 것이다. 증상과 징후는 현재 객담과 기침이 있어 답답해한다는 것이다. 중학생 J의 경우 문제는 빈혈이며 원인은 다이어트를 위해 아침과 저녁에 계란 하나만 섭취했다는 것, 증상과 징후는 어지러움으로 나타나고 있다. 노인 K의 문제는 지식부족이며 나타나는 징후는 스스로 약을 복용하지 못한다는 것, 원인은 자신에게 처방된 약이 아침약인지 저녁약인지를 모른다는 것이다.

실제예상문제

checkpoint 해설 & 정답

01 간호사들은 간호진단에 대한 모든 간호를 처방하지 못할 수 있으나 간호진단인 해당 문제를 예방하거나 해결하는 데 필요한 중재의 대부분을 처방할 수 있다.

02 의학적 진단과 간호진단 모두 진단적 추리과정을 이용하여 내려진다.

정답 01 ② 02 ③

01 다음 중 간호진단에 대한 설명으로 틀린 것은?

① 간호진단은 간호사가 대상자의 현 건강상태를 합법적으로 진단하고 그에 대한 일차적인 치료와 예방적 조치들을 처방할 수 있는 실제적, 잠재적 혹은 가능한 문제를 서술한 하나의 진술이다.
② 간호사들은 간호진단에 대한 모든 간호를 처방할 수 있다.
③ 특정한 질병이나 치료시에 간호진단이 나타날 것이라고 확실하게 예측할 수는 없다.
④ 어떤 간호진단들은 특정한 의학진단과 함께 나타나기도 한다.

02 다음 중 간호진단, 상호의존문제, 의학적 진단을 비교한 것으로 틀린 것은?

① 간호진단은 대상자의 반응이 변화함에 따라 변하게 된다.
② 상호의존문제는 대상자의 의학적 진단, 모든 약물, 수술 치료와 관련된 잠재적 문제로 특정한 질병이나 치료 시에 간호진단과는 달리 동일한 상호의존 문제가 나타나는 경향이 있다.
③ 간호진단은 비판적 사고과정을 이용하며 의학적 진단은 진단적 추리과정을 이용한다.
④ 의학적 진단은 질병과정이나 병리과정을 확인하여 치료할 목적을 가지며 그 병리에 대한 인간의 반응을 반드시 고려하지는 않는다.

해설 & 정답 checkpoint

03 간호사는 간호진단과정에서 대상자의 문제를 인지하여 정할 때 간호모형을 사용하게 된다. 문제를 건강의 기능장애 양상 문제로 인식하는 것은 어떤 간호모형인가?

① Roy 모델
② NANDA 모델
③ 오마하 모델
④ Gordon 모델

03 Gordon(1994) 모델은 문제를 건강의 기능장애 양상 문제로 인식한다. Roy(1984) 모델은 문제를 적응에 대한 실패로 인식한다.

04 간호진단을 위한 간호계획 시 대상자의 강점을 확인할 때 정상적인 건강기능의 영역들에 대한 설명 중 잘못된 것은?

① 신체적 : 좋은 영양상태가 수술 후 대상자의 더 빠른 치유를 가능하게 함
② 심리적 : 강한 개인적 가치관
③ 사회심리적 : 강력한 가족지지체
④ 기타 : 유머감각, 성공적인 대처 경험, 변화동기, 질병과정에 대한 올바른 지식, 강한 종교적 신념

04 강한 개인적 가치관은 정서적 영역에 해당한다. 효과적인 대처와 문제해결기술이 심리적 영역에 속한다.

05 다음 중 단서 상호 간의 모순 분석에 대한 설명으로 틀린 것은?

① 단서들을 묶기 위해 먼저 한 가지 이상의 범주 또는 양상들에서 반복적으로 나타나는 단서를 찾아낸다.
② Gordon의 배설양상의 단서가 '변비의 호소'이고 영양/대사의 단서가 '수분과 섬유소 섭취부족'으로 나타난 경우 이 두 양상들에서 나타난 비정상적인 단서들이 중요한 진단적 단서가 된다.
③ 중요한 단서들을 묶고 단서들 간의 관계와 영역을 찾아낸다.
④ 단서를 묶는 형식은 귀납적 혹은 연역적 방법이 있으며 연역적 방법을 사용할 경우 사정도구로 수집된 자료의 양상과는 상관없이 관계가 있어 보이는 의미 있는 단서들을 함께 묶게 된다.

05 간호사가 단서를 묶는 형식은 귀납적 혹은 연역적 방법이 있으며 귀납적 방법을 사용할 경우 사정도구로 수집된 자료의 양상과는 상관없이 관계가 있어 보이는 의미 있는 단서들을 함께 묶게 된다.

정답 03 ④ 04 ② 05 ④

checkpoint 해설 & 정답

06 추론은 주관적이며 간호사의 지식, 가치관, 경험에 의해 영향을 받는다.

07 자료의 조직 시 이용했던 동일한 이론적 틀에 따라 연관된 진단들을 함께 열거해서 진단명 목록을 조직하는 것이 더 효율적이다.

08 문제는 관련요인에 대한 설명이다. 관련요인은 대상자 상태의 바람직한 변화를 방해하는 요인을 확인하는 것이기 때문에 간호중재가 무엇이 되어야 할지를 알게 해준다.

정답 06 ③ 07 ② 08 ①

06 다음 중 추론에 대한 설명으로 틀린 것은?

① 추론은 단서들에 대한 간호사의 판단 혹은 해석으로 단서들의 묶음이 패턴을 가지고 추론한다.
② 각 단서묶음에 대해 가능한 한 많은 해석을 생각한 후에 어느 해석이 그 묶음을 가장 잘 설명하는지를 결정한다.
③ 추론은 객관적이며 간호사의 지식, 가치관, 경험에 의해 영향을 받는다.
④ 단서가 없는 추론은 부적절하거나 위험한 간호를 할 수 있으므로 자료의 의미에 대해 너무 빠른 결론을 내려서는 안 되며 자료의 결함을 계속해서 찾아야 한다.

07 다음 중 진단명에 대한 설명으로 틀린 것은?

① 진단명은 건강에 대한 대상자 반응의 본질을 가능한 몇 가지 단어로 묘사한 것이다.
② 자료의 조직 시 이용했던 이론적 틀과 다른 틀을 활용하여 연관된 진단들을 함께 열거해서 진단명 목록을 조직하는 것이 더 효율적이다.
③ 진단명에는 추가적 의미를 부여하는 표현이 포함되어 있는데 '위험한', '감소된' '비효과적인' 등이다.
④ 간호사가 NANDA 진단명에 익숙하게 되면 대상자들의 단서 묶음들을 더 쉽게 알아낼 것이다.

08 대상자 사정결과 확인된 자료 중 간호진단과 관련성을 보이는 조건이나 원인적 요소를 무엇이라 하는가?

① 관련요인
② 특성
③ 진단명
④ 자료

해설 & 정답 checkpoint

09 다음 중 관련요인이 포함하는 4가지 범주가 아닌 것은?

① 병태생리학
② 상황(환경 또는 개인)
③ 성숙(연령, 발달)
④ 약물

09 관련요인들은 병태생리학(생물학, 정신), 치료관련, 상황(환경 또는 개인), 성숙(연령, 발달)의 4가지 범주를 포함한다.

10 다음 중 위험 진단진술에 대한 설명으로 틀린 것은?

① 위험진단진술은 문제와 원인 혹은 문제와 관련(위험)요인으로 이루어진 두 부분 진술양식을 사용한다.
② 증상과 징후가 있을 때 사용하는 간호진단이다.
③ 잠재적 문제와 현존하는 관련(위험)요인을 연결하기 위해 '관련된(related to)'을 사용한다.
④ 진단진술문의 문제 진술은 대상자의 건강상태를 분명하고 간결하게 서술한 것이다.

10 증상과 징후가 있다면 문제 중심 간호진단(PES : 문제 Problem, 원인 Etiology, 증상과 징후 Sign & Symptoms)을 내리게 된다.

11 다음 중 간호진단으로 바람직한 것은?

① 갑상선기능항진증
② 수술의 영향과 관련된 비효과적 대처
③ 소변정체와 관련된 도뇨관 삽입
④ 침상안정과 관련된 폐울혈

11 ① 갑상선기능항진증과 같은 의학진단은 간호진단이 아니다.
③ 시술명은 간호진단이 아니다. 그러므로 회음부 부종과 관련된 요정체로 바꿔 써야 한다.
④ 증상이나 징후는 간호진단이 아니다. 그러므로 '침상안정과 관련된 가스교환장애'로 써야 한다.

정답 09 ④ 10 ② 11 ②

12 다음 중 간호진단 진술 시 오류가 없는 것은?

① 신체적 부동과 관련된 피부통합성 장애
② 불수의적인 배뇨와 관련된 기능적 요실금
③ 신체적 부동과 관련된 여가활동 참여의 감소와 비효과적 대처
④ 성장발달 부진과 관련된 비효과적 역할수행

13 다음 〈보기〉는 어떤 간호진단 과정상의 오류와 관련이 있는가?

보 기

K 간호사는 P 환자가 입원하여 입원초기자료를 작성하고 있다. K 간호사가 P 환자에게 일주일에 대변횟수는 얼마인지 물어보았는데 P 환자는 변비가 있었지만 솔직히 말하기가 부끄러워 하루에 한 번 본다고 답하였다. 간호사는 이에 '변비 없음'에 체크를 하였다.

① 지식과 경험 부족에 의한 잘못된 해석
② 자료의 부정확한 추론
③ 부정확하거나 불완전한 자료수집
④ 비합리적인 신념, 가치관, 편견, 고정관념, 직관

14 다음 중 실제적 간호진단에 대한 설명으로 틀린 것은?

① 실제적 간호진단은 간호사가 사정할 당시 관련된 징후와 증상의 존재에 의해 인지될 수 있는 실제로 존재하는 문제가 있는 경우 내리는 진단을 말한다.
② 간호는 이 확인된 문제를 경감, 해결, 혹은 대처하는 방향으로 이루어진다.
③ NANDA의 분류체계에서 실제적 진단은 진단명, 정의, 특성 및 관련요인의 4가지 요소로 구성되어 있다.
④ 정상적인 일반집단보다 어떤 문제가 발생할 위험요인이 더 많은 대상자에게만 사용된다.

checkpoint 해설 & 정답

12 ② 관련요인에 대상자의 반응을 재진술한 경우로 '불수의적인 배뇨와 관련된 기능적 요실금 → 변화된 환경과 관련된 기능적 요실금'으로 바꿔써야 한다.
③ 두 개 이상의 간호진단을 함께 진술한 경우로 신체적 부동과 관련된 여가활동의 참여 감소, 신체적 부동과 관련된 비효과적 대처로 나누어 진술해야 한다.
④ 간호사의 가치판단을 포함한 오류로 성장발달 지연과 관련된 비효과적 역할수행으로 바꿔 진술해야 맞다.

13 〈보기〉는 부정확하거나 불완전한 자료수집과 관련이 있다. 대상자나 간호사 중에 어느 한쪽이 속어, 은어, 전문용어 등을 사용하거나 문화적 배경의 차이로 의사소통에 장벽이 있을 때, 대상자가 간호사가 기대할 것으로 생각되는 반응을 하였을 때, 대상자가 정보를 정확히 제공하지 않아 완전한 자료수집이 안 되었을 때 오류가 발생할 수 있다.

14 정상적인 일반집단보다 어떤 문제가 발생할 위험요인이 더 많은 대상자에게만 사용하는 내용은 잠재적(위험) 간호진단과 관련된 서술이다.

정답 12 ① 13 ③ 14 ④

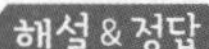

15 가능한 간호진단에 대한 설명 중 옳은 것을 모두 고르시오.

㉠ 가능한 간호진단은 의사가 내리는 감별진단과 유사한 것으로 문제의 존재가 불확실하게 생각되는 경우에 해당된다.
㉡ 문제를 의심할 만한 자료가 있지만 증거가 불명확하거나 원인적 요소를 알 수 없을 때 내리는 진단이다.
㉢ 가능한 간호진단을 사용하게 되면 중요한 문제를 빠뜨리거나 자료가 불충분해서 잘못된 진단을 내리는 일을 피할 수 있게 된다.
㉣ '가능한'이라는 용어는 원인에 사용될 수 있다.

① ㉠, ㉡, ㉢
② ㉠, ㉡, ㉣
③ ㉡, ㉢, ㉣
④ ㉠, ㉡, ㉢, ㉣

주관식 문제

01 간호사의 진단적 역할에 영향을 미치는 요인들을 3가지 이상 쓰시오.

해설&정답 checkpoint

15 '가능한'이라는 용어는 문제나 원인 모두에 사용될 수 있다.
예 직업상실과 가족의 거절과 관련된 가능한 상황적 자존감 저하

01
정답 ① 진단과 치료(DT : Diagnose and Treat)에서 예측, 예방, 관리(PPM : Predict, Prevent, and Manage)로의 변화
② 표준진료지침의 개발과 수정
③ 컴퓨터지원 간호진단
④ 협력적이고 다학제적인 실무의 중요성
⑤ 간호지식의 확장, 조직 및 사용

해설 임상에서 예측, 예방, 관리접근법은 병동에서 간호사가 행하는 진단적 검사가 속하며 표준진료 지침은 특정 시간 틀에 따라 문제에 대한 결과를 성취하기 위하여 행해야 하는 매일의 간호를 제시한 표준계획이다.

정답 15 ①

02 간호진단의 정당성을 확인하기 위한 검증 기준을 3가지 이상 서술하시오.

03 다음의 예시에서 간호진단, 의학진단, 상호의존문제를 찾아 쓰시오.

> 고혈압과 비만이 있는 40대 김씨는 등산과 약물요법을 꾸준히 하고 있었다. 그런데 일주일 전부터 음식만 먹으면 소화가 안 된 듯 가슴이 답답하고 오늘 아침에는 왼쪽 가슴이 갑자기 둔한 느낌이 들더니 쓰러졌다.
> 진단결과 심근경색증으로 판단되었고 이에 stent 2개를 삽입하는 시술을 받았다. 김씨는 향후 심근경색증의 잠재적 합병증인 울혈성심부전이나 부정맥에 대한 관리도 필요한 상태이다.

checkpoint 해설 & 정답

02

정답 ① 기초자료는 완전하고 정확하다.
② 자료분석은 간호 틀에 기반을 둔다.
③ 단서 묶음들은 양상의 존재를 나타낸다.
④ 단서들은 실제로 가정된 문제들의 특성들이다.
⑤ 문제의 존재를 나타내는 현존하는 충분한 단서들이 있다.
⑥ 잠정적인 인과관계가 과학적 간호지식과 임상적 경험에 기반을 둔다.

해설 간호진단과정은 사정부터 시작하여 자료를 분류하고 해석·분석하여 문제를 확인하며 진단을 기술하는 것이기 때문에 이 과정 모두에서 정당성이 획득되어야 올바른 간호진단을 내렸다고 할 수 있다.

03

정답 ① 간호진단 : 질환으로 인한 심박출량 감소와 관련된 활동 지속성 장애
② 의학진단 : 심근경색증
③ 상호의존문제 : 울혈성 심부전, 부정맥

해설 의학적 진단은 질병과정이 존재하는 한 변하지 않는 질병명을 말한다. 상호의존문제는 잠재적 문제로 대상자의 의학적 진단, 모든 약물, 수술 치료와 관련된 합병증을 말하며 간호진단은 간호사가 대상자의 현 건강상태를 합법적으로 진단하고 그에 대한 일차적인 치료와 예방적 조치들을 처방할 수 있는 실제적, 잠재적 혹은 가능한 문제를 서술한 하나의 진술이다.

04 다음 예시를 읽고 일차적 자료와 이차적 자료를 쓰고 가능한 간호진단을 내려라.

> J씨는 얼마 전 교통사고로 다리 절제술을 받았다. 간호사가 J씨와 면담을 했을 때 J씨는 "우측다리를 반 이상 잃게 될지는 몰랐어요. 아직도 멀쩡하게 다리가 있는 것 같아요. 교통사고가 난 것도 억울한데."라고 말하며 흐느꼈다. J씨는 간호사가 처치를 위해 수술 부위를 살펴볼 때 "만지지 마세요!"라고 소리쳤다.

해설 & 정답 checkpoint

04

정답 ① 일차적 자료
- 대상자의 진술: "우측다리를 반 이상 잃게 될지는 몰랐어요. 교통사고가 난 것도 억울한데."
- 간호사의 관찰: 흐느낌, 간호사 신체 검진 시 거부적으로 반응하며 소리침

② 이차적 자료: 최근 교통사고, 다리절제술

③ 간호진단: 사고와 수술로 인한 신체상실과 관련된 신체상 혼란

해설 문제 확인에 영향을 미치는 중요한 정보나 자료인 단서는 일차적 자료와 이차적 자료로 나뉘며 일차적 자료는 대상자의 주관적 진술과 간호사가 관찰한 객관적 사실이며 이차적 자료는 가족, 다른 보건 의료인의 자료 그리고 진단검사결과의 자료이다.

Self Check로 다지기

- 간호진단은 간호사가 대상자의 현 건강상태를 합법적으로 진단하고 그에 대한 일차적인 치료와 예방적 조치들을 처방할 수 있는 실제적, 잠재적 혹은 가능한 문제를 서술한 하나의 진술이다.

- 간호사의 진단적 역할에 영향을 미치는 요인들은 진단과 치료, 표준진료지침의 개발과 수정, 컴퓨터지원 간호진단, 협력적이고 다학제적인 실무의 중요성, 간호지식의 확장, 조직 및 사용이다.

- 의학적 진단은 질병과정이 존재하는 한 변하지 않지만, 간호진단은 대상자의 반응이 변화함에 따라 변하게 되며 상호의존문제는 잠재적 문제로 특정한 질병이나 치료 시에 간호진단과는 달리 동일한 상호의존 문제가 나타나는 경향이 있다.

- 간호진단과정에서 단서의 확보를 위해 건강상태의 진단을 통해 대상자 강점과 문제점을 확인하고 자료의 해석이 필요하다.

- 단서 상호 간의 모순 분석은 중요한 단서의 묶음과 단서들 간의 관계를 확인하는 것이다.

- 자료의 종합 및 추론에서 대상자의 현 건강상태에 대한 결론을 내리고 원인을 결정하고 문제를 분류하게 된다.

- 간호진단의 구성요소는 진단명, 관련요인, 특성, 위험요인이다.

- 간호진단 진술 형식은 위험 진단 진술(두 부분 진술), 문제 중심 진단 서술(PES 진술문, 세 부분 진술), 건강증진 진단 진술, 증후군 진단진술, 가능한 간호진단 진술이 있다.

- 간호진단의 종류에는 실제적 간호진단, 잠재적(위험) 간호진단, 가능한 문제에 입각한 간호진단, 안녕 간호진단, 상호의존문제가 있다.

- 간호진단의 구조는 문제, 원인, 증상과 징후가 있다.

고 득 점 으 로 대 비 하 는 가 장 똑 똑 한 대 비 서 !

제 5 장

간호계획

I wish you the best of luck!

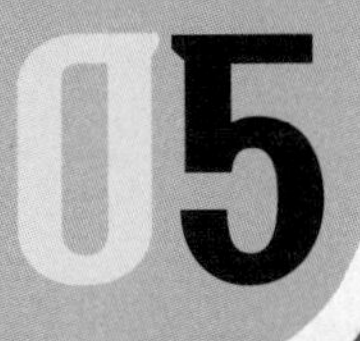

CHAPTER

05 간호계획

제 1 절 인간욕구 계층이론

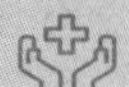

1 간호계획개요

(1) 간호계획의 정의 및 특성

① 계획이란 어떤 행동을 지시하는 지침 또는 틀을 말하는 것으로 간호과정에서의 간호계획은 임상간호의 지침이 된다.

② 대상자의 건강문제에 관한 전반적인 자료를 종합, 분석하여 도출된 간호진단으로부터 특정한 간호결과에 도달하기 위해 간호중재를 설정하는 과정이다.

③ 간호계획은 간호사가 행동으로 직접 옮길 수 있도록 계획의 내용에 행동내용, 행동시기, 행동수행자, 장소, 행동방법 등이 구체적으로 포함되어야 한다.

④ 간호계획은 의사의 지시를 따르는 그 이상의 것으로, 간호사 자신에게 내리는 '간호지시(nursing orders)'로서 간호사의 독자적, 자율적 행위를 포함한다.

(2) 간호계획의 목적

① 간호계획은 간호의 연속성을 높여 모든 간호사가 양질의 일관된 간호수행을 하도록 한다.

② 간호계획은 대상자에 대한 계획이 구체적이고 개별적이며 실무표준에 적합하도록 해서 대상자가 최적의 건강과 기능수준을 갖도록 돕는다.

③ 간호계획은 대상자의 상태에 따라 다양한 목적을 가지게 된다. 대상자의 건강문제가 악화될 경우에도 현재의 건강과 기능수준을 유지할 수 있도록 하며 대상자의 질병이 치유가 불가능할 때는 대상자가 저하된 건강수준에 적응하도록 해야 한다.

(3) 간호계획의 유형

① 초기계획

㉠ 대상자와의 첫 대면으로 초기사정을 실시한 간호사는 초기 간호계획을 포괄적으로 수립할 책임이 있으므로 사정이 완료되면 초기계획을 세워야 한다.

㉡ 초기계획은 시간적 제한과 환자 상태 때문에 자료가 불완전하여 부분적일 수 있으나 이것도 간호에 도움이 되며 누락된 자료는 수집되는 대로 계획을 보완해 나가도록 한다.

② 진행계획

㉠ 간호사는 근무를 시작할 때 해당 대상자를 위한 간호계획을 세울 수 있으며 대상자의 건강상태 변화를 확인하고 간호의 우선순위를 정하며 근무시간 동안 어느 문제에 중점을 둘 것인가를 결정한다.

㉡ 대상자와 만날 때 새로운 자료를 수집해서 간호에 대한 대상자의 반응을 평가할 때 초기계획을 더 개별화시킬 수 있도록 한다.

③ 퇴원계획

㉠ 초기계획을 세울 때부터 대상자의 퇴원 후의 요구까지 고려해서 간호계획을 세운다.

㉡ 퇴원계획에서는 퇴원 후에도 계속 환자의 건강 회복, 유지, 증진을 위한 연속적인 간호가 지역사회에서도 이루어지도록 하고 대상자가 자가간호를 수행할 수 있도록 준비시킨다.

㉢ 퇴원계획에는 대상자와 보호자의 문제해결 수준, 가정환경, 인적자원, 지역사회 자원 등의 사정, 지역사회의 타 기관이나 가정간호사와 같은 전문인의 도움에 대한 정보제공 및 의뢰가 포함된다.

2 인간욕구 계층이론과 간호계획

(1) 매슬로우의 5단계 인간욕구체계와 우선순위

① 매슬로우(1970)는 자아실현에 대한 지속적 추구 과정에서 인간의 동기를 강조하였다.

② 그는 최고의 잠재력을 달성하려는 가장 높은 수준의 자아실현을 성취하기 이전에 달성되어야 할 낮은 수준들이 있다는 '욕구의 위계(Maslow's Hierarchy of Needs)'를 확인하였다.

③ 하위욕구가 상위욕구보다 먼저 충족되어야 한다.

㉠ 우선순위 1 – 생리적 욕구 : 생명과 직결된 생리적 욕구를 위협하는 문제(혹은 위험요인)

> 예
>
> 호흡, 순환, 영양, 수화, 배설, 체온조절, 신체적 안위

㉡ 우선순위 2 – 안정과 안전의 욕구 : 안정과 안전을 위협하는 문제(혹은 위험요인)

> 예
>
> 위해를 주는 환경, 두려움

㉢ 우선순위 3 – 사랑과 소속감의 욕구 : 사랑과 소속감을 위협하는 문제(혹은 위험요인)

> 예
>
> 격리 혹은 사랑하는 사람을 상실한 경우

㉣ 우선순위 4 – 자아존중의 욕구 : 자존감을 위협하는 문제(혹은 위험요인)

> ☑ 예
>
> 정상적으로 일상생활을 할 수 있는 능력의 상실

㉤ 우선순위 5 – 자아실현의 욕구 : 개인의 목표를 성취하는 능력을 위협하는 문제(혹은 위험요인)

> ☑ 예
>
> 잠재력이 성취되는 정도, 자율성, 문제해결능력, 도움을 주는 능력 등

(2) 간호계획의 구성요소

① 간호계획에는 다음의 내용이 포함된다.
- ㉠ 우선순위 설정
- ㉡ 기대되는 결과(간호목표) 세우기
- ㉢ 간호목표에 맞는 간호중재 결정 및 간호지시 작성
- ㉣ 간호계획의 적절한 기록

② 간호계획은 EASE라는 용어로 구성요소를 기억할 수 있다.
- ㉠ 기대되는(바라는) 결과(Expected outcome) : 추후 대상자에게 나타나기를 기대되는 결과는 무엇인가?
- ㉡ 실제적, 잠재적 문제(Actual and potential problems) : 대상자가 가지고 있는 실제적, 잠재적 진단과 문제는 무엇인가?
- ㉢ 구체적인 간호중재(Specific interventions) : 주요 문제를 예방하거나 해결하고, 기대되는 결과를 성취하기 위한 활동은 무엇인가?
- ㉣ 평가/경과기록(Evaluation/progress notes) : 대상자가 간호계획에 어떻게 반응하는가에 대한 기록을 어디에서 찾을 수 있는가?

제 2 절 기대되는 효과

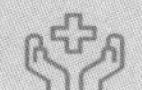

1 간호목표와 간호결과 설정

(1) 간호목표 설정의 이유

① 간호목표는 간호계획의 성취도를 측정하는 척도이며 대상자가 기대된 간호결과에 도달했는지 아닌지를 평가할 때 간호계획의 성공 여부를 알 수 있다.

② 간호목표는 간호를 수행하는 방법을 결정하기 전에 무엇을 수행해야 하는지 알게 되므로 중재의 방향을 정해준다. 간호목표는 중재의 방향을 알려주는 열쇠 역할을 한다.

③ 간호목표는 구체적인 목표를 가질 때 간호수행의 동기유발을 가질 수 있다.

(2) 간호목표, 간호목적, 간호결과, 지표

① 간호목표(goal)

간호목표와 간호목적(objective)은 의지를 포함하는 용어이다.

> 예
>
> 우리의 목적은 대상자에게 당뇨식이에 대해 가르치는 것이다.

② 간호결과(outcome)와 지표(indicator)

실행한 것에 대한 근거가 존재해야 한다.

③ 간호목표는 포괄적 기술이며 간호결과는 좀 더 구체적인 설정의 기술이어야 한다.

간호목표	간호결과
피부통합성이 유지됨	• 피부 사정 시 색의 변화나 상처가 관찰되지 않음 • 피부통합성을 위협하는 위험을 방지하기 위한 내용이 간호기록지에 기록되어 있음(예 대상자는 적절한 영양과 수분섭취를 하고 있고, 피부는 매 8시간마다 체크하고 있으며, 체위변경을 2시간마다 하고 있음)

(3) 간호목표와 간호결과의 진술

① 간호목표는 장기목표와 단기목표로 나뉘며 장기목표에 도달하기 위해 여러 개의 단기목표가 세워질 수 있다.

㉠ 단기목표 : 간호중재 초기에 수일 또는 수 시간 이내 성취되기를 기대하는 간호목표를 말한다.

㉡ 장기목표 : 몇 주 또는 몇 개월 이상의 긴 기간에 걸쳐 성취될 수 있는 목표를 서술하는 것으로 문제가 있던 부분이 정상으로 회복되는 것을 목표로 기술한 것이다.

② 간호목표는 간호진단(문제)이나 간호중재와 관련이 있다.

㉠ 실제적 간호진단의 목표진술 : 대상자의 문제행동과 반응이 해결되거나 합병증 예방이 목표이기 때문에 목표진술은 대상자의 문제가 해결되었거나 감소되었는지에 대한 반응을 구체적으로 서술한다.

> 예
>
> • 실제적 간호진단 : 신체 활동량 부족과 관련된 변비
> • 목표진술 : 대상자는 4월 7일까지 변비약의 도움 없이 매일 배변이 이루어질 것이다.

㉡ 잠재적 간호진단의 목표진술 : 대상자의 기능과 능력 등에 문제가 없거나 현재 상태의 유지를 나타내는 행동과 반응을 서술하기 때문에 목표가 해결된 시기에는 잠재적 위험 문제가 존재하지 않는다.

㉢ 가능한 간호진단의 목표진술: 대상자에게 문제가 있는지의 여부를 결정할 수 있는 충분한 자료가 없을 때 사용하므로 목표진술은 서술될 필요는 없다.

간호진단 유형	간호진단예시	간호의 방향
실제적 간호진단	• 영양불균형: 영양과다/영양감소 • 배뇨장애 • 불면증 • 신체적 손상 • 비효과적 대처 • 급성통증	간호문제의 해결 또는 감소 합병증 예방
잠재적(위험) 간호진단	• 전해질 불균형 위험성 • 변비위험성 • 만성적 자존감 저하 위험성 • 모아관계 장애 위험성 • 낙상 위험성 • 감염 위험성	문제의 예방과 발견
가능한 간호진단	• 면역상태 향상 가능성 • 영양 향상 가능성 • 체액균형 향상 가능성 • 부모 역할 향상 가능성	문제의 확인 또는 배제

③ 진술문의 주어는 대상자나 대상자의 신체 일부분이 된다.

④ 간호목표는 대상자가 가진 간호 문제를 반대로 생각해보면 그것이 간호목표가 될 수 있다.

문제진술	문제를 반대로 진술(간호결과)
통증	• NRS 또는 VAS를 이용한 측정 시 대상자는 통증이 없을 것 • 대상자의 통증은 일상생활을 하거나 수면에 방해를 주지 않는 수준으로 유지 될 것

⑤ 간호중재가 수행된 뒤 대상자에게 관찰될 수 있는 내용을 포함하도록 한다. 즉, 간호목표는 간호중재 후 기대되는 결과를 서술한다.

중재	중재 후 기대되는 결과
비위관을 세척	비위관은 개방되고 복부는 팽창되어 있지 않음

⑥ 다음의 다섯 가지 구성요소를 고려하여 최대한 구체적으로 기대되는 간호결과를 진술한다.

㉠ 주어: 간호결과를 달성해야 하는 사람이 누구인가(대상자 또는 부모)?

㉡ 동사: 간호결과를 달성하기 위해 어떤 행동을 해야 하는가?

㉢ 상황: 어떤 상황에서 대상자는 목표활동을 할 수 있는가?

㉣ 수행 기준: 대상자는 목표활동을 얼마나 잘 수행해야 하는가?

㉤ 제한시간: 언제까지 이 목표활동을 수행할 수 있는가?

⑦ 간호결과 진술 시 측정 가능한 동사를 사용한다.

측정 가능한 동사	측정 불가능한 동사
확인한다, 목록화한다, 걷는다, 기술한다, 기침한다, 운동한다, 말로 표현한다, 행한다, 줄인다, 얻을 것이다, 시범을 보인다, 표현한다, 의사소통한다, 이야기한다	알다, 생각한다, 이해한다, 느낀다, 인정한다, 배운다

⑧ 정서적(affective), 인지적(cognitive) 및 정신운동적(psychomotor) 영역을 고려하여 간호목표를 세운다.

㉠ 정서적 영역 : 태도, 느낌, 가치 등의 변화와 연관된 간호목표들

예 예전의 식습관을 변화하기로 결정함

㉡ 인지적 영역 : 필요한 지식이나 지적 기술과 연관된 간호목표들

예 당뇨병성 혼수의 증상 및 징후에 대한 학습

㉢ 정신운동적 영역 : 발달과 관련된 운동기술을 다루는 간호목표들

예 목발을 이용해 보행하는 방법을 익히는 것

정서적	인지적	정신운동적
• 표현한다 • 공유한다 • 경청한다 • 의사소통한다 • 이야기한다	• 교육한다 • 토의한다 • 확인한다 • 기술한다 • 목록화한다 • 탐색한다	• 시범한다 • 실시한다 • 수행한다 • 걷는다 • 투여한다 • 제공한다

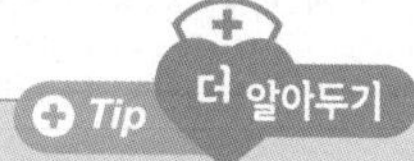

간호목표 도출을 위한 지침 정리

- 진단으로부터 도출된다.
- 측정 가능한 용어를 사용하여 기록한다.
- 가능하면 대상자와 건강관리제공자가 상호합의하여 정한다.
- 대상자의 현재 및 잠재적 능력을 현실적으로 고려한다.
- 대상자에게 이용 가능한 자원을 사용한다.
- 계속적인 간호의 방향과 성취 가능한 시간(일자)을 포함한다.

(4) 간호목표와 간호결과 진술 시 주의할 점

① 간호목표와 간호결과는 대상자 중심이어야 한다.

② 간호목표와 간호결과는 현실적이며 다음의 사항을 고려해야 한다.

㉠ 대상자의 건강상태, 예후

㉡ 예상 입원기간

㉢ 성장과 발달 상태
㉣ 대상자의 가치와 문화
㉤ 예정된 대상자의 치료
㉥ 이용 가능한 인적, 물적, 재정적 자원

③ 대상자의 실제상황이 표준화된 계획과 차이가 있는지 살펴보고 간호목표나 간호결과가 적절한지 결정한다.

④ 복잡한 사례의 경우, 단기 및 장기목표를 모두 사용한다. 단기목표를 장기목표의 기초로 이용한다.

⑤ 간호결과는 측정 가능해야 하며 보고, 듣고, 느낄 수 있는 관찰 가능한 동사를 사용하여 기술한다.

⑥ 하나의 간호목표나 간호결과에는 하나의 행동 동사만을 기술한다.

> **예**
>
> 12월 5일까지 탄수화물 대사에 있어서 인슐린의 역할을 설명하고 스스로 인슐린을 주사할 수 있다.
> → 12월 5일까지, 탄수화물 대사에 있어서 인슐린의 역할을 설명한다. 12월 5일까지, 스스로 인슐린을 주사할 수 있다.

⑦ 건강관리를 위한 간호대상자뿐만 아니라 대상자를 돌보는 사람(가족, 친지, 친척)을 모두 포함시킨다.

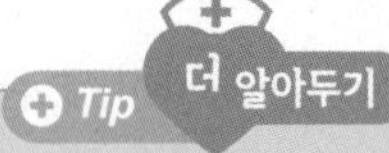

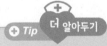

간호목표와 간호결과를 작성하기 위한 다섯 가지 요소

- S : Specific – 구체적
- M : Measurable – 측정가능한
- A : Agree upon by all parties – 관련된 모든 사람의 동의
- R : Realistic – 현실 가능한
- T : Time bound – 구체적 시간 명시

(5) 임상적, 기능적으로 기대되는 결과 및 삶의 질을 높이기 위한 간호결과

① 임상적으로 기대되는 결과(outcome)를 서술
치료가 완료된 후 기대되는 건강상태를 기술한다.

> **예**
>
> 대상자는 입원 2일 후 폐가 깨끗하고 감염증상이 없다.

② 기능적으로 회복 시 기대되는 결과를 서술
일상생활을 할 수 있는 대상자의 능력을 서술한다.

예
무릎 인공관절 치환술 4일째, 이○○씨는 수술한 하지를 직거상할 수 있고 관절범위운동(ROM)을 하루 두 번 할 수 있으면 재활병원으로 퇴원할 것이다.

③ 삶의 질을 높이기 위한 간호결과 서술
인간의 신체적, 영적 안위에 영향을 미치는 요소에 초점을 맞춘다.

예
성공적인 통증관리에 대해 기술한다.

(6) 간호결과 분류체계 중요 ★★

① 간호결과분류체계(NOC : Nursing Outcome Classification)는 간호중재 후 반응하는 대상자의 상태를 서술한 것으로 NANDA-I의 간호진단에 대해 기대되는 간호결과들을 기술하였다.
② 간호결과 분류체계는 3가지 수준으로 구성된다.
㉠ 수준 1-영역(domains) : 가장 추상적
㉡ 수준 2-과(classes) : 높은 정도의 추상적
㉢ 수준 3-간호결과(outcome) : 중간 정도의 추상적
③ NOC는 명칭, 정의, 대상자 결과평가를 위한 지표들, 결과 달성 정도를 평가하기 위한 5점 리커트 척도로 구성되어 있다.

[표 5-1] 간호진단(NANDA-I)과 간호결과(NOC)

간호진단(NANDA-I)	간호결과(NOC)
운동장애(impaired physical mobility)	기동성(mobility)
절망감(hopelessness)	희망(hope)
지식부족(deficient knowledge)	• 질병과정에 대한 지식 • 약물에 대한 지식 • 당뇨 중재에 대한 지식 • 건강행동에 대한 지식 • 치료방법에 대한 지식

[표 5-2] 3가지 수준에 따른 간호결과 분류체계(NOC)

수준 1(영역)	수준 2(과)	수준 3(간호결과)
영역 1 기능적 건강 (functional health)	• A – 에너지 유지 • B – 성장과 발달 • C – 기동성 • D – 자기돌봄	• A – 활동내구성, 에너지보존 등 • B – 아동발달 : 2개월, 아동발달 : 4개월 등 • C – 보행 : 걷기, 보행 : 휠체어, 균형 등 • D – 자기돌봄 : 일상활동(ADL), 목욕 등

2 간호계획 체계

(1) 표준화된 간호계획

① 표준화된 간호계획의 장점
㉠ 일상적인 간호중재를 기록할 필요가 없다.
㉡ 신입 간호사나 시간제 간호사에게 병동의 간호표준을 제시한다.
㉢ 간호사에게 선택되고 문서화된 간호 요구사항을 지시하고 질 향상 프로그램과 자원관리에 대한 기준을 제공한다.
㉣ 간호사가 서류작업보다 간호제공에 더 많은 시간을 보낼 수 있도록 한다.

② 표준화된 간호계획의 단점
㉠ 개별화된 간호중재를 대신할 수 있다.
㉡ 부가적인 문제 대신에 예측되는 문제에 집중하게 된다.

(2) 간호의 수준

① 간호표준은 간호의 이상적인 수준이 아니라 간호사가 제공해야 할 책임이 있는 간호를 나타내야 한다.

② 간호사가 대상자의 모든 문제 혹은 보통 대부분 문제를 다루기를 바랄 수는 없으며 대상자의 가장 심각하거나 우선순위의 문제에 초점을 맞추어야 한다.

③ 간호계획 체계는 세 수준(단계)의 간호로 나눌 수 있다.
㉠ 간호수준 Ⅰ : 일반적인 병동 간호표준
㉡ 간호수준 Ⅱ : 여러 개의 진단 묶음 혹은 한 개의 간호진단에 대한 표준화된 간호계획
㉢ 간호수준 Ⅲ : 추가적인 간호계획

(3) 간호계획 체계

① 간호수준 Ⅰ : 병동 간호표준
㉠ 수준 Ⅰ의 간호표준은 한 병동의 모든 대상자 혹은 대부분 대상자에게 필요한 예측되는 일반적인 간호를 나타낸다.
㉡ 이 간호표준은 특정 상황에서 적용할 수 있는 간호진단이나 상호 협력문제(진단묶음)를 포함한다.
㉢ 이 간호표준은 모든 대상자에게 적용되기 때문에 간호사는 개개인의 대상자 간호계획에 관련된 간호진단이나 상호협력적인 문제를 기록할 필요가 없다.

② 간호수준 Ⅱ : 표준화된 간호계획
㉠ 수준 Ⅱ의 표준화된 간호계획은 수준 Ⅰ의 일반 병동 간호표준에 덧붙여 보충하는 것이다.
㉡ 간호진단 묶음이나 하나의 간호진단 혹은 상호협력 문제를 포함한다.

③ 간호수준 Ⅲ : 추가적인 간호계획
   ㉠ 추가적인 간호계획은 수준Ⅰ과 Ⅱ 간호표준 이상으로 각 대상자가 요구하는 추가적인 중재를 의미한다.
   ㉡ 이들 특정 간호중재는 추가적인 우선순위 간호진단이거나 상호협력 문제와 연관된다.

(4) 임상경로

① 임상경로는 흔히 발생하는 사례나 사례의 결과가 비교적 예측 가능한 경우에 적용되는 질병의 발현에 초점을 둔 단순하고 직접적인 계획표이다.
② 의사, 간호사 등의 건강관리요원들이 시행해야만 하는 중요한 사정과 중재 그리고 제한된 입원기간 내에 퇴원목표를 달성하기 위해 필요한 환자결과 등을 시간별로 약술한 것이다.
③ 특정한 상태에 있는 모든 환자가 공통으로 지니고 있는 요구에 대한 것이므로 환자의 독특한 요구가 고려되지 않을 수 있다.
④ 어느 특정 시기에 중재가 시행되지 않을 때나 특정 기간 내에 목표가 달성되지 않을 경우에 대한 개별화된 간호계획이 언급되어야 한다.

[표 5-3] 고관절 전치술 환자의 임상경로

간호진단/ 상호협력문제	중간 목표		결과
	1일째	2일째	8일째
잠재적 합병증 • 지방색전증 • 출혈 • 관절 전이 • 패혈증 • 혈전증	간호사는 혈관과 관절 합병증을 관리하고 최소화할 것	→	대상자는 의료진에게 보고해야 할 증상과 징후를 말할 것임
감염의 위험		대상자는 감염 없이 상처치유를 보일 것임	대상자는 상처 가장자리의 치유를 보일 것임
신체 기동성 장애	대상자는 체력강화 목적의 운동에 대해 말할 수 있을 것임	대상자는 체력강화 운동을 할 것임	대상자는 워커를 사용하여 체중부하제한 운동을 시행함으로써 기동성을 회복함
급성 통증	대상자는 만족스러운 통증 완화를 보고할 것임	→	대상자는 점점 통증이 줄고 활동이 늘어났다고 보고할 것임
상해 위험성	대상자는 상해의 위험성을 증가시키는 요인을 알고 적절한 안전 조처를 말할 것임	→	대상자는 가정에서의 상해 위험요인을 서술할 것임
피부 통합성 장애의 위험	대상자는 욕창이 없는 피부 통합성을 보일 것임	→	대상자는 욕창이 없는 피부 통합성을 보일 것임
비효과적 건강관리	대상자는 의문사항과 염려를 말할 것임	→	대상자는 활동제한을 말하며 일상생활 활동을 다시 시작하는 계획을 서술할 것임

구분	수술일	수술 후 첫째날	수술 후 둘째날	수술 후 셋째날
의뢰		물리치료		
검사	• 수술 후 방사선 검사 • Hct, SMA • PT/PTT	→	→	
치료	헤모백 배액	→	헤모백 제거	스테플 제거
투약	정맥주입, 수술 전 항생제 투여	항생제, 진통제 근육주사, 항응고제	경구용 진통제	항응고제 중단
활동	처방대로 외전 베개를 대고 침상안정, 선열 유지	의자에 앉기	견딜 수 있을 만큼 체중부하, 도움을 받아 이동, 워커를 사용하여 기동	→
사정	수술 후 사정	신경-혈관 모니터 사정	→	→
교육	신경-혈관 위협, 활동과 안전조처 강화	조직 통합성 사정 수술 후 운동	→	설명서
퇴원계획			필요 시 사회사업가, 필요 시 가정간호	설명서

(5) 다학제적 간호계획

① 개인, 가족, 집단 등이 대상자에게 건강관리를 제공할 때 자원을 적절히 사용하고 중복을 막기 위해 조정하는 것이 중요하다.

② 사례관리모형(case management model)이 포함되며 다음과 같은 전략을 활용할 수 있다.

㉠ 정규적인 다학제적 계획 집담회 개최

㉡ 다학제적 문제목록 작성

㉢ 다학제적 간호계획 작성

③ 간호사는 간호의 초점을 서술하고 간호진단과 상호협력 문제에 물리치료, 호흡치료, 작업치료 등 다른 학제 간의 초점도 서술할 수 있다.

[표 5-4] 고관절 전치술 대상자를 위한 다학제적 관리계획의 예

간호진단	통증, 경직, 피로, 억제 기구, 활동제한 처방의 영향과 관련된 신체 기동성 장애 등
목표	대상자는 능력에 맞는 수준으로 활동을 증가할 것이다.
중재	[물리치료분야] 1. 대상자의 능력에 맞는 운동 프로그램을 수립한다. 2. 규칙적인 간격으로 운동을 시행한다. [물리치료/간호분야] 3. 신체역학과 이동기술을 교육한다. 4. 독립적으로 되도록 격려한다. 5. 이동 보조기구 사용법을 교육하고 감독한다.

제 3 절 우선순위 결정

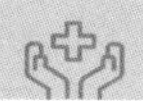

1 우선순위 설정

(1) 우선순위 설정과 비판적 사고기술

① 즉각적인 관찰이 필요한 문제와 미룰 수 있는 문제를 구분한다.

② 내가 책임져야 할 문제와 다른 사람에게 의뢰할 문제를 구별한다.

③ 표준화된 간호계획(예 표준진료지침, 간호표준)을 활용함으로 해결할 수 있는 문제를 확인한다.

④ 프로토콜이나 표준화된 간호계획에는 포함되지 않지만 입원기간 동안 안전하게 지내고 알맞은 시기에 퇴원하기 위해 포함시켜야 할 문제를 확인한다.

(2) 우선순위 설정의 기준

① 우선순위 설정을 위해 기본원칙이 있어야 하며 알맞은 우선순위 설정 방법을 선택하고 일관성 있게 이를 적용해야 한다.

② 우선순위에 대한 대상자의 선호도

생명에 직결되는 문제가 아니라면 대상자가 중요하게 생각하는 문제를 먼저 해결하는 것이 좋다.

③ 문제와 관련한 전체적인 상황

문제에 관한 전체적인 상황을 파악하여 발생이 예상되는 추후 문제가 있다면 우선순위를 두고 계획을 수립하여야 한다.

④ 대상자의 전반적인 건강상태와 기대되는 퇴원 시 목표

대상자의 전반적인 건강상태에 따라 퇴원 장소 및 목표가 설정된다(예 집으로 퇴원이 예정된 노인대상자에게 대상자 교육은 우선순위가 높아진다. 그러나 요양시설의 입소를 앞둔 노인대상자는 교육의 우선순위가 퇴원 후 집으로 가는 노인대상자보다 높지 않다).

⑤ 예상 입원기간

정해진 입원기간을 알아보고 입원기간에 맞게 먼저 수행해야 할 것이 무엇인지에 초점을 두고 우선순위를 결정하게 된다.

⑥ 적용 가능한 표준간호계획 존재 여부

특정 상황에서 대상자를 위한 우선순위가 정해진 표준진료지침, 프로토콜, 절차, 표준계획 등이 존재하는지 확인하고 존재한다면 이 순서에 따라 우선순위를 정할 수 있다.

⑦ 새로운 문제를 일으키는 원인 문제를 최우선 순위에 둠

새로운 문제의 원인이 될 수 있는 문제의 원인을 해결하는 데 중점을 둔다.

(3) 우선순위 설정을 위한 4가지 전략

단계	내용	합리적 근거
단계 1 질문	• 즉각적인 치료를 요구하는 문제는 무엇인가? • 만약 치료를 연기한다면 무슨 일이 발생할 것인가?	• 문제해결을 나중으로 지연시킬 때 어떤 일이 발생할 것인가를 확인하는 것이 우선순위를 결정하는 데 중요함 • 대상자가 전문적인 치료가 필요하다면 즉시 적절한 사람에게 보고하고 간호사는 대상자에게 필요한 간호활동을 계속 수행해야 함
단계 2 문제 확인	간단히 바로 해결할 수 있는 문제를 확인하고 문제해결을 위한 간호를 수행함	즉각적인 간단한 간호활동만으로도 대상자의 신체적, 정신적 상태가 좋아질 수 있음
단계 3 문제 목록 작성	실제적, 잠재적 문제를 확인하고 만약 알 수 있다면 원인을 밝힘	문제 목록은 문제를 바라보는 시야를 넓혀주고 빠뜨린 것이 있는지 또는 한 가지 문제가 다른 문제에 영향을 미치는지를 알아내는 데 유용함
단계 4 문제 목록 검토	• 간호사가 해결할 수 있는지, 표준간호계획에 언급되어 있는지, 다학제간 계획을 필요하는 지를 결정함 • 의사의 처방과 병원의 가이드라인을 확인하고 필요 시 의사나 전문간호사에게 의뢰함	간호사는 자신의 전문적 지식 범위를 넘은 문제는 적절하게 의뢰할 책임이 있음

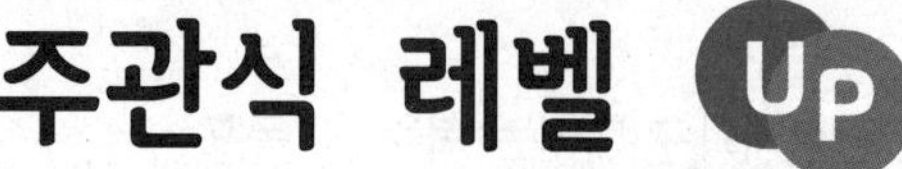

주관식 레벨 UP

01 간호계획의 유형에 대한 설명에 해당되는 것을 〈보기〉에서 고르시오.

> ① 시간적 제한과 환자 상태 때문에 자료가 불완전하여 부분적일 수 있으나 이것도 간호에 도움이 되며 누락된 자료는 수집되는 대로 계획을 보완해 나가도록 한다.
> ② 간호사는 근무를 시작할 때 해당 대상자를 위한 간호계획을 세울 수 있으며 대상자의 건강상태 변화를 확인하고 간호의 우선순위를 정하며 근무시간 동안 어느 문제에 중점을 둘 것인가를 결정한다.
> ③ 대상자와 보호자의 문제해결 수준, 가정환경, 인적자원, 지역사회 자원 등의 사정, 지역사회의 타 기관이나 가정간호사와 같은 전문인의 도움에 대한 정보제공 및 의뢰가 포함된다.

보 기

㉠ 진행계획 ㉡ 초기계획 ㉢ 퇴원계획

정답 ①-㉡ 초기계획, ②-㉠ 진행계획, ③-㉢ 퇴원계획

해설 간호계획은 대상자의 건강문제에 관한 전반적인 사정과 사정결과에 따른 적합한 간호진단을 내린 후 대상자의 문제와 강점에 따른 포괄적인 간호계획을 수립하는 단계이다.

- 초기계획은 건강문제를 가진 대상자를 처음 만나는 그 순간부터 시작되고 보통 대상자의 건강문제가 해결되어 치료적 관계가 종결될 때까지 초기계획은 지속된다.
- 진행계획은 대상자의 간호문제를 해결해 나가는 과정 동안 간호사가 대상자에 대한 새로운 정보를 수집하거나 간호에 대한 대상자의 반응을 평가할 때 발생한다.
- 퇴원계획은 대상자가 건강관리 기관을 떠나도록 준비시키는 과정이다.

02 다음 매슬로우의 5단계 인간욕구체계와 우선순위에 대한 설명과 〈보기〉를 관련 있는 것끼리 연결하시오.

① 개인의 목표를 성취하는 능력을 위협하는 문제
② 정상적으로 일상생활을 할 수 있는 능력의 상실
③ 호흡, 순환, 영양, 수화, 배설, 체온조절
④ 격리 혹은 사랑하는 사람을 상실한 경우
⑤ 위해를 주는 환경, 두려움

보 기

㉠ 우선순위 1-생리적 욕구
㉡ 우선순위 2-안정과 안전의 욕구
㉢ 우선순위 3-사랑과 소속감의 욕구
㉣ 우선순위 4-자아존중의 욕구
㉤ 우선순위 5-자아실현의 욕구

정답 ①-㉤ 자아실현의 욕구, ②-㉣ 자아존중의 욕구, ③-㉠ 생리적 욕구, ④-㉢ 사랑과 소속감의 욕구, ⑤-㉡ 안정과 안전의 욕구

해설 매슬로우의 5단계 인간욕구체계

- 우선순위 1-생리적 욕구 : 생명과 직결된 생리적 욕구를 위협하는 문제(혹은 위험요인)
  예 호흡, 순환, 영양, 수화, 배설, 체온조절, 신체적 안위
- 우선순위 2-안정과 안전의 욕구 : 안정과 안전을 위협하는 문제(혹은 위험요인)
  예 위해를 주는 환경, 두려움
- 우선순위 3-사랑과 소속감의 욕구 : 사랑과 소속감을 위협하는 문제(혹은 위험요인)
  예 격리 혹은 사랑하는 사람을 상실한 경우
- 우선순위 4-자아존중의 욕구 : 자존감을 위협하는 문제(혹은 위험요인)
  예 정상적으로 일상생활을 할 수 있는 능력의 상실
- 우선순위 5-자아실현의 욕구 : 개인의 목표를 성취하는 능력을 위협하는 문제(혹은 위험요인)

실제예상문제

checkpoint 해설 & 정답

01 간호과정에서의 간호계획은 임상간호의 지침으로서 대상자의 건강문제에 관한 전반적인 자료를 종합, 분석하여 도출된 (간호진단)으로부터 특정한 (간호결과)에 도달하기 위해 (간호중재)를 설정하는 과정이다.

02 간호계획은 대상자의 상태에 따라 다양한 목적을 가지게 된다.

정답 01 ④ 02 ③

01 다음 간호계획의 정의에 대한 설명에서 괄호 속에 해당하는 것이 아닌 것은?

> 대상자의 건강문제에 관한 전반적인 자료를 종합, 분석하여 도출된 ( )으로부터 특정한 ( )에 도달하기 위해 ( )를 설정하는 과정이다.

① 간호진단
② 간호결과
③ 간호중재
④ 간호사정

02 다음 중 간호계획의 목적으로 틀린 것은?

① 간호계획은 간호의 연속성을 높여 모든 간호사가 양질의 일관된 간호수행을 하도록 한다.
② 간호계획은 실무표준에 적합하며 대상자가 최적의 건강과 기능수준을 갖도록 돕는다.
③ 간호계획은 대상자의 진단명에 따라 일관된 목적을 가지게 된다.
④ 대상자의 질병이 치유가 불가능할 때는 대상자가 저하된 건강수준에 적응하도록 해야 한다.

해설 & 정답 checkpoint

03 간호목표와 간호결과의 진술을 위한 지침으로 틀린 것은?

① 간호목표는 간호를 제공한 후 대상자에게 기대되는 이득(결과)을 포함해야 한다.
② 간호목표는 장기목표와 단기목표로 나뉘며 장기목표에 도달하기 위해 여러 개의 단기목표가 세워질 수 있다.
③ 진술문의 주어는 간호사나 간호서비스가 된다.
④ 간호목표는 간호진단이나 간호중재와 관련이 있다.

03 진술문의 주어는 대상자나 대상자의 신체 일부분이 된다.

04 간호결과 진술 시 사용하는 측정 가능한 동사가 아닌 것은?

① 목록화한다
② 생각한다
③ 운동한다
④ 의사소통한다

측정 가능한 동사	측정 불가능한 동사
확인한다, 목록화한다, 걷는다, 기술한다, 기침한다, 운동한다, 말로 표현한다, 행한다, 줄인다, 얻을 것이다, 시범을 보인다, 표현한다, 의사소통한다, 이야기한다	알다, 생각한다, 이해한다, 느낀다, 인정한다, 배운다

04 '생각한다.'는 측정 불가능한 동사에 해당한다.
[문제 하단의 표 참고]

05 간호결과와 간호목표를 진술할 때 고려할 사항으로 틀린 것은?

① 대상자의 건강상태
② 예상입원기간
③ 성장과 발달 상태
④ 예정된 대상자의 치료에 대한 간호사의 지식

05 간호목표와 간호결과는 현실적이며 대상자의 건강상태, 예후, 예상입원기간, 성장과 발달 상태, 대상자의 가치와 문화, 예정된 대상자의 치료에 이용 가능한 인적, 물적, 재정적 자원에 대해 고려해야 한다.

정답 03 ③ 04 ② 05 ④

checkpoint 해설 & 정답

06 '일과 여가활동을 수행할 수 있다.'라는 서술은 삶의 질을 높이기 위한 간호결과의 서술이다. 또 다른 예로 '성공적인 통증관리에 대해 기술한다.', '평소와 같은 수면양상을 보인다.' 등이 있다.

06 임상적, 기능적으로 기대되는 결과 및 삶의 질을 높이기 위한 간호결과에 대한 서술로 틀린 것은?

① 임상적으로 기대되는 결과는 치료가 완료된 후 기대되는 건강상태를 기술하는 것이다.
② 기능적으로 회복 시 기대되는 결과는 일상생활을 할 수 있는 대상자의 능력을 서술한 것이다.
③ 삶의 질을 높이기 위한 간호결과는 인간의 신체적, 영적 안위에 영향을 미치는 요소에 초점을 맞춘 서술을 말한다.
④ '일과 여가활동을 수행할 수 있다.'라는 기능적으로 회복 시 기대되는 결과를 서술한 것이다.

07 간호결과 분류체계는 3가지 수준으로 구성되며 수준 2는 과(classes)로서 높은 정도의 추상성을 띤다.

07 다음 중 간호결과 분류체계(NOC)에 대한 설명으로 틀린 것은?

① 간호결과분류체계는 간호중재 후 반응하는 대상자의 상태를 서술한 것으로 NANDA-I의 간호진단에 대해 기대되는 간호결과들을 기술한 것이다.
② 간호결과 분류체계는 3가지 수준으로 구성되며 수준 2는 영역(domains)으로 가장 추상적이다.
③ NOC는 명칭, 정의, 대상자 결과평가를 위한 지표들, 결과 달성 정도를 평가하기 위한 5점 리커트 척도로 구성되어 있다.
④ '운동장애'의 간호진단에 대한 간호결과는 '기동성'이다.

08 표준화된 간호계획은 간호사가 서류작업보다 간호제공에 더 많은 시간을 보낼 수 있도록 한다.

08 다음 중 표준화된 간호계획의 장점에 대한 설명으로 틀린 것은?

① 일상적인 간호중재를 기록할 필요가 없다.
② 간호사에게 선택되고 문서화된 간호 요구사항을 지시한다.
③ 간호사가 더 체계적인 서류작업을 할 수 있도록 한다.
④ 질 향상 프로그램과 자원관리에 대한 기준을 제공한다.

정답 06 ④ 07 ② 08 ③

해설 & 정답 checkpoint

09 다음 중 임상경로에 대한 설명으로 옳은 것을 모두 고르시오.

> ㉠ 임상경로는 흔히 발생하는 사례나 사례의 결과가 비교적 예측 가능한 경우에 적용되는 질병의 발현에 초점을 둔 단순하고 직접적인 계획표이다.
> ㉡ 시행해야만 하는 중요한 사정과 중재 그리고 제한된 입원기간 내에 퇴원목표를 달성하기 위해 필요한 환자결과 등을 시간별로 약술한 것이다.
> ㉢ 특정한 상태에 있는 모든 환자가 공통으로 지니고 있는 요구에 대한 것이므로 환자의 요구가 대부분 고려된 것이다.
> ㉣ 어느 특정 시기에 중재가 시행되지 않을 때나 특정 기간 내에 목표가 달성되지 않을 경우에 대한 개별화된 간호계획이 필요하다.

① ㉠, ㉡, ㉢
② ㉠, ㉡, ㉣
③ ㉠, ㉢, ㉣
④ ㉠, ㉡, ㉢, ㉣

09 임상경로는 특정한 상태에 있는 모든 환자가 공통으로 지니고 있는 요구에 대한 것이므로 환자의 독특한 요구가 고려되지 않을 수 있다.

10 다음 중 우선순위 설정의 기준에 대한 설명으로 틀린 것은?

① 생명에 직결되는 문제가 아니라 할지라도 간호사 측면에서 대상자에게 중요하다고 생각하는 문제를 먼저 해결해야 한다.
② 문제에 관한 전체적인 상황을 파악하여 발생이 예상되는 추후 문제가 있다면 우선순위를 두고 계획을 수립하여야 한다.
③ 정해진 입원기간을 알아보고 입원 기간에 맞게 먼저 수행해야 할 것이 무엇인지에 초점을 두고 우선순위를 결정하게 된다.
④ 새로운 문제의 원인이 될 수 있는 문제의 원인을 해결하는 데 중점을 둔다.

10 생명에 직결되는 문제가 아니라면 대상자 측면에서 대상자가 중요하게 생각하는 문제를 먼저 해결하는 것이 좋다.

정답 09 ② 10 ①

checkpoint 해설 & 정답

11 우선순위 설정의 4가지 전략은 질문, 문제 확인, 문제 목록 작성, 문제 목록 검토이며 문제의 설명은 문제 목록 작성과 관련된다.

11 **다음은 우선순위 설정의 4가지 전략에 대한 설명이다. 이 설명과 관련 있는 것은 무엇인가?**

> 실제적, 잠재적 문제를 확인하고 만약 알 수 있다면 원인을 밝힌다.

① 질문
② 문제 확인
③ 문제 목록 작성
④ 문제 목록 검토

주관식 문제

01 **간호계획의 구성요소를 EASE라는 용어로 서술하시오.**

해설 간호계획 단계에서는 우선순위 사정, 대상자 목표와 기대되는 결과 작성, 간호중재 선택, 간호지시 작성, 평가의 내용이 포함된다.

01

정답
- E : 기대되는(바라는) 결과(Expected outcome) – 추후 대상자에게 나타나기를 기대되는 결과는 무엇인가?
- A : 실제적, 잠재적 문제(Actual and potential problems) – 대상자가 가지고 있는 실제적, 잠재적 진단과 문제는 무엇인가?
- S : 구체적인 간호중재(Specific interventions) – 주요 문제를 예방하거나 해결하고, 기대되는 결과를 성취하기 위한 활동은 무엇인가?
- E : 평가/경과기록(Evaluation/progress notes) – 대상자가 간호계획에 어떻게 반응하는가에 대한 기록을 어디에서 찾을 수 있는가?

정답 11 ③

02 간호결과를 최대한으로 구체적으로 기술할 때 고려할 다섯 가지 구성요소를 쓰고 그 내용을 간단히 서술하시오.

해설 구체적으로 간호결과를 기술하기 위해 주어, 동사, 상황, 수행기준, 제한시간의 구성요소를 고려한다. 예를 들어 "산모(주어)는 일주일 이내로(제한시간) 신생아를 다른 사람의 도움 없이(상황 및 수행기준) 목욕시킬 수 있을 것이다."(동사)와 같이 서술할 수 있다.

03 정서적, 인지적, 및 정신운동적 영역을 고려한 간호목표에 대해 서술하고 각각 예를 드시오.

해설 간호목표를 세울 때 정서적, 인지적, 정신운동적 영역을 고려하여 간호목표를 서술하게 되는데 정서적 영역은 태도, 느낌, 가치 등의 변화와 연관된 간호목표들이며 인지적 영역은 필요한 지식이나 지적 기술과 연관된 간호목표들이다. 또 정신운동적 영역은 발달과 관련된 운동기술을 다루는 간호목표들을 말한다.

해설&정답 checkpoint

02

정답 ① 주어: 간호결과를 달성해야 하는 사람이 누구인가(대상자 또는 부모)
② 동사: 간호결과를 달성하기 위해 어떤 행동을 해야 하는가?
③ 상황: 어떤 상황에서 대상자는 목표활동을 할 수 있는가?
④ 수행 기준: 대상자는 목표활동을 얼마나 잘 수행해야 하는가?
⑤ 제한시간: 언제까지 이 목표활동을 수행할 수 있는가?

03

정답
- 정서적 영역: 태도, 느낌, 가치 등의 변화와 연관된 간호목표들
  예 예전의 식습관을 변화하기로 결정함
- 인지적 영역: 필요한 지식이나 지적 기술과 연관된 간호목표들
  예 당뇨병성 혼수의 증상 및 징후에 대한 학습
- 정신운동적 영역: 발달과 관련된 운동기술을 다루는 간호목표들
  예 목발을 이용해 보행하는 방법을 익히는 것

checkpoint 해설 & 정답

04

정답 • 간호수준 Ⅰ : 일반적인 병동 간호 표준
• 간호수준 Ⅱ : 여러 개의 진단 묶음 혹은 한 개의 간호진단에 대한 표준화된 간호계획
• 간호수준 Ⅲ : 추가적인 간호계획

04 간호계획 체계의 3수준을 쓰시오.

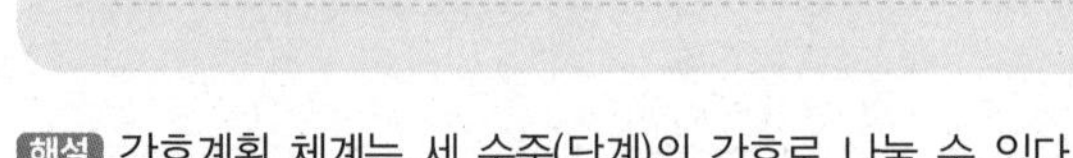

해설 간호계획 체계는 세 수준(단계)의 간호로 나눌 수 있다.

- 간호수준 Ⅰ은 일반적인 병동 간호표준으로 한 병동의 모든 대상자 혹은 대부분 대상자에게 필요한 예측되는 일반적인 간호를 나타낸다.
- 간호수준 Ⅱ는 수준 Ⅰ의 일반 병동 간호표준에 덧붙여 보충하는 것이다.
- 간호수준 Ⅲ은 수준 Ⅰ과 Ⅱ 간호표준 이상으로 각 대상자가 요구하는 추가적인 중재를 의미한다.

Self Check로 다지기

- 간호과정에서의 간호계획은 임상간호의 지침으로 간호사가 행동으로 직접 옮길 수 있도록 계획의 내용에 행동내용, 행동시기, 행동수행자, 장소, 행동방법 등이 구체적으로 포함되어야 한다.

- 간호계획의 목적은 간호사가 양질의 일관된 간호수행을 하도록 하며 대상자에 대한 계획이 구체적이고 개별적이며 실무표준에 적합하도록 하여 대상자가 최적의 건강과 기능 수준을 갖도록 돕는다.

- 간호계획의 유형은 초기계획, 진행계획, 퇴원계획이 있다.

- 간호계획의 구성요소에는 우선순위 설정, 기대되는 결과(간호목표) 세우기, 간호목표에 맞는 간호중재 결정 및 간호지시 작성, 간호계획의 적절한 기록이 있으며 우선순위는 매슬로우의 5단계 인간욕구체계와 관련된다.

- 간호목표는 간호계획의 성취도를 측정하는 척도이며 대상자가 기대된 간호결과에 도달했는지 아닌지를 평가할 때 간호계획의 성공 여부를 알 수 있다.

- 간호목표는 장기목표와 단기목표로 나뉘며 장기목표에 도달하기 위해 여러 개의 단기목표가 세워질 수 있으며 간호진단(문제)이나 간호중재와 관련이 있다.

- 간호목표와 간호결과를 작성하기 위한 다섯 가지 요소는 구체적, 측정 가능한, 관련한 모든 사람의 동의, 현실 가능한, 구체적 시간 명시이다.

- 간호결과분류체계(NOC : Nursing Outcome Classification)는 간호중재 후 반응하는 대상자의 상태를 서술한 것으로 NANDA-I의 간호진단에 대해 기대되는 간호결과들을 기술하였다.

- 간호계획 체계에서 표준화된 간호계획의 장점은 간호사에게 선택되고 문서화된 간호 요구사항을 지시하고 질 향상 프로그램과 자원관리에 대한 기준을 제공한다는 것이며 단점은 개별화된 간호중재를 대신할 수 있다는 것이다.

- 간호계획 체계는 세 수준(단계)의 간호는 간호수준 Ⅰ : 일반적인 병동 간호표준, 간호수준 Ⅱ : 여러 개의 진단 묶음 혹은 한 개의 간호진단에 대한 표준화된 간호계획, 간호수준 Ⅲ : 추가적인 간호계획이다.

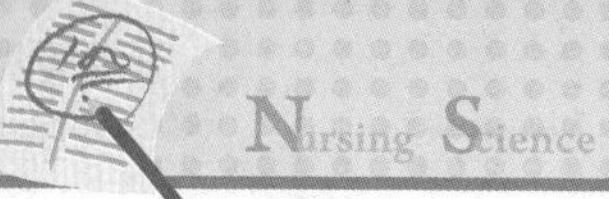

- 임상경로는 흔히 발생하는 사례나 사례의 결과가 비교적 예측 가능한 경우에 적용되는 질병의 발현에 초점을 둔 단순하고 직접적인 계획표이다.

- 다학제적 간호계획은 개인, 가족, 집단 등이 대상자에게 건강관리를 제공할 때 자원을 적절히 사용하고 중복을 막기 위해 조정하는 것으로 사례관리모형(case management model)이 포함된다.

- 우선순위의 설정에는 비판적 사고기술이 필요하며 우선순위 설정을 위한 4가지 전략은 질문, 문제확인, 문제 목록 작성, 문제 목록 검토이다.

고득점으로 대비하는 가장 똑똑한 대비서!

제 6 장

간호중재

제1절 간호중재
제2절 스트레스 및 통증관리법
제3절 생활양식의 변화
제4절 급성환자 간호
제5절 치료적 의사소통의 방법
실제예상문제

I wish you the best of luck!

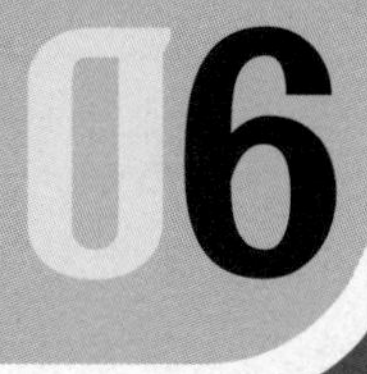

06 간호중재

CHAPTER

제 1 절 간호중재

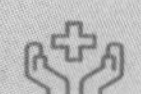

1 간호중재 계획

(1) 간호중재의 정의 중요 ★

① 간호중재는 간호사정, 간호진단, 간호계획을 통해 정해진 목표에 따라 대상자를 바람직한 방향을 이끌기 위한 적극적이며 자율적인 간호행위의 핵심이다.

② 간호사는 대상자가 목표에 도달할 수 있도록 임상적 판단과 과학적 지식을 근거로 간호계획을 지시하고 수행하는 것이므로 이와 관련된 모든 간호활동을 간호중재라 할 수 있다.

③ 간호중재는 간호행위, 활동, 측정과 전략으로 이루어지며 간호사가 대상자의 간호를 계획할 때 대상자에 대한 정보를 사정, 해석, 평가, 결론 등을 통해 수행할 간호를 결정할 수 있다.

(2) 간호중재의 필요성

① 간호중재는 전문적인 간호사의 역할을 요구하며 간호계획에 의한 간호활동을 통해 간호팀 구성원과 원활한 의사소통이 필요하였고 대상자의 지속적인 간호를 위해 적용하게 되었다.

② 간호중재는 간호본질을 확립하고 보건의료체계에서 전문인으로서 간호위치를 정립하며 나아가 대상자의 삶의 질을 향상시키기 위해 필요하다.

2 간호중재의 유형

(1) 독자적 간호중재

① 독자적 간호중재는 대상자를 위해 간호사가 주도적으로 수행하는 간호중재이다.

② 간호사의 과학적 지식과 기술에 근거하여 의사의 감독이나 지시 없이 간호사 자신의 판단에 의해 독자적으로 처방하여 수행하거나 위임할 수 있는 전문적이며 자율적인 간호활동이다.

③ 과학적 원리에 기본을 둔 간호행위로써 간호진단에서 진술된 문제의 원인으로부터 유도되는 간호행위의 핵심이다.

④ 독자적 간호중재에는 신체적 간호(위생간호, 체위변경 등), 지속적 사정, 정서적 지지, 영적 안녕 도모, 안전관리, 감염관리, 교육, 상담, 환경관리 등이 포함된다.

(2) 의존적 간호중재

① 의존적 간호중재는 의학적 진단에 의한 의사의 처방이나 지시를 간호사가 수행하는 간호활동으로 의사와 간호사가 모두 안전하고 효과적인 중재를 수행해야 할 법적 책임이 주어진다.

② 간호사는 의사의 의학적 처방을 수행하기 전에 처방의 필요성을 사정하여 문제점은 없는지 확인하고 대상자에게 처방의 내용을 설명하고 수행하되 대상자의 상태에 따라 개별화된 간호지시서를 작성한다.

③ 의존적 간호중재는 특정한 간호책임(예 의사의 처방이나 지시가 잘못되었을 시 수정을 요구)과 기술적인 간호지식을 요구한다.

④ 투약(경구투약, 정맥주입, 근육주사, 피내주사, 피하주사), 드레싱 교환, 진단검사 및 수술 전후 대상자의 준비, 치료, 식이 등이 포함된다.

(3) 상호의존적 간호중재

① 상호의존적 간호중재는 상호협력적 간호중재 또는 협동적 간호중재라고도 하며 다양한 건강관리 전문가의 지식, 기술, 전문성 등의 결합이 필요한 중재이다.

② 간호사가 물리치료사, 영양사, 약사, 사회복지사 등 다른 건강요원들과 협력하여 대상자의 문제를 해결하기 위해 수행하는 간호활동이다.

③ 의사가 대상자의 목표달성을 위해 타 진료부서의 의사들뿐만 아니라 물리치료, 영양상담, 경제적 문제 등을 협진을 통해 대상자에게 적절한 방법으로 접근할 때 간호사는 이들과 협력이 조화롭게 이루어지도록 대상자의 상태를 관찰하며 진행 정도를 확인한다.

④ 상호의존적 간호활동은 각 건강요원들 간의 역할에 있어 책임이 중복되므로 공동으로 법적 책임을 진다.

제 2 절 스트레스 및 통증관리법

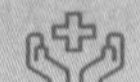

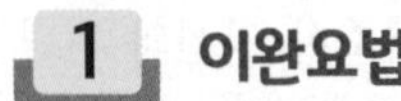

1 이완요법

(1) 정의 및 적용

① 대상자로 하여금 신체적, 정신적 긴장을 감소시키기 위한 기법으로 긴장된 근육조직이 이완되면 불안의 감정도 감소된다는 전제하에 이루어진다.

② 이완요법은 특히 불안을 일으키는 사고와 근육 긴장을 조절하여 불안장애를 보이는 대상자에게 적용하는 치료전략이다.

(2) 종류와 방법

① 점진적 근육이완법과 심상이완법, 호흡, 바이오피드백, 명상, 안구운동 체감법과 재처리(EMDR)를 통한 이완법 등이 있다.

② 편안한 장소에서 다양한 방법으로 음악과 함께 치료자의 안내에 따라 시행한다.

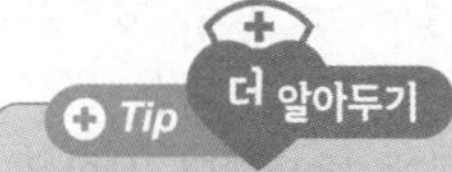

바이오피드백

인체의 생물학적 활성을 측정할 수 있는 센서를 부착하고 여기에서 측정되는 자신의 생체신호를 스스로에게 피드백해 줌으로써 자신의 생리 상태를 조절하고 이완효과를 얻는 것을 의미한다.

2 인지적 접근법

(1) 인지요법

① 인지요법은 Aron Beck에 의해 1960년대 초 실시된 우울증 연구에 뿌리를 두고 있으며 치료의 초점은 왜곡된 인지와 부적응적 행동을 수정하는 것이다.

② 인지요법은 우울증 이외에도 공황장애, 범불안장애, 사회공포증, 외상후 스트레스 장애, 섭식장애, 강박장애, 물질남용, 성격장애, 조현병, 부부 문제, 양극성 장애, 질병불안장애, 신체증상장애 등에 활용될 수 있다.

③ 인지치료의 가치는 많은 입원 환자 및 지역사회 외래 환자의 정신 건강 상황에서 저비용, 고효율의 치료 도구라는 것이 입증되었다.

(2) 인지요법의 목표

① 대상자들은 부정적, 자동적 사고를 모니터링한다.

② 인지, 정서 행동 사이의 연결성을 인식한다.

③ 왜곡된 자동적 사고에 대한 근거와 대처를 검토한다.

④ 편향적 인지에 대하여 좀더 현실적인 해석으로 대체한다.

⑤ 대상자들의 경험을 왜곡되게 만드는 역기능적 신념을 확인하고 변경할 수 있도록 배운다.

(3) 인지행동치료기법

인지행동치료(cognitive-behavior therapy)는 대상자의 부적응적 행동과 자동적 사고를 변화시키기 위해 인지적 접근과 행동적 접근을 병행하여 사용한다.

① 인지적 접근

㉠ 자동적 사고와 스키마 인식하기

ⓐ 소크라테스식 질문 : 치료자는 대상자들에게 그들의 상황에 대해 질문하여 특정 상황과 관련된 감정을 설명하도록 요청한다. 질문은 가능한 역기능적 사고를 인식하도록 자극하고 그 사고의 타당성에 대해 부조화를 일으킬 수 있는 방식으로 진술한다.

ⓑ 이미지화 또는 역할극 : 안내된 이미지화를 통해 대상자에게 발생했던 상황을 상상하여 스트레스 상황을 재현하도록 요청하고 대상자에게 자동적 사고가 일어날 수 있도록 하는 것이다.

ⓒ 사고의 기록 : 대상자는 발생한 상황을 기록한 그 상황에 의해 유발되는 자동적 사고를 기록한다. 이를 '두 줄' 사고 기록지라고 하고 세 번째 줄에 그 상황과 관련된 정서 반응을 추가하면 '세 줄' 사고 기록지가 된다.

[표 6-1] 두 줄 사고 기록지

상황	자동적 사고
엄마에게 야단을 들었다.	엄마는 내가 세상에서 사라지기를 바라는 것 같다.

㉡ 자동적 사고와 스키마 수정하기

ⓐ 대안 만들기 : 치료자는 대상자가 원래 고려하고 있었던 가능성보다 좀 더 넓은 범위를 볼 수 있도록 도와줌으로써 대안 만들기를 안내한다.

ⓑ 증거의 조사 : 대상자와 치료자는 가설대로 자동적 사고가 튀어나오면 가설을 지지하는 근거와 지지하지 않는 근거를 조사한다.

ⓒ 탈비극화 : 치료자는 대상자가 부정적인 자동적 사고의 타당성을 확인하도록 돕는다. 어느 정도 타당성이 있다 하더라도 대상자가 현재의 위기 상황을 넘어 적응적 대처를 검토하도록 한다.

ⓓ 재귀인화 : 생활사건을 왜곡된 방식으로 귀인하는 것에서 탈피하게 하고 부정적인 귀인을 내적 귀인에서 외적 귀인으로 수정하도록 돕는 것이다.

ⓔ 인지적 리허설 : 스트레스 상황에서 일어날 수 있는 자동적 사고를 미리 예견해 보고 그러한 자동적 사고를 수정하기 위한 방법을 확인하고 수정하는 것이다.

ⓕ 역기능 사고 기록지 작성 : 대상자의 자동적 사고를 수정하고 확인하기 위해 인지요법에서 흔히 사용되는 도구이다. 대상자는 사고와 감정의 강도를 0에서 100%로 평가한다.

상황	자동적 사고	정서적 반응	합리적 반응	결과 : 정서적 반응
여자친구와 헤어짐	나는 멍청한 사람이다. 아무도 나와 결혼하는 것을 원하지 않는다(95%).	슬픔 ; 우울(90%)	나는 멍청하지 않아. 한 사람이 나와 데이트하고 싶지 않다고 해서 아무도 나를 원하지 않는다는 의미는 아니야(75%).	슬픔 ; 우울(50%)

② 행동적 접근

㉠ 활동일정 : 이 중재는 대상자가 시간 단위의 활동의 일일 기록을 유지하고 긍정체험 평가방법으로 각 활동을 0 ~ 10점 범위에서 평가하도록 한다.

㉡ 평가된 작업 지정 : 이 중재는 압도적인 상황에 직면하는 대상자에게 사용된다. 이 작업은 대상자가 한 번에 한 단계를 완료할 수 있도록 하위작업으로 나누어져 있으며 각각의 하위작업의 성공적인 완성은 무력감의 감정을 감소시키고 자아존중감을 증가시키도록 돕는다.

㉢ 행동시연 : 종종 인지시연과 함께 관련되어 사용되며 역기능적 인지에 기여하는 부적응적 행동을 수정하는 연습으로 사용되는 역할극과 다소 유사한 기법이다.

㉣ 기분전환 : 역기능적 인지가 인식되었을 때 기분전환은 부적응적 반응에 기여하는 우울한 반추나 침습적인 사고로부터 대상자의 생각을 전환시키고 새 방향을 향하게 하는 활동에 참여함으로써 발생한다.

㉤ 기타기법 : 이완연습, 자기주장 훈련, 역할모델, 사회 기술 훈련 등이 역기능적 인지를 수정하기 위해 사용된다.

(4) 인지요법과 간호사의 역할

① 간호사는 인지요법을 통해 대상자의 사고를 재구성하는 과정을 안내하기 위해 문제 해결 기술 능력을 사용하고 교육적 원칙의 이해를 필요로 한다.

② 인지요법에서 사용되는 대부분의 기법은 일반에서부터 전문적 수준까지 간호실무의 범위 내에 충분하게 사용된다.

3 전환요법/음악요법

(1) 전환요법

① 정신장애인을 위한 집단활동

㉠ 집단활동 : 프로그램을 매체로 다양한 활동을 이용하여 상호작용을 촉진시키는 것으로 집단치료보다는 덜 구조화되어 있으나 일반적으로 더 많은 세팅에서 사용가능한 치료적 활동이다.

㉡ 집단활동의 특징 : 일상생활의 사회적 퇴행을 예방하고 대인관계기술을 향상시키며 사회적 적응력을 높이는 것이다.

② 집단활동의 기대효과

㉠ 의사소통 및 대인관계를 확립하거나 또는 재확립한다.

㉡ 자기표현의 기회를 제공하여 자존감을 발전시키고 향상시킨다.

㉢ 참여자의 내적 긴장과 갈등을 환화시키고 부주의, 불안, 긴장, 병적 감정상태를 전환시켜 환각, 망상, 강박적 사고와 행위를 예방한다.

㉣ 주의 집중이나 주위에 대한 관심을 증대시킨다.

③ 집단활동의 종류

프로그램 이름	내용
재활요법	
사회기술훈련	대인(인간)관계 훈련, 자기주장훈련
스트레스 대처훈련	이완훈련, 명상훈련
일상생활기술훈련	생활예절훈련. 자기관리, 요리요법
건강증진프로그램	일상생활관리, 활력증진, 금연 및 금주교육
정신건강교육	약물관리교육, 증상교육
가족교육	가족교육 및 모임
예술요법	
음악요법	음악감상, 난타(악기), 노래 부르기, 합창
미술요법	그림그리기, 작품공예, 서예, 사군자
영화요법	영화감상
작문요법	문예요법, 신문읽기, 독서요법
연극요법, 무용동작요법, 사이코드라마	

(2) 음악요법(음악치료)

① 정의 및 현황

㉠ 음악치료는 정신적, 신체적 건강을 회복 유지 및 증진시키기 위해 음악을 과학적, 기능적으로 적용하는 것이다.

㉡ 고대 원시시대에는 춤과 함께 제사의식에 사용되었고 이집트와 페르시아 지방에서는 질병을 심신의 부조화로 보고 질병의 치료에 음악이 도움이 된다고 여겼으며 인도에서도 음악을 정신질환 치료에 이용하였다.

㉢ 나이팅게일도 크리미아 전쟁에서 부상당한 사람들을 위하여 음악을 들려주어 치료적 효과를 얻고자 하였다.

㉣ 미국에서는 1940년대에 음악치료사가 배출되고 1950년대에 음악치료협회가 결성되었으며 1960년대 후반에는 전문학위과정이 설치되고 각 치료시설과 지역사회에서 치료가 활발히 이루어지고 있다.

② 음악치료의 효과

㉠ 자율신경계에 영향을 미침으로써 신체적, 정서적 긴장을 이완시킨다.

㉡ 각성된 무의식을 자신이나 타인에게 위협이 되지 않는 음악이라는 형태로 큰 저항 없이 안전하게 배출할 수 있어 카타르시스를 경험하고 인격의 통합을 촉진한다.

㉢ 자신을 표현하고 전달하는 의사소통 수단으로 타인과의 공감대와 연대감의 형성을 촉진하여 사회성을 향상시킨다.

③ 적용분야

㉠ 음악을 들을 수 없는 청각장애나 급성기의 혼돈상태에 처한 대상자를 제외하면 어느 성별이나 연령에 관계없이 광범위하게 적용가능하다.

㉡ 언어사용이 어렵거나 치료에 비협조적인 대상자에게도 효과가 있다.

④ 종류와 실시방법

㉠ 능동적 음악치료 : 가창과 연주

ⓐ 가창

- 노래하기는 대상자가 자신의 목소리를 음악적으로 활용하는 것이다. 토닝, 허밍, 찬팅 등 음악적 요소를 가미하여 소리내는 다양한 유형을 모두 포함한다.
- 노래는 기존의 노래를 부르는 구조화된 활동과 즉흥적으로 노래를 만드는 활동이 있다.

ⓑ 연주

- 기존 곡의 일부나 전체를 연주하고 음악적으로 재창조하는 작업이다.
- 구조화된 연주, 즉 기존의 음악을 연주하는 것과 즉흥적으로 주어진 주제에 대해서 연주하는 연주가 있다.

㉡ 수동적 음악치료 : 음악감상

ⓐ 음악감상에 가장 중요한 부분은 내담자가 좋아하는 음악 스타일과 장르, 즉 내담자의 음악 선호도를 확인하는 것이다.

ⓑ 다양한 감상자료를 듣고 이에 대한 감상자의 의견 또는 음악에 대한 설명을 들어볼 수 있다.

ⓒ 음악감상을 통해 음악에 대한 신체적 반응을 진단할 수 있다.

ⓓ 음악감상 중에 나누는 이야기들은 대상자가 음악을 통해서 어떤 생각과 기억, 감정을 경험하는지를 알 수 있다.

ⓔ 음악감상 시 연상된 이미지를 떠올리거나 음악 속에 표현된 특정 정서가 무엇일지 생각해 보는 작업이 될 수 있다.

제 3 절 생활양식의 변화

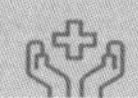

1 자아변경

(1) 자존감

① 자존감은 "나는 중요하다."라고 말할 수 있는 능력, "나는 유능하다."라고 말할 수 있는 능력의 두 가지 구성요소로 나뉜다(워렌, 1991).

② 사람들은 자아실현을 성취하기 전에 긍정적인 자존감을 성취해야 한다(매슬로우, 1970).

③ 긍정적인 자기-가치를 지닌 사람들은 상황 위기 및 발달 위기와 관련한 요구에 성공적으로 적응할 수 있는 반면 자존감이 낮으면 환경의 변화에 대한 적응능력이 저하된다.

④ 자존감은 자아-개념의 다른 구성요소들과 밀접하게 관련되며 신체상, 개인적 정체성, 중요한 사람에게 어떻게 보여지는가에 대한 지각에 의해 크게 영향을 받는다.

(2) 자존감 형성방식

① 긍정적 자존감의 선행조건(쿠퍼스미스, 1981) 중요 ★

㉠ 권력 : 사람들이 자신의 생활상황에 대한 통제와 다른 사람의 행동에 영향력을 발휘할 수 있는 능력을 가지는 것이 중요하다.

㉡ 의미부여 : 의미 있는 사람에 의해 사랑받고 존경받고 돌봄을 받았을 때 강화된다.

㉢ 미덕 : 개인이 그들의 행동에 인격적, 도덕적, 윤리적 가치가 반영되었다고 느낄 때 그들 자신에 대해 선하다고 느끼게 된다.

㉣ 유능함 : 긍정적인 자존감은 자기-기대와 다른 사람의 기대를 성취하거나 성공적으로 수행하는 능력으로부터 발달한다.

㉤ 일관된 제한 설정 : 구조화된 생활방식은 수용과 돌봄을 나타내며 안전감을 제공한다.

② 자존감 향상의 영역(워렌, 1991)

㉠ 유능감 : 무언가에 능숙하다는 느낌이 필요하며 자기 스스로 최선의 노력을 했다고 생각하게 해야 한다.

㉡ 무조건적인 사랑 : 아이들은 그들의 성공이나 실패와 상관없이 가족과 친구로부터 사랑받으며 수용되고 있음을 알 필요가 있다. 이는 표현적 접촉, 현실적인 칭찬, 행동에 대한 비판과 자기 자신에 대한 비판을 분리시킬 때 나타난다.

㉢ 생존감 : 개인이 실패로부터 배우고 실패의 경험으로부터 더 강해졌다는 것을 알 때 자존감은 강화된다.

㉣ 현실적인 목표 : 설정한 목표를 성취할 수 없을 때 자존감이 낮아지므로 도달할 수 있는 목표를 설정한다.

㉤ 책임감 : 다른 사람이 가치 있다고 인식하는 과정을 완수하도록 기대하거나 책임감을 줄 때 긍정적인 자기-가치감을 얻는다.

ⓑ 현실감 : 개인적인 한계를 인식하고 소유할 수 있고 성취할 수 있는 것과 그들의 능력이나 통제 밖에 있는 것 사이에서 건강한 균형을 인식하고 성취하는 것이다.

ⓢ 다른 사람들의 반응 : 자존감 발달은 다른 사람, 특히 의미 있는 사람들의 반응과 개인이 그들의 반응을 어떻게 받아들이는가에 따라 긍정적 또는 부정적인 영향을 받을 수 있다.

ⓞ 유전요인, 외모, 신장 : 유전적인 결손과 같은 요인들이 자존감 발달에 영향을 줄 수 있다.

ⓙ 환경조건 : 자존감 발달은 환경의 요구들에 의해 영향을 받을 수 있다.

(3) 낮은 자존감 자극 유형(로이, 1976) 중요 ★

① **초점 자극** : 자존감을 위협하는 당면한 걱정거리이며 현재의 행동을 일으키는 자극이다.

> ☑ 예
>
> 의미 있는 관계가 끝나는 것, 실직, 자격시험의 실패 등

② **연관 자극** : 초점 자극의 원인이 되는 행동에 영향을 미치는 개인의 환경에 존재하는 다른 모든 자극이다.

> ☑ 예
>
> 부모의 이혼에 대해 정서적으로 부적절한 반응을 하는 아이, 직업을 갖기에는 너무 많은 나이, 다른 사람의 비판

③ **잔여 자극** : 초점 자극과 연관 자극에 반응하는 데 있어 부적응적 행동에 영향을 미칠 수 있는 요인들이다.

> ☑ 예
>
> 비웃고 비하하는 환경에서 양육 받은 경험은 한 개인이 자격시험에 실패하는 데 영향을 줄 수 있다.

(4) 자존감과 관련된 문제가 있는 대상자의 간호계획

- 간호진단 : 만성적 자긍심 저하
- 관련요인 : 어린 시절의 방임, 학대, 반복된 실패, 다른 사람으로부터의 부정적 피드백
- 근거 : 오랜 기간 자신을 부정하는 언어화와 수치심과 죄책감의 표현
- 장기목표 : 대상자는 자신의 긍정적인 면은 언어로 표현하고 비판적 자기 지각을 단념할 것임

간호중재	이론적 근거
1. 환자의 개인적 공간에 침해 없이 지지하고 수용하고 존중한다. 2. 대상자의 부정확한 자기-지각에 대해 논의한다. 3. 대상자의 성공과 장점의 목록을 작성하게 하고 긍정적인 피드백을 준다. 4. 부정적인 자기-진술 내용을 사정한다.	1. 낮은 자긍심을 오랫동안 가지고 있는 사람은 개인적으로 주목받는 것에 불편해한다. 2. 대상자는 다른 사람이 보는 긍정적인 면을 보지 못하며, 이를 깨닫는 것은 지각변화를 도울 수 있다. 3. 대상자가 내적인 자기-가치와 새로운 대처 행동들을 개발하도록 돕는다. 4. 자책, 수치심, 죄의식은 낮은 자기-가치를 증가시킨다. 문제의 만성 정도와 심각성에 따라 대상자에게 장기간의 정신요법이 초점이 된다.

2 계약

(1) 계약의 정의와 방법

① 바람직한 행동 변화를 서면에 명확하게 제시하는 것으로 대상자들이 포함된 상황에서 계약이 이루어진다.

② 계약할 때 바람직한 행동 변화와 요구된 행동을 수행했을 때 이루어지는 강화물을 명확히 제시해야 한다.

③ 계약을 이행하지 못했을 때의 부정적인 결과나 처벌도 서술해야 한다.

④ 어떻게 강화물과 벌을 이행할 것인지에 대해서도 명확히 제시한다.

⑤ 필요한 경우 융통성을 발휘하여 재협상이 가능하도록 한다.

(2) 행동치료

① 아동 및 청소년에게 매우 효과적인 치료방법으로서 고전적 및 조건화 개념이 기본이다.

② 탈감작법, 긍정적 및 부정적 강화에 의해 문제행동을 줄인다.

③ 적응 행동을 증가시키는 조작적 조건 기법, 사회학습이론에 근거하여 다른 사람의 행동을 관찰하고 모방함으로써 학습을 시키는 모델링, 사회기술훈련 등이 있다.

3 영양 상담

(1) 영양과 건강

① 적절한 영양은 건강의 필수요소로 질병 예방 및 생산적인 삶을 위해 필수에너지를 공급한다.

② 최근 식습관의 변화로 인해 외식과 인스턴트 음식 섭취량이 많아지고 지방과 염분이 높은 가공된 탄수화물을 많이 섭취하는 데 비해 섬유소의 섭취가 적어 점차적으로 과체중이 증가하고 있다.

③ 포화지방, 콜레스테롤, 설탕, 염분을 과도하게 섭취하는 경우 심혈관 장애, 고혈압, 당뇨병, 유방암, 위장관계 암 등의 질환과 비만, 골다골증에 걸릴 위험성이 더 높아지며 칼슘이나 비타민 A와 C, 철분의 부족이 문제가 된다.

④ 암과 관련된 식이는 지방섭취, 비타민 결핍, 미네랄의 결핍이나 과잉섭취, 가공 음식의 섭취, 식품 저장이나 조리에 포함되는 식품첨가물의 섭취이다.

⑤ 고지방식이는 대장, 직장, 유방, 전립선암 발생에 영향을 미치며 합성 인공감미료는 방광암의 발생과 관련이 있다.

⑥ 비타민과 미네랄은 암의 예방 효과가 여러 연구에서 입증되고 있어 과일이나 채소, 가공되지 않은 곡물을 섭취함으로써 암을 예방할 수 있다.

⑦ 건강증진을 위해 지방섭취량의 30% 정도를 감소시켜야 하며 정제된 가공 당질 섭취를 줄이고 복합 탄수화물과 섬유소 섭취는 늘려야 한다.

(2) 에너지 균형

① 신체는 어떠한 종류의 활동을 수행하더라도 에너지를 필요로 한다.
  ㉠ 수의적인 활동 : 읽고, 먹고, 말하고 뛰는 것이다.
  ㉡ 불수의적인 활동 : 폐의 확장, 효소의 분비, 심장의 수축 등이다.

② 신체는 탄수화물, 단백질, 지방 그리고 알코올로부터 칼로리의 형태로 에너지를 이끌어 낸다.

③ 에너지의 섭취와 소모를 비교해 보면 개인의 에너지 균형상태가 결정된다.

(3) 에너지 소비

① 불수의적 에너지 소비
  ㉠ 휴식 시 에너지소비량(REE : Resting Energy Expenditure)
    ⓐ 생명유지에 필요한 열량이며 신체의 불수의적인 활동들을 수행하는데 필요한 열량이다.
    ⓑ 체온과 근육의 강도를 유지하며 호르몬 생산과 분비, 위장관운동, 폐확장, 심장이 활동하는데 필요한 열량이다.

ⓒ 고열, 불안, 성장, 임신과 수유, 호르몬의 증가, 에피네프린과 갑상선 호르몬은 REE를 증가시킨다.

㉡ 기초대사량(BMR : Basal Metabolic Rate) : 음식을 먹고 12시간이 지난 후 혹은 특이 동적 작용(SDA : Specific Dynamic Action) 후에 측정한 것이다.

✪ SDA : 소화, 흡수, 음식의 대사에 필요한 열량으로 보통 혼합된 음식에 있어서 전체 섭취 열량의 10%를 차지한다.

② 신체활동

㉠ 실제적 열량은 활동의 강도와 기간에 따른 수의적인 신체활동에 소비된다.

㉡ 체중이 많은 사람은 같은 활동을 수행하는 데 있어서 체중이 적은 사람보다 더 많은 열량이 필요하다.

㉢ 남자는 여자보다 지방조직을 유지하는데 필요한 열량보다 더 많은 열량을 필요로 하는 근육조직이 많기 때문에 일반적으로 열량 요구량은 여성보다 남성에게서 더 높다.

㉣ 열량 요구량은 성장기 동안, 스트레스, 질병 및 회복기 동안에도 증가한다.

(4) 체중 평가 : 체질량 지수

① 체질량 지수(BMI : Body Mass Index)는 신장과는 관련이 적기 때문에 키가 다른 사람들과의 체중을 비교하는 데 사용된다.

② 건강통계에 관한 국제적인 기구는 남자 체중초과의 기준을 BMI 27.8 혹은 그 이상, 여자는 28.8 혹은 그 이상으로 정의하고 있다.

③ 체중 부족인 경우는 BMI가 남자 20 이하, 여자 19 이하인 경우이다.

(5) 신체구성과 분포에 대한 평가

① 복부에 지방이 많이 분포된 사람은 지방이 적은 사람보다 건강에 더 큰 위험을 갖게 된다.

② 증가된 복부지방은 관상동맥질환, 고혈압, 인슐린에 저항, 고인슐린혈증, 당뇨병, 고혈당, LDL 콜레스테롤의 위험을 증가시킨다.

③ 허리 둔부 비율이 높은 것은 복부 지방이 높게 분포됨을 의미하며 정상범위는 남자가 0.95 이하, 여자가 0.8 이하이다.

(6) 에너지 불균형

① 체중초과는 일반적으로 이상적인 체중보다 20%를 넘는 것이나 근육 부피가 클 경우 지방이 많지 않아도 체중이 초과하게 된다.

② 바람직한 체지방은 20 ~ 25%이고 남자는 15 ~ 18%이며, 비만은 여성에 있어 지방의 비율이 30% 이상, 남자는 25% 이상일 때를 말한다.

③ 에너지 섭취량이 에너지 소비보다 많을 때 체중이 양성의 열량균형(positive energy balance)을 가져온다.

④ 체중증가는 사회적 도피를 가져오고 나아가 활동을 감소시킴으로써 영속적인 악순환이 나타나게 된다.

⑤ 비만은 식욕조절과 열량 대사에 대한 복합적인 장애이며 고혈압, 고지질혈증, 관상동맥질환, 인슐린 비의존성 당뇨병, 담석과 담낭질환, 골관절염, 호흡기능부전의 발생과 관련된다.

(7) 과체중과 비만의 치료요소

① **사회적 지지**: 사회적 배경과 환경이 건강전문가에 의해 제공된 정보보다 개인의 식이 선택에 있어서 더 크고 장기간 영향을 주기 때문에 사회적 지지는 체중조절 프로그램에서 성공의 중심요소가 된다.

② **운동**: 식이요법과 함께 하는 운동은 체중을 더 감소시키며 대사율을 자극하고 칼로리를 제한할 때 매일 생기는 REE를 감소시킨다.

③ **행동수정**: 행동수정은 식이 습관을 변화시키는 방법론적인 기술을 제공하기 때문에 식이의 자가조절 스트레스 관리, 자극통제, 문제해결 등을 포함한다.

(8) 섭식장애

① 신경성 식욕부진(anorexia nervosa)

㉠ 최소한의 정상 체중도 거부하여 극단적인 식이 제한을 하는, 자신에 의해 강요된 단식상태 혹은 심한 자아통제에 의한 섭식장애이다.

㉡ 체중증가에 대한 극심한 공포와 체형 또는 신체의 크기에 대한 심각한 지각장애로 실제로는 영양실조이고 극도로 여윈 마른 신체를 뚱뚱하다고 생각하는 왜곡된 신체상을 갖는다.

㉢ 심한 혹은 만성섭식 장애자들은 심혈관 기능에 있어 저혈압, 서맥, 부정맥, 부종, 심부전을 가져오고 소화기능에 있어 소화불량과 심한 변비가 온다.

㉣ 혈액계에 있어 반수 이상이 백혈구가 부족하여 면역기능에 이상을 보이며 적혈구 수가 부족하여 빈혈이 생기고 쇠약해진다.

㉤ 내분비 기능은 성호르몬, 갑상선 호르몬 등의 감소로 추위에 약하고 모발이 부러지며 무월경, 불임이 나타난다.

㉥ 근골격계에서는 골다공증이 생기게 되어 뼈가 잘 부러지고 치아 에나멜의 부식이 나타난다.

㉦ 불안, 수면장애, 우울증, 자살 경향을 일으키며 영구적인 뇌손상이나 사고의 장애가 나타난다.

㉧ 치료는 경구적인 섭식을 통해 정상적인 섭식 행동과 영양 상태를 회복시키는 것이며 영양에 관한 상담, 행동수정, 개인정신요법, 가족상담, 집단요법을 포함한 다각적인 방법을 사용한다.

㉨ 세로토닌과 같은 항우울제는 섭식 행동의 문제들을 효과적으로 감소시킨다.

② 거식증

㉠ 반복되는 폭식과 폭식행위에 대한 통제력을 상실한 것이다.

㉡ 체중증가를 방지하기 위해 스스로 구토를 유발하거나 하제, 구토제, 이뇨제 혹은 식욕억제제를 남용하거나 심한 운동을 한다.

㉢ 무기력, 피로, 팽만감을 자주 호소하며 오심, 변비, 복통, 치아의 민감성, 불규칙적인 월경이 일어난다.

㉣ 합병증으로 전해질 불균형, 대사성 알칼리증, 저염소혈증, 다른 신경내분비의 이상, 파열위험이 있는 위의 팽창과 소화기능의 저하가 나타난다.

㉤ 개인 및 집단정신치료, 인지행동치료, 스트레스 관리 등 다양한 접근들이 시도되며 특히 인지행동기술을 포함한 심리요법이 효과적으로 알려져 있다.

㉥ 영양학적 중재는 섭식 행동을 정상화하는 것이며 과식을 조절하도록 돕고 체액과 전해질의 균형, 장기간 체중관리를 증가시키는 것이다.

4 성문제 상담

(1) 성적 정보수집 시 해야 할 일과 하지 말아야 할 일

해야 할 일	하지 말아야 할 일
1. 모든 영역의 욕구에 대한 정보수집 2. 사생활 보장 3. 서두르지 않는 분위기 유지 4. 솔직함, 개방성, 따뜻함, 객관성과 공감적인 태도 유지 5. 필요 시 비지시적 기법의 사용 6. 면담의 목적을 진술하기 위한 소개서준비 7. 적절한 어휘 사용 8. 대상자의 이해를 확인하기 위해 '체크' 하는 말 9. 대상자의 욕구에 따라 질문의 순서 조정 10. 대상자에게 생각하고 답변할 시간 주기 11. 불안의 징후 인식 12. 무엇인가 하지 않을 수 있게 허용 13. 관심을 두되 사무적인 방식으로 경청 14. 자신의 태도, 가치, 신념과 감정인식 15. 가까운 사람 확인 16. 대상자의 철학적, 종교적 신념 확인 17. 질문에 대한 답변이 없을 때 인정하기	1. 성에 대해서만 집중 2. 다른 사람이 있을 때 정보를 수집하거나 불필요한 기록 3. 시계를 보거나 팔을 떠는 것 4. 불편감의 투사, 방어적 5. 많은 지시적 질문 6. 면담 목적이 애매함 7. 비속어 사용 8. 대상자를 위해 답변해줌 9. 경직된 서식을 따르는 것 10. 대상자를 위해 답변해줌 11. 대상자의 감정을 인식하지 않고 정보수집에만 집중함 12. 대상자의 성행동에 대한 기대를 미리 조절함 13. 과잉 또는 과소반응 14. 자신의 관심사나 문제를 대상자에게 투사하지 않기 15. 대상자의 성적 걱정에 다른 사람이 포함되지 않는다고 미리 판단하는 것 16. 대상자에 대해 도덕적인 판단 17. 정확히 파악이 안 되었을 때 아는 체하기

(2) 성장애 대상자를 위한 건강교육과 성상담의 목표

① 성에 관한 정확한 지식과 정보를 전달한다.

② 성에 관한 가치관과 신념, 태도를 발전시킬 수 있는 기회를 제공한다.

③ 대상자가 원만한 대인관계기술을 습득하도록 돕는다.

④ 성관계에서의 책임감을 갖도록 격려한다.

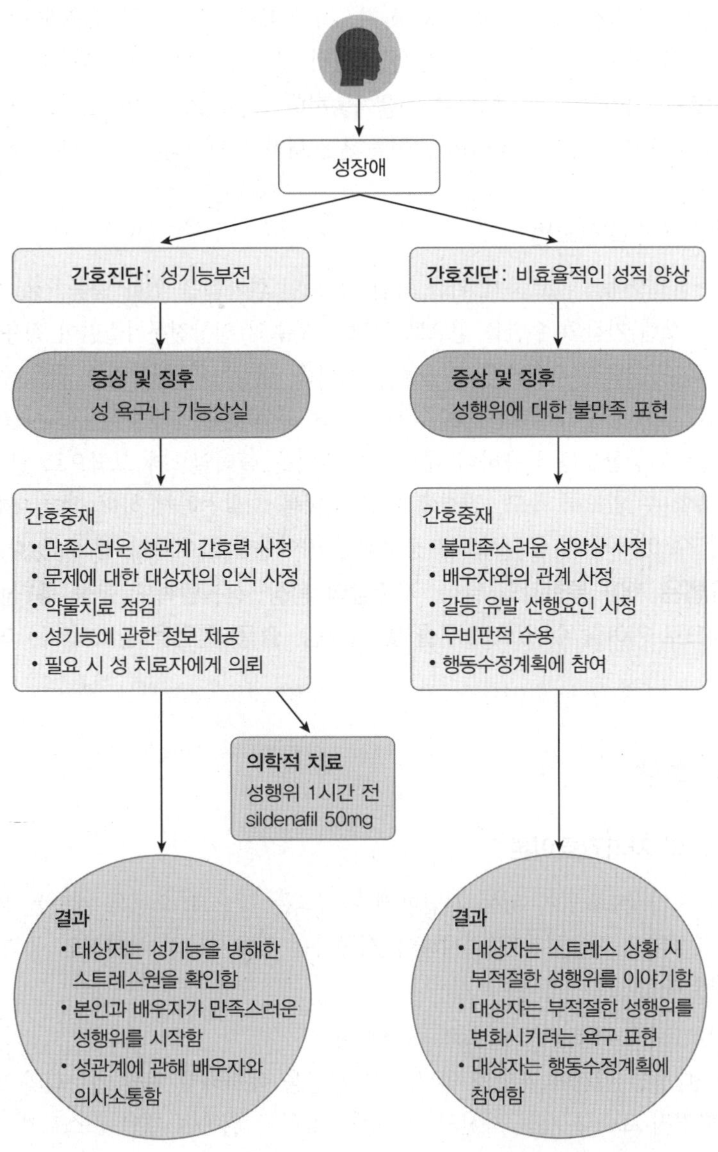

[그림 6-1] 성장애 대상자의 간호개념도

5 회상 요법

(1) 정의와 적용

① 회상은 과거를 회고하면서 자연스럽게 일어나는 통합적인 정신과정으로 노인이 지난 삶 속의 갈등을 해소하고 재통합해 삶을 균형 있게 만들도록 해준다.

② 노인들이 자신의 과거를 분석적, 평가적 조명을 통해 상기함으로써 자아통합을 이루는 과정을 생의 회고(Butler, 1963)라고 하며, 회상치료는 노령기의 적응과 심리사회적 필요 및 자아통합을 이루는 데 도움이 된다는 경험적 연구 결과들이 제시되었다.

③ 회상치료는 개인으로나 그룹으로 시행가능하며 지난 삶의 경험들을 통합하고 자기 자신에 대한 이해를 증진시키며 상실의 경험을 감소시키고 사회성을 증진시킬 수 있다.

(2) 간호중재로서의 회상요법

① 기존의 심리장애를 치료하기 위한 방법 중 노인 환자들을 위한 약물치료, 인지치료, 정신치료 등은 오랜 기간의 수련을 필요로 하므로 소수의 임상전문가들만이 적용할 수 있는 반면, 회상치료는 치료적 의사소통 기술을 바탕으로 대상자의 이야기를 들을 준비가 되어 있는 사람이라면 누구나 수행하는 것이 가능하므로 1970년대 초반부터 간호사들이 실시해왔다.

② 간호사는 회상현상을 활용하여 대상자의 추억을 불러일으켜 고립으로 인한 고통과 외로움을 극복할 수 있도록 돕고, 질병에 대한 의미를 재발견하게 하며 삶에 대한 부정적 인식을 개선할 수 있도록 해 궁극적으로 긍정적인 자아통합에 이르게 할 수 있다.

③ 회상요법은 자아 통합감의 달성, 자존감의 향상, 생활만족도 향상 등 심리사회적 적응에 긍정적으로 기여할 수 있으며 우울 및 고독감, 슬픔, 불안을 감소시키는 데도 효과적이다.

6 역할 보강

(1) 오렘(Orem)의 자가간호이론

① 간호는 자가간호결핍이 있는 사람에게 제공되는 것으로 오렘은 개인을 위한 간호의 필요성을 결정하고 간호체계를 설계하여 제공하는 간호사들의 복합적인 능력으로 간호역량을 설명하였다.

② 자가간호요구(self care requisite) 중요 ★

간호의 대상인 인간이 개인의 안녕, 삶, 건강을 유지하기 위한 기능화와 발달에 영향을 미치는 환경적 요소나 개인 자신의 요소를 조절하기 위하여 개인 스스로가 수행할 활동이다.

㉠ 일반적 자가간호요구(universal self care requisite) : 모든 인간이 공통적으로 가지고 있는 자가간호요구로서 인간의 구조, 기능을 유지하는 내적, 외적 조건과 관련된 요구를 의미한다.

ⓛ 발달적 자가간호요구(developmental self care requisite) : 발달과정에서 특정하게 필요한 자가간호요구이다.

> ☑ 예
>
> 임신, 배우자와 부모의 사망

ⓒ 건강이탈 자가간호요구(health deviation self care requisite) : 질병 상태, 진단, 치료와 관계된 비정상적 상태에 대한 자가간호요구를 의미한다. 즉, 질병, 장애, 불능 등을 포함하는 특정한 병리적 형태를 가진 사람, 의학적 진단, 치료를 받는 사람에게 필요한 생명과 안녕을 유지하려는 요구 등과 관련되어 있다.

③ **자가간호역량(selfcare agency)**

자가간호를 수행하는 힘으로 개인이 생과 건강의 안녕을 유지하기 위해 건강활동을 시도하고 자가간호를 수행할 수 있는 지식, 기술과 태도, 신념, 가치, 동기화로 구성되어 있다.

④ **자가간호결핍(self care deficit)** 중요 ★

대상자 개인의 자가간호역량과 치료적인 자가간호요구 간의 관계를 나타낸 것으로 치료적 자가간호요구가 자가간호역량보다 클 때 나타나는 현상이다.

⑤ **간호역량(nursing agency)**

자가간호결핍이 일어난 사람들에게 자가간호요구의 종류와 이를 충족시킬 수 있는 자가간호역량의 정도에 따라 대상자를 위한 간호체계를 설계, 제공하는 간호사들의 복합적인 능력이다.

⑥ **간호체계(nursing system)**

자가간호요구를 충족시키고 자가간호역량을 조절하여 결손을 극복하도록 돕는 체계적인 간호활동이다.

㉠ 전체적 보상체계(wholly compensatory system) : 개인이 자가간호활동을 거의 수행하지 못하는 상황에서 간호사가 전적으로 환자를 위하여 모든 것을 해주거나 활동을 도와주는 경우를 말한다.

ⓛ 부분적 보상체계(partly compensatory system) : 개인 자신이 일반적인 자가간호요구를 충족시킬 수는 있으나 건강이탈요구를 충족시키기 위해서는 도움이 필요한 경우다.

ⓒ 교육지지적 체계(educative supportive system) : 환자가 자가간호요구를 충족시키는 자원은 가지고 있으나 의사결정, 행위조절, 지식이나 기술을 획득하는 데 간호사의 도움이 필요한 경우를 말한다.

7 가치관 정립

(1) 가치명료화

① 한 개인이 자기인식을 획득하는 과정이다.

② 자신을 알고 이해하면 만족스러운 대인관계를 형성하는 능력이 향상된다.

③ 자신이 가치 있게 여기는 것이 무엇인지 인식하고 수용하는 것, 자신이 다른 사람들과 다른 존재이며 고유한 존재임을 수용하는 법을 배우는 것 등이 자기인식에서 필요하다.

④ 개인의 가치체계는 생의 초기에 형성되며 주된 양육자의 가치체계가 근간이 된다.

⑤ 가치체계는 문화적인 것으로 신념, 태도, 가치 등으로 이루어져 있으며 생애 과정을 거치면서 여러 번 변할 수 있다.

(2) 가치, 신념, 태도

① 가치

그 사람의 태도와 신념, 궁극적으로는 그 사람의 행동을 결정하는 핵심개념 또는 기본 표준이다.

② **신념** : 한 사람이 진실이라고 여기는 생각이며 여러 가지 형태 중 어떤 것을 택할 수 있다.

㉠ 합리적 신념 : 진실임을 입증할 객관적 증거가 존재한다.

> 예
>
> 알코올중독은 질병이다.

㉡ 비합리적 신념 : 객관적 반증이 존재함에도 불구하고 진실이라고 여기는 것이다. 망상이 비합리적 신념의 한 형태일 수 있다.

> 예
>
> (친부모가 맞음에도) 나는 입양한 자녀임에 틀림없다.

㉢ 신앙(맹목적 신념) : 객관적인 증거가 없음에도 진실이라고 여기는 것이다.

㉣ 고정관념 : 과잉 단순화되거나 미분화된 형태의 개념을 기술하는 사회적으로 공유된 신념이다.

> 예
>
> 조현병 환자들은 모두 위험한 존재들이다.

③ 태도

㉠ 개인이 자신의 세계에 대한 지식을 체계화할 때의 참조틀이다.

㉡ 태도는 삶의 의미를 찾고자 하는 욕구와 개인의 명료성과 일관성을 제공하고자 하는 욕구를 충족시킨다.

㉢ 태도에는 정서적 요소가 있으며 속단이 될 수 있고 선택적이거나 편견이 될 수 있다.

8 지지 집단형성

(1) 집단의 기능

① 사회화

집단은 사회규준을 가르치고 이는 소속된 집단의 다른 구성원들에 의해 인생 전반에 걸쳐서 이루어진다.

② 지지

집단동료 사이에서 욕구를 충족하며, 개인은 집단에 소속됨으로써 안정감을 얻는다.

③ 과업완수

과업을 혼자의 능력으로 완수하기 어렵거나 팀을 이뤄 일하는 것이 더 효율적일 때 집단원의 도움이 필요하다.

④ 동지애

개인의 타인과 중요한 관계에서 얻고자 하는 기쁨과 즐거움을 집단원과의 상호작용을 통해 경험한다.

⑤ 정보제공

집단원은 자신이 처한 문제와 비슷한 문제를 타 집단원이 해결해 나가는 것을 보고 지식을 얻고 배울 수 있다.

⑥ 규범

집단이 정한 규범을 시행해가는 방법과 연관된 기능이다.

⑦ 강화

집단은 변화를 추구하는 개인을 지지함으로써 기존 현실에서 좀 더 나아지도록 돕는다.

⑧ 관리

좀 더 큰 조직에서 위원회가 만든 규칙을 집행하는 기능이다.

(2) 집단의 유형

① 과업집단(task group)

특정 과업을 완수하고 과업완수를 위한 의사결정이나 문제해결에 초점을 둔다.

② 교육집단(teaching group)

집단원들에게 지식이나 정보를 전달한다. 투약교육, 출산교육, 유방자가검진, 부모역할훈련 등을 위한 다양한 교육집단이 있다.

③ 지지집단(supportive group)

일차적 관심은 발달 위기나 상황 위기에서 생기는 가정적 스트레스를 효과적으로 다루는 법을 가르치는 것이다.

④ 치료집단(therapeutic group)

집단의 관계, 상호작용, 선택한 주제를 생각해 보는데 좀 더 초점을 둔다. 방해, 침묵, 판단, 두드러짐, 희생양 만들기 등과 같은 집단과정에 대하여 잘 알아야 한다.

⑤ 자조집단(self-help group)

집단원들이 스스로 형성하며 대부분 치료자가 참여하지 않는 집단의 형태로 비슷한 경험을 했던 집단원들로부터 자신의 두려움을 표현하고 소외감을 감소시키며 위안과 조언을 얻는다.

> ☑ 예
>
> 체중조절(OA), 알코올 중독자(AA)

9 운동요법

(1) 운동과 건강

① 건강한 사람이 규칙적으로 적절한 운동을 하면 작업능력, 심폐기능, 대사과정이 향상되어 신체의 건강과 활력이 증진되며 삶의 질이 향상된다.

② 규칙적인 운동의 효과는 다양하다.

㉠ 순환기계 : 수축기와 이완기 혈압 감소, 혈액 내 산소농도 증가, 콜레스테롤 감소, 고밀도 지방단백(HDL) 증가, 혈장 트리글리세리드의 감소, 말초혈액순환의 증가, 심박동량의 감소와 심박출량 증가, 심장 혈액공급 증가, 심근 효율성 증가, 운동 후 심박동 회복 증가

㉡ 면역학적 장점 : 유방암, 생식기계 암, 대장암 등의 발병을 낮추고 암치료 후 예후를 향상시키며 순환 백혈구량이 증가된다.

㉢ 당 내성증진, 대사율 증진, 체지방 감소, 근골격량과 근력 및 근지구력 증진

㉣ 사회 심리적 스트레스에 대한 반응을 감소시켜 불안, 우울의 감소, 기분과 심리적 안녕감이 향상된다.

(2) 운동프로그램 실시

① **분류 Ⅰ - 위험요인이나 질병이 없음**

이 분류의 대상자는 운동으로 도달하기 원하는 심박동수 범위까지 운동하도록 계획하여 운동프로그램을 실시할 수 있다.

② **분류 Ⅱ - 위험요인이나 질병이 있음**

스트레스 검사를 할 필요가 있는지와 운동검사는 안전하게 받을 수 있는지를 확인하여 필요한 검사 후에 운동 여부를 결정하도록 한다.

(3) 운동의 종류

① 유산소 운동 : 근육이 산소를 흡수하는 운동

> 예
> 걷기, 등산, 달리기, 자전거타기, 줄넘기, 수영, 배드민턴, 탁구, 축구 등

② 무산소 운동 : 근육의 산소흡수가 증가되지 않는 운동

> 예
> 역도, 단거리 달리기

③ 고충격 운동 : 발이 바닥에 닿는 순간 신체에 걸리는 부하량이 많은 운동

> 예
> 달리기, 점핑, 줄넘기, 경쟁하는 스포츠 등

④ 저충격 운동 : 부하량이 적은 운동

> 예
> 수영, 걷기, 자전거 타기, 정지형 자전거 타기, 노젓기 등

(4) 운동의 강도

① 운동의 초보자나 노인, 과체중자, 관절염 환자 및 만성병 환자는 저충격 운동이 바람직하다.

② 운동의 강도는 최대 심박동수의 60 ~ 80%를 권장하고 있으며 운동의 초보자는 40% ~ 60%로 시작하여 점차 강도를 높인다.

③ 최대 심박동수는 220 – 나이로 계산한다.

> 예
> 나이가 60세인 경우 심박동수는 160회가 되므로 96 ~ 128회의 운동이 권장된다.

10 자기주장 훈련

(1) 정의와 목표

① 자기주장 훈련(assertiveness)은 자신의 권리와 느낌을 표현하도록 가르침으로써 스트레스를 감소시키는 행동전략이다.

② 정직(honesty), 단순명쾌함(directness), 타당함(appropriateness), 타인의 권리뿐만 아니라 자기 자신의 기본 권리를 존중함으로써 성취된다.

③ 수동적이거나 공격적인 행동 대신 자기주장적 행동을 하는 상황의 수와 종류를 증가시키는 것이 목표이다.

(2) 효과

① 자기주장 훈련은 우울, 화, 분노, 대인관계 불안, 스트레스를 감소시키는 데 효과적이다.
② 더 자기주장적이 될수록 자신의 사고, 감정, 소망에 대한 권리를 믿게 되며 이완된 느낌을 갖게 되고 자신에게 중요하고 즐거운 활동에 참여하는 시간이 많아진다.

(3) 반응 및 대응 양상 중요 ★

① 비주장적 행동
자기의사를 분명히 밝히지 못하는 것으로서 수동적이라고도 불린다. 자신의 기본 권리를 부인함으로써 희생하여 타인을 기쁘게 하려고 한다.
② 주장적 행동
자신의 의사를 분명히 밝히면서도 타인의 권리를 보호하는 동시에 자신의 권리를 변호하며 자신의 느낌을 개방적이고 정직하게 표현하는 것이다.
③ 공격적 행동
타인의 기본 권리를 침해하여 자신의 기본 권리를 방어한다. 대개 듣는 사람의 기분을 상하게 하고 방어적으로 만들며 모욕감이 들게 하여 의기소침하게 한다.
④ 수동-공격적 행동
타인의 기대에 반응하며 저항과 방해를 표현함으로써 자신의 권리를 방어한다. 간접적이고 은밀하게 공격성이 있으며 수동적이고 과잉된 행동 양상으로 나타난다. 비판적이고 냉소적이며, 의심하고 조종하려 하고, 교활하며, 실제로 느끼는 것과는 반대로 표현하여 다른 사람의 입지를 약하게 만든다.

(4) 자기주장적 행동을 증진시키는 기술

① 자신의 기본인권을 변호한다.

> ☑ 예
> 제 의견을 표현할 권리가 있습니다.

② 말에 대한 책임을 가정한다.

> ☑ 예
> 오늘 밤 당신과 외출할 수 없습니다. → 오늘 밤 당신과 외출하고 싶지 않습니다.

③ 같은 말을 되풀이한다.

☑ 예

A : 기존 보험을 변경하시면 비용을 절약하실 수 있습니다.
B : 저는 기존 보험을 변경하고 싶지 않습니다.
A : 비용이 절감되는데도요?
B : 저는 기존 보험을 변경하고 싶지 않습니다.

④ 실수했을 때 자기주장적으로 동의한다.

☑ 예

A : 당신은 오늘 모임을 망쳤어요.
B : 네. 오늘 제가 모임을 이끄는 일을 잘하지 못한 것 같네요.

⑤ 비판적인 말에 대해 추가적인 정보를 찾기 위해 자기주장적으로 탐구한다.

☑ 예

A : 당신은 지난밤 위원회 모임을 망쳤어요.
B : 그랬나요? 저의 어떤 행동이 당신을 화나게 했나요?
A : 당신은 너무 자기주장만 했어요.
B : 제가 제 신념에 대해 너무 강력하게 말을 했나요? 아니면 당신의 신념과 반대되나요?

⑥ 당장 논의하고 있는 화제에서 실제 필요한 의사소통을 파악하고 초점을 파악한다.

☑ 예

A : 오늘 저녁식사에 늦게 되면 전화해 주시겠어요?
B : 제가 왜 당신에게 늘 해명을 해야 하죠?
A : 무엇 때문에 화가 나신 거죠? 당신과 다른 문제를 얘기할 필요가 있는 것 같군요.

⑦ 비평가의 논쟁에 방어적이거나 변화하기로 동의하지 않으면서 의견을 같이한다.

☑ 예

A : 넌 동아리 활동에 늘 빠지는구나. 너가 왜 소속되어 있는지도 모르겠다.
B : 맞아요. 제가 오랫동안 참여하지 않았네요.

⑧ 화가 난 사람이 진정할 때까지 논의를 연기한다.

☑ 예

당신은 지금 매우 화가 나 있군요. 저는 당신이 화가 난 상태에서는 더 이 문제를 논의하고 싶지 않아요. 내일 오후 3시경 다시 만나서 이 문제를 논의하기로 합시다.

⑨ 역설적 주장에 반응한다.

예

A : 당신은 소위 페미니스트군요?
B : 왜요? 네, 알아봐 줘서 고맙군요.

⑩ 나 중심의 진술 사용하기

㉠ 내가 어떻게 느끼는지 말한다.

㉡ 언제 : 문제가 되는 행동을 중립적인 방식으로 설명한다.

㉢ 왜 : 부적절한 행동이 무엇인지 설명한다.

㉣ 변화제안 : 행동에 대한 바람직한 대안을 제안한다.

예

- '너' 중심의 진술 : "너 바보야? 카페트 위에 진흙 다 묻는 거 안 보여?"
- '나' 중심의 진술 : "너가 진흙 묻은 신발을 신고 카페트 위를 걸어다니니 내가 화가 나는구나. 또다시 청소해야 하니까. 다음번엔 현관에서 신발을 벗고 들어오면 고맙겠어."

11 환자교육

(1) 질병의 재발과 재입원의 악순환 고리를 끊을 수 있기 때문에 환자의 사회복귀 및 일상으로의 복귀에 매우 중요하다.

(2) 약물교육을 통하여 왜 약을 복용해야 하는지, 복용하는 약의 효과와 부작용은 무엇인지, 또 그 부작용을 어떻게 극복하는지를 교육시킨다.

(3) 증상교육은 현재와 과거 증상을 인지하게 하고 재발경고 징후를 파악하고 매일 점검함으로써 재발을 막도록 한다.

제 4 절 급성환자 간호

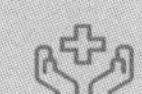

1 위기간호

(1) 위기의 정의

① 위기(crisis)
평소 대처방법으로는 문제를 해결할 수 없어 일상의 항상성을 깨뜨리게 된 갑작스러운 사건이다.

② 갈등, 문제, 중요한 상황이 위협적으로 지각되고 과거에 해결했던 방법으로 해결되지 않을 때 발생한다.

③ 위기는 끝나지 않을 것처럼 느껴지나 4~6주 안에 긍정적 혹은 부정적으로 해결되고 대상자는 이전에 사용했던 문제해결 방식으로는 효과가 없기 때문에 도움을 요청하게 된다.

(2) 위기의 특성

① 위기는 모든 사람이 언제, 어디서든 겪게 되며 정신병리와는 차이가 있다.

② 위기는 분명한 사건에 의해 유발된다.

③ 위기는 본래 개인적인 것으로 한 개인에게 위기로 느껴지는 상황이 다른 사람에게는 그렇지 않을 수 있다.

④ 위기는 만성이 아닌 급성으로 발생하며 단기간에 어떤 식으로든 해결하려고 한다.

⑤ 위기상황은 심리적으로 성장하기도 하고 파국화의 가능성도 있다.

(3) 위기의 유형 중요 ★

① 1단계 – 기질적 위기
외부의 상황적 스트레스에 대한 급성 반응이다.

② 2단계 – 인생의 전환기에 예상되는 위기
생애주기에 따른 발달과업 수행과 관련되어 발생할 수 있으며 당사자는 통제력이 부족하다고 느낀다.

③ 3단계 – 외상적 스트레스에 의한 위기
당사자가 통제할 수 없고 정서적으로 압도되어 좌절감을 느끼며 예기치 않은 외부의 스트레스로 유발된 위기이다.

④ 4단계 – 성숙/발달위기
자신의 삶에서 해결되지 않은 갈등으로 인한 감정을 자극하는 상황에 대한 반응으로 발생한 위기이다.

⑤ 5단계 – 정신병리로 인해 초래된 위기

위기를 유발한 계기가 된 이전에 존재하던 정신병리 또는 현저하게 악화된 정신병리로 인해 발생한 정서적 위기이다.

⑥ 6단계 – 정신과적 응급

전반적인 기능에 심한 장애가 있고 개인적인 책임을 이행할 수 없거나 무능하게 만드는 위기 상황이다. 갑작스러운 자살시도자, 약물과잉 복용자, 환각제에 의한 반응, 급성 정신증, 분노조절장애, 알코올 급성중독상태 등이 포함된다.

(4) 위기중재

① 전화 위기상담

㉠ 위기중재센터에서 훈련된 자원봉사자가 전화 위기상담을 실시한다.

㉡ 전화 위기상담은 자신을 알리지 않고 상담할 수 있는 익명성은 큰 장점이며 접근성은 자해나 타해의 위험성이 있는 대상자와 집을 떠날 수 없는 위기 대상자에게 매우 중요하다.

㉢ 상담자는 위기 초기에 대상자와 접촉을 시작하고 적절한 지역사회자원을 확인하여 대상자에게 신속하게 적절한 치료기관을 연계해준다.

② 응급실 위기중재

㉠ 응급실 간호사는 자살이나 강간, 폭력피해자와 그 가족, 심장발작과 같은 긴박한 질병의 대상자들과 복합된 증상으로 만성 불안이 있는 대상자들을 관찰하게 된다.

㉡ 간호사는 대상자의 문제를 사정하고 불안을 감소시키며 입원치료 및 적절한 기관으로 연계한다.

③ 가정 간호서비스

㉠ 가정간호사들은 위기 중에 있는 대상자들을 만나게 되며 위기 동안 가족과 지속적인 관계를 유지하면서 효과적으로 중재할 수 있는 특별한 위치에 있다.

㉡ 가정에서 대상자가 타인과 상호작용을 하는 것을 관찰하거나 문제를 확인할 수 있고 대상자와 가족자원이 확인되면 간단한 위기중재 및 적절한 위기중재 자원을 소개할 수 있다.

④ 가족 위기치료

㉠ 위기는 모든 가족구성원에게 영향을 미치고 가족균형의 변화를 가져온다.

㉡ 위기는 가족의 복잡한 상호작용 속에서 명백하게 나타나므로 모든 구성원을 포함시켜서 문제를 지지하는 형태를 발견하고 변화시키며 해결전략을 개발해야 한다.

(4) 위기중재 시 간호사의 역할 – Robert와 Otten의 위기중재모델의 7단계

단계	중재
1단계 심리사회적, 치명적인 문제의 사정	신속하게 신체적, 심리적, 사회적 문제를 사정함
2단계 신속히 신뢰관계 형성	• 상담자는 대상자와 진실성, 존경과 무조건적인 수용으로 신뢰관계를 형성함 • 편안한 눈맞춤, 비판단적인 태도, 융통성과 같은 기술로 긍정적인 태도를 취함
3단계 주요 문제(또는 위급한 위기)확인	• 현재 대상자가 도움을 요청하는 예측되는 사건을 확인함 • 예측된 사건의 실마리가 되는 또 다른 위기상황을 확인함 • 대상자가 도움을 필요로 하는 주요 문제에 우선순위를 정함 • 대상자가 현재 사용가능한 대처유형, 현재의 위기와 미래의 위기를 예방하는 데 도움이 되는 부분의 수정에 대하여 논함
4단계 위기에 대한 느낌과 감정을 다룸	• 대상자의 감정표현을 격려하고 환기시킴 • 치료적 의사소통기법을 적용하여 대상자의 현재 위기 상황을 이야기하도록 도움 • 최종적으로 신중하게 합리적 근거에 의하여 적응방안을 모색하여 부적응적 신념과 행동에 도전함
5단계 대안 모색	• 대상자가 위기를 해결할 수 있는 대안 모색을 찾는데 협력함 • 대상자가 과거에 사용한 성공적인 대처전략을 확인함 • 대상자가 현재 위기적응에 직면하기 위한 문제해결전략을 찾도록 도움
6단계 활동계획의 실행	• 위기를 해결하는 변화의 단계임 • 현재 위기를 직접적으로 다룰 수 있는 구체적인 활동계획을 개발함 • 대상자의 평형상태와 심리적인 균형의 구체적인 회복계획을 수립함 • 갑자기 발생한 위기상황의 의미를 다룸 • 위기를 어떻게 예방할 수 있는가? 심각해진 상황에 어떻게 반응할 것인가?
7단계 : 추후관리	위기 후 대상자의 상태를 평가하고 후속 방문계획을 수립함

2 감각정보

(1) 감각통합

① 감각 : 신경세포를 활성화시키거나 자극하며 신경처리를 시작하게 하는 에너지이다.

> ☑ 예
>
> 눈 안에 있는 신경세포들이 빛의 파동에 의해 자극을 받아 뇌 안의 감각처리과정을 발생시킴으로써 책을 읽을 수 있다.

② 통합 : 조직화된 형태로 통합하기 위해서는 전체적으로 다양한 부분들이 조직화되거나 통합되어야 한다.

③ 감각통합은 감각 입력을 조직화하는 과정으로 뇌는 유용한 신체 반응과 유용한 지각, 정서, 사고를 생산한다.

(2) 감각통합의 4가지 단계

① 첫 번째 단계

㉠ 촉각(tactile), 즉 피부로부터 전해지는 촉각이 우리가 사용하는 여러 형태로 발전된다.

> 예
>
> 아동이 빨고 먹는 것을 도와주며 엄마와 유아의 유대를 형성하게 한다.

㉡ 전정감각과 고유수용감각의 통합이 조직화된 안구운동, 자세, 신체적 균형, 근긴장도, 중력에 대한 안정감을 이끌어 낸다.

② 두 번째 단계

세 가지의 기본감각, 즉 촉각, 전정감각, 고유수용감각이 신체 지각, 신체 양측의 협응, 운동계획, 활동수준, 주의력, 정서적 안정감으로 통합된다.

③ 세 번째 단계

㉠ 청각과 시각이 통합과정에 포함된다.

㉡ 좀 더 발전된 전정감각은 언어를 말하고 이해하는 것과 관련된 기능과 신체 지각이 합쳐진 것이다.

㉢ 시각은 아동의 정확하고 세밀한 지각과 눈-손 협응을 위해 세 가지 기본적인 감각과 통합된다.

> 예
>
> 숟가락이나 포크로 먹는다든지 그림을 그리거나 물건을 한곳에 모으고 그중 일부를 손에 쥐고 다닌다든지 할 수 있게 된다.

④ 네 번째 단계

㉠ 앞의 세 가지 단계에서 일어난 모든 감각 처리의 최종산물이다.

㉡ 조직력과 집중력은 학습능력의 주요한 부분이며 자존감(self-esteem), 자아조절(self-control), 자신감(self-confidence)은 상당한 감각운동 요인들로부터 오는 자신의 신체에 대한 느낌과 충분한 신경학적 통합으로 인한 결과물이다.

3 감시

(1) 억제(강박) 및 격리

① 억제

㉠ 물리적 억제 : 정신의학에서 자신의 행동을 통제할 수 없으며 자신과 의료진의 신체적 안전 및 심리적 안녕에 중대한 위험을 주는 대상자의 신체를 신체보호대로 결박하는 것이다.

㉡ 화학적 억제 : 약물을 이용하여 억제하는 것이다.

② 격리

또 다른 유형의 물리적 억제로서 대상자가 벗어날 수 없는 방에 혼자 두는 것이다.

(2) 억제 및 격리의 표준(The Joint Commission, 2010) 중요 ★

① 억제대나 격리는 억제나 격리를 그만하라는 의사의 지시에 관계없이 가능한 한 빨리 중단되어야 한다.

② 주법이 더 엄격하지 않다면 보통 억제대나 격리와 관련된 의사의 지시는 18세 이상 성인에게서 매 4시간마다, 9 ~ 17세의 어린이나 청소년은 매 2시간마다, 9세 이하의 어린이는 매 1시간마다 새로 연장되어야 한다. 의사의 지시는 최대 24시간 동안 이상과 같은 시간 제한에 따라 새로 연장될 수 있다.

③ 격리나 억제대를 시작한 지 한 시간 내에 의사나 임상심리학자 또는 환자간호에 책임이 있는 독립적인 실무자에 의한 대면 평가가 이루어져야 한다.

④ 억제대를 하고 격리된 환자들은 훈련된 직원들에 의해 직접 또는 환자 가까이에 있는 비디오나 오디오 장비들을 통해 지속적으로 모니터링되어야 한다.

⑤ 환자를 격리하거나 억제대를 적용하는 일에 관련된 사람들은 환자들의 호흡기계나 순환계 상태, 피부통합성, 활력징후 등을 포함한 환자의 신체적 심리적 안녕을 관찰하도록 훈련되어야 한다.

4 환자와의 동참

(1) 치료적 관계 형성

① 라포 중요 ★

㉠ 라포(rapport)는 대상자와 간호사의 관계에서 특별한 감정을 의미하며 수용, 온정, 우정, 공통관심사, 신뢰감, 비판단적 태도를 기반으로 한다.

㉡ 라포형성은 각 개인의 고유성에 대해 알고 이를 인정함으로써 조화를 창조하는 것이며 고요히 있으면서 하나의 인간으로서의 타인을 경험할 수 있는 능력이다. 라포의 핵심은 타인들을 진정으로 염려하고 돌보는 능력이다(Travelbee, 1971).

② 신뢰

㉠ 신뢰는 치료적 관계의 밑바탕으로 신뢰성은 대상자에 대한 온정과 돌봄을 전달하는 간호중재를 통해 보인다.

㉡ 신뢰를 촉진하는 간호중재의 예는 다음과 같다.

ⓐ 약속을 지킨다.

ⓑ 정직하게 대한다.

ⓒ 특정 정책, 처치과정, 규칙의 이유를 간단하게 그리고 분명히 알려준다.

ⓓ 대상자 간호와 관련하여 무언가를 결정할 때는 가능하면 대상자의 선호, 요구, 의견을 청취한다.

ⓔ 비밀보장을 준수한다.

③ 존중

㉠ 상대방이 수용 불가능한 행동을 하더라도 개인의 존엄과 가치를 믿는 것이다.

㉡ 간호사는 다음과 같이 존중하는 태도를 보여줄 수 있다.

ⓐ 대상자의 이름을 부른다(대상자가 원할 시 직함을 불러준다).

ⓑ 대상자와 시간을 함께 보낸다.

ⓒ 상담할 때, 혹은 대상자가 신체검진이나 치료 중일 때 사생활 보호를 위한 환경을 만든다.

ⓓ 간호계획을 수립할 때 대상자의 생각, 선호, 의견을 고려한다.

ⓔ 수용할 수 없는 행동을 했더라도 그 행동 이면에 있는 동기를 이해하도록 노력한다.

④ 진심

㉠ 대상자와의 상호작용에서 개방적이고 정직하며 인간적인 모습을 보여주는 것이다.

㉡ 간호사 입장에서 어느 정도의 자기노출을 필요로 할 수 있으나 간호사와 대상자의 역할이 뒤바뀌는 것을 주의해야 한다.

⑤ 공감 중요 ★

㉠ 대상자의 관점에서 상황을 이해하는 능력이다.

㉡ 공감은 동정과는 차이가 있으며 대상자가 최소한의 도움으로 문제 해결을 할 수 있도록 객관성을 유지하면서도 정확한 공감적 지각을 통해 대상자가 억압해 오든 또는 부인해오는 느낌들을 확인하도록 돕는다.

㉢ 대상자는 공감을 통해 느낌을 드러내고 탐색함으로써 자기의 여러 모습을 배우게 되고 자기발견과 긍정적 자기개념의 증진을 가져올 수 있다.

제 5 절 치료적 의사소통의 방법

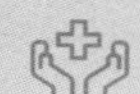

1 적극적 청취

(1) 치료적 의사소통

① 치료적 의사소통(therapeutic communication)은 치료적 간호사–대상자 사이에서 건강을 촉진시키기 위한 언어적, 비언어적 메시지를 통하여 대상자에게 다가가는 기술이며 과정이다.

② 치료적 의사소통은 다음의 5가지 목적이 있다.

㉠ 대상자의 감정, 사고, 행동과 경험을 탐색한다.

㉡ 대상자의 감정, 사고, 행동에서 기능적인 것과 그렇지 않은 것을 구별한다.

㉢ 대상자가 위의 차이를 구별할 수 있도록 도와준다.

㉣ 확인된 문제와 관련된 대상자와 중요한 사람들의 역할을 이해한다.

㉤ 대안을 확인하고 실천함으로써 대상자 삶의 문제를 해결하는 데 초점을 둔다.

(2) 치료적 반응기술

치료적 반응기술(therapeutic responding skill)은 대상자가 자신의 성장을 촉진시킬 수 있는 방법으로 의사소통할 수 있도록 격려하는 대화방식이다.

① 촉진적 질문과 진술(facilitative question and statement)

개방적 질문과 유사하며 간호사가 이 기술을 사용하면 대상자는 질문에 대하여 다양하고 서술적인 방식으로 대답할 수 있게 된다.

② 반영(reflection)

내용반영과 감정반영이 있으며 내용반영은 대상자가 진술한 것을 반복하는 것이며 감정반영은 대상자가 암시한 것을 말로 표현하는 것이다.

③ 재진술(restatement)

대상자가 전할 메시지의 주요 내용과 감정을 면담자의 말로 바꿔서 말하는 것이다.

④ 명료화(clarification)

대상자가 현실감이 없거나 다른 사람과 직접적이거나 솔직한 의사소통이 어려울 때 필요하다.

⑤ 요약(summarizing)

면담 중 간호사가 파악한 내용을 대상자에게 피드백하는 것으로 많은 정보 중에서 가장 중요한 자료를 강조한다.

⑥ 초점 맞추기(focusing)

순서, 안내지침, 우선순위를 정해주는 반응기술이다.

⑦ 정보제공(conveying information)
대상자가 어떤 선택을 하고 결정을 내리는데 필요한 사실적 정보를 제공하는 것으로 충고나 해석과는 다르다.

⑧ 침묵(silence)
대상자가 다시 말을 시작할 때까지 간호사가 기다리는 것이다.

⑨ 관찰한 것을 말하기(standing observation)
간호사와 대상자와의 관계에서 일어나는 행동을 간호사가 설명하는 것으로서 간호사와 대상자 관계에서 명백한 행동과 감추어진 생각과 감정을 관련시켜 설명할 수 있다.

⑩ 직면(confrontation)
대상자가 언어와 행동, 언어와 언어 간의 불일치가 보일 때 의사소통이 일치하도록 하는 반응전략이다.

⑪ 피드백(feedback)
간호사가 대상자를 어떻게 지각하고 있는지를 더 건설적으로 전달하는 것이다.

⑫ 유머(humor)
의사소통의 장벽을 깨뜨리고 사람들을 기분 좋게 하고 가깝게 하며 부담스러운 인간관계를 완화시킨다.

2 환자의 대변인

(1) 대인돌봄이론

① 대인돌봄이론은 대상자가 전달하는 모든 메시지를 파악하여 도와주려는 심리사회적 참여 기술로서 상대방을 존중함으로써 치료적 관계를 발전시키는 데 도움을 준다.

② 간호사 자신을 치료적으로 사용하는 돌봄에 알아봐 줌, 동참해 줌, 나눔, 적극적으로 경청함, 동행해 줌, 칭찬해 줌, 안위해 줌, 희망을 불어넣어 줌, 용서구함, 수용해 줌 등 10가지 치료적 의사소통을 촉진하는 돌봄활동을 포함하고 있다.

(2) 대인돌봄이론의 10가지 돌봄활동 중요 ★

① 알아봐 줌(noticing)
대상자에게 관심을 가지고 가까이 접근하여 대상자의 존재와 그가 필요로 하는 것 등을 인식하고 인정하는 행위 또는 기술을 말한다.

② 동참해 줌(participating)
대상자의 삶을 유지하는데 필요한 행동을 그와 함께 하는 행위 또는 기술이다.

③ 나눔(sharing)
접촉, 생각, 경험, 지식(정보), 시간, 물질 등 소중한 것을 대상자와 함께 공유하는 행위 또는 기술을 말한다.

④ 적극적으로 경청함(active listening)
마음과 몸으로 정성을 다해서 진심으로 대상자의 말에 집중하여 귀를 기울이는 행위 또는 기술이다.

⑤ 동행해 줌(companioning)
대상자와 함께 같이 있어주는 행위로 곁에서 시간을 함께 보내며 말벗이 되어주는 것이다.

⑥ 칭찬해 줌(complimentation)
대상자의 좋은 점을 찾아 인정해주며 대상자를 치켜 올려 세워주는 행위 또는 기술을 일컫는다.

⑦ 안위해 줌(comforting)
대상자의 편이 되어 공감해주며 그의 아픔과 슬픔을 이해해주고 위로해주는 행위나 기술이다.

⑧ 희망을 불어넣어 줌(hoping)
삶의 모든 것을 궁극적으로 절대자에게 맞추도록 도와주며 대상자에게 에너지 또는 힘의 원천이 될 수 있는 것들을 정성을 다해 힘껏 불어넣어 주는 행위 또는 기술이다.

⑨ 용서구함(forgiving)
돌봄을 제공하는 사람 자신이 먼저 잘못했음을 인정하고 용서해줄 것을 청하는 것이다.

⑩ 수용해줌(accepting)
대상자를 비판하지 않고 있는 그대로 용납하며 받아주는 것이다.

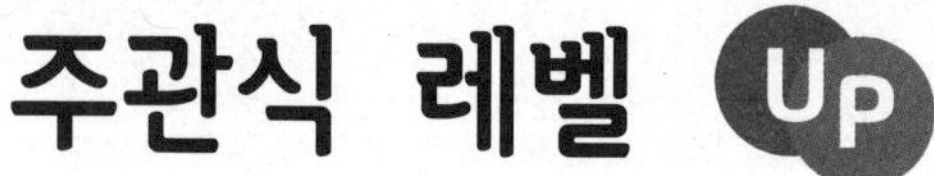

주관식 레벨 Up

01 다음 인지행동치료에서 자동적 사고와 스키마 수정하기에 대한 설명 중 〈보기〉와 알맞은 것끼리 고르시오.

① 생활사건을 왜곡된 방식으로 귀인하는 것에서 탈피하게 하고 부정적인 귀인을 내적 귀인에서 외적 귀인으로 수정하도록 돕는 것이다.
② 치료자는 대상자가 원래 고려하고 있었던 가능성보다 좀 더 넓은 범위를 볼 수 있도록 도와준다.
③ 치료자는 대상자가 부정적인 자동적 사고의 타당성을 확인하도록 돕고 어느 정도 타당성이 있다 하더라도 대상자가 현재의 위기 상황을 넘어 적응적 대처를 검토하도록 한다.
④ 대상자와 치료자는 가설대로 자동적 사고가 튀어나오면 가설을 지지하는 근거와 지지하지 않는 근거를 조사한다.

보 기

㉠ 대안만들기 ㉡ 탈비극화 ㉢ 재귀인화 ㉣ 증거의 조사

정답 ①-㉢ 재귀인화, ②-㉠ 대안만들기, ③-㉡ 탈비극화, ④-㉣ 증거의 조사

해설 인지행동치료는 대상자의 부적응적 행동과 자동적 사고를 변화시키기 위해 인지적 접근 및 행동적 접근을 병행하는 치료방법으로 자동적 사고와 스키마를 수정하기 위한 방법으로 증거의 조사, 대안만들기, 탈비극화, 재귀인, 역기능 사고기록지의 작성, 인지적 리허설 등이 있다.

02 다음 긍정적 자존감의 선행조건에 대한 설명 중 〈보기〉와 알맞은 것끼리 고르시오.

① 의미 있는 사람에 의해 사랑받고 존경받고 돌봄을 받았을 때 강화된다.
② 자기-기대와 다른 사람의 기대를 성취하거나 성공적으로 수행하는 능력으로부터 발달한다.
③ 구조화된 생활방식은 수용과 돌봄을 나타내며 안전감을 제공한다.
④ 사람들이 자신의 생활 상황에 대한 통제와 다른 사람의 행동에 영향력을 발휘할 수 있는 능력을 가지는 것이 중요하다.
⑤ 개인이 그들의 행동에 인격적, 도덕적, 윤리적 가치가 반영되었다고 느낄 때 그들 자신에 대해 선하다고 느끼게 된다.

보 기

㉠ 권력 ㉡ 의미부여 ㉢ 미덕
㉣ 유능함 ㉤ 일관된 제한 설정

정답 ①-㉡ 의미부여, ②-㉣ 유능함, ③-㉤ 일관된 제한 설정, ④-㉠ 권력, ⑤-㉢ 미덕

해설 자존감은 자기에 대한 인식이며 긍정적인 자존감은 자아실현의 기본전제이다. "자신이 중요하고 유능하며 자신과 다른 사람 및 세상에 기여할 무엇인가를 가지고 있다."라고 말할 수 있는 것으로 선행조건은 권력, 의미부여, 미덕, 유능함, 일관된 제한 설정이다.

실제예상문제

checkpoint 해설 & 정답

01 ③은 의존적 간호중재에 대한 설명이다. 의존적 간호중재는 의학적 진단에 의한 의사의 처방이나 지시를 간호사가 수행하는 간호활동으로 의사와 간호사가 모두 안전하고 효과적인 중재를 수행해야 할 법적 책임이 주어진다.

02 이완은 긴장 수준과 스트레스 수준을 낮추어 스트레스를 극복하는 방법이다. 이완요법에는 문제에서 서술하고 있는 종류들이 있으며 제시된 이완요법의 설명은 바이오피드백에 대한 설명이다.
점진적 근육이완법은 목이나 어깨의 근육과 같은 특정 신체부위의 근육을 이완시키는 방법을 배우는 것이며 안구운동 체감법과 재처리를 통한 이완법은 부정적인 감정을 꺼내면서 눈을 좌우로 움직여 뇌가 그 감정들에 대해 재처리 할 수 있도록 하는 기법이다. 심상이완법은 즐겁거나 편안한 감정과 연관된 이미지를 떠올리도록 하는 것이다.

정답 01 ③ 02 ②

01 간호중재의 유형 중 독자적 간호중재에 관한 설명으로 틀린 것은?

① 독자적 간호중재는 대상자를 위해 간호사가 주도적으로 수행하는 간호중재이다.
② 과학적 원리에 기본을 둔 간호행위로써 간호진단에서 진술된 문제의 원인으로부터 유도되는 간호행위의 핵심이다.
③ 간호사는 의사의 의학적 처방을 수행하기 전에 처방의 필요성을 사정하여 문제점은 없는지 확인하고 대상자에게 처방의 내용을 설명하고 수행한다.
④ 독자적 간호중재에는 신체적 간호, 지속적 사정, 정서적 지지, 영적 안녕 도모, 안전관리, 감염관리, 교육, 상담, 환경관리 등이 포함된다.

02 다음의 이완요법의 종류는 무엇인가?

> 인체의 생물학적 활성을 측정할 수 있는 센서를 부착하고 여기에서 측정되는 자신의 생체신호를 스스로에게 피드백해 줌으로써 자신의 생리 상태를 조절하고 이완효과를 얻는 것을 의미한다.

① 점진적 근육이완법
② 바이오피드백
③ 안구운동 체감법과 재처리(EMDR)를 통한 이완법
④ 심상이완법

해설 & 정답 checkpoint

03 인지행동치료에 대한 설명 중 옳은 것을 모두 고르시오.

㉠ 인지요법의 치료의 초점은 왜곡된 인지와 부적응적 행동을 수정하는 것이다.
㉡ 인지적 기법의 소크라테스식 질문은 가능한 역기능적 사고를 인식하도록 자극하고 그 사고의 타당성에 대해 부조화를 일으킬 수 있는 방식으로 진술한다.
㉢ 대상자는 발생한 상황을 기록한 그 상황에 의해 유발되는 자동적 사고를 기록하는데 이를 '세 줄' 기록지라고 한다.
㉣ 이미지화 또는 역할극은 대상자에게 발생했던 상황을 상상하여 스트레스 상황을 재현하도록 요청하고 대상자에게 자동적 사고가 일어날 수 있도록 하는 것이다.

① ㉠, ㉡, ㉢
② ㉠, ㉡, ㉣
③ ㉠, ㉢, ㉣
④ ㉠, ㉡, ㉢, ㉣

03 사고의 기록에서 대상자는 발생한 상황을 기록한 그 상황에 의해 유발되는 자동적 사고를 기록한다. 이를 '두 줄' 사고기록지라고 하고 세 번째 줄에 그 상황과 관련된 정서반응을 추가하면 '세 줄' 사고기록지가 된다.

04 음악치료의 종류와 실시방법에 대한 설명으로 틀린 것은?

① 음악치료는 능동적 음악치료와 수동적 음악치료로 구분할 수 있다.
② 능동적 음악치료에는 가창, 연주가 속한다.
③ 노래하기는 대상자가 자신의 목소리를 음악적으로 활용하는 것으로 토닝, 허밍, 찬팅 등 음악적 요소를 가미하여 소리내는 다양한 유형을 모두 포함한다.
④ 음악감상에서 중요한 것은 치료사가 내담자에게 필요한 음악을 적절히 선곡하는 것이다.

04 음악감상에 가장 중요한 부분은 내담자가 좋아하는 음악 스타일과 장르, 즉 내담자의 음악 선호도를 확인하는 것이다.

정답 03 ② 04 ④

checkpoint 해설 & 정답

05 ②는 현실감이 아니라 생존감에 대한 설명이다. 현실감은 개인적인 한계를 인식하고 소유할 수 있고 성취할 수 있는 것과 그들의 능력이나 통제 밖에 있는 것 사이에서 건강한 균형을 인식하고 성취하는 것을 말한다.

05 다음 중 자존감 향상의 능력에 대한 설명으로 틀린 것은?

① 현실적인 목표 : 설정한 목표를 성취할 수 없을 때 자존감이 낮아지므로 도달할 수 있는 목표를 설정하도록 한다.

② 현실감 : 개인이 실패로부터 배우고 실패의 경험으로부터 더 강해졌다는 것을 알 때 자존감은 강화된다.

③ 유전요인, 외모, 신장 : 유전적인 결손과 같은 요인들이 자존감 발달에 영향을 줄 수 있다.

④ 다른 사람들의 반응 : 자존감 발달은 다른 사람, 특히 의미 있는 사람들의 반응과 개인이 그들의 반응을 어떻게 받아들이는가에 따라 긍정적 또는 부정적인 영향을 받을 수 있다.

06 필요한 경우 융통성을 발휘하여 재협상이 가능하도록 한다.

06 다음 중 계약에 대한 설명으로 틀린 것은?

① 계약은 바람직한 행동 변화를 서면에 명확하게 제시하는 것으로 대상자들이 포함된 상황에서 계약이 이루어진다.

② 계약할 때 바람직한 행동 변화와 요구된 행동을 수행했을 때 이루어지는 강화물을 명확히 제시해야 한다.

③ 계약을 이행하지 못했을 때의 부정적인 결과나 처벌도 서술해야 한다.

④ 계약은 정확하게 이행되어야 하므로 융통성을 발휘하는 것은 바람직하지 않다.

정답 05 ② 06 ④

07 간호사가 대상자 상담 시 영양과 건강에 대한 설명한 내용으로 잘못 설명한 것은?

① 포화지방, 콜레스테롤, 설탕, 염분을 과도하게 섭취하는 경우 심혈관장애, 고혈압, 당뇨병, 유방암, 위장관계 암 등의 질환에 노출될 위험이 커집니다.
② 고지방식이는 대장, 직장, 유방, 전립선 등의 암 발생에 영향을 미치며 합성 인공감미료는 방광암의 발생과 관련이 있습니다.
③ 건강증진을 위해 지방섭취량의 30% 정도를 감소시켜야 하며 복합 탄수화물을 비롯한 모든 탄수화물은 섭취를 제한해야 합니다.
④ 비타민과 미네랄은 암의 예방 효과가 여러 연구에서 입증되고 있어 과일이나 채소, 가공되지 않은 곡물을 섭취함으로써 암을 예방할 수 있습니다.

08 다음 중 에너지 균형과 관련된 설명으로 틀린 것은?

① 신체는 어떠한 종류의 활동을 수행하더라도 에너지를 필요로 한다.
② 불수의적인 활동은 읽고, 먹고, 말하고, 뛰는 것이다.
③ 신체는 탄수화물, 단백질, 지방 그리고 알코올로부터 칼로리의 형태로 에너지를 이끌어 낸다.
④ 에너지의 섭취와 소모를 비교해 보면 개인의 에너지 균형상태가 결정된다.

해설 & 정답 checkpoint

07 건강증진을 위해 지방섭취량의 30% 정도를 감소시켜야 하며 정제된 가공 당질 섭취를 줄이고 복합 탄수화물과 섬유소 섭취는 늘려야 한다.

08 수의적인 활동은 읽고, 먹고, 말하고, 뛰는 것이며 불수의적인 활동은 폐의 확장, 효소의 분비, 심장의 수축 등이다.

정답 07 ③ 08 ②

checkpoint 해설 & 정답

09 체중증가를 방지하기 위해 폭식 후 스스로 구토를 유발하거나 하제, 구토제, 이뇨제 혹은 식욕억제제를 남용하거나 심한 운동을 하는 것은 거식증의 증상이다.

10 대상자의 이해를 확인하기 위해 '체크'하는 말은 정확한 정보수집을 위해 해야 할 일이다.

정답 09 ① 10 ②

09 **섭식장애(anorexia nervosa)에 대한 설명으로 옳은 것을 모두 고르시오.**

㉠ 섭식장애는 최소한의 정상 체중도 거부하여 자신에 의해 강요된 단식상태 혹은 심한 자아통제에 의한 극단적인 식이제한을 하는 것을 말한다.
㉡ 혈액계에 있어 반수 이상이 백혈구가 부족하여 면역기능에 이상을 보이며 적혈구 수가 부족하여 빈혈이 생기고 쇠약해진다.
㉢ 근골격계에서는 골다공증이 생기게 되어 뼈가 잘 부러지고 치아 에나멜의 부식이 나타난다.
㉣ 체중증가를 방지하기 위해 폭식 후 스스로 구토를 유발하거나 하제, 구토제, 이뇨제 혹은 식욕억제제를 남용하거나 심한 운동을 한다.

① ㉠, ㉡, ㉢
② ㉠, ㉡, ㉣
③ ㉠, ㉢, ㉣
④ ㉠, ㉡, ㉢, ㉣

10 **성적 정보수집 시 해야 할 일과 하지 말아야 할 일에 대한 설명으로 틀린 것은?**

① 면담 시 솔직함, 개방성, 따뜻함, 객관성과 공감적인 태도를 유지한다.
② 대상자의 이해를 확인하기 위해 '체크' 하는 말은 상대의 수치심을 자극할 수 있으므로 삼간다.
③ 다른 사람이 있을 때 정보를 수집하거나 불필요한 기록을 해서는 안 된다.
④ 대상자의 욕구에 따라 질문의 순서 조정한다.

해설 & 정답 checkpoint

11 다음 중 회상요법에 대한 설명으로 <u>틀린</u> 것은?

① 회상은 과거를 회고하면서 자연스럽게 일어나는 통합적인 정신과정으로 노인이 지난 삶 속의 갈등을 해소하고 재통합해 삶을 균형 있게 만들도록 해준다.

② 회상치료는 개인으로나 그룹으로 시행 가능하며 지난 삶의 경험들을 통합하고 자기 자신에 대한 이해를 증진시키며 상실의 경험을 감소시키고 사회성을 증진시킬 수 있다.

③ 회상요법을 시행하기 위해서는 오랜 기간의 수련을 필요로 하므로 소수의 임상전문가들만이 적용할 수 있다.

④ 회상요법은 자아 통합감의 달성, 자존감의 향상, 생활만족도 향상 등 심리사회적 적응에 긍정적으로 기여할 수 있으며 우울 및 고독감, 슬픔, 불안을 감소시키는 데도 효과적이다.

11 노인 환자들을 위한 약물치료, 인지치료, 정신치료 등은 오랜 기간의 수련을 필요로 하므로 소수의 임상전문가들만이 적용할 수 있는 반면, 회상치료는 치료적 의사소통 기술을 바탕으로 대상자의 이야기를 들을 준비가 되어 있는 사람이라면 누구나 수행하는 것이 가능하므로 1970년대 초반부터 간호사들이 실시해왔다.

12 오렘(Orem)의 자가간호이론에서 대상자 개인의 자가간호역량과 치료적인 자가간호요구 간의 관계를 나타낸 것으로 치료적 자가간호요구가 자가간호역량보다 클 때 나타나는 현상을 무엇이라고 하는가?

① 자가간호결핍

② 자가간호이탈

③ 부분적 보상체계

④ 간호역량부족

12 자가간호 수행능력은 스스로를 돌볼 수 있는 능력을 말하며 자신이 가진 역량보다 치료적 요구가 클 때 자가간호결핍이 나타난다.

13 가치명료화에 대한 설명이 <u>잘못된</u> 사람은?

① 명수 : 가치명료화는 한 개인이 자기인식을 획득하는 과정이야.

② 하니 : 자신을 알고 이해하면 만족스러운 대인관계를 형성하는 능력이 향상돼.

③ 지수 : 개인의 가치체계는 생의 초기에 형성되고 주된 양육자의 가치체계가 근간이 된다고 해.

④ 현수 : 가치체계는 신념, 태도, 가치들로 이루어져 있어서 한 번 형성되면 변하지 않아.

13 가치체계는 문화적인 것이며 신념, 태도, 가치들로 이루어져 있으며 생애 과정을 거치면서 여러 번 변할 수 있다. 그러므로 현수의 설명은 틀린 것이다.

정답 11 ③ 12 ① 13 ④

checkpoint 해설 & 정답

14 ③은 자조집단에 대한 설명이다. 지지집단은 자조집단과 유사하지만 지지집단은 시간 제한적으로 진행되고 전문적인 집단 지도자가 함께 한다는 점에서 자조집단과는 차이가 있다.

15 운동할 때 최대 심박동수는 220-나이로 계산한다.

정답 14 ③ 15 ③

14 다음 중 집단의 유형에 대한 설명으로 틀린 것은?

① 과업집단(task group) : 특정 과업을 완수하고 과업완수를 위한 의사결정이나 문제해결에 초점을 둔다,

② 교육집단(teaching group) : 집단원들에게 지식이나 정보를 전달한다. 투약교육, 출산교육, 유방자가검진, 부모역할훈련 등을 위한 다양한 교육집단이 있다.

③ 지지집단(supportive group) : 집단원들이 스스로 형성하며 대부분 치료자가 참여하지 않는 집단의 형태로 비슷한 경험을 했던 집단원들로부터 자신의 두려움을 표현하고 소외감을 감소시키며 위안과 조언을 얻는다.

④ 치료집단(therapeutic group) : 집단의 관계, 상호작용, 선택한 주제를 생각해 보는 데 좀 더 초점을 둔다. 방해, 침묵, 판단, 두드러짐, 희생양 만들기 등과 같은 집단과정에 대하여 잘 알아야 한다.

15 다음 중 운동의 종류과 강도에 대한 설명으로 틀린 것은?

① 고충격 운동은 발이 바닥에 닿는 순간 신체에 걸리는 부하량이 많은 운동으로 달리기, 점핑, 줄넘기, 경쟁하는 스포츠 등이 해당된다.

② 수영, 걷기, 자전거 타기 등의 운동은 저충격 운동으로 초보자나 노인, 과체중자, 관절염 환자 및 만성병 환자에게 적합하다.

③ 운동의 강도는 최대 심박동 수의 60 ~ 80%를 권장하고 있으며 최대 심박동수는 220 - 몸무게로 계산한다.

④ 유산소 운동은 근육이 산소를 흡수하는 운동으로 배드민턴, 탁구, 축구 등이 해당된다.

16 다음 중 위기의 유형에 대한 설명으로 틀린 것은?

① 1단계 – 기질적 위기 : 외부의 상황적 스트레스에 대한 급성 반응이다.
② 2단계 – 인생의 전환기에 예상되는 위기 : 생애주기에 따른 발달과업 수행과 관련되어 발생할 수 있으며 당사자는 통제력이 부족하다고 느낀다.
③ 3단계 – 외상적 스트레스에 의한 위기 : 당사자가 통제할 수 없고 정서적으로 압도되어 좌절감을 느끼며 예기치 않은 외부의 스트레스로 유발된 위기이다.
④ 5단계 – 정신병리로 인해 초래된 위기 : 갑작스러운 자살시도자, 약물과잉 복용자, 환각제에 의한 반응, 급성 정신증, 분노조절장애, 알코올 급성중독상태 등이 포함된다.

17 다음 중 억제 및 격리의 표준에 대한 설명으로 틀린 것은?

① 억제대나 격리는 억제나 격리를 그만하라는 의사의 지시에 관계없이 가능한 한 빨리 중단되어야 한다.
② 보통 억제대나 격리와 관련된 의사의 지시는 18세 이상 성인에게서 매 12시간마다 새로 연장되어야 한다.
③ 억제대를 하고 격리된 환자들은 훈련된 직원들에 의해 직접 또는 환자 가까이에 있는 비디오나 오디오 장비들을 통해 지속적으로 모니터링되어야 한다.
④ 환자를 격리하거나 억제대를 적용하는 일에 관련된 사람들은 환자들의 호흡기계나 순환계 상태, 피부통합성, 활력 징후 등을 포함한 환자의 신체적 심리적 안녕을 관찰하도록 훈련되어야 한다.

해설 & 정답 checkpoint

16 ④는 6단계–정신과적 응급에 대한 설명이다. 5단계–정신병리로 인해 초래된 위기는 위기를 유발한 계기가 된 이전에 존재하던 정신병리 또는 현저하게 악화된 정신병리로 인해 발생한 정서적 위기이다.

17 보통 억제대나 격리와 관련된 의사의 지시는 18세 이상 성인에게서 매 4시간마다 새로 연장되어야 한다.

정답 16 ④ 17 ②

checkpoint 해설 & 정답

18 대상자가 현실감이 없거나 다른 사람과 직접적이거나 솔직한 의사소통이 어려울 때 명료화가 필요하다. 재진술은 대상자가 전할 메시지의 주요 내용과 감정을 면담자의 말로 바꿔서 말하는 것이다.

18 치료적 반응기술에 대한 설명으로 옳은 것을 모두 고르시오.

㉠ 직면: 대상자가 언어와 행동, 언어와 언어 간의 불일치가 보일 때 의사소통이 일치하도록 하는 반응전략이다.
㉡ 재진술: 대상자가 현실감이 없거나 다른 사람과 직접적이거나 솔직한 의사소통이 어려울 때 필요하다.
㉢ 침묵: 대상자가 다시 말을 시작할 때까지 간호사가 기다리는 것이다.
㉣ 초점맞추기: 순서, 안내지침, 우선순위를 정해주는 반응기술이다.

① ㉠, ㉡, ㉢　　② ㉠, ㉡, ㉣
③ ㉠, ㉢, ㉣　　④ ㉠, ㉡, ㉢, ㉣

주관식 문제

01 로이의 낮은 자존감 자극 유형 3가지를 서술하고 예를 드시오.

해설 자존감이 낮은 사람들은 자신을 무능하고 사랑받을 수 없으며 불확실하고 무가치하다고 지각한다. 드러난 많은 징후는 낮은 자존감을 경험하는 정도에 따라 영향을 받게 되는데 로이는 이러한 행동을 일으키는 자극의 유형에 따라 행동을 범주화하였으며 간호사정에서 이러한 정보를 포함시키는 것이 중요하다고 보았다.

01
정답 낮은 자존감 자극 유형은 초점 자극, 연관 자극, 잔여 자극이 있다.
초점 자극은 자존감을 위협하는 당면한 걱정거리이며 현재의 행동을 일으키는 자극이다. 예로 의미 있는 관계가 끝나는 것과 자격시험의 실패 등이 있다.
연관 자극은 초점 자극의 원인이 되는 행동에 영향을 미치는 개인의 환경에 존재하는 다른 모든 자극이다. 직업을 갖기에는 너무 많은 나이나 다른 사람들의 비판 등이 그 예이다.
잔여 자극은 초점 자극과 연관 자극에 반응하는 데 있어 부적응적 행동에 영향을 미칠 수 있는 요인들이다. 예로 비웃고 비하하는 환경에서 양육 받은 경험은 한 개인이 자격시험에 실패하는 데 영향을 줄 수 있다.

교수님 코칭!
로이의 낮은 자존감 자극 유형에는 초점 자극, 연관 자극, 잔여 자극이 있다는 것을 꼭 기억하자!

정답 18 ③

02 성장애 대상자를 위한 건강교육과 성상담의 목표를 4가지 서술하시오.

해설 성교육 프로그램은 성기능문제를 지닌 대상자에게 올바른 지식과 정보를 제공하여 성에 대한 이해를 증진시킨다. 아울러 긍정적인 인간관계를 구축하고 대인관계기술을 개선하며 책임 있는 성행위를 유도하는 목적으로 이루어진다.

03 오렘(Orem)의 자가간호이론에서 자가간호요구 3가지를 서술하시오.

해설 자가간호요구(self care requisite)는 간호의 대상인 인간이 개인의 안녕, 삶, 건강을 유지하기 위한 기능화와 발달에 영향을 미치는 환경적 요소나 개인 자신의 요소를 조절하기 위하여 개인 스스로가 수행할 활동으로 일반적 자가간호요구, 발달적 자가간호요구, 건강이탈 자가간호 요구로 나뉜다.

해설 & 정답 checkpoint

02

정답 ① 성에 관한 정확한 지식과 정보를 전달한다.
② 성에 관한 가치관과 신념, 태도를 발전시킬 수 있는 기회를 제공한다.
③ 대상자가 원만한 대인관계기술을 습득하도록 돕는다.
④ 성관계에서의 책임감을 갖도록 격려한다.

03

정답 오렘의 자가간호이론에서 자가간호요구는 일반적 자가간호요구, 발달적 자가간호요구, 건강이탈 자가간호요구 3가지가 있다.
일반적 자가간호요구는 모든 인간이 공통적으로 가지고 있는 자가간호요구로서 인간의 구조, 기능을 유지하는 내적, 외적 조건과 관련된 요구를 의미한다.
발달적 자가간호요구는 발달과정에서 특정하게 필요한 자가간호요구로서 임신이나 배우자나 부모의 사망과 같은 일이 발생했을 시의 요구다.
건강이탈자가간호 요구는 질병상태, 진단, 치료와 관계된 비정상적 상태에 대한 자가간호 요구를 의미하며 질병, 장애, 불능 등을 포함하는 특정한 병리적 형태를 가진 사람에게 필요한 요구를 말한다.

교수님 코칭!

오렘의 자가간호이론에서 일반적 자가간호요구, 발달적 자가간호요구, 건강이탈 자가간호요구의 3가지가 있음을 꼭 기억하자!

checkpoint 해설 & 정답

04 대인 돌봄이론에서 10가지 돌봄활동 중 5가지 이상을 서술하시오.

해설 치료적 의사소통을 촉진시키는 대인돌봄이론은 돌봄을 핵심개념으로 하며 간호사 자신을 치료적으로 사용하는 돌봄에는 알아봐 줌, 동참해 줌, 나눔, 적극적인 경청함, 동행해 줌, 칭찬해 줌, 안위해 줌, 희망을 불어넣어 줌, 용서 구함, 수용해 줌 등 10가지 치료적 의사소통을 촉진하는 돌봄활동을 포함한다.

04

정답 ① 알아봐 줌(noticing) : 대상자에게 관심을 가지고 가까이 접근하여 대상자의 존재와 그가 필요로 하는 것 등을 인식하고 인정하는 행위 또는 기술을 말한다.

② 동참해 줌(participating) : 대상자의 삶을 유지하는데 필요한 행동을 그와 함께 하는 행위 또는 기술이다.

③ 나눔(sharing) : 접촉, 생각, 경험, 지식(정보), 시간, 물질 등 소중한 것을 대상자와 함께 공유하는 행위 또는 기술을 말한다.

④ 적극적으로 경청함(active listening) : 마음과 몸으로 정성을 다해서 진심으로 대상자의 말에 집중하여 귀를 기울이는 행위 또는 기술이다.

⑤ 동행해 줌(companioning) : 대상자와 함께 같이 있어주는 행위로 곁에서 시간을 함께 보내며 말벗이 되어주는 것이다.

⑥ 칭찬해 줌(complimentation) : 대상자의 좋은 점을 찾아 인정해주며 대상자를 치켜 올려 세워주는 행위 또는 기술을 일컫는다.

⑦ 안위해 줌(comforting) : 대상자의 편이 되어 공감해주며 그의 아픔과 슬픔을 이해해주고 위로해주는 행위나 기술이다.

⑧ 희망을 불어 넣어줌(hoping) : 삶의 모든 것을 궁극적으로 절대자에게 맞추도록 도와주며 대상자에게 에너지 또는 힘의 원천이 될 수 있는 것들을 정성을 다해 힘껏 불어넣어 주는 행위 또는 기술이다.

⑨ 용서 구함(forgiving) : 돌봄을 제공하는 사람 자신이 먼저 잘못했음을 인정하고 용서해줄 것을 청하는 것이다.

⑩ 수용해 줌(accepting) : 대상자를 비판하지 않고 있는 그대로 용납하며 받아주는 것이다.

05 **자기주장적 행동을 증진시키는 기술을 중 '나' 중심 진술(I-massage)에 관해 쓰고 예를 드시오.**

해설 '나' 전달법은 자기주장적 행동을 증진시키는 기술 중 하나로 상대를 나의 자존감을 지키는 동시에 상대를 분노하게 하지 않고 효과적으로 자기주장을 할 수 있는 방법이다.

해설 & 정답 checkpoint

05

정답 '나' 중심의 진술 사용하기

㉠ 내가 어떻게 느끼는지 말한다.

㉡ 언제 : 문제가 되는 행동을 중립적인 방식으로 설명한다.

㉢ 왜 : 부적절한 행동이 무엇인지 설명한다.

㉣ 변화제안 : 행동에 대한 바람직한 대안을 제안한다.

예

'너' 중심의 진술 : "너 또 실수했니? 너 때문에 다시 일해야 하잖아."

'나' 중심의 진술 : "너가 같은 실수를 반복하니 내가 화가 나는구나. 내가 또다시 일을 해야 하니까 다음번엔 정확하게 일을 해주면 고맙겠어."

Self Check로 다지기

- 간호중재는 간호사정, 간호진단, 간호계획을 통해 정해진 목표에 따라 대상자를 바람직한 방향으로 이끌기 위한 적극적이며 자율적인 간호행위의 핵심이다.

- 간호중재는 전문적인 간호사의 역할을 요구하며 간호계획에 의한 간호활동을 통해 간호팀 구성원과 원활하게 의사소통하고 대상자의 지속적인 간호를 위해 적용하는 것이다.

- 간호중재의 유형에는 독자적 간호중재, 의존적 간호중재, 상호의존적 간호중재가 있다.

- 스트레스 및 통증관리법의 일환으로 이완요법은 대상자로 하여금 신체적, 정신적 긴장을 감소시키기 위한 기법으로 긴장된 근육조직이 이완되면 불안의 감정도 감소된다는 전제하에 이루어진다.

- 인지적 접근법으로서의 인지요법은 대상자들의 경험을 왜곡되게 만드는 역기능적 신념을 확인하고 변경할 수 있도록 하는 것을 목표로 한다.

- 인지행동치료는 대상자의 부적응적 행동과 자동적 사고를 변화시키기 위해 인지적 접근과 행동적 접근을 병행하여 사용한다.

- 음악치료는 정신적, 신체적 건강을 회복 유지 및 증진시키기 위해 음악을 과학적, 기능적으로 적용하는 것이다.

- 생활양식의 변화에는 자존감 향상을 통한 자아변경, 계약과 행동치료, 영양 상담, 성문제 상담이 포함된다.

- 회상은 과거를 회고하면서 자연스럽게 일어나는 통합적인 정신과정으로 노인이 지난 삶 속의 갈등을 해소하고 재통합해 삶을 균형 있게 만들도록 해준다.

- 역할 보강을 위해 오렘(Orem)은 자가간호이론에서 간호를 자가가호결핍이 있는 사람에게 제공되는 것으로 개인을 위한 간호의 필요성을 결정하고 간호체계를 설계하여 간호를 제공하는 것을 복합적인 역량으로 보았다.

- 가치관 정립은 가치명료화와 가치, 신념, 태도에 의한다.

- 지지집단의 형성에서 집단의 기능은 사회화, 지지, 과업완수, 동지애, 정보제공, 규범, 강화, 관리를 위한 것이며 집단의 유형으로는 과업집단, 교육집단, 지지집단, 치료집단, 자조집단이 있다.

- 운동요법에서 운동프로그램 실시는 위험요인이나 질병의 유무와 관련되며 운동의 초보자나 노인, 과체중자, 관절염 환자 및 만성병 환자는 저충격 운동이 바람직하다.

- 자기주장훈련은 자신의 권리와 느낌을 표현하도록 가르침으로써 스트레스를 감소시키는 행동전략이다.

- 환자교육은 질병의 재발과 재입원의 악순환 고리를 끊을 수 있기 때문에 환자의 사회복귀 및 일상으로의 복귀에 매우 중요하다.

- 급성환자 간호로서 위기간호는 위기유형별 중재를 적용하는 것이며 전화 위기상담, 응급실 위기중재, 가정 간호서비스, 가족 위기치료 등이 있다.

- 감각통합은 감각입력을 조직화하는 과정으로 뇌는 유용한 신체 반응과 유용한 지각, 정서, 사고를 생산한다.

- 감시로서 억제(강박) 및 격리는 자신의 행동을 통제할 수 없으며 자신과 의료진의 신체적 안전 및 심리적 안녕에 중대한 위험을 주는 대상자에게 적용되는 것이며 표준을 준수해야 한다.

- 치료적 관계 형성으로서의 라포 형성은 각 개인의 고유성에 대해 알고 이를 인정함으로써 조화를 창조하는 것이며 고요히 있으면서 하나의 인간으로서의 타인을 경험할 수 있는 능력이다.

- 치료적 의사소통은 치료적 간호사-대상자 사이에서 건강을 촉진시키기 위한 언어적, 비언어적 메시지를 통하여 대상자에게 다가가는 기술이며 과정이다.

- 치료적 반응기술은 대상자가 자신의 성장을 촉진시킬수 있는 방법으로 의사소통할 수 있도록 격려하는 대화방식이다.

- 간호사는 자신을 치료적으로 사용하는 돌봄활동에 알아봐 줌, 동참해 줌, 나눔, 적극적인 경청함, 동행해 줌, 칭찬해 줌, 안위해 줌, 희망을 불어넣어 줌, 용서 구함, 수용해 줌 등 10가지 치료적인 의사소통을 촉진하는 돌봄활동을 포함하고 있다.

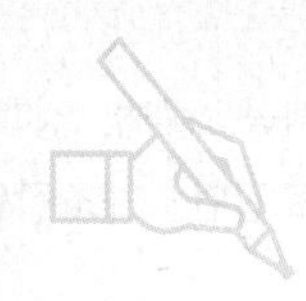

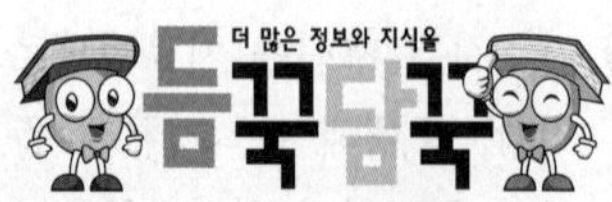

더 많은 정보와 지식을
듣꾹담꾹

고 득 점 으 로 대 비 하 는 가 장 똑 똑 한 대 비 서 !

제 7 장

간호평가

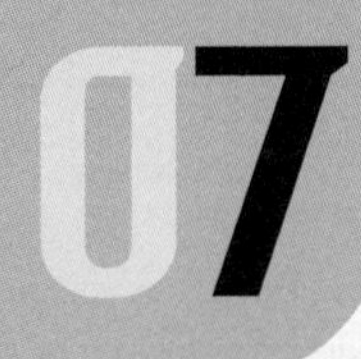

07 간호평가

CHAPTER

제 1 절 평가의 단계

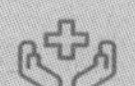

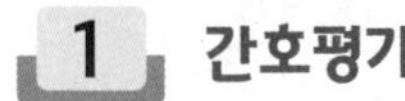

1 간호평가

(1) 간호평가의 정의 중요 ★

① 간호평가란 간호계획과정에서 설정한 목적과 목표를 대상자의 건강상태와 체계적으로 비교하는 것이다.

② 기대되는 목표가 성취되었는지, 간호진단이나 문제가 해결되었는지를 비판적으로 검토하는 과정이다.

③ 평가과정은 진행적, 구체적이며, 간호과정의 각 단계에 대한 통합적 판단으로 간호사와 대상자가 상호작용할 때마다 이루어진다.

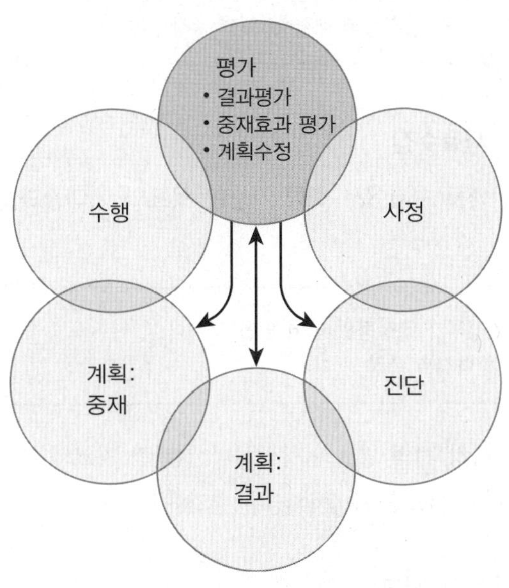

[그림 7-1] 간호과정 내 평가단계

(2) 간호평가의 목적

① 대상자에게 제공된 간호를 판단하기 위한 주관적이고 객관적인 자료를 수집한다.
② 간호중재에 대한 대상자의 행동 반응을 조사한다.
③ 설정된 결과평가 기준과 대상자의 반응을 비교한다.
④ 대상자와 가족, 간호사 및 의료진이 의료 결정에 관여한 정도와 협동한 정도를 측정한다.
⑤ 치료계획 평가의 개정을 위한 기반을 제공한다.
⑥ 간호의 질과 대상자의 건강상태에 대한 효과를 감독한다.

2 간호평가 과정 중요 ★★

(1) 목표 및 기대결과 확인

① 간호사는 대상자의 목표 달성 정도를 측정하기 위해 간호계획에서 작성된 기대결과를 확인한다.
② 하나의 간호계획에는 하나 이상의 기대결과가 있으며 평가를 위한 자료수집 전에 기대결과 목록을 먼저 확인하는 것이 좋다.

> 예
> - 기대결과 : 24시간 섭취량과 배설량 측정 결과, 섭취량이 배설량보다 500 ~ 1000cc 많을 것이다.
> - 수집할 자료 : 24시간 섭취량과 배설량(I&O) 측정

(2) 기대결과와 관련된 자료수집

① 목표 달성을 위한 자료수집에서 측정 가능한 목표와 기대결과를 지침으로 하여 자료를 수집하여야 한다.

> 예
> - 기대결과 : 활력징후가 정상범위 안에 있을 것이다.
> - 수집할 자료 : 활력징후 측정

② 자료수집 방법은 사정 시의 방법과 동일하며 객관적 자료와 주관적 자료를 모두 수집한다.
③ 측정도구를 사용하여 자료를 수집한 경우 평가에서도 동일한 측정도구를 사용한다.

(3) 수집된 자료와 기대결과 비교

① 자료수집 후 대상자의 최근 상태와 간호계획에서 규명한 간호목표를 비교한다.
② 대상자의 반응(결과)이 간호사가 기대한 반응(기대결과)이었는지, 주어진 시간과 상황에서 간호사가 기대할 수 있었던 최선의 기대결과였는지를 간호사와 대상자가 함께 확인한다.

③ 목표달성여부와 관련해 다음의 3가지 가능한 결론을 내릴 수 있다.
   ㉠ 바람직한 대상자 반응이 나타남 → 목표달성
   ㉡ 부분적으로만 기대한 결과가 나타났거나 단기적 기대만 달성되고 장기적 기대는 달성되지 않음 → 목표가 부분적으로 달성됨
   ㉢ 기대한 반응이 목표한 때까지 나타나지 않고 대상자의 반응과 간호사의 기대가 일치하지 않음 → 목표가 달성되지 않음

[표 7-1] 결과 달성의 판결

기대되는 결과	대상자 반응	판결
대상자는 4월 6일까지 복도 끝까지 걸어갔다 올 것이다.	1. 대상자는 복도 끝까지 걸어갔다 왔다.	결과 달성
	2. 대상자는 복도 끝까지 걸어갔으나 걸어서 돌아올 수 없었다.	결과 부분적 달성
	3. 대상자는 걸을 수 없었다.	결과 미달성

(4) 진행과정에 대한 판단

① 대상자의 건강상태에 대한 자료수집 후 자료를 간호목표 및 기대결과와 비교한 후 목표가 달성되지 않은 경우 진행과정에 대한 세밀한 검토가 필요하다.

② 대상자에게 제공된 간호중재 외에 다른 건강전문가에 의해 제공된 치료나 활동, 가족과 지인에 의한 영향, 대상자의 동기, 기대, 태도, 대상자와 간호사의 신뢰형성, 대상자가 정확한 자료를 제공하지 않음, 대상자의 이전 경험과 지식 등을 고려해 부정적인 결과에 영향을 미쳤는지 검토한다.

③ 간호활동에 영향을 미치는 모든 활동을 통제할 수는 없으므로 효과를 증진시키는 요인과 방해하는 요인에 대해 점검한다.

(5) 결론 도출 중요 ★

목표/기대결과의 달성 여부를 판단한 후 간호계획이 문제해결, 감소, 예방에 효과적이었는지 결정한다.

① **간호목표달성**: 간호목표와 자료를 비교하여 목표가 달성되었는지 판단하고 간호목표와 간호진단이 모두 해결되었을 때 간호수행을 종결한다.

② **간호목표 미달성**
   ㉠ **대상자 반응 검토**: 간호목표가 달성되지 않았을 때 가장 먼저 대상자의 반응을 검토하여 대상자의 상태를 정확하게 설명하고 있는지 확인한다.
   ㉡ **간호목표 검토**: 간호목표가 적절하지 않았을 경우 목표를 수정하고 이에 따라 간호중재도 수정한다.
   ㉢ **관련요인 검토**: 관련요인이 적절하지 않았다면 재사정을 통해 추가 자료를 모으고 관련요인과 중재를 수정한다.

(6) 평가문 작성

① 평가진술문은 목표달성여부에 대한 판단과 판단을 지지하는 자료로 기술한다.

> ☑ 예
> - 간호목표 : 인슐린을 정확한 방법으로 자가 주사한다.
> - 평가진술문 : 3/19 MD, 목표 달성됨, 점심식사 전 정확한 방법으로 인슐린 자가 주사하는 것을 관찰함.

② 간호결과분류(NOC)나 다른 표준화된 결과와 지표 사용 시 평가진술문 형태는 변경될 수 있다.

[표 7-2] 기대결과와 지표에 따른 평가의 예

기대결과와 지표	평가진술문	간호중재와 활동	간호활동의 지속이나 수정이유
• 증상의 심각성(2013) • 통증강도 2점 이하 • 호흡 12~16회/분 • 근육긴장 없음	• 달성되지 못함 : 통증 강도 3 • 달성 : 호흡 16회/분 • 달성 : 바른 자세로 누워 있음	• 통증관리(1400) • 통증의 강도, 빈도기간을 관찰함	통증이 지속되므로 계속 관찰이 필요함

*( )의 숫자는 NOC 코드임

(7) 간호계획의 종결, 지속, 수정

① **간호사정** : 기초자료가 부정확하고 불완전할 때 모든 단계에 영향을 미치므로 간호사는 대상자를 재사정하고 새로운 자료나 기록을 추가하여 자료가 완전해지도록 한다.

② **간호진단** : 기초사정자료가 불완전하면 간호진단을 재수립해야 하고 자료가 완벽했을 시 문제를 정확히 확인했는지 또 간호진단이 대상자에게 적합한지 분석이 필요하다.

③ **간호계획** : 간호진단이 부적합하면 간호계획을 수정해야 하고 적합하면 간호사는 기대결과가 현실적으로 달성가능한지 확인한다.

④ **간호중재** : 선택한 간호중재가 목표달성에 도움되는지, 최선의 간호중재인지 확인해야 한다.

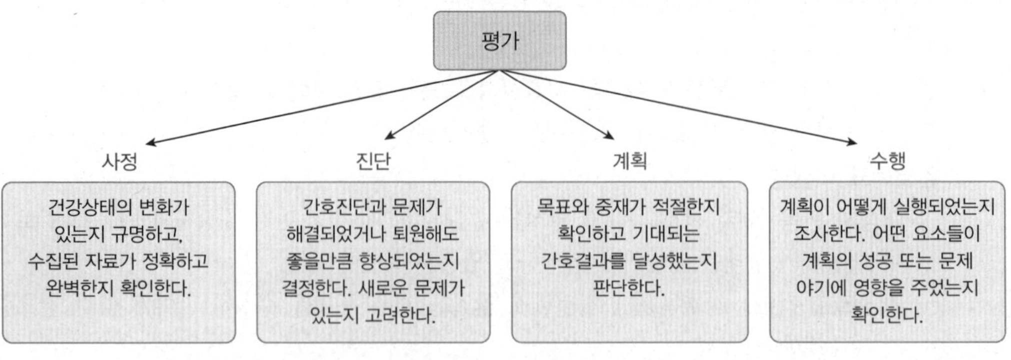

[그림 7-2] 간호평가

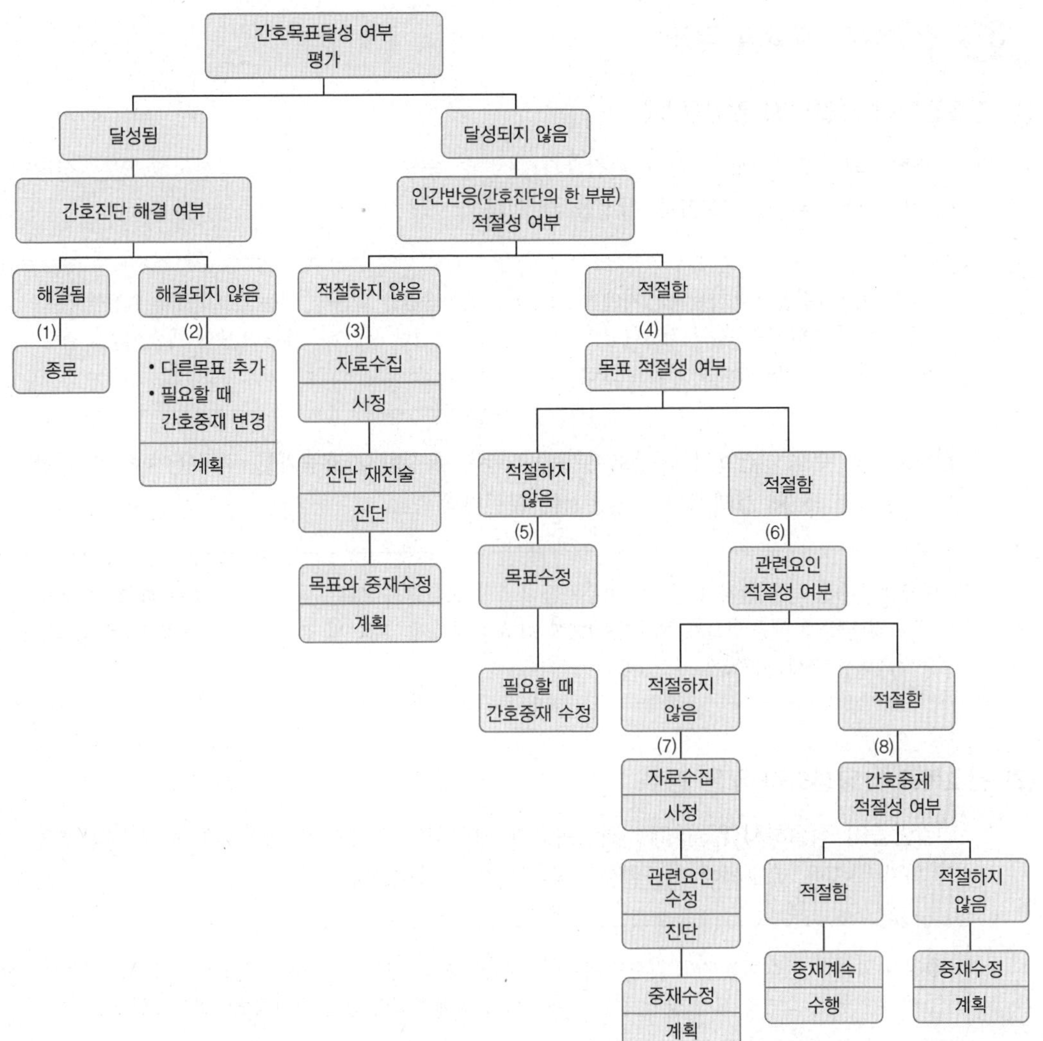
간호목표달성 여부
평가
달성됨
달성되지 않음
간호진단 해결 여부
인간반응(간호진단의 한 부분)
적절성 여부
해결됨
해결되지 않음
적절하지 않음
적절함
(1)
(2)
(3)
(4)
종료
• 다른목표 추가
• 필요할 때
간호중재 변경
계획
자료수집
사정
목표 적절성 여부
진단 재진술
진단
적절하지
않음
적절함
목표와 중재수정
계획
(5)
(6)
목표수정
관련요인
적절성 여부
필요할 때
간호중재 수정
적절하지
않음
적절함
(7)
(8)
자료수집
사정
간호중재
적절성 여부
관련요인
수정
진단
적절함
적절하지
않음
중재수정
계획
중재계속
수행
중재수정
계획

[그림 7-3] 간호평가 과정

3 간호평가 결과의 적용

(1) 간호진단이 해결되지 않았을 때

① **간호목표의 추가**: 대상자가 간호진단과 관련된 증상을 지속적으로 경험하고 있는 상황일 때 간호사는 추가적인 목표를 설정할 수 있다.

> ☑ 예
>
> 비만이며 신체활동이 저하된 대상자에게 "규칙적인 운동습관을 갖는다."라는 간호목표를 설정한 경우 대상자가 주 2회의 수영을 시작했다면 첫 번째 목표를 달성한 시점에 "1개월 이내에 체중 2kg을 감량한다."라는 두 번째 목표를 도출할 수 있다.

② **간호중재의 수정**: 간호사는 간호계획에 포함된 특정한 간호중재를 검토해야 하며 대상자를 지지하는 데 왜 효과적이지 않은지를 확인한다.

> ☑ 예
>
> 대장암 수술을 받은 환자가 결장루 파우치를 스스로 교환할 수 있는 것을 목표로 했을 때 그 중재인 '교육 및 팜플릿 제공'만으로 목표가 실패한 경우 환자에게 '교육 및 결장루 교환 시청각교육자료의 제공'으로서 중재를 수정할 수 있다.

(2) 간호목표가 달성되지 않은 경우

① **인간반응이 적절하지 않을 때**: 간호목표가 달성되지 않았다면 대상자의 증상과 간호진단의 환자 특성을 비교하여 인간반응을 우선적으로 검토한다.

> ☑ 예
>
> 환자가 여러 번 화장실을 가고 안절부절못하는 모습을 보여 간호사는 환자가 불안한 것으로 판단했으나 8시간 동안 소변을 보지 못한 것으로 확인되어 정체된 소변량을 확인해보니 800cc였다.

② **인간반응이 적절할 때**: 간호목표가 현실적인지, 간호목표를 대상자의 강점을 염두에 두고 설정하였는지, 시간계획은 적절한지에 대해 재고한다.

③ **간호목표가 적절하지 못한 경우**: 간호목표와 간호중재를 수정할 필요가 있다.

> ☑ 예
>
> 남편의 폭력으로 고통받는 환자에 대해 남편과 분리하고 집에서 나온다는 간호목표를 세운 경우 간호진단 자체에는 문제가 없을 수 있지만, 만약 환자가 이 목표를 달성할 준비가 되지 않았다면 또 따른 전략을 반영할 수 있도록 간호목표와 중재내용을 수정하여야 한다.

④ **간호목표가 적절한 경우**: 목표가 적절함에도 불구하고 간호목표가 달성되지 않았을 때는 간호진단의 관련요인이 인간반응에 대한 원인을 설명하는 데 있어서 정확한지 확인한다.

㉠ 관련요인이 적절하지 않을 때 : 추가적인 자료를 모으고 관련요인과 중재내용을 수정한다.

> ☑ 예
>
> 간호사는 고혈압 환자 A에게 투약 불이행의 원인이 지식 부족이라고 판단하여 치료방안에 대한 교육과 팜플릿을 제공하며 투약을 꾸준히 하도록 요청하였으나 실제 투약 불이행의 이유가 아내가 환자에게 약물 대신 대체요법을 권하여 약물을 복용하지 않았던 것이 밝혀졌다.

㉡ 관련요인이 적절한 경우 : 간호중재가 대상자를 위해 개별화된 것인지, 간호중재를 적용하고자 할 때 현실적으로 활용가능한 자원이 있는지를 살핀다.

4 간호평가와 비판적 사고

(1) 반영 : 간호사는 자기 반영을 위해 스스로 다음의 내용을 확인한다.

① 명확성

평가진술문은 명확한지, 목표는 달성되었고 자료는 충분한지 확인한다.

② 정확성

간호계획의 목표와 재사정 자료를 비교하였는지 대상자는 만족하는지 확인한다.

③ 정밀성

대상자의 진술을 그대로 적용했는지, 행동 동사로 이루어진 평가진술문인지를 확인한다.

④ 관련성

목표와 관련된 재사정 자료를 수집했는지 확인한다.

⑤ 깊이

놓친 것은 없는지, 기본적인 것은 모두 확보했는지, 추가면담이 필요한지 확인한다.

⑥ 넓이

대상자가 결과 및 목표 달성을 어떻게 이해하고 있는지 확인한다.

⑦ 논리성

중재가 목표를 성취할 수 있도록 했으며 적절히 수행했는지 확인한다.

⑧ 중요성

문제를 예방하기 위해 계획을 더 작성할 필요가 있는지, 대상자에게 간호가 계속 필요한지 확인한다.

(2) 평가오류

① 간호평가에서 가장 큰 오류는 대상자의 결과를 체계적으로 평가하지 못하는 것이다.

② 대상자의 결과를 평가하면서 대상자의 요구를 얼마나 충족시켰는지 확인할 수 있다.

③ 이미 효과가 없다고 확인된 중재가 계속 수행될 수 있기 때문에 효과가 없는 중재도 평가진술문에 기록한다.

④ 실제 결과가 잘못 측정되었거나 자료가 불완전할 경우에도 오류가 발생할 수 있다.

제 2 절 간호의 질 평가

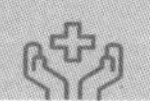

1 질 보장

(1) 질적인 간호를 위해 제공되는 간호의 우수성 정도를 평가하고자 질 평가를 수행하게 된다.

(2) 간호서비스의 질 평가와 질 보장의 필요성은 의료비 지출에 대한 책임의식과 관련되며 안전하고 효과적인 서비스를 제공하기 위함이다.

(3) 간호서비스의 질은 간호사가 대상자의 요구에 적절하게 간호서비스를 제공한 결과 대상자에게 기대하는 결과가 달성된 정도를 나타내는 것이다.

[표 7-3] 간호 질 평가와 간호과정의 평가 비교

구분	간호 질 평가	간호과정의 평가
평가의 범위	대상자 집단	대상자 개인
평가의 대상	전반적인 간호의 질	대상자 목표달성을 위한 진행과정 간호계획의 검토
평가의 유형	구조, 과정, 결과	• 환자진행과정에 대한 결과 평가 • 간호계획에 대한 과정 평가
평가를 위한 책임	기관의 중간관리자	대상자를 돌보는 간호사

2 평가의 기준과 표준

(1) 기준

① 평가의 기준은 기술, 지식 또는 건강상태를 구체화하여 측정할 수 있는 질, 속성 또는 측정도구이다.

② 양질의 간호를 수행하기 위한 필수요소인 동시에 간호사가 그대로 수행해야 하고 간호과정, 추후관리과정에 관련된 정보를 얻고 기록으로 남겨야 하는 내용이다.

③ 과정 평가에서는 구체적인 간호활동을 서술하는 데 기준이 이용된다.

④ 결과 평가 시에 대상자의 기대되는 결과인 구체적인 행동이 기준이 된다.

⑤ 대상자에 대한 행동이나 기준은 대상자의 생리적 반응, 대상자가 시범보일 기술, 대상자의 지식수준, 대상자에게 적절한 행동수준 등으로 분류하여 기술될 수 있다.

⑥ 평가 기준은 간호의 질을 정확히 측정할 수 있어야 하며 누가, 언제, 어디서 사용하더라도 동일한 결과를 보여줄 수 있도록 신뢰도가 높고 좋고 나쁨을 구별할 수 있는 민감성을 지녀야 한다.

(2) 표준

① 표준은 간호의 질과 적절성을 함축하여 현존 지식과 경험을 토대로 평가할 수 있는 객관적인 평가기준에 따른 결과의 기대수준을 의미하며 달성가능한 수준이어야 한다.

② 표준에는 두 가지 수준이 있다.

㉠ 첫 번째 수준의 표준 : 질 관리 활동을 촉진하는 기본적인 문제에 대한 것

> ☑ 예
>
> 고혈압 대상자의 65% 이상이 고혈압을 잘 관리하는 것

㉡ 두 번째 수준의 표준 : 문제의 원인이 되거나 문제발생에 기여하는 요인에 대한 것

> ☑ 예
>
> 적어도 고혈압 대상자의 75%가 추후관리에 순응하고 적어도 대상자의 90% 이상이 혈압을 최소한 1년에 2회 이상 측정하는 것

㉢ 첫 번째 수준의 표준을 미리 정하지 않으면 문제가 있는 것인지 또는 상황이 더 진행되는 것인지 파악할 수 없다.

㉣ 두 번째 수준의 표준은 정하기가 매우 어려우며 처음으로 문제를 파악하는 경우에 더욱 어려울 수 있다.

③ 표준은 규범적 혹은 경험적으로 정할 수 있다. 규범적 표준은 최상의 여건에서 이루어질 수 있는 이상적인 것으로 수준이 높기 때문에 질 관리에서는 경험적 표준이 훨씬 많이 사용된다.

3 평가의 유형

(1) 구조평가

① 구조평가(structural evaluation)는 간호가 제공되는 여건이나 환경에 초점을 두는 방법으로 보건의료시설, 의료기구, 기관의 조직 형태에 관한 것이다.

② 적절한 장비, 물리적 시설의 배치, 직원의 종류와 수의 적절성, 간호사 대 환자의 비율, 행정적 지원 등에 관해 평가한다.

③ 평가자료의 출처로 절차 메뉴얼, 정책진술 책자, 직무기술서, 간호계획서, 기관 소개를 위한 프로그램, 보수교육 계획, 직원의 교육수준, 이용 가능한 시설 및 기구, 환자 기록지 등을 이용할 수 있다.

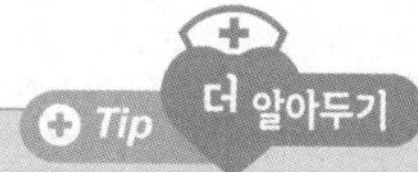

구조평가를 위한 평가기준의 예
- 벨이 손이 닿을 수 있는 위치에 있다.
- 각 병동마다 가족대기실이 있다.
- 이중 잠금장치가 된 케비넷 안에 마약류를 보관하고 있다.
- 심폐소생장비가 각 병동마다 갖추어져 있다.
- 출구 표시판이 분명하게 보인다.

(2) 과정평가

① 과정평가(process evaluation)는 절차와 방법에 대한 평가로 간호제공자의 행위에 초점을 두는 방법이다.

② 간호사의 활동을 평가하고 간호사의 중재행위를 관찰하거나 간호사가 수행한 것에 대해 대상자에게 묻거나 환자 기록지에 있는 간호기록을 검토하여 평가한다.

③ 과정에 대한 동시 평가
간호사의 지식과 중재기술을 수행하는 현장에서 즉시 평가하는 방법이다.

> 예
> 수술 전 수술 승낙서의 서명, 투약 시 간호사가 대상자를 적절한 방법으로 확인하였는지 평가

④ 과정에 대한 소급 평가
환자가 퇴원한 후 시행하는 것으로 입원 시 간호력, 섭취량과 배설량 기록 등을 평가할 수 있다.

⑤ 과정평가의 기준은 간호실무의 표준이 될 수 있다.

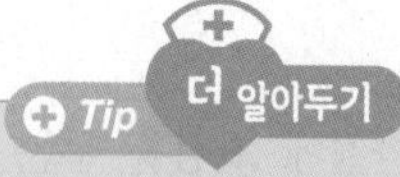

과정평가 기준의 예
- 투약 전에 대상자의 이름을 확인한다.
- 간호 수행 전에 그 절차를 설명한다.
- 약물은 정확한 시간에 투여한다.
- 대상자의 초기면담은 입원 후 8시간 이내에 완료한다.

(3) 결과평가

① 결과평가(outcome evaluation)는 대상자의 행동과 건강상태의 변화에 대한 평가로 대상자의 반응에 초점을 두는 방법이다.

② 기대되는 반응 또는 대상자의 기술된 목표와 비교되는 대상자의 행동변화를 측정하는 것이다.
③ 결과평가는 표준이 개발된 후 평가가 가능하다.
④ **결과에 대한 동시 평가**: 대상자가 새로운 지식이나 기술을 습득하거나 생리적, 사회심리적 건강상태의 호전여부를 평가하는 방법이다.

> ☑ 예
> 상처치유의 과정, 안정된 체온의 유지, 지시된 양의 수분 섭취 등의 평가

⑤ **결과에 대한 소급 평가**: 환자가 퇴원한 후 시행하는 것으로 환자의 경과 진행 상태와 관련된 간호중재에 대해 평가하는 방법이다.

> ☑ 예
> 대상자가 수행한 일상생활 활동, 대상자의 긍정적인 태도 변화, 대상자의 일일 당뇨식이 계획 등의 평가

4 질 보장 평가의 절차

(1) 평가주제를 결정한다.

> ☑ 예
> 특정 의학진단이 내려진 대상자 집단을 위한 간호, 병원에 입원한 모든 대상자를 위한 간호, 간호단위에 보관 중인 기록지 등

(2) 간호표준을 확인하고 구조, 과정, 결과 평가의 기준 중에서 어느 것이 적절한지 결정한다.

(3) 간호표준을 측정하기 위한 기준을 설정한다.

(4) 기대되는 이행수준 또는 수행수준을 결정한다.

> ☑ 예
> 수행수준 : 달성될 것으로 기대하는 횟수의 백분율로서 기준을 진술하는 것에 따라 0% ~ 100%까지 다양함

(5) 기준과 관련된 자료를 수집한다.

> ☑ 예
> 대상자 면담, 차트 감사, 간호활동의 직접 관찰, 설문지, 특정 평가도구 활용

(6) 자료를 분석한다.

① 자료와 기준 사이의 불일치가 있는지를 확인한다.

② 구조, 과정, 결과에 대한 정보를 이용하여 불일치에 대한 이유를 결정한다.

(7) 불일치를 수정하고 문제를 해결하기 위한 방안을 만든다.

> ☑ 예
>
> 간호사 교육이나 인력구조의 변경이 필요할 시 새로운 자료수집 방식을 이용

(8) 해결책을 실시한다.

평가의 목적은 제공된 간호의 질을 유지하기 위한 것이므로 일단 문제가 확인되면 다시 재발되지 않도록 행동을 취한다.

(9) 해결책이 효과적이었는지를 결정하기 위해 재평가한다.

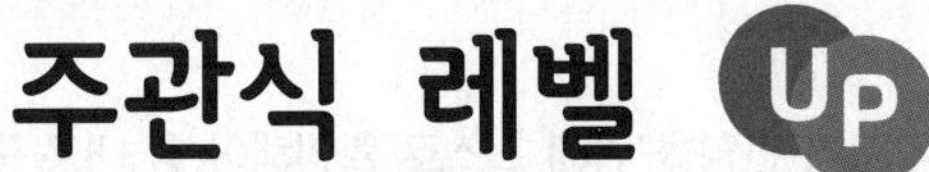

주관식 레벨 UP

01 간호계획의 종결, 지속, 수정에 대한 설명 중 알맞은 것을 〈보기〉에서 고르시오.

- 선택한 (①)가 목표 달성에 도움이 되는지, 최선인지 확인해야 한다.
- 자료가 완벽했을 시 문제를 정확히 확인했는지 또 대상자에게 (②)이 적합한지 분석이 필요하다.
- 기초자료가 부정확하고 불완전할 시 모든 단계에 영향을 미치므로 간호사는 (③)을 통해 새로운 자료나 기록을 추가하여 자료가 완전해지도록 한다.
- 간호진단이 부적합하면 (④)을 수정해야 하고 적합하면 간호사는 기대결과가 현실적으로 달성가능한지 확인한다.

보 기

㉠ 간호사정 ㉡ 간호진단 ㉢ 간호계획 ㉣ 간호중재

정답 ①-㉣ 간호중재, ②-㉡ 간호진단, ③-㉠ 간호사정, ④-㉢ 간호계획

해설 간호평가에서 간호사는 대상자의 문제상태를 파악한 후 그 결과를 근거로 간호계획을 수정한다. 간호계획 전체를 검토하고 수립단계에 문제가 없었는지 확인하기 위해 간호사정, 간호진단, 간호중재, 간호계획 전체를 점검한다.

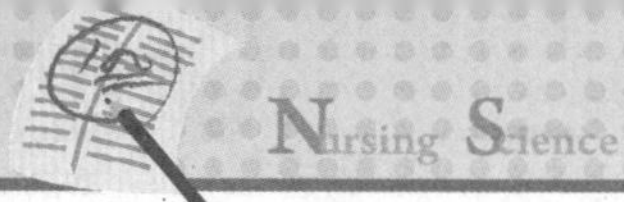

02 간호사가 간호평가에서 자기 반영을 위해 스스로 확인해야 할 내용 중 〈보기〉에서 알맞은 것을 고르시오.

① 간호계획의 목표와 재사정 자료를 비교하였는지, 대상자는 만족하는지 확인한다.
② 문제를 예방하기 위해 계획을 더 작성할 필요가 있는지, 대상자에게 간호가 계속 필요한지 확인한다.
③ 중재가 목표를 성취할 수 있도록 했으며 적절히 수행했는지 확인한다.
④ 놓친 것은 없는지, 기본적인 것은 모두 확보했는지, 추가면담이 필요한지 확인한다.

보 기

㉠ 깊이 ㉡ 정확성 ㉢ 중요성 ㉣ 논리성

정답 ①-㉡ 정확성, ②-㉢ 중요성, ③-㉣ 논리성, ④-㉠ 깊이

해설 간호사는 간호평가에서 비판적 사고가 필요하며 자기 반영을 위해 명확성, 정확성, 정밀성, 관련성, 깊이, 넓이, 논리성, 중요성이 모두 적용되었는지 확인한다.

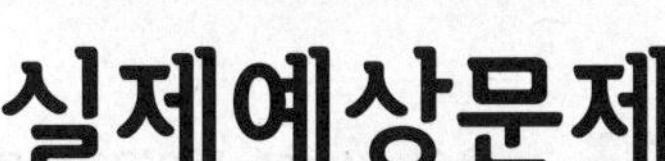
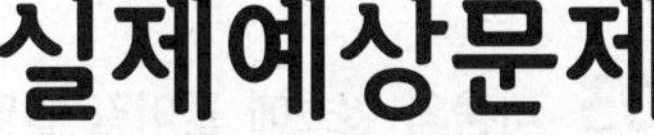

실제예상문제

01 다음 중 간호평가의 정의에 대한 설명으로 틀린 것은?

① 간호평가는 간호계획과정에서 설정한 목적과 목표를 대상자의 건강상태와 체계적으로 비교하는 것이다.
② 평가과정은 진행적이며 구체적이다.
③ 간호과정의 각 단계에 대한 통합적 판단으로 치료종료 후에 이루어진다.
④ 기대되는 목표가 성취되었는지, 간호진단이나 문제가 해결되었는지를 비판적으로 검토하는 과정이다.

02 간호평가의 목적에 대한 설명으로 옳은 것을 모두 고르시오.

㉠ 대상자에게 제공된 간호를 판단하기 위한 주관적이고 객관적인 자료를 수집하기 위함이다.
㉡ 설정된 결과평가 기준과 대상자의 반응을 비교하기 위함이다.
㉢ 치료계획 평가의 개정을 위한 기반을 제공한다.
㉣ 대상자와 가족이 의료 결정에 관여한 정도를 측정하기 위함이다.

① ㉠, ㉡, ㉢
② ㉠, ㉡, ㉣
③ ㉠, ㉢, ㉣
④ ㉠, ㉡, ㉢, ㉣

해설 & 정답 checkpoint

01 평가과정은 진행적, 구체적이며, 간호과정의 각 단계에 대한 통합적 판단으로 간호사와 대상자가 상호작용할 때마다 이루어진다.

02 대상자와 가족, 간호사 및 의료진이 의료 결정에 관여한 정도와 협동한 정도를 측정한다.

정답 01 ③ 02 ①

checkpoint 해설 & 정답

03 간호평가의 과정 중 첫 번째 단계는 목표와 기대결과의 확인으로 괄호 속에 들어갈 알맞은 말은 기대결과이다.

04 측정도구를 사용하여 자료를 수집한 경우 평가에서도 동일한 측정도구를 사용한다.

정답 03 ② 04 ④

03 다음의 괄호에 들어갈 알맞은 말은 무엇인가?

- 간호사는 대상자의 목표 달성 정도를 측정하기 위해 간호계획에서 작성된 (　　)을/를 확인한다.
- (　　): 24시간 섭취량과 배설량 측정 결과, 섭취량이 배설량보다 500 ~ 1000cc 많을 것이다.

① 간호진단
② 기대결과
③ 간호중재
④ 기대목표

04 기대결과와 관련된 자료수집에 대한 설명으로 틀린 것은?

① 목표달성을 위한 자료수집에서 측정 가능한 목표와 기대결과를 지침으로 하여 자료를 수집하여야 한다.
② 기대결과가 "활력징후가 정상범위 안에 있을 것이다."라면 수집할 자료는 '활력징후'이다.
③ 자료수집 방법은 사정 시의 방법과 동일하며 객관적 자료와 주관적 자료를 모두 수집한다.
④ 측정도구를 사용하여 자료를 수집한 경우 평가에서는 다른 측정도구를 사용하여 신뢰도를 높인다.

해설 & 정답 checkpoint

05 수집된 자료와 기대결과 비교에 대한 설명으로 틀린 것은?

① 자료수집 후 대상자의 최근 상태와 간호계획에서 규명한 간호목표를 비교한다.
② 대상자의 결과가 기대결과이었는지, 주어진 시간과 상황에서 간호사가 기대할 수 있었던 최선의 기대결과였는지를 간호사와 대상자가 함께 확인한다.
③ 바람직한 대상자 반응이 나타났다면 목표를 달성한 것이다.
④ 기대한 반응이 목표한 때까지 나타나지 않고 대상자의 반응과 간호사의 기대가 일치하지 않은 경우 부분적으로 목표가 달성된 것이다.

05 부분적으로만 기대한 결과가 나타났거나 단기적 기대만 달성되고 장기적 기대는 달성되지 않았을 때 목표가 부분적으로 달성되었다고 한다. ④는 목표가 달성되지 않은 경우이다.

06 진행과정에 대한 판단과 관련한 설명 중 옳은 것을 모두 고르시오.

㉠ 대상자의 동기, 기대, 태도, 대상자와 간호사의 신뢰형성, 대상자가 정확한 자료를 제공하지 않음, 대상자의 이전 경험과 지식 등도 부정적 결과에 영향을 미칠 수 있다.
㉡ 대상자의 건강상태에 대한 자료수집 후 자료를 간호목표 및 기대결과와 비교한 후 목표가 달성되지 않은 경우 진행과정에 대한 세밀한 검토가 필요하다.
㉢ 대상자에게 제공된 간호중재 외에 다른 건강전문가에 의해 제공된 치료나 활동, 가족과 지인에 의한 영향 등이 부정적인 결과에 영향을 미쳤는지 검토한다.
㉣ 간호활동에 영향을 미치는 모든 활동을 통제하기 위해 효과를 증진시키는 요인과 방해하는 요인에 대해 점검한다.

① ㉠, ㉡, ㉢
② ㉠, ㉡, ㉣
③ ㉠, ㉢, ㉣
④ ㉠, ㉡, ㉢, ㉣

06 간호활동에 영향을 미치는 모든 활동을 통제할 수는 없으므로 효과를 증진시키는 요인과 방해하는 요인에 대해 점검한다.

정답 05 ④ 06 ①

checkpoint 해설 & 정답

07 간호목표가 달성되지 않았을 시 가장 먼저 대상자의 반응을 검토하여 대상자의 상태를 정확하게 설명하고 있는지 확인한다.

07 다음 중 간호평가 시 결론 도출에 대한 설명으로 틀린 것은?

① 목표 및 기대결과의 달성 여부를 판단한 후 간호계획이 문제 해결, 감소, 예방에 효과적이었는지 결정한다.

② 간호목표와 간호진단이 모두 해결되었을 시 간호수행을 종결한다.

③ 간호목표가 달성되지 않았을 시 가장 먼저 간호목표의 적절성을 검토하여 이에 따라 간호중재도 수정한다.

④ 관련요인이 적절하지 않았다면 재사정을 통해 추가 자료를 모으고 관련요인과 중재를 수정한다.

08 간호평가결과 간호진단이 해결되지 않았을 때 간호목표를 추가하거나 간호중재를 수정하여 대상자의 문제 상태를 호전시킬 수 있다. 이 문제의 예는 간호목표를 추가할 때의 내용이다.

08 간호평가 결과 간호진단이 해결되지 않았을 때의 방안으로 다음의 예와 관련 있는 것은?

> 비만이며 신체활동이 저하된 대상자에게 "규칙적인 운동습관을 갖는다."라는 간호목표를 설정한 경우 대상자가 주 2회의 수영을 시작했다면 첫 번째 목표를 달성한 시점에 "1개월 이내에 체중 2kg을 감량한다."라는 두 번째 목표를 도출할 수 있다.

① 간호목표의 추가

② 간호중재의 수정

③ 간호계획의 수정

④ 간호진단의 수정

정답 07 ③ 08 ①

09 **다음의 예와 관련하여 간호목표가 달성되지 못했을 때 가장 먼저 해야 하는 것은 무엇인가?**

> 환자가 여러 번 화장실을 가고 안절부절못하는 모습을 보여 간호사는 환자가 불안한 것으로 판단했으나 8시간 동안 소변을 보지 못한 것으로 확인되어 정체된 소변량을 확인해보니 800cc였다.

① 간호목표의 수정
② 인간반응의 검토
③ 간호진단의 수정
④ 간호중재의 변경

10 **다음의 내용과 관련하여 간호목표가 적절했음에도 간호목표가 달성되지 않은 경우 검토해야 할 것은 무엇인가?**

> 간호사는 고혈압 환자 A에게 투약 불이행의 원인이 지식 부족이라고 판단하여 치료방안에 대한 교육과 팜플릿 제공하며 투약을 꾸준히 하도록 요청하였으나 실제 투약 불이행의 이유가 아내가 환자에게 약물 대신 대체요법을 권하여 약물을 복용하지 않았던 것이 밝혀졌다.

① 간호중재의 적합성
② 관련요인의 적절성
③ 인간반응의 검토
④ 간호진단의 수정

해설 & 정답 checkpoint

09 간호목표가 달성되지 않았다면 대상자의 증상과 간호진단의 환자 특성을 비교하여 인간반응을 우선적으로 검토한다.

10 목표가 적절함에도 불구하고 간호목표가 달성되지 않았을 때는 간호진단의 관련요인이 인간반응에 대한 원인을 설명하는 데 있어서 정확한지 확인한다.

정답 09 ② 10 ②

checkpoint 해설 & 정답

11 이미 효과가 없다고 확인된 중재가 계속 수행될 수 있기 때문에 효과가 없는 중재도 평가진술문에 기록한다.

12 간호 질 평가는 구조, 과정, 결과평과로 나뉘어 평가하고 간호과정평가는 환자진행과정에 대한 결과를 평가하는 것이다.

정답 11 ③ 12 ③

11 다음 중 평가오류에 대한 설명으로 잘못된 것은?

① 간호평가에서 가장 큰 오류는 대상자의 결과를 체계적으로 평가하지 못하는 것이다.
② 대상자 결과 평가시 대상자의 요구를 얼마나 충족시켰는지 확인할 수 있다.
③ 이미 효과가 없다고 확인된 중재는 평가진술문에 기록하지 않는다.
④ 실제 결과가 잘못 측정되었거나 자료가 불완전할 경우 오류가 발생할 수 있다.

12 간호 질 평가와 간호과정 평가를 서로 비교한 설명으로 틀린 것은?

① 간호 질 평가는 대상자 집단을 평가하는 것에 반해 간호과정은 대상자 개인을 평가하는 것이다.
② 간호 질 평가는 평가를 위한 책임이 기관의 중간관리자에 부여되며 간호과정 평가는 대상자를 돌보는 간호사에게 책임이 있다.
③ 간호 질 평가는 환자진행과정에 대한 결과를 평가하는 것이며 간호과정평가는 구조, 과정, 결과평과로 나뉘어 평가한다.
④ 간호 질 평가는 전반적인 간호의 질을 평가하는 것이고 간호과정 평가는 대상자 목표달성을 위한 진행과정과 간호계획을 검토하는 것이다.

13 다음 중 평가의 기준과 표준에 대한 설명으로 틀린 것은?

① 평가의 기준은 기술, 지식 또는 건강상태를 구체화하여 측정할 수 있는 질, 속성 또는 측정도구이다.

② 과정 평가에서는 구체적인 간호활동을 서술하는 데 기준이 이용된다.

③ 첫 번째 수준의 표준은 질 관리 활동을 촉진하는 기본적인 문제에 대한 것이다.

④ 규범적 표준은 최상의 여건에서 이루어질 수 있는 이상적인 것으로 수준이 높기 때문에 질 관리에서는 규범적 표준이 훨씬 많이 사용된다.

14 다음 중 구조평가에 대한 설명으로 틀린 것은?

① 구조평가는 간호가 제공되는 여건이나 환경에 초점을 두는 방법이다.

② 투약 전에 대상자의 이름을 확인하는지를 평가하는 것은 구조평가의 예이다.

③ 적절한 장비, 물리적 시설의 배치, 직원의 종류와 수의 적절성, 간호사 대 환자의 비율, 행정적 지원 등에 관해 평가한다.

④ 절차 메뉴얼, 정책진술 책자, 직무기술서, 간호계획서, 기관 소개를 위한 프로그램, 보수교육 계획, 직원의 교육수준 등을 활용할 수 있다.

해설 & 정답 checkpoint

13 규범적 표준은 최상의 여건에서 이루어질 수 있는 이상적인 것으로 수준이 높기 때문에 질 관리에서는 경험적 표준이 훨씬 많이 사용된다.

14 투약 전에 대상자의 이름을 확인하는지 평가하는 것은 과정평가의 예이다.

정답 13 ④ 14 ②

checkpoint 해설 & 정답

15 결과에 대한 동시 평가는 대상자가 새로운 지식이나 기술을 습득하거나 생리적, 사회심리적 건강상태의 호전 여부를 평가하는 방법으로 상처 치유의 과정, 안정된 체온의 유지, 지시된 양의 수분 섭취 등을 평가하는 것이다.

16 평가의 절차는 평가해야 할 주제를 정하고 간호표준을 확인한 후 간호표준을 측정하기 위한 기준을 마련한다. 기대되는 이행수준 혹은 실행수준을 정하고 그 기준에 관련된 자료를 수집하여 자료를 분석한다. 자료와 기준 간의 불일치한 점을 확인하여 내용을 수정하고 문제를 해결하기 위한 해결책을 마련한다. 마지막으로 그 해결책이 효과적이었는지 재평가한다. 즉, 모든 설명이 옳은 내용이다.

정답 15 ③ 16 ④

15 다음 중 결과평가에 대한 설명으로 틀린 것은?

① 결과평가는 대상자의 행동과 건강상태의 변화에 대한 평가로 대상자의 반응에 초점을 두는 방법이다.
② 기대되는 반응 또는 대상자의 기술된 목표와 비교되는 대상자의 행동변화를 측정하는 것이다.
③ 결과에 대한 동시 평가는 환자가 퇴원한 후 시행하는 것으로 환자의 경과 진행 상태와 관련된 간호중재에 대해 평가하는 방법이다.
④ 결과에 대한 소급평가의 예로는 대상자가 수행한 일상생활활동, 대상자의 긍정적인 태도 변화 등이 있다.

16 질 보장 평가의 절차에 대한 설명 중 옳은 것을 모두 고르시오.

> ㉠ 평가의 주제는 특정 의학진단이 내려진 대상자 집단을 위한 간호, 병원에 입원한 모든 대상자를 위한 간호, 간호단위에 보관 중인 기록지 등이다.
> ㉡ 간호표준을 확인하고 구조, 과정, 결과 평가의 기준 중에서 어느 것이 적절한지 결정한다.
> ㉢ 기준과 관련된 자료를 수집할 때는 대상자 면담, 차트 감사, 간호활동의 직접 관찰, 설문지, 특정 평가도구 등을 활용한다.
> ㉣ 자료와 기준 사이의 불일치가 있는지를 확인하고 불일치를 수정해 문제를 해결하기 위한 방안을 만든다.

① ㉠, ㉡, ㉢
② ㉠, ㉡, ㉣
③ ㉠, ㉢, ㉣
④ ㉠, ㉡, ㉢, ㉣

주관식 문제

01 간호평가 과정 7단계를 나열하시오.

02 다음의 간호목표를 근거로 평가진술문의 예를 작성하시오.

> 간호목표 : 인슐린을 정확한 방법으로 자가 주사한다.

해설 & 정답 checkpoint

01

정답 ① 목표 및 기대결과 확인
② 기대결과와 관련된 자료수집
③ 수집된 자료와 기대결과 비교
④ 진행과정에 대한 판단
⑤ 결론 도출
⑥ 평가문 작성
⑦ 간호계획의 종결, 지속, 수정

해설 간호평가는 계획 과정에서 설정한 목적과 목표 또는 기대결과를 실제 결과인 대상자 반응, 즉 대상자의 건강상태와 체계적으로 비교하여 목표 또는 기대결과가 달성되었는지 판단하고 또 간호진단이나 문제가 해결되었는지에 따라 간호계획이 효과적이었는지를 판단한다.

02

정답 평가진술문 : 3/19 MD, 목표 달성됨, 점심식사 전 정확한 방법으로 인슐린 자가 주사하는 것을 관찰함.

해설 평가진술문은 목표달성여부에 대한 판단과 판단을 지지하는 자료로 기술하게 된다.

교수님 코칭!

간호평가 과정에서 결론을 도출하고 평가문을 작성한다는 것을 기억하자!

checkpoint 해설 & 정답

03

정답 과정평가(process evaluation)는 절차와 방법에 대한 평가로 간호제공자의 행위에 초점을 두는 방법이다. 간호사의 활동을 평가하고 간호사의 중재행위를 관찰하거나 간호사가 수행한 것에 대해 대상자에게 묻거나 환자 기록지에 있는 간호기록을 검토하여 평가한다. 과정평가 기준의 예로는 투약 전에 대상자의 이름 확인, 간호수행 전에 절차의 설명, 정확한 시간에 약물 투약 등이 있다.

03 과정평가에 대해 간략히 서술하고 그 예를 드시오.

해설 과정평가는 간호를 제공한 방법 즉 간호사의 활동 적절성에 초점을 두고 있으며 과정평가의 기준은 간호실무의 표준이 될 수 있다.

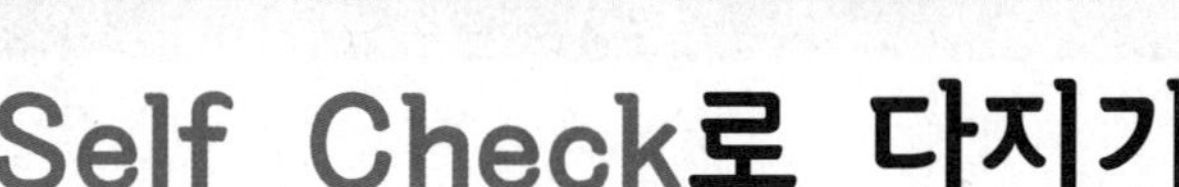

Self Check로 다지기

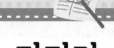

- 간호평가란 간호계획과정에서 설정한 목적과 목표를 대상자의 건강상태와 체계적으로 비교하는 것이다.

- 간호평가는 목표 및 기대 결과 확인, 기대결과와 관련된 자료수집, 수집된 자료와 기대결과 비교, 진행과정에 대한 판단, 결론 도출, 평가문 작성, 간호계획의 종결, 지속, 수정의 과정을 따른다.

- 간호평가 결과의 적용 시 간호진단이 해결되지 않았을 때 간호목표를 추가하거나 간호중재를 수정할 수 있다.

- 간호목표가 달성되지 않았다면 대상자의 증상과 간호진단의 환자 특성을 비교하여 인간 반응을 우선적으로 검토한다.

- 간호사는 간호평가에서 비판적 사고의 반영을 위해 명확성, 정확성, 정밀성, 관련성, 깊이, 넓이, 논리성, 중요성을 확인한다.

- 간호평가에서 가장 큰 오류는 대상자의 결과를 체계적으로 평가하지 못하는 것이다.

- 간호서비스의 질은 간호사가 대상자의 요구에 적절하게 간호서비스를 제공한 결과 대상자에게 기대하는 결과가 달성된 정도를 나타내는 것이다.

- 평가의 기준은 기술, 지식 또는 건강상태를 구체화하여 측정할 수 있는 질, 속성 또는 측정도구이며 표준은 간호의 질과 적절성을 함축하여 현존 지식과 경험을 토대로 평가할 수 있는 객관적인 평가 기준에 따른 결과의 기대수준을 의미한다.

- 평가의 유형에는 구조평가, 과정평가, 결과평가가 있다.

- 질 보장 평가의 절차는 평가주제의 결정, 간호표준 확인 및 기준 결정, 기대되는 이행, 수행수준의 결정, 기준과 관련된 자료수집, 자료의 분석, 불일치 수정과 문제해결 방안 모색, 해결책 실시, 재평가의 과정을 거친다.

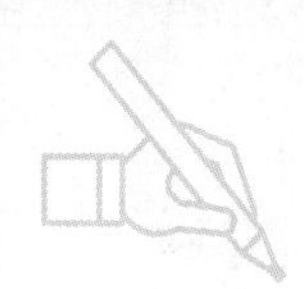

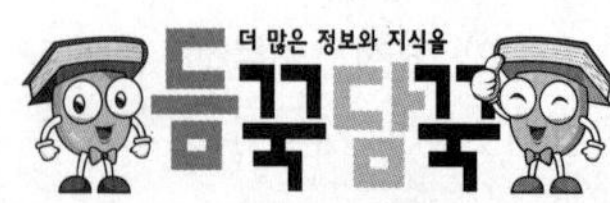

여기서 멈출 거예요? 고지가 바로 눈앞에 있어요.
마지막 한 걸음까지 시대에듀가 함께할게요!

고 득 점 으 로 대 비 하 는 가 장 똑 똑 한 대 비 서 !

제 8 장

간호과정 적용의 실제

시대에듀

www.**sdedu**.co.kr

자격증 · 공무원 · 취업까지
BEST 온라인 강의 제공

(주)시대고시기획
(주)시대교육

www.**sidaegosi**.com

시험정보 · 자료실 · 이벤트
합격을 위한 최고의 선택

I wish you the best of luck!

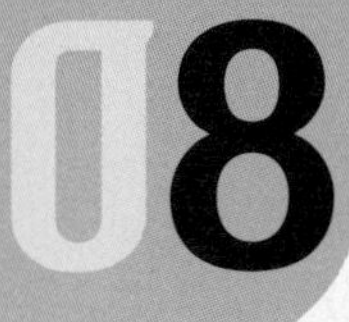

간호과정 적용의 실제

CHAPTER

제 1 절 간호과정 적용

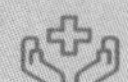

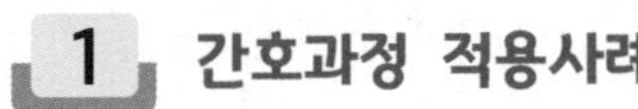

1 간호과정 적용사례

(1) 간호사례

성별	남	나이	80
입원일	2020.03.13	수술명	Lt. hip hemiarthroplasty
진단명	Lt. femur intertrochanteric Fx.	c.c	Lt. hip & leg pain

① 대상자의 사례를 정리할 때 시간순, 문제 중심으로 정리한다.

② 정리하면서 대상자가 호소하는 간호학적 문제를 대표할 수 있는 간호진단을 고민한다.

☑ 예

• 3월 13일(입원일)

3월 13일 12시 40분경 이불에 걸려 Lt. Pelvic 쪽으로 넘어져 Lt. leg에 힘이 들어가지 않고 일어서지를 못하여 119를 통해 본원응급실을 경유하여 입원하였다. 입원당시 활력징후는 145/90mmHG, PR : 94회/분, PR : 20회/분, BT : 36.4℃로 측정되었고 절대 안정을 취하도록 처방되었다. CT와 Pelvis Bone 검사결과 Lt. femur intertrochanteric Fx.진단받고 수술을 준비하기 위해 양쪽 다리에 IPC Pump를 실시한 상태로 침상에는 Air mattress를 적용하였다. 3월 14일 수술예정으로 NPO를 실시하였다.

• 3월 14일(수술일)

Lt. hip hemiarthroplasty를 실시하였고 수술 후 NRS 측정 시 4점을 기록했다. PCA로 통증을 조절하고 있었고 수술 후 혈전을 방지하기 위해 IPC Pump를 적용했다. Hemovac과 foley catheter를 가지고 있다.

• 3월 16일(수술 후 2일)

Hemovac과 foley catheter를 제거했으며 Lab 상 Hb이 8.7g/dL로 측정되어 PRBC 2pack을 수혈하고 Hb이 10.3g/dL로 상승하였다. 체온이 37.6℃로 발열증상이 있어 일반 미생물 검사를 실시한 결과 균이 검출되지 않았으나 CRP가 상승하여 세파졸린 1g을 추가 주사하였다. 수술 후 변비 증상이 있어 듀파락 시럽을 추가 처방받아 복용하도록 했으며 이후 배변에 성공했다.

• 3월 21일(수술 후 7일)

대상자의 활력징후는 안정범위에 있었으며 NRS 평가할 때 통증이 1점으로 평가되었으나 Walker 보행할 때 힘겨워하며 낙상위험이 높아 간병인이 꼭 필요한 상태였다. 수술부위 실밥은 제거한 상태이며 재활의학과에 물리치료를 의뢰한 상태이다.

(2) 간호과정 적용

① 가능한 간호진단을 NANDA 간호진단 부분에서 찾아 우선순위별로 나열한 후 진단 선정이유도 함께 정리한다.

② 실제적 간호진단을 잠재적, 위험성 간호진단보다는 우선으로 적용하며 신체적 〉 정신적 〉 사회적 〉 정서적 순으로 우선순위를 정할 수 있다.

③ 날짜에 역행해서 우선순위를 설정할 수 없다.

> ☑ 예
>
> ① 수술 후 관절가동범위 감소와 관련된 신체 기동성 장애(3/25)
>
> ② 보행의 어려움과 관련된 낙상의 위험(3/27)

(3) 간호진단

① NANDA 간호진단을 참조하여 주관적, 객관적 자료를 포함할 수 있는 간호진단을 내린다.

② 대상자의 진단에 따른 자료가 누락이 없는지 확인한다.

③ 자료만 보고도 간호진단이 나오는지 역행적으로 확인해본다.

수술 후 관절가동범위 감소와 관련된 신체 기동성 장애	
정의	신체 또는 한 개 이상의 사지의 독립적이고 목적 있는 신체적 움직임에 제한이 있는 것
과학적 근거	장시간의 고정시기를 지나 골절이 치유되면 근육과 관절의 기능이 저하되므로 등장성 및 등척성 운동을 통해 관절을 움직임으로써 관절 가동력과 근육의 힘을 증진시킨다.
합리적 근거	• 주관적 자료 – 움직일 수가 없네. – 움직이려고 노력 중이에요.
	• 객관적 자료 – op명 : Lt. Hip Hemiathroplasty(#POD 7) – Walker 보행 시 5분을 걷지 못하고 힘겨워 보임

(4) 간호목표

① 간호사 중심이 아닌 대상자 중심으로 서술한다.

② 측정 기간이 포함되었는지 측정 가능한 목표인지 다시 한번 확인한다.

> ☑ 예
>
> • 장기목표 : 퇴원 시까지 신체기동성 장애가 나타나지 않는다.
>
> • 단기목표 : 수술 후 10일까지 보행기를 이용하여 비체중부하 활동을 독립적으로 하루 30분 이상 할 수 있다.

(5) 간호계획 및 이론적 근거

① 진단적, 치료적, 교육적, 예방적 계획 순으로 정리하는 것이 빠짐없이 계획을 세울 수 있는 방법이다.

② 반드시 이론적 근거를 제시한다.

☑ 예

[표 8-1] 진단적 계획

진단적 계획	이론적 근거
1. 대상자의 수술 부위 관절 가동 부위와 활동 가능한 시간과 범위를 확인한다.	관절 가동범위와 활동 가능한 상황을 확인함으로써 대상자의 치료 및 회복에 관한 운동 시 도움을 주기 위함이다.
2. 대상자가 움직일 때 장애가 되는 요소가 있는지 관찰한다.	통증이나 혹시 모르는 불편감을 확인하여 대상자의 움직임 교육 시 도움을 주기 위함이다.

(6) 간호수행

① 과거형 동사를 사용하여 서술한다.

② 간호수행 후 변화를 간략히 기록한다.

③ 수행하지 못한 경우 이유와 변형된 수행을 재기록한다.

☑ 예

1 대상자가 대략 20분 정도 병실과 병실 내 화장실 등 사용 시 움직이는 것을 관찰했다.

2 대상자가 움직일 때 장애가 되는 요소가 있는지 관찰한 결과 대상자의 보행에 장애가 되는 요소는 없었다.

(7) 간호계획

치료적 계획	• 회복을 증진할 수 있도록 보행을 점진적으로 30분 이상 실시한다. • 필요할 때 진통제를 투여한다.
교육적 계획	• 고관절 수술 후 회복에 필요한 정보를 제공한다. • 고관절을 90도 이상으로 무리하게 굴곡하지 않도록 교육한다. • 고관절을 무리하게 내전하거나 내회전하지 않도록 교육한다. • 침상이 아닌 의자에 앉아 있을 경우 다리를 포개지 않도록 교육한다. • 수술하지 않은 오른쪽 다리를 이용한 등척성 운동방법을 교육한다.

(8) 간호평가

① 설정된 목표 기간에 달성된 부분을 서술한다.

② 달성되었을 경우 왜 가능했는지 등을 분석하여 정리한다.

③ 달성되지 못했을 경우 분석하여 정리한다.

예

간호평가

- 수술 후 10일째 대상자의 움직임을 확인하였더니 walker를 이용하여 비체중 부하 활동을 하루에 30분 이상 하였고 퇴원 시 기동성 장애를 발견할 수 없어 목표에 달성되었다고 평가할 수 있다.
- 대상자에게 적절한 운동 처방과 함께 계속적인 격려와 치료회복에 필요한 정보를 제공한 것이 도움이 된 것으로 생각된다.

제 2 절 성인 & 노인간호

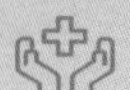

1 감염간호

(1) 감염의 정의 및 과정

① 감염은 유기체가 해당 숙주에 기생 관계를 확립하는 과정이며 전염성 유기체의 전파로 시작된다.

② 전체과정과 그 결과는 감염원, 유기체의 전파를 돕는 환경, 감염되기 쉬운 숙주의 3가지 복잡한 상호작용에 의해 나타난다.

㉠ 감염원 : 일부 기생체는 숙주에 병리적인 반응을 일으키므로 병원체 또는 병원이라고 하며 숙주에게 해를 끼치고 결과적으로 병원체를 죽이는 질병을 유발하여 염증반응을 자극하기 때문에 병원체는 비효과적으로 기생한다.

㉡ 환경 : 유기체가 새로운 숙주에게 전파되는 경로는 다음의 5가지이다.

ⓐ 접촉전파(contact transmission) : 유기체가 감염된 사람 또는 매개체로부터 감염되지 않은 사람에게로 신체 표면에 직접 접촉하여 이동한다.

ⓑ 비말전파(droplet transmission) : 감염된 사람이 기침, 재채기, 말하는 동안 공기를 통해 작은 비말이 퍼지게 하고 비말이 감염되지 않은 사람의 결막, 비강점막, 구강점막에 도달하여 감염되는 것이다.

ⓒ 공기전파(airborne transmission) : 비말은 증발하여 공기핵이 되거나 떠다니는 먼지입자에 미생물이 부착될 수 있다. 소수의 유기체들은 공기핵 형태로 생존하나 일부는 공기나 호흡을 통해 폐로 전파된다.

ⓓ 일반 운반체에 의한 전파(common vehicle transmission) : 음식, 물, 약, 또는 장비와 같은 오염원으로부터 전염성 유기체를 접하게 되는 경우다.

ⓔ 곤충에 의한 전파(vector transmission) : 모기, 파리, 쥐, 벼룩과 같은 감염된 생물이 감염되지 않은 숙주를 물어서 전염성 유기체를 전파시킨다.

㉢ 숙주 : 감수성 있는 숙주는 감염성 질병의 가능성을 높이는 특성과 행동양상을 가지고 있다. 연령, 성별, 인종, 유전, 고도, 기온과 같은 인자들이 감염의 가능성에 영향을 미치며 일반적인 건강과 영양상태, 호르몬 균형, 수반되는 질병의 존재 또한 관여된다.

(2) 감염예방 및 통제

① 감염성 질병의 전파를 억제하기 위한 방법은 유기체의 특성, 저장소, 나타나는 병리반응의 유형, 통제를 위해 이용할 수 있는 기술에 의하여 변한다.

② 전파를 예방하는 단순하고 가장 효과적인 방법은 엄격한 손씻기와 알코올을 이용한 손 문지르기의 적용이다.

(3) 면역프로그램

① 능동면역(active vaccination) : 면역반응을 자극하기 위해 백신이라는 변형된 감염원이나 유독소라는 변형된 독소를 신중하게 투여하는 것이다.

② 수동면역(passive vaccination) : 병원성의 감염원이나 독소에 대항하는 일시적인 보호를 제공하기 위해 비면역 대상자에게 항체를 투여하는 것을 말한다.

(4) 병원감염(nosocomial infection)

① 병원이나 다른 보건의료시설에서 발생하는 감염을 말한다.

② 대상자에게 병원감염의 가장 흔한 부위는 비뇨기계, 하부 호흡기계, 수술상처부위, 혈류이다.

㉠ 비뇨기계 감염 : 비뇨기계 감염은 급성 및 요양시설에서 가장 흔한 병원감염이며 80% 이상이 요도카테터 삽입으로 인해 발생한다.

㉡ 폐렴 : 병원감염성 폐렴은 병원에 입원한 지 48시간 이상 경과 후 발생한 폐렴이라고 정의한다. 부동과 감소된 기침에 의해 발생하는 호흡기계 분비물 정체 또한 병원감염성 폐렴 발생에 관여한다.

㉢ 수술부위 감염 : 수술시 상처부위로 들어가는 숙주의 내부나 외부의 미생물에 의해 발생된다. 고령, 당뇨, 비만, 영양불량, 잠재적인 면역저하는 수술 후 수술부위 감염의 위험을 높이는 대상자와 관련된 요인이다.

㉣ 혈액감염 : 정맥 내 기구 즉 수액선, 동맥 내 주입선, 혈액역동학 검사기구 등에 의해 발생한다.

(5) 감염과 간호사의 역할

① 간호수행 시 정확한 손씻기 시행 및 무균술법을 준수한다.

② 간호사는 아동, 청소년, 성인이 적절하게 예방접종을 하였는지 확인하여야 하며 필요하다면 예방접종을 실시할 수 있다.

③ 감염성 질환에 대한 저항력을 증진시키는 것에 대해서도 관심을 가져야 한다.

(6) 감염 간호과정 적용

[NANDA – I, 영역 11 : 안전/보호, 과 1 : 감염]

감염의 위험(risk for infection)	
정의	병원균의 침입과 증식이 일어날 수 있고 건강에 위협이 될 만큼 취약한 상태
일반적 위험요인	• 부적절한 일차방어기전 : 피부손상, 손상된 조직, 체액 정체 • 부적절한 이차방어기전 : 면역억제, 백혈병 • 병원균 노출을 피하는 방법에 대한 지식 부족 • 영양부족 • 기관 내 삽관 • 유치도뇨관, 배액관 • 정맥수액도구 • 침습적 절차 • 만성질환 • 양막 파열 • 병원균에 노출 • 부적절하게 습득된 면역

기대되는 결과	간호결과분류체계(NOC)의 결과
• 감염의 증상이 없다 : 대상자는 활력징후가 정상이고 상처, 절개부, 그리고 배액관에서 화농성 배액물이 없다. • 감염을 조기에 파악하여 즉시 치료가 가능하도록 한다.	면역상태; 지식; 감염관리 **간호중재분류체계(NIC)의 중재** 감염통제 : 감염원으로부터 보호

사정	
활동/중재	이론적 근거
개방 상처와 찰과상; 유치도뇨관; 상처 배액관; 기관내삽관 혹은 기관절개관; 정맥 또는 동맥 연결장치; 정형외과적 고정핀과 같은 감염 위험요소의 존재와 과거력을 사정한다.	이러한 상황은 신체의 첫 번째 정상 방어선이 파괴되었음을 의미한다.
백혈구 수치를 모니터한다.	백혈구 수의 증가는 병원균의 침입을 의미한다. 정상 백혈구 수치는 4,000 ~ 11,000㎣이며 백혈구 수치가 1,000/㎣ 이하로 매우 낮은 경우 감염에 대항할 충분한 백혈구가 없음을 의미하므로 심각한 감염의 위험을 나타낸다.
체중, 체중 감소의 과거력, 혈청 알부민을 포함한 영양 상태를 사정한다.	영양 부족상태의 대상자는 무력하거나 병원균에 대한 세포면역을 발휘할 수 없어 감염에 더욱 취약하다.
임신한 대상자는 양막이 손상되지 않았는지 사정한다.	분만 전 양막이 파열될 경우 산모와 태아의 감염 위험이 높다.
전염력이 있는 감염환자와 접촉하였는지 사정한다.	잠재적인 감염 위험에 대한 정보를 제공한다.
면역을 억제할 수 있는 약물 사용이나 치료법이 있는지 사정한다.	항암제와 스테로이드제제는 면역능력을 저하시킨다.
면역상태를 사정한다.	고령 대상자의 경우 필수 예방접종을 모두 접종하지 않았다면 후천적 능동면역이 없을 수 있다.
감염의 위험이 높은 대상자를 위해 다음의 감염징후를 사정한다.	

세부 – 발적, 종창, 통증의 증가, 절개 부위 상처, 관 출구, 배액관 또는 카테터의 화농성 배액	국소발적, 열감, 부종, 통증은 감염의 전형적인 증상이다. 감염이 의심되는 배액이 있다면 균 배양검사를 시행해야 한다. 배양 후 확인된 병원균에 따라 적절한 항생제로 치료한다.
체온상승	• 수술 후 48시간 동안 38℃ 이상의 발열은 수술 스트레스와 관련이 있다. 48시간 후 37.7℃ 이상의 체온은 감염을 암시한다. • 체온이 상승하였다가 내려가는 발열 스파이크는 상처 감염의 지표이다. • 발한과 오한을 동반한 심한 고온은 패혈증을 암시할 수 있다.
호흡기 분비물의 색깔	노랗거나 황록색의 가래는 호흡기 감염의 지표이다.
소변양상	눈에 보이는 침전물이 있는 탁하고 냄새가 역한 소변은 비뇨기계나 방광 감염의 지표이다.
치료적 중재	
드레싱 교환, 상처관리, 카테터 관리 및 취급, 말초와 중심정맥 삽입 관리 시 무균법을 유지하거나 교육한다.	• 무균법의 사용은 병원균의 전파 및 전염의 기회를 줄인다. • 간호중재와 관련된 감염예방의 기본적인 원리는 감염이 여러 단계를 통해 퍼지는 것을 막기 위해 감염의 고리를 끊는 것이다.
손을 씻고 다른 돌봄제공자에게도 대상자 접촉 전과 간호절차 사이에 손을 씻도록 교육한다.	마찰과 흐르는 물은 손에 있는 미생물을 효과적으로 제거한다. 간호절차 사이에 손을 씻는 것은 신체의 한 부위로부터 병원균이 다른 부위로 전파되는 위험성을 줄여준다.
단백질과 칼로리가 풍부한 음식을 섭취하도록 권장한다.	최적의 영양상태는 면역체계의 민감성에 도움을 준다.
하루에 2~3L 수분섭취를 권장한다.	다량의 수분섭취는 소변을 희석시키고 방광을 자주 비워줌으로써 요 정체의 기회를 줄여 결국 방광염이나 비뇨기계 감염의 위험을 줄여준다.
기침과 심호흡을 권장한다.	기침과 심호흡은 폐와 기관기의 분비물 정체를 막아 상기도관 감염을 예방한다.
방문객을 제한한다.	모든 종류의 감염성이 있는 방문객을 제한하며 감염의 위험이 있는 대상자에게 병원균이 전파되는 것을 감소시킬 수 있도록 한다.
교육/계속 간호	
대상자나 돌봄제공자가 특히 용변을 본 후 식사 전, 그리고 자가간호 전후에 손을 자주 씻도록 교육한다.	대상자와 돌봄제공자는 신체 부위의 접촉을 통해 표면에 있는 병원균의 감염을 퍼트릴 수 있다. 손 씻기는 이러한 위험요소를 낮춘다.
감염이나 감기에 걸린 사람과의 접촉을 피하는 것의 중요성에 대해 교육한다.	가족과 다른 사람은 감수성이 높은 대상자에게 직접 접촉이나 오염된 무생물 혹은 공기의 흐름으로 감염이나 감기를 전파시킬 수 있다.

2 종양간호

(1) 병태생리

① 암은 세포가 변형되거나 바뀌는 질환으로 증식하고 성장하고 퍼질 수 있는 특징을 지닌다.

② 정상세포가 악성이나 암세포로 변화되는 과정을 발암 현상이라고 하며 다음의 4단계로 구분한다.

㉠ **개시단계(initiation)** : 발암 물질이 DNA를 손상시키면서 발생한다. 발암물질은 유전적으로 또는 분자 수준에서 세포의 기능과 구조를 변화시킨다.

㉡ **촉진단계(promotion)** : 세포가 추가 손상을 받았을 때 발생하고 더 많은 유전적 손상을 초래한다.

㉢ **악성전환단계(malignant conversion)** : 세포의 형태와 표현형의 변화에 관여하여 점차적으로 악성의 형태를 띤다.

㉣ **진행단계(progression)** : 세포의 구조와 기능이 점점 더 악성화되고 다른 신체 부위로 전이되는 침습적 암으로 발전한다.

(2) 암의 종류 및 원인과 예방

① 유방암

㉠ 미국 여성에게 가장 흔한 암이며 암 사망률이 폐암 다음으로 높다. 위험요인으로는 빠른 초경, 늦은 폐경, 아이를 낳지 않았거나 첫 아이를 30세가 넘어 출산한 경우이다.

㉡ 40 ~ 50세부터 임상적 유방검진을 권장하고 있는데 유방암을 조기에 발견하면 유방암으로 인한 사망률을 30%까지 떨어뜨릴 수 있다. 유방자가검진도 암을 조기에 발견하게 한다.

② 폐암

㉠ 폐암의 80% 이상은 담배 남용이 직접적인 요인이며 다른 위험요인으로는 결핵, 석면과 방사선의 노출, 공기 오염 등이 있다.

㉡ 폐암 예방을 위해서는 금연에 대한 상담이 중요하고 추가적인 예방조치로 과일과 채소를 섭취하는 건강한 식습관이 추천된다.

㉢ 폐암 고위험집단에서 폐암 조기 검진 방법은 나선형 CT 스캔이 이용된다.

③ 대장암

㉠ 대장암 발생률은 50세 이후에 증가하고 알코올 섭취, 흡연, 좌식생활 등이 위험요인이다.

㉡ 미국암협회는 대장암 조기검진을 위해서 평균수준의 위험이 있는 사람의 경우 매년 직장수지검사, 40세부터 대변잠혈검사, 50세부터 3 ~ 5년마다 대장내시경 검사를 받도록 권고하고 있다.

④ 전립선암

㉠ 전립선암을 진단받는 대상자의 평균 나이는 70세이며 위험요인은 가족력, 카드뮴 노출이다.

㉡ 예방법으로 카드뮴배터리를 다루는 노동자에게 노출을 제한하고 식이에서 지방의 섭취를 낮추도록 한다.

㉢ PSA 혈액검사와 직장수지검사를 받도록 권고한다.

⑤ 자궁경부암

㉠ 자궁경부암의 위험요인은 성행위와 성접촉에 의한 감염과 밀접한 관계가 있으며 성접촉을 조기에 경험하거나 성 상대가 다수인 경우, 자신의 성 상대가 다수의 성 상대를 가진 경우에 해당하는 여성이 자궁경부암의 위험이 높다.

㉡ 인간유두종바이러스(HPV)와 AIDS 역시 위험요인이며 자궁경부암을 예방하기 위해 성행위의 변화, 금연 및 정기적인 검사 등이 필요하다.

⑥ 두경부암

㉠ 두경부암은 남성에서 많으며 진단받는 평균나이가 40세이다. 술과 담배는 서로 상승효과를 일으켜 두경부암에 대한 위험을 높인다.

㉡ 불량한 구강위생, 장기간의 태양 노출 및 직업적 노출(석면, 타르, 니켈, 직물, 목재나 가죽 세공, 기계도구 조작)은 추가적인 위험요인이다.

⑦ 피부암

㉠ 병소의 97%가 비흑색성 피부암이며 야외활동의 증가, 옷 입는 양식의 변화, 수명연장, 오존층 파괴 등이 위험요인이다.

㉡ 흑색종은 흰 피부, 가족력, 다양하거나 비전형적인 점 또는 콜타르, 송진, 비소, 라듐 등의 성분에 직업적으로 노출될 경우 위험이 높다.

㉢ 예방을 위해 한낮의 태양 노출을 피하고 피부를 보호하는 옷이나 모자를 쓰며 어린 시기에 심한 태양 화상을 피해야 한다.

(3) 암의 등급과 병기

① 종양의 등급(grade)은 종양세포가 정상 세포에 비해 어느 정도 차이가 있는지 평가하는 것이다.

② 1~2등급의 낮은 등급은 세포가 잘 분화되었고 정상 세포에서 최소한으로 벗어난 것이며 3~4등급의 높은 등급은 분화가 좋지 않으며 정상 세포와 비교했을 때 매우 비정상적인 것을 말한다.

㉠ stage 0(0기) : 상피내암

㉡ stage Ⅰ(1기) : 종양이 원발 조직에 국한되어 성장

㉢ stage Ⅱ(2기) : 국소 부위에 제한적으로 전파

㉣ stage Ⅲ(3기) : 국소 부위와 주위로 전파

㉤ stage Ⅳ(4기) : 전이

③ 암의 병기는 TNM 분류체계를 사용하여 원발 종양의 특성(T), 림프결절의 침범(N), 전이의 증거(M)를 확인한다.

(4) 치료목적의 확인과 유형 결정

① 완치(cure) : 완치를 위한 치료는 특정 암의 종류에 따라 수술이나 방사선 같이 암이 유발된 특정 부위만 국소적으로 치료하는 단독요법을 시행하거나 수술 후 화학요법과 같이 전신에 영향을 주는 치료를 병행하는 복합요법을 시행할 수도 있다.

② 완화(palliation) : 치료가 가능하지 않을 경우 대안적으로 질환 진행을 늦추어 암을 조절하거나 증상을 완화하고 삶의 질 유지를 위한 재활을 목적으로 치료한다.

③ 조절(control) : 암이 화학요법에 반응하지만 암을 완전히 제거하지 못하는 암환자를 위한 치료계획이 목적이며 다발성 골수종, 만성 림프구성 백혈병과 같이 장기간 치료요법을 유지하는 것을 말한다.

(5) 암 치료

암 치료의 유형에는 수술, 방사선요법, 화학요법, 생물학적 요법과 골수이식 등이 있다.

① 수술

㉠ 진단적 수술 : 세포의 표면에서 세포를 덮고 종양으로부터 세포학적 검체수집이 이루어지며 주사바늘 생검을 통해 종양세포를 채취할 수 있다. 의심되는 종양의 크기가 작은 경우 절제 생검을 할 수 있다.

㉡ 치료적 수술 : 원발 부위와 국소적 림프결절에 국한된 암의 경우 수술로 치료할 수 있다.

② 방사선요법 : 방사선 요법은 1차적, 보조적, 완화적 치료의 목적으로 사용된다.

㉠ 1차적 치료 : 국소적 암의 치료를 위한 것이다.

㉡ 보조적 치료 : 수술 전이나 후에 암세포를 파괴하기 위해 사용한다.

㉢ 완화적 치료 : 폐색, 병리적 골절, 척추압박, 및 전이에 의한 통증을 경감시키기 위해서 사용된다.

③ 화학요법

㉠ 화학요법은 전신적 중재이며 질환이 퍼져있을 때, 재발의 위험이 높을 때, 종양의 제거가 어렵고 방사선요법에 저항이 있을 때 적절하다.

㉡ 부작용으로 과민반응, 일혈(extravasation)이 나타날 수 있으며 과민반응의 즉각적인 증상은 호흡곤란, 흉통, 가려움증, 두드러기, 빈맥, 어지러움, 불안, 흥분, 의식혼미, 오심, 저혈압, 의식혼미, 안면홍조, 청색증, 아나필락시스 반응이 나타날 수 있으므로 간호사는 항암제를 투여하기 전 약물의 작용, 용량, 투여지침, 잠재성 부작용에 관한 상세한 정보에 대해 숙지해야 한다.

④ 골수이식

㉠ 골수이식은 손상된 골수를 건강한 골수로 대체하는 것으로 자가 골수이식은 대상자의 골수를 치료 전에 채취하는 것이며 동종골수이식은 적합한 기증자로부터 골수를 받는 것이다.

㉡ 백혈병의 1차적인 치료방법으로 사용되고 있지만 유방암, 림프종 및 기타 암의 치료방법인 방사선요법 또는 화학요법의 독성효과를 막는 데도 사용된다.

(6) 화학요법과 방사선요법의 부작용에 대한 간호관리

① 위장관계

㉠ 구내염, 점막염, 식도염

ⓐ 화학요법 또는 머리, 목, 위장, 식도 부위에 방사선 요법 시행에 의해 상피세포들이 파괴된다.

ⓑ 영양섭취가 감소한 경우 영양을 보충하고 구강을 식염수나 탄산수로 입 안을 자주 헹궈서 깨끗하고 촉촉하게 유지하도록 격려한다. 필요한 경우 국소적 진통제를 투약한다.

㉡ 오심, 구토

ⓐ 세포파괴 부산물과 약물이 뇌의 구토중추를 자극할 수 있고 위장관 내층이 방사선과 항암화학요법에 의해 파괴된다.

ⓑ 오심이 없을 때 먹거나 마시도록 환자를 교육하고 화학요법 전에 예방적으로 항구토제를 투여하고 필요 시 또 투여한다.

㉢ 식욕부진

ⓐ 대식세포에서 TNF와 IL-1의 방출은 식욕을 억제하고 치료와 연관된 위장관계 작용과 불안으로 식욕이 감소된다.

ⓑ 고단백질, 고칼로리 식사를 소량씩 자주 하도록 권장한다.

㉣ 설사

ⓐ 장의 상피 내층의 박탈, 화학요법의 부작용, 복부, 골반, 요추천추부 방사선 조사로 일어날 수 있다.

ⓑ 저섬유소, 저잔류식을 권장하고 적어도 3L의 수분을 섭취하도록 권장하고 필요할 때 지사제를 투여한다.

㉤ 변비

ⓐ 자율신경계 기능부전으로 인해 장운동이 감소되고 Plant alkaloids의 신경독성 영향이 나타난다.

ⓑ 필요할 때 대변 완화제를 사용할 수 있으며 고섬유식이를 먹도록 교육한다.

② 혈액계

㉠ 빈혈

ⓐ 치료에 따른 이차적인 작용으로 골수가 억압된다.

ⓑ 헤모글로빈과 헤마토크리트 수치를 모니터하고 철분 보충제와 적혈구 생성 촉진인자를 투여한다.

㉡ 백혈구 감소증
ⓐ 화학요법과 방사선 요법에 따른 이차적인 작용으로 골수가 억제되며 감염에 취약해진다.
ⓑ 백혈구 수치 특히 호중구 수치를 모니터하고 체온 상승과 다른 감염의 증상이 나타날 시 보고하도록 한다.
㉢ 혈소판 감소증
ⓐ 혈소판 수치가 2만 이하 시 자연 출혈이 발생할 수 있다.
ⓑ 점상출혈 및 반상출혈 등 출혈의 징후를 관찰하고 혈소판 수치를 모니터한다.

③ 피부계
㉠ 탈모증
ⓐ 화학요법과 두피 방사선 치료로 인한 모낭파괴로 발생한다.
ⓑ 탈모에 대처하기 위한 방법들(예 스카프, 가발 등)을 제안하고 탈모가 자아상에 미친 영향을 논의한다.
㉡ 건성 및 습성 피부박리, 과다 색소 침착, 모세혈관 확장증, 광민감성 등
잠재적인 피부변화에 민감하도록 하며 필요시 증상에 따른 간호(예 코르티코스테로이드 크림의 적용 등)를 수행한다.

④ 기타
출혈성 방광염, 생식기능 부전, 신독성, 두개 내압 상승, 말초 신경병증, 인지기능 변화, 폐간질염, 심막염, 심근염, 고요산 혈증 등이 나타날 수 있다.

(7) 종양 간호과정 적용

[NANDA－I, 영역 11 : 안전/보호, 과 2 : 신체적 손상]

조직 통합성 장애(imparied tissue integrity)	
정의 : 점막, 각막, 외피, 근막, 근육, 건, 뼈, 연골, 관절강이나 인대의 손상	
일반적 관련요인	**정의적 특성**
• 외상 • 고온 • 감염 • 순환장애 • 화학적 자극 • 체액 불균형 • 영양 부족 또는 과다 • 방사선	• 손상된 부위가 만지면 뜨겁거나, 아프다. • 피부와 조직의 색 변화(발적, 자줏빛 또는 검은 피부) • 초기 손상 부위 주위의 부종 • 국소적인 통증 • 손상된 부위를 방어하려는 모습이 보인다. (protectiveness toward site)
기대되는 결과	**간호결과분류체계(NOC)의 결과**
대상자의 조직은 정상적인 구조와 기능으로 돌아온다.	조직 통합성 : 피부와 점막
	간호중재분류체계(NIC)의 중재
	상처관리 : 감염 예방; 교육; 처방 약물 투약

사정	
활동/중재	**근거**
조직손상의 원인을 사정한다.	조직손상 원인에 따라 중재가 달라진다.
조직 상태를 사정한다.	발적, 부종, 통증, 화상, 가려움은 염증의 징후임과 동시에 국소적인 조직 외상에 대한 신체의 면역반응이다.
상처의 특징을 사정한다.	이런 정보를 통해 손상 정도를 알 수 있다. 창백한 피부색은 산소 부족을 의미한다. 악취는 감염이나 조직 괴사 시 발생한다. 상처의 삼출물은 염증반응으로 인한 정상적 소견으로, 감염의 증거인 고름이나 화농성 배액과는 구별되어야 한다.
체온을 사정한다.	발열은 염증의 전신적 징후로, 감염을 의미할 수 있다.
통증 정도를 사정한다.	통증은 손상에 대한 정상적인 염증반응이다.
소양증 정도와 소양증으로 인해 대상자가 피부를 긁는지 확인한다.	격렬한 소양증을 경감하기 위하여 대상자가 피부를 긁게 되면 피부 병소가 노출될 수 있고, 감염의 위험성이 증가할 수 있다.
치료적 중재	
활동/중재	**근거**
필요 시 상처에 박힌 물질(예 유리, 금속)을 제거한다.	이런 물질들을 제거하면 상처 치유와 감염 예방에 도움이 된다.
필요 시 생리식염수로 상처를 세척한다.	세척은 잔해와 병원균을 제거해준다.
필요 시 상처 간호를 한다.	원인/위치에 따라 적절하게 상처를 간호한다. – 피부 상처 : 습윤 또는 건조 드레싱, 연고제, 하이드로콜로이드 드레싱(예 듀오덤) 또는 테가덤과 같은 투습방수지 드레싱을 이용하여 상처를 간호한다. – 드레싱은 상처가 치유되는 동안 손상된 조직의 방어벽 기능을 대신한다.
상처 간호 시 무균술을 적용한다.	감염 위험을 줄인다.
필요한다면 드레싱 교환 시 진통제를 투여한다.	범위가 넓거나 깊은 상처는 드레싱 교환을 위해 만지면 통증이 심할 수 있다.
드레싱 제거 전 멸균 생리 식염수로 적신다.	드레싱을 적시는 것은 접착면을 줄여 드레싱 제거를 용이하게 하고, 통증을 줄인다(특히 화상).
처방에 따라 항생제를 투약한다.	상처 감염을 치료하기 위해 국소 항생제가 처방될 수 있다.
문지르거나 긁지 않도록 교육한다. 필요 시 장갑을 제공하고 손톱을 짧게 자른다.	문지르거나 긁는 것은 추가적인 조직손상을 초래하여 치유가 늦어진다.
상처 치유 촉진을 위해 적절한 영양 식단을 제공한다.	고단백, 고칼로리 식단은 치유를 촉진한다.
교육/계속 간호	
활동/중재	**근거**
대상자와 돌봄제공자에게 조직 통합서를 유지하기 위한 방법을 교육한다.	대상자와 돌봄제공자는 추후 발생 가능한 조직손상을 예방하는 방법에 대해 배울 필요가 있다. 적절한 영양 및 수분 공급, 압력 감소를 위한 잦은 체위 변경, 청결유지, 안전 예방책, 정기적인 조직손상 징후 사정 등이 포함된다.

대상자와 돌봄제공자에게 상처 관리 방법을 교육한다(예 손씻기, 환부 세척, 드레싱 교환, 국소 약물 적용).	대상자가 스스로 상처를 관리하고 감염 위험성을 줄일 수 있도록 자기간호능력을 증진시킨다.
대상자와 돌봄제공자에게 감염의 증상과 징후 및 의료진에게 알려야 하는 증상에 대해 교육한다.	대상자는 만일의 경우에 대비해 신속시 중재할 수 있도록 가능한 합병증에 대해 알 필요가 있다. 환부의 배액량 증가, 통증 증가, 국소 열감, 발적 및 발열의 증상이 발생할 경우 의료진에게 보고하도록 한다.

관련된 질환 및 간호진단
• 화상 • 손상된 피부 통합성에 관한 위험성 • 욕창(손상된 피부 통합성)

3 알츠하이머 질환

(1) 병태생리

① 알츠하이머 질환(AD : Alzheimer's Disease)은 만성적이고 점진적인 대뇌의 퇴행성 질환이다.

② 치매의 가장 일반적인 형태로 모든 치매의 60~80% 정도를 차지한다.

③ 알츠하이머 질환의 유형은 뇌 구조 및 기능의 변화와 관련성이 있다.

㉠ 아밀로이드 플라크 형성

㉡ 신경섬유 엉킴

㉢ 신경세포 간 결합 상실

㉣ 신경세포 죽음

(2) 알츠하이머 질환의 단계

경증	중등도	중증
• 보통 사람에게서 보이는 것 이상의 건망증 • 단기기억 손상(특히 새로 배우는 것) • 독창성과 흥미 상실 • 최근 사건 또는 사람의 이름이나 물건을 잊음 • 간단한 수학 문제를 풀 수 없음 • 계획하고 조직화하는 능력을 점차 잃어감	• 기억상실과 혼돈증상이 더욱 두드러짐 • 계획하고 조직화하는 것과 지시에 따르는 것에 대해 더욱 어려움을 갖게 됨 • 옷 입기 도움을 받음 • 가족이나 친구를 알아보기 어려움 • 초조, 불안 • 수면 문제 발생 • 행동적 문제 발생	• 모든 인지기능의 심한 손상 • 짧은 기억, 새로운 정보를 처리하지 못함 • 자가관리활동 수행 불가 • 일상요구에 대한 도움 필요 • 대화가 안 될 수 있음 • 먹는 것, 삼키는 것에 문제 • 도움없이 걷기, 앉기 어려움 • 부동 • 변실금

(3) 알츠하이머 환자의 간호 중요 ★★

① **환자를 위한 목적** : 가능한 오래 기능을 유지하고 손상을 최소화하는 안전한 환경을 유지하며 개인적 간호요구를 충족시키고 존엄성을 유지하는 것이다.

㉠ 행동문제 : 알츠하이머 환자들의 약 90%에서 행동문제가 발생하며 같은 질문을 반복적으로 하는 것, 섬망, 환상, 환청, 진전, 공격성, 수면양상의 변화, 배회를 포함한다. 간호전략에는 재지시, 주의전환, 안심시키는 것이 포함된다.

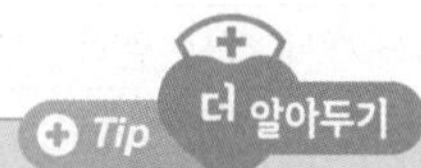

수면장애 발생 시
① 조용하고 침착한 환경을 조성한다.
② 낮 동안 최대한 빛을 보게 한다.
③ 수면을 방해하는 원인이 되는 약물이 있는지 사정한다.
④ 낮잠과 카페인 섭취를 제한한다.
⑤ 약물치료에 대해 전문의에게 자문을 구한다.

㉡ 안전 : 추락으로 인한 상해, 위험한 물질을 섭취할 위험, 배회, 날카로운 물건에 본인이나 타인을 다치게 할 위험, 화재나 화상의 위험요소가 있으므로 간호사는 안전한 집안 환경을 위해서 위험요소를 사정할 때 돌봄제공자를 도와줄 수 있다.

㉢ 섭취 및 연하곤란 : 음식에 대한 흥미 상실과 스스로 먹는 능력의 감소, 장기요양시설에서의 부적절한 급식보조가 더해져 심각한 영양 결핍이 초래될 수 있다. 서두르지 않고 음식을 제공해주는 환경이 필요하며 사용하기 쉬운 식기와 먹기 쉬운 음식을 제공하고 음료를 자주 제공한다.

② **돌봄제공자를 위한 궁극적 목적** : 돌봄제공자의 스트레스를 줄이는 것, 개인적, 정서적, 신체적 건강을 유지하는 것, 돌봄의 장기적인 효과에 대처하는 것이다.

㉠ 간호사는 돌봄제공자와 스트레스 원에 대해 사정하고 대처기전을 확인하여 부담감을 줄여주어야 한다.

㉡ 환자 행동에 관한 돌봄제공자의 기대치가 무엇인지 사정한다.

(4) 알츠하이머 간호진단 과정

[NANDA－I, 영역 5 : 지각/인지, 과 4 : 인지]

만성혼동(chronic confusion)	
정의 : 비가역적이고 오래 지속되며, 지각과 인지능력의 퇴보가 진행되고, 환경자극을 판단하는 능력 및 지적인 사고능력의 저하, 기억력, 지남력, 행동장애로 나타남	
일반적 관련요인	정의적 특성
• 알츠하이머병(알츠하이머 유형의 치매질환) • 다경색 치매(multiinfarct dementia) • 뇌졸중(CVA) • 후천성면역결핍증(AIDS) • 만성 간성뇌증(hepatic encephalopathy) • 만성 약물중독	• 기관장애의 임상적 증거 • 자극에 대한 변화된 해석/반응 • 진행성/오래된 인지장애 • 의식 수준의 변화가 없음 • 기억장애(단기, 장기) • 변화된 성격

• 만성 경막하혈종(subdural hematoma) • 파킨슨병 • 헌팅턴 무도병 • 크로이츠펠트-야콥병	
기대되는 결과	**간호결과분류체계(NOC)의 결과**
• 대상자는 안전하고 손상이 없다. • 가족이나 의미있는 사람은 질병 과정의 이해와 예후, 대상자의 필요를 말로 표현하고, 확인한다. 또한, 효과적으로 상황을 다루는 조정에 참여하고, 대상자의 안전요구를 충족시키는 동안 최대한 독립성을 유지하게 한다.	인지 방향; 의사결정; 왜곡된 생각 자제력; 안전한 집 환경 **간호중재분류체계(NIC)의 중재** 치매관리; 환경관리; 안전; 가족 개입 장려
사정	
활동/중재	**근거**
손상 정도에 대해 사정한다.	혼동의 정도는 재적응(reorientation)과 대상자가 현실을 정확하게 평가할 필요가 있는 중재를 결정한다. 대상자는 깨어 있고 주변 환경에 대해 인식하고 있을 것이다.
진단적 검사에서 반응을 평가한다(예 기억손상, 현실 지남력, 주의지속시간, 계산).	주의지속시간의 감소와 기억 손실은 대상자의 환경자극에 대한 정확한 반응을 불가능하게 할 수 있다. 흔히 사용되는 검사 도구는 간이정신상태평가(MMSE)이다. 혼동 사정 방법(confusion assessment method)은 대상자의 인식기능 변화를 지켜보는 데 도움을 주는 타당하고 신뢰할 만한 도구이다. 이 도구는 노인검사에 효과적이다.
효과적인 의사소통을 주고받는 능력을 시험해본다.	언어적인 지시/한계에 반응하는 능력/의지는 현실 지남력의 정도에 따라 다르다.
개인적인 위생이나 행동의 악화와 변화를 적어놓는다.	이 정도는 몸단장(grooming)과 위생활동을 위한 구체적인 계획을 형성하는 데 도움이 된다.
기본적 행동, 문제 시작 혹은 진행 이후 얼마나 지났는지 진단에 대한 인식, 그리고 다른 적절한 정보와 대상자에 대한 걱정에 대해 의미 있는 사람과 대화를 해본다.	대상자가 도움을 필요로 하는 신체 치료의 영역을 확인할 수 있다. 이러한 영역은 영양, 배설, 잠, 휴식, 운동, 씻기, 몸단장, 옷 입기 등이다. 자가치료활동의 시작, 활동, 유지에 있어서 능력과 동기를 구분하는 것은 중요하다. 대상자는 능력 아니면 최소한의 동기, 또는 동기나 최소한의 능력을 가지고 있을 것이다.
상황에 대한 대상자의 걱정 수준을 확인한다. 폭력성향을 보이는 행동을 적어둔다.	혼동, 지남력 상실, 판단력 손상, 의심, 사회적 억제의 손실은 사회적으로 자신이나 남에게 부적절하고 해가 되는 행동을 야기한다. 대상자는 행동 충동의 제어가 약하다.
일몰증후군(sundown syndrome)에 대해 사정한다.	이 현상은 늦은 오후에 일어나는 혼동과 관련이 있다. 대상자는 동요, 불안, 혼란이 증가함을 보인다. 일몰은 수면장애와 배고픔, 갈증, 배변 요구가 충족되지 않은 증상의 시작 신호가 된다.

치료적 중재	
활동/중재	근거
안정된 환경을 제공한다 : 관련없는 소음과 자극들을 제거한다.	시각과 청각 자극의 증가는 대상자에게 잘못된 이해를 증가시킬 수 있다. 혼동 대상자는 벽에 걸려 있는 그림이나 그림자까지도 위협으로 인식할 수 있다. 심한 소음은 잠을 방해하고 걱정과 스트레스 수준을 높일 수 있다.
긍정적인 단어에 간단하고 구체적인 명사들을 사용하여 의사소통한다.	이 의사소통 기술은 친숙하지 않은 환경에서 경험하는 불안을 감소시켜 줄 수 있다. 예를 들면, 혼동 대상자에게 “의자에 앉아있으세요.”가 “일어나지 마세요.”라고 말하는 것보다 더 긍정적이다.
대상자의 환경과 하루 일과에 일관성을 유지한다.	가구 배치의 일관성은 적응과 기억을 증진시킨다. 매일 같은 일과를 따르는 것은 변화에 의한 스트레스와 불안을 감소시킨다.
비논리적인 생각들에 이의제기하는 것을 피한다.	대상자의 생각에 대한 도전은 위협적으로 인식될 수 있고 방어적인 반응을 야기할 수 있다. 혼동 대상자는 더 불안해지고 심지어 전투적으로 변화되는 것이다.
가족과 의미있는 사람에게 현재 소식과 가족에게 일어나는 일과 관련된 지남력과 조언을 지속적으로 제공할 것을 권장한다.	지남력 향상은 대상자에게 안전을 보장한다. 혼동 대상자는 무슨 일이 일어나고 있는지 완전하게 이해하지 못한다. 보호자의 얼굴 표정과 목소리 톤은 대상자의 편안한 정도를 강화한다.
현실지향적인 관계와 환경을 유지한다(예 진열된 시계, 달력, 개인적인 물건, 크리스마스 장식).	환경에 대한 지남력은 다른 사람을 신뢰할 수 있는 능력을 증가시킨다. 지남력을 가지기 위해 대상자에게 달력과 시계를 자주 확인하도록 격려한다. 친숙한 개인 소유물은 대상자의 편안함을 높여주고 대상자가 낯선 환경에서 느낄 수 있는 소외감을 줄여준다.
재사회화 집단에 참여할 것을 격려한다.	대상자에게 행동의 독립성을 증가시키는 책임을 맡도록 권장한다. 집단상호작용을 통해 대상자가 사회적으로 적절한 행동을 배우는 것은 중요하다. 이러한 접근은 대상자에게 행동이 그 주위의 사람에게 어떤 영향을 미치는지 관찰할 수 있는 기회를 제공한다. 또한, 수용할 수 있는 사회적 기술의 발달을 쉽게 한다.
대상자의 안녕에 해롭지 않다면, 대상자가 현실에 존재하는 추억을 회상하도록 한다.	원인에 따라 장기기억은 보통 단기기억보다 오래 유지된다. 회상하기는 대상자에게 즐거운 일이 될 것이다.
안전 조치들을 제공한다[예 밀집 감독, 대상자 확인 팔찌(identification bracelet), 약물잠금장치, 온수 온도 낮추기].	이러한 방법들은 대상자의 안전을 증진시킨다. 혼동 대상자는 환경적 위험에 적절한 이해와 판단이 부족하다.
손을 이용한 반복 활동을 제공한다.	안전하고 반복적인 활동은 대상자의 마음과 손을 다스린다. 이 활동은 불안을 감소시키고 에너지를 방출한다. 혼동 대상자는 수건과 마른행주를 계속 접고 다시 접는 활동을 통해서 안정을 찾는다. 옷, 실뭉치, 박제된 동물로 채워진 상자를 통해 대상자는 그 상자에서 물건을 치우고 교체함으로써 만족감을 증가시킬 수 있다.

교육/계속 간호	
활동/중재	근거
가족 구성원 자원과 참여 가능성, 대상자의 욕구를 충족하는 데 참여하고자 하는 의지를 확인한다.	가족은 대상자가 할 수 있는 것을 모두 할 수 있게 해야 한다. 이러한 접근은 대상자의 기능 수준과 대상자와 가족 모두의 삶의 질을 극대화시킬 것이다. 가족은 대상자의 욕구를 적절하게 충족시키기 위해서 전문가의 법률적, 금전적 지원을 필요로 한다.
적절한 지역사회 자원을 확인한다(예 알츠하이머 또는 뇌손상 지원 그룹, 식사배달서비스, 노인주간보호, 자택치료기관, 일시적 위탁).	지역사회자원은 문제해결을 위한 도움과 보조를 제공하고, 돌봄과 관련된 수요를 감소시킨다.
가족 구성원의 애도과정을 포함한 그들의 요구에 대한 관심을 평가한다.	돌봄제공자 부담은 혼동대상자 간호에 좌절을 증가시킬 수 있다. 좌절은 분노와 학대를 촉발시킬 수 있다.
만성혼동을 겪고 있는 대상자와 같이 살고 있는 의미 있는 사람을 위해 서면으로 된 정보를 제공한다.	이러한 정보는 의미 있는 사람이 질환을 이해하고 그들의 삶에 미치는 영향에 대한 이해를 도와준다.
관련된 질환 및 간호진단	
알츠하이머병/치매	

제 3 절 모성간호

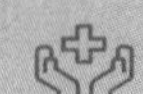

1 여성건강간호학

(1) 여성건강간호학의 조망

① 여성

여성은 생물, 심리, 사회, 영적으로 통합된 존재로서 생의 과정을 통해 자신의 가치에 따라 독특한 패턴을 형성하며 불가역적이고 나선형으로 나아간다.

② 환경

환경은 개인, 가족, 지역사회 및 생물, 사회, 심리, 문화, 생물리학 등 다양한 요인을 포함하며 여성과 역동적으로 상호작용한다.

③ 건강

여성이 환경과의 상호작용에서 적응하고 형성해가는 기능적 패턴이며 역동적인 과정으로 이 과정은 가치, 신념, 태도, 문화적 전통, 사회적 규범과 생활양식에 의해 영향을 받는다.

④ 간호

여성건강간호는 간호학의 지식을 기반으로 여성의 건강유지, 증진, 질병예방 및 최적의 안녕을 위해 힘과 지식을 제공하고 상담과 교육을 통해 그들을 지지하고 옹호하여 여성이 스스로 건강을 관리하고 조절할 수 있는 능력을 기르도록 돕는다.

(2) 범위

① **생식건강**: 여성건강의 가장 초점이 되는 내용으로 여성건강과 동의어로 사용된다. 월경주기, 임신, 분만, 산욕은 물론 생식건강과 관련된 사회심리 행동적 문제, 성기능, 폐경기 여성 호르몬 사용 문제, 불임 및 생식능력을 증가시키는 기계기술의 윤리적 문제, 스트레스 대처능력 등이 포함된다.

② **남성보다 여성에 더 많은 질병**: 유방암, 생식기 질환, 우울증, 기능장애 등을 포함하여 여성의 생활 스타일 혹은 경험과 관련된 질병이 포함된다.

③ **여성의 사망원인이 되는 질병**: 자궁암, 유방암, 폐암, 심장질환, 면역결핍성 질환 등과 흡연, 음주, 약물남용, 성병의 증가와 함께 새롭게 여성 사망의 원인이 되는 질병을 포함한다.

④ **여성에게 더 위험한 건강위험요인**: 흡연은 유방암, 난소암, 폐암을 증가시키고 유산 및 저체중아 분만을 증가시킨다.

⑤ **여성건강에 대한 사회적 영향**: 가부장사회의 성차별에서 초래되는 건강문제로 여성의 사회적 규범, 사회적 역할, 빈곤 등이 속한다.

⑥ **여성에 대한 폭력**: 남성으로부터 신체적, 성적 폭력은 다양한 외상증후군 및 우울증, 강박증, 음주 및 약물 남용 등과 같은 정신건강문제와 생식장애, 위장질환, 골절, 두통, 전신통 등의 건강문제를 초래한다.

⑦ **여성과 건강관리정책**: 국가의 정책결정은 여성건강에 영향을 미친다.

2 임부간호

(1) 산전간호의 목적 중요 ★

① 임신 전, 임신 중 및 분만 이후 임산부의 안녕 유지 및 자가간호를 증진시킨다.

② 모성 사망률과 이환율, 태아 상실과 불필요한 임신 소모를 감소시킨다.

③ 임부가 합병증 위험이 있는지를 확인하고 위험요인을 최소화한다.

④ 태아의 재태기간을 사정하고 태아 발달 정도를 관찰한다.

⑤ 조산, 자궁 내 성장지연, 선천성 기형 및 생존 실패를 감소시킨다.

⑥ 신경 및 발달장애와 기타 질병 이환율을 감소시킨다.

⑦ 영아의 정상 성장발달, 예방접종, 건강관리를 증진한다.

⑧ 출생 후 어린이 학대, 손상, 예방 가능한 급·만성질환 및 출생 후 입원치료의 필요성을 감소시킨다.

⑨ 부모가 되기 위한 마음가짐 및 기술을 발달시킨다.

⑩ 가족발달과 궁극적인 부모-영아 간 상호작용을 증진시킨다.

(2) 임부의 건강사정

사정	목적
첫 방문	
건강력 : 인구학적 정보와 현재 건강상태, 월경력, 산과력, 과거 및 현재 임신 징후나 문제점	현재의 임신상태(약물, 흡연, 영양습관 등)와 임신에 영향을 줄 수 있는 정보(문화적 요소, 직업적 요소)를 얻기 위함
사회심리적 사정 : 임신에 대한 부부의 태도, 경제적 영향, 임신에 대한 기대 등을 사정하여 기록	임신에 따른 생활변화에 대한 준비도 파악
• 신체적 사정 : 체중, 키, 혈압 및 활력징후 • 머리, 피부, 흉곽, 사지, 복부	• 도움이 필요한 임부 파악 • 모체의 건강과 태아 성장을 사정하기 위함 • 비정상적인 결과를 조기 발견 및 치료하기 위함
골반(양손진찰법)	임신에 영향을 줄 수 있는 자궁 크기 및 골반 구조를 파악하기 위함
검사실 검사 : 혈액검사, 요검사, 파파니콜라우 도말(질분비 도말)	• 모체의 건강상태와 비정상상태를 조기 파악하기 위함 • 질 혹은 골반 감염을 발견하기 위함
추후방문	
• 임신상태 사정 : 임신에 따른 불편감이 무엇인지 사정(입덧, 구토, 요통, 변비, 가슴앓이, 정맥류) • 비정상 징후 사정 : 출혈, 태동 후 태아 움직임 감소, 혈압상승, 지나친 체중증가 혹은 감소	모체의 불편감을 일으키는 증상을 파악하여 감소시키기 위함
영양섭취 사정 : 특히 철분공급	임부의 적절한 영양섭취를 억제하는 요소를 파악하여 교정
신체 사정 : 혈압, 체중, 부종, 자궁바닥 높이	임신성 고혈압의 파악
레오폴드 복부 촉진법 시행	태아의 성장상태와 임신주수를 확인(자궁 바닥이 제와부에서 만져지면 임신 20주 정도)
첫 태동을 느낀 날짜 기록	초임부는 임신 19 ~ 20주에, 경임부는 17 ~ 20부에 태동을 느낄 수 있음
태아 심음 파악	• 초음파 청진기로 임신 10 ~ 12주에 태아심음 청취 • 태아심음 청진기로 임신 18 ~ 20주에 태아심음 청취
검사실 검사 : 당, 단백뇨, 케톤검사를 위해 정규적인 소변검사 – Hb, Hct를 3개월마다 파악 – 임신 24~28주에 당뇨병 검사 – 임부가 Rh–인 경우 24~28주에 항체검사 – 성병검사	• 당(요당이 나오면 임신성 당뇨), 단백뇨(비뇨기계 감염 혹은 임신성 고혈압), 케톤뇨(열량섭취 부적절)를 파악하기 위함 • Rh 항원에 대한 모체의 항체 유무 파악
사회심리적 사정 – 임신 부부의 신체적, 정서적 변화 파악 – 출산에 대한 계획 파악 – 방문시 마다 태동에 대한 임부의 반응 사정	• 지지, 상담, 지도의 필요성을 파악하기 위함 • 임신 부부에게 산전 교실이나 출산 교실을 제공하기 위함
임신 28주 이후의 신체사정 : 분만이 가까워오는 징후를 파악하고 기록(하강, 진입, 자궁경부상태)	• 임신 38 ~ 40주 사이 정상적인 분만 진행 여부를 파악하기 위함 • 초임부는 하강감을 분만 2주 전에 경험 • 경임부는 하강감을 분만 직전 혹은 분만시 경험 • 경부의 소실, 개대, 하강정도, 태위를 파악하기 위함

(3) 임신 시기별 질환과 관련된 잠재적 징후의 원인

① 임신 1기 : 임신 첫 3개월
   ㉠ 심한 구토 : 임신 오조증
   ㉡ 오한, 열, 긴박뇨, 설사 : 감염
   ㉢ 복부경련, 질 출혈 : 유산, 자궁 외 임신

② 임신 2, 3기
   ㉠ 지속적인 심한 구토 : 임신 오조증
   ㉡ 37주 전 갑작스러운 질 분비물 분비 : 조기 파막
   ㉢ 질 출혈, 심한 복부통증 : 유산, 전치태반, 태반조기박리
   ㉣ 오한, 열, 긴박뇨, 설사 : 감염
   ㉤ 심한 요통, 옆구리 통증 : 신장감염 또는 결석, 조기 진통
   ㉥ 태동변화 : 태동이 없어지거나 패턴과 태아 심음변화 : 태아의 위험, 자궁 내 태아 사망
   ㉦ 자궁수축, 37주 전 진통 : 조산
   ㉧ 시각장애(흐림, 복시, 반점), 손, 얼굴, 천골 부종, 심하거나 빈번하고 지속적인 두통, 근육의 과민 또는 경련, 심와부 통증 : 임신성 고혈압
   ㉨ 단백뇨, 당내성 검사(GTT)양성 : 임신성 당뇨

3 모성 간호과정

(1) 조기양막파열과 관련된 감염의 위험

<table>
<tr><td>간호
진단</td><td colspan="2">1. 조기양막파열과 관련된 감염의 위험
– 정의 : 병원체의 침입과 확산으로 건강에 위협이 될 만큼 취약한 상태</td></tr>
<tr><td>과학적
근거</td><td colspan="2">만삭 전 조기파막(조기양막파열)은 임신 37주 이전에 파막되는 것으로 조산의 약 10%를 차지한다. 만삭 전 조기 파막은 대부분 감염으로 인한 양막의 병리적 쇠약, 자궁 수축으로 인한 스트레스가 발생한다. 또한, 비뇨기계 감염, 융모 양막염, 자궁 내 감염 등이 발생한다.</td></tr>
<tr><td rowspan="2">합리적
근거</td><td>주관적 자료</td><td>• “밑에서 왈칵 쏟아지는 느낌이 났어요.”
• “양수가 흘렀어요.”</td></tr>
<tr><td>객관적 자료</td><td>• preg 34+4wks
• 주 호소 : Amniotic fluid leakage(03.24. 7:00 AM에 발생하였고, 파막된 지 24시간이 지남)
• PROM됨. 03.24. 7:00 AM
• 진단명 : PPROM
• 양수 leakage(+) (상세내용 : 큰 패드 1장 흠뻑 적심)
• 양수 사정 시 무색 무취였으며 watery한 양상
• Nitrazine test(+)
• lap 검사 결과
<table><tr><th>검사명</th><th>결과</th><th>참고치</th></tr><tr><td>CRP(c–reactive protein), quan.</td><td>0.63mg/L</td><td>0–5</td></tr></table></td></tr>
</table>

	참고치	3/24
WBC Count	4.0~10.0[103/μl]	7.48
ESR	0~20[mm/h]	39▲

간호 목표		
간호 목표	장기목표	퇴원시까지 감염의 증상이 나타나지 않는다.
	단기목표	분만 전까지 감염의 증상(오한, 발열, 자궁의 압통, 자궁의 불규칙성, 악취 나는 양수, 농성 질 분비물, 백혈구 수의 상승)을 보이지 않는다.

진단적 계획	이론적 근거	중재
1 양막파열 시간과 양수를 사정한다.	양막파열 시간과 양수를 사정함으로써 감염 여부를 확인할 수 있다. 양막파열 후 24시간 이상 지속 시 감염률이 높다.	대상자의 양막파열 시간과 양수를 사정하였다. - 3/24 7:00 AM 만삭 전 조기파막이 나타났으며 파막된 후 24시간이 지났음을 사정하였고, 초음파를 통해 양수지수 확인 결과를 모니터하였다. AFI : 7.07cm
2 임신 주수를 사정한다.	재태 연령이 낮을수록 감염률이 높다.	임신주수를 사정하였다. 임신주수는 34+4wks 이었다.
3 분비물이 나올 때마다 분비물의 색과 냄새를 사정한다.	융모양막염의 증상과 징후는 오한과 발열, 자궁의 압동, 자궁의 불규칙성, 악취 나는 양수, 농성 질 분비물, 백혈구 수의 상승 등이다.	분비물이 나올 때마다 분비물의 색과 냄새를 사정하였다. - 패드를 교환할 때 분비물을 사정하였는데 사정결과 무색의 무취였으며 watery한 양상이었으며 감염의 증상은 나타나지 않았다.
4 대상자의 감염지표를 확인한다.	혈액학적 수치를 통해 감염을 미리 알고 예방하고 치료하기 위함이다. 감염이 생길 경우 대표적으로 상승하는 지표는 WBC와 CRP이다. 감염이 발생하면 신체는 방어기전으로써 백혈구를 통해 대응하므로 감염 유무는 백혈구 수치로 손쉽게 예측할 수 있다.	대상자의 감염지표를 확인하였다. - rounding 시, vital sign 측정 시, 지속적으로 대상자의 신체를 사정하였으며, 그 결과 감염으로 인한 발열, 발적, 압통, 부종, 악취 나는 질 분비물이 보이지 않았다. - Lap 검사 결과 CRP, WBC는 정상범위였으며 ESR은 정상범위보다 높음을 확인하였다.
5 지속적인 CST 모니터링을 통해 태아와 자궁수축상태에 대해 관찰한다. 6 태아의 심음을 사정한다.	CST는 자궁수축을 통해 태아에게 스트레스를 인위적으로 주어 태아의 반응을 평가할 수 있다. 태아심음의 이상은 융모양막염을 암시할 수 있다.	CST와 태아심음을 사정하였다. 태아반응에는 이상이 없음을 확인하였다.
7 만삭 전 조기파막 후 산부의 활력징후를 2 ~ 4시간마다 관찰한다.	만삭 전 조기파막 산모의 호흡과 맥박의 상승은 체온 상승보다 중요하게 다루어진다. 대상자의 감염 징후를 미리 파악하기 위함이다. 체온이 정상보다 높으면 감염을 의심할 수 있다.	대상자의 vital sign을 측정하였으며 감염을 나타내는 상승 수치는 보이지 않았고 정상범위를 유지하였다.

치료적 계획	이론적 근거	중재
1 처방에 따라 항생제를 투여한다.	항생제의 투여로 감염의 진행을 막을 수 있다.	의사 처방에 따라 항생제를 투여했다.
2 대상자가 편히 쉴 수 있도록 침상안정을 권장한다.	침상안정은 자궁혈류와 안정을 증진시켜 태아가 하강할 때 경부에 대한 선진부의 압력을 감소시켜 준다.	대상자가 편히 쉴 수 있도록 침상안정을 권장했다.
교육적 계획	**이론적 근거**	**중재**
대상자에게 감염 시 나타나는 분비물의 색과 냄새를 알려주고 분비물의 색이 변하거나 냄새가 나면 간호사에게 알려야 함을 교육한다.	융모양막염의 증상과 징후는 오한과 발열, 자궁의 압동, 자궁의 불규칙성, 악취 나는 양수, 농성 질 분비물, 백혈구수의 상승 등이다.	대상자에게 감염 시 나타나는 분비물의 색과 냄새를 알려주고 분비물의 색이 변하거나 냄새가 나면 간호사에게 알려야 함을 교육했다.
유도분만을 위해 자궁수축제를 투여하면서 분만진행과정에 대해 교육한다.	파수 후 24시간 이상 되면 자궁 감염을 예방하기 위해 유도분만을 실시한다.	유도분만을 위해 자궁수축제를 투여하면서 분만진행과정에 대해 교육했다.
간호평가	• 대상자는 분만할 때까지 양수에서 감염이 의심되는 징후가 나타나지 않았으며, 유도분만 후 안전하게 출산하였고, 분만실 입원 기간 동안 감염이 발생하지 않았다. 그러므로 목표에 도달하였다고 평가할 수 있다. • 이 목표에 도달하는 데 가장 기여한 점은 산모와 태아를 지속해서 사정하여 감염 유무를 파악한 것이라 생각된다.	

제 4 절 아동간호

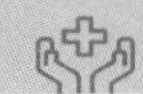

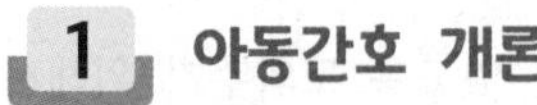

1 아동간호 개론

(1) 아동간호의 원리

① 성장과 발달

간호사는 아동의 신체적, 정서적 요구를 충족시키기 위해 성장과 발달의 원리를 적용한다. 성숙의 원리, 생리적 미성숙과 질병에 대한 반응의 이해도 포함된다. 간호는 아동의 연령과 발달 수준에 의해 맞추어진다.

② 건강증진

아동과 가족이 건강에 대한 독립적인 책임감을 갖도록 지도한다. 예상지침은 영양, 운동, 안전, 놀이, 백신 접종과 상해예방 같은 건강문제에 관해 발달 수준에 맞게 적절한 정보를 제공하여 건강증진을 촉진시키도록 하는 교육이다.

③ 가족초점

가족 중심의 간호는 지지, 사랑, 안전, 가치, 신념, 태도와 건강행위 간의 친밀한 관계가 있기 때문에 아동간호의 핵심이다.

④ 아동옹호

건강증진, 폭력, 학대, 무시, 약물남용, 영아 이환율과 사망률의 영역에서 아동의 옹호자로서 구체적인 책임감을 포함한다.

⑤ 의사소통

간호사는 발달 수준에 맞는 방식으로 아동 및 가족과 의사소통할 수 있는 다양한 기술을 사용한다. 효과적인 의사소통을 위해서 놀이와 발달 수준에 맞는 언어와 비언어적 의사소통 기술을 사용한다.

⑥ 연령 집단에 적용한 개념

다양한 질환과 모든 연령대에 적용되는 아동간호 원리를 통합하고 놀이, 활동, 만성질환, 영양, 안전, 질병, 가족과 관련된 아동의 요구가 건강과 부딪힐 수 있음을 인식한다.

(2) 성장 발달이론의 간호적용

① Piaget의 인지발달 이론

㉠ 장 피아제(Jean Piaget, 1896 ~ 1980)는 아동기에 사고가 어떻게 발달하는가와 성인의 사고와 어떻게 다른가에 대해 이해할 수 있는 틀을 제공한다.

㉡ 피아제의 이론은 간호사가 아동을 위한 교육적 중재를 개발할 때 특히 중요하다.

② Freud의 심리 – 성적발달

㉠ 지그문트 프로이트(Sigmund Freud, 1856 ~ 1939)는 초기 아동기의 경험이 생의 후기 행동에 무의식적인 동기를 제공한다고 주장하면서 신체의 특정 부위가 성적 에너지(libido)의 중심지로 심리적 중요성을 갖는다고 하였다.

㉡ 간호사는 부모와 아동이 성에 대해 건전한 태도를 형성할 수 있도록 도와주기 위해서 성적 성장과 발달을 이해해야 한다.

③ Erikson의 사회심리적 이론

㉠ 에릭 에릭슨(Erik H. Erikson, 1902 ~ 1994)은 프로이트의 정신분석학적 접근에 기초하여 발달이론을 개발하였으나 프로이트와는 달리 발달을 사회문화적 요인에 의해 영향을 받는 전 생애를 통한 갈등의 연속으로 보았다.

㉡ 아동에게 행하는 정서적 간호에 이론적인 기틀을 제공하므로 간호와 관련이 많다.

☑ 예

아동은 입원과 같은 스트레스 상황에서 건전한 인격을 가지고 있더라도 불필요한 불안에서 자신을 보호하는 방어기전인 퇴행을 일으킬 수 있으므로 스트레스 관리를 위한 건설적인 제안을 할 수 있다.

④ Kohlberg의 도덕성 발달이론

㉠ 로렌스 콜버그(Lawrence Kohlberg, 1927 ~ 1987)는 행동을 이루는 방법으로 가치와 사회적 규범을 수용하는 복합적인 과정으로 도덕성 발달을 설명하면서 어떤 행동이 옳고 그름을 아는 것보다 왜 그 행동이 나타나거나 나타나지 않는지를 아는 것이 더 중요하다고 강조한다.

㉡ 정상적인 도덕성 발달을 이해하는 간호사는 걱정하는 부모에게 그 아동의 연령에 적절한 행동을 보인 것이라고 안심시킬 수 있다.

2 신생아 건강

(1) 신생아의 건강증진

① 신생아 대사 이상검사

신생아를 대상으로 기본 6종(페닐케톤뇨증, 단풍당뇨증, 호모시스틴뇨증, 갈락토스혈증, 갑상선 기능 저하증, 부신 기능 항진증)의 대사 이상검사를 시행하고 있으며 최근 진단기술의 발달로 43종 이상의 유전성 대사질환에 대해서도 검사가 이루어지고 있다.

② 호흡유지

신생아는 출생 후 30초 이내에 첫 호흡을 해야 하며 이를 위해 출생 직후 발바닥을 자극하거나 등을 문지르는 등의 자극을 통해 호흡을 유도한다. 기도의 분비물을 제거하기 위해 Bulb 주사기나 카테터를 이용하여 비강과 구강의 액체를 흡인해 준다.

③ 체온조절

체온균형은 열 생산과 손실의 조절에 의해 유지되며 환경은 열 손실에 주 역할을 하므로 적절한 온도의 환경을 유지하는 것은 신생아 간호에 중요한 부분이다.

④ 목욕

목욕의 목적은 피부에 자극을 주고 몸을 점검하면서 청결을 유지하는 데 있다.

⑤ 감염예방

신생아의 교차감염을 예방하기 위해 신생아를 만지기 전, 후에 손씻기를 철저히 해야 한다. 아동기의 B형 간염을 예방하기 위해 신생아는 생후 2일 이내에 HBV 백신 1차 접종을 해야 한다.

⑥ 제대간호

제대는 출생 후 10일 정도에 떨어지는데 이 기간 동안 제대를 깨끗하고 건조하게 유지시키며 출혈 및 감염증상이 있는지 관찰한다.

⑦ 영양

영양공급의 방법(모유영양, 인공영양)을 강요하지 말고 부모 스스로 선택하도록 해야 하며 부모가 아기의 행동을 보고 영양공급을 할 수 있을 뿐 아니라 배고픔을 평가할 수 있도록 교육한다.

⑧ 수면행동

신생아는 7~8번의 낮잠을 포함하여 하루에 20~22시간 수면을 취하며 빠른 안구운동수면(REM 수면 : Rapid Eye Movement sleep)이 대부분이다.

⑨ 안전

간호사는 특히 머리와 신체를 잘 붙들어야 하며 낙상을 예방해야 하고 수유 후 적어도 30분간 옆으로 눕혀 역류되는 것이 흡인되지 않게 해야 한다.

(2) 고위험 신생아(미숙아)의 간호

① 적절한 말초혈액 공급 유지

신관류 사정을 위한 소변 배출량의 확인, 뇌혈관 관류 사정을 위한 신경계 활력징후, 말초혈관 관류 사정을 위한 모세혈과 재충만 시간, 위장관계 과류 사정을 위한 장음, 움직임과 복부 모양과 색깔 등에 대한 모니터링을 한다.

② 수화

신생아의 수분장애는 질환 상태에 따라 다양하지만 그 밖에도 광선요법, 방사보온기, 방온도의 증가, 전도와 대류에 의한 수분상실 증가, 불감성 수분상실 증가, 혈액상실에 의해서도 유발된다.

③ 감염예방

미숙아는 모체로부터 태반을 통과하여 전달받는 면역글로불린(IgG)이 감소되어 있고 백혈구 기능이 미숙하여 감염의 위험이 높다. 철저한 손씻기 및 무균법을 준수해야 한다.

④ 피부보호

피부청결을 위해 부식용액을 사용하지 않고 마찰이나 테이프 사용을 최소화한다.

⑤ 적절한 자극유지

미숙아는 다양한 자극에 선택적으로 접근하지 못하여 환경을 차단할 수 없기 때문에 자극을 쉽게 받는다. 스트레스와 유해한 자극을 최소화하거나 제거하는 방법으로 환아의 환경을 변화시키려는 노력을 해야 한다.

⑥ 체온유지

미숙아는 만삭아보다 체온을 조절하는 기능이 더 제한되어 있으며 저체온이 쉽게 온다. 신생아를 중성온도 환경에서 간호하여야 아기의 산소소모량이 최소가 되는 환경이다.

⑦ 산소농도유지

미숙아의 대부분은 산소공급이 필요하며 많은 경우 기계적 호흡의 도움이 필요하다.

⑧ 영양

미숙아의 영양소는 장관법과 정맥법으로 공급될 수 있다.

⑨ 영아 상실로 인한 부모의 예상된 슬픔 해결

아기의 미성숙이나 질병 때문에 특수간호가 필요할 때 가족은 침울, 부정, 죄책감, 자존감의 저해, 분노 등이 나타날 수 있으므로 부모나 가족에게도 개별화된 간호가 중요하다.

3 아동 간호과정 적용

고위험 신생아와 관련한 간호진단은 미성숙한 체온조절기전과 관련된 비효율적 체온조절, 미숙한 폐 기능과 관련된 비효율적 호흡 양상, 영양소 섭취능력 부족과 관련된 영양장애 위험성, 미숙한 면역 기능과 관련된 감염 위험성, 출생 직후 입원과 관련된 부모-자녀 애착 방해와 관련된 부모 역할 장애 위험성 등이 있다.

(1) 비효율적 체온조절

간호진단 : 미성숙한 체온조절 기전과 관련된 비효율적 체온조절	
기대결과	영아는 안정된 체온을 유지할 것이다.
중재/합리적 근거	1 활력징후와 피부색을 사정한다. 안정화를 위한 간호중재가 필요한 상황을 확인한다. 2 정상 체온유지를 위해 적당한 체온조절기구(보육기, 방사성 가온기)를 사용한다. 환경온도를 조절하고 영아의 체온을 안정적으로 유지한다. 3 신체의 열 손실을 최소화하기 위해 모자와 양말을 착용시키며 굴곡된 자세를 유지하도록 한다. 4 목욕과 치료적 처치 시 열 손실을 최소화한다. 5 주변환경 온도와 관련하여 영아의 체온을 측정한다.
평가	영아의 체온은 정상범위에 있는가?

(2) 비효율적 호흡양상

간호진단 : 미숙한 폐 기능과 관련된 비효율적 호흡 양상	
기대결과	기도 개방과 산소화를 위한 적절한 환기상태를 유지할 것이다.
중재/합리적 근거	1 활력징후를 사정한다. 특히 호흡곤란징후를 관찰한다. 적절한 환기가 유지되는지 확인한다. 2 기도를 개방 유지한다. 목을 과신전 시키지 않는다. 기관지와 폐포 안으로 산소가 들어가게 한다. 목의 과신전은 기관의 직경을 감소시킨다. 3 호흡기 내의 분비물을 배출시키기 위한 타진, 진동, 체위 배액을 실시한다. 4 흡인은 사정에 의해 필요할 때만 시행하고 적절한 흡인술을 적용한다. 5 트렌델렌버그 체위는 취하지 않는다. 트렌델렌버그 체위는 두개 내압을 상승시키고 폐용적을 감소시킨다. 6 기저귀 교환 시에는 엉덩이를 들되 발과 다리를 들어 올리지 않는다. 발과 다리를 들어 올리면 배를 누르게 되므로 호흡에 지장을 줄 수 있다. 7 필요 시 산소를 공급한다. 8 중성 온도의 환경을 유지한다. 적절한 체온유지는 산소요구량의 증가를 예방한다. 9 환기장치 및 산소요법에 대한 반응을 사정한다.
평가	• 호흡수는 정상범위에 있는가? • 호흡곤란 징후(동맥혈 가스 수치, 청색증, 무호흡, 빈호흡, 흉곽견축 등)가 있는가? • 호흡음은 정상인가?

제 4 절 정신간호

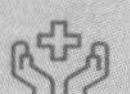

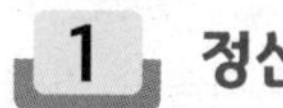

1 정신장애

(1) 정신장애의 개념

① 정신장애란 심리적, 생물학적, 발달적 과정에서 기본적인 정신기능에 역기능을 나타내는 개인의 인지적, 정서조절 혹은 행동에서 임상적으로 의미 있는 장애로 특징지을 수 있는 증후군이다(미국정신의학회, DSM-5).

② 스트레스 적응 개념틀에서 정신질환은 내·외적 환경의 스트레스 요인에 대한 부적응적 반응으로 지역적, 문화적 규범에 부적합한 사고, 감정, 행동을 나타내는 것이며 개인의 사회적, 직접적 또는 신체적 기능이 손상받은 것이다.

(2) 정신질환 분류체계

① 정신질환을 진단할 때 국제질병분류(ICD)와 정신장애의 진단 및 통계 편람(DSM)이라는 두 가지 주요 분류체계를 사용한다.

② 2013년에 출판된 DSM-5 분류에서는 관련 장애들을 한 새로운 범주로 묶어 제시하고 있는데 이는 이분법을 극복한 것으로 정신병리는 정상으로부터 연속성을 가지며 다른 장애와 흔히 중복되어 나타나기 때문이다.

> ☑ 예
>
> 조현병 스펙트럼 및 기타 정신병적 장애들(조현병, 조현형 성격장애, 조현정동장애, 단기 정신병적 장애)

(3) 정신건강과 정신질환의 연속성

① 불안과 슬픔은 스트레스에 대한 가장 일차적으로 나타나는 주요반응이다.

② 두 가지 반응을 증상의 심각성에 따라 연속선상에 제시하면 다음과 같다.

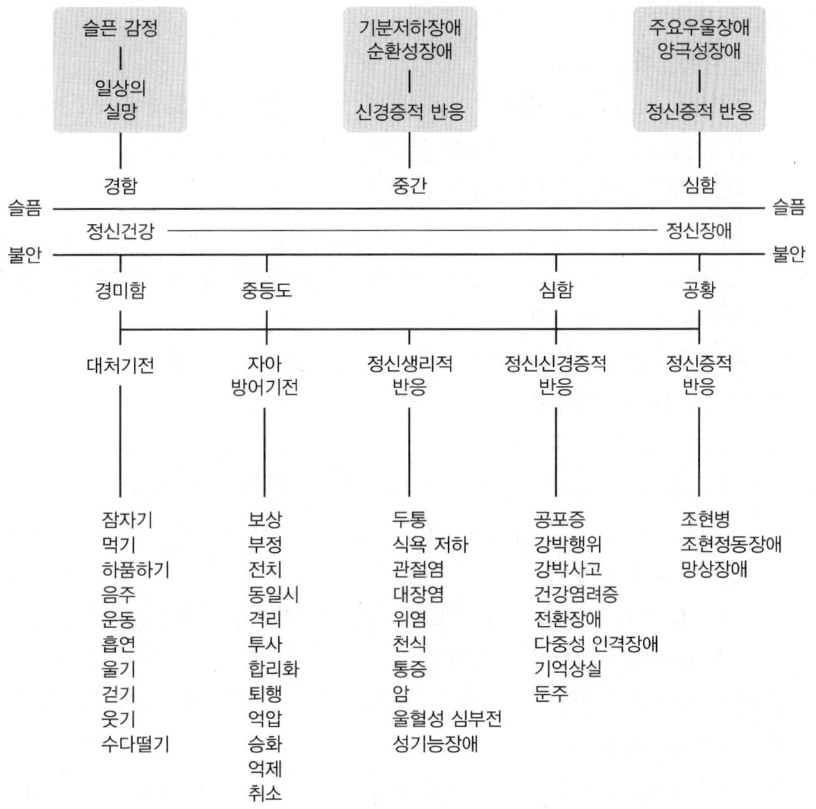

[그림 8-1] 정신건강과 정신질환의 연속선에서의 불안과 슬픔 반응의 개념화

2 정신건강 간호과정

(1) 전반적 정신건강 사정

① 정신과적 개인력

㉠ 주 호소 : 대상자가 방문한 이유를 대상자의 말 그대로 적는다.

㉡ 현 병력 : 현재의 주된 문제점을 문제의 내용 및 심각성, 발생 시기, 경과에 대해 가능한 한 대상자 자신의 설명 그대로 또 가족과 기타 관련된 사람들의 관점도 기록한다.

㉢ 과거 병력 : 과거에 앓았던 정신과 질환과 신체질환, 음주나 물질 사용의 병력을 확인한다.

㉣ 발달력 : 유아기, 학령기, 청소년기, 성인기에 따라 관련 내용을 확인한다.

㉤ 가족력 : 전체 가계도를 파악한다.

② 정신상태 검사

㉠ 외모, 행동, 태도

ⓐ 외모(appearance) : 자세, 몸가짐, 옷 입은 방식, 손톱상태, 얼굴표정, 시선 접촉, 전반적인 건강과 영양상태를 관찰하고 '건강한', '긴장된', '나이보다 들어보이는', '흐트러진' 등으로 기술한다.

ⓑ 행동과 정신운동 활동(behavior & psychomotor activity) : 운동상태의 질적, 양적인 부분, 즉, 버릇, 걸음걸이, 틱이나 상동증적인 동작, 과잉활동, 강박증 및 언어장애에 대해 관찰한다.

ⓒ 태도(attitude) : 면담자와의 상호작용이 협조적인지, 주의를 기울이는지, 솔직한지, 방어적인지, 적대적인지 등으로 기술한다.

㉡ 기분과 정서

ⓐ 기분(mood) : 기분은 일정 기간 지속되는 주관적 감정상태로 그 깊이, 강도, 변화를 관찰하고 슬픈지, 우울한지, 절망적인지, 불안한지, 화나는지, 행복한지, 고양되어 있는지 등을 기술한다.

ⓑ 정서(affect) : 정서는 느낌, 또는 기분의 외부적인 표현으로 얼굴 표정과 신체 동작에서 나타나는 정서를 관찰한다.

㉢ 말하기(speech) : 말의 양이 '수다스럽다'라거나 말의 속도는 '빠른', 말의 질은 '중얼거리는' 등으로 기술한다.

㉣ 사고과정(thought process) : 사고비약, 지리멸렬, 신어 조적증, 말비빔, 함구증 등을 관찰한다.

㉤ 사고내용(thought contents) : 대상자 자신과 주위 사람들 또는 주위의 여러 일에 대한 대상자의 생각에 대해 질문하고 망상, 강박증, 공포증, 건강염려증 등의 내용에 대해 알아본다.

㉥ 지각(perception) : 환청, 환시 등의 환각에 대해 알아본다.

㉦ 감각과 인지

ⓐ 의식(consciousness) : 의식의 정도를 혼탁, 몽롱, 혼수, 기면, 명료, 둔주 등으로 기술한다.

ⓑ 지남력(orientation) : 시간, 장소, 사람에 대한 지남력을 알아본다.

ⓒ 기억(memory) : 먼 과거 기억, 근래 기억, 최근 기억, 즉각적 저장 및 회상능력에 대해 알아본다.

ⓓ 집중력(concentration) : 인지장애 불안, 우울, 환청과 같은 내적 자극시 집중력 장애가 올 수 있다.

ⓔ 추상적 사고(abstract thinking) : 공통점, 차이점, 속담풀이 등으로 인지기능을 검사한다.

ⓕ 지능(intelligence) : 대상자의 언어사용에 의해 임상적 면담에서 잘 측정할 수 있다.

ⓞ 판단(judgement) : 상황을 사정하고 평가하는 능력, 합리적인 결정, 행동의 결과 이해, 행동에 대한 책임에 대해 평가한다.

ⓩ 병식(insight) : 병의 부인, 병을 어느 정도 인식하나 타인 탓을 하는 것, 지적인 병식, 진실한 감정적 병식 등이 있다.

ⓩ 신뢰성(reliability) : 정확하게 정보를 보고하는 대상자의 능력과 신뢰성을 측정하는 것이다.

(2) 간호진단

① NANDA와 같은 간호틀을 근거로 하여 적응 및 부적응적 반응들을 반영해야 하며 정신건강간호의 관심현상에 초점을 둔다.

② DSM-5에서 확인된 건강문제 또는 질병상태를 통합해야 한다.

(3) 간호진단의 진술

① 일반적으로 건강문제와 관련요인의 두 부분으로 진술한다.

> ☑ 예
>
> 실제적인 문제 : 불안, 관련요인 : 역할기능의 변화
> → 역할기능의 변화와 관련된 불안

② 간호문제의 원인으로 의학진단을 열거하는 것은 간호에 한정되지 않는 전체적인 치료전략을 나열해야 하므로 바람직하지 않다.

> ☑ 예
>
> 조현병으로 인한 비효율적 충동조절 → 내·외적 자극을 처리하는 능력의 장애와 관련된 비효율적 충동조절

(4) 결과 확인

① 결과 확인(outcome identification)은 대상자의 확인된 간호진단에 대하여 간호중재를 제공함으로써 기대되는 효과에 대한 계획안이다.

② 기대결과를 계획할 때 간호결과분류(NOC)의 지표를 활용할 수 있다.

(5) 계획

간호중재분류체계(NIC)의 중재를 기본으로 할 수 있다.

예

불안 감소를 위한 NIC 간호중재

정의	일어날지도 모르는 확인되지 않은 위험과 관련된 염려, 두려움, 불길한 예감, 불편을 최소화하기
활동	• 환자의 행동에 대한 기대를 명확히 진술한다. • 안전감을 증가시키고 공포를 감소시키기 위해 환자와 함께 있는다. • 스트레스 상황에 대한 환자의 관점을 이해하기 위해 노력한다. • 불안수준이 변화할 때를 확인한다. … (중략)

(6) 수행

① 간호사가 간호계획에 따라 수행한 중재들이다.

진단명 : 조현병		
구분	간호진단 : 사고과정 장애	간호진단 : 자가간호결핍(위생)
증상	망상적 사고, 의심	기름진 머리카락, 더러운 복장, 지저분한 수염
간호중재	• 대상자가 있는 곳에서 타인과 속삭이지 않는다. • 필요시 집에서 가져온 음식을 제공한다. • 투약 여부를 확인한다. • 같은 직원이 간호한다. • 신뢰형성을 위해 약속을 지킨다.	• 일상생활 활동을 독립적으로 하도록 격려하거나 필요하면 도와준다. • 독립적인 성취에 대해 인정과 긍정적인 강화를 제공한다.
의학적 처방	Risperidone 2mg bid	
결과	• 신뢰감을 보여준다. • 망상적 사고와 현실을 구별한다.	• 독립적으로 일상생활 활동을 수행한다. • 수용가능한 수준에서 개인위생을 유지한다.

② 간호수행은 간호사의 실무수행능력, 교육정도, 자격 등을 고려하여 선택하여야 한다.

③ 간호과정의 기록은 문제중심기록, 초점 차팅, PIE 방법을 활용한다.

㉠ 문제중심기록(problem-oriented recording) : 주관적 및 객관적 자료, 사정, 계획, 수행, 평가(SOAPIE) 양식을 따른다.

문제중심기록	기록내용	간호과정
S&O(주관적 및 객관적 자료)	대상자의 진술, 간호사가 직접 관찰, 측정한 것	사정
A(사정)	주관적 및 객관적 자료에 대한 간호사의 분석	진단 및 결과 확인
P(계획)	확인된 문제를 해결하기 위해 수행해야 할 간호활동	계획
I(중재)	실제 수행한 간호활동	수행
E(평가)	간호중재 후 문제의 평가	평가

문제중심 진행기록의 예		
날짜/시간	문제	진행기록
2020.3.27 10A	사회적 고립	• S : 다른 사람들과 교류 하고 싶지 않다고 함 "저를 죽일 것 같아요." • O : 병실에만 있으면서 프로그램에 참여하지 않음. 식사시간에 지나치게 경계하는 모습 관찰됨 • A : 신뢰부족, 공황수준의 불안, 망상적 사고 • I : 대상자와 일대일로 시간을 보내면서 신뢰관계를 시작함. 타인과의 상호작용에 대한 느낌을 말하게 함. 집단활동에 대상자를 동반함 • E : 자기주장훈련에 자발적으로 참여한 것에 긍정적인 피드백을 줌

ⓛ 초점 차팅(focus charting) : 주요관점이 문제에서 초점으로 바뀌고 자료, 활동 및 반응이 SOAPIE를 대신한다.

초점기록	기록내용	간호과정
D(자료)	대상자의 진술된 초점을 지지하거나 지속된 관찰을 기술하는 정보	사정
F(초점)	간호진단, 대상자의 현재 관심사나 행동, 대상자 상태의 주요 변화 및 대상자 치료의 주요사건	진단 및 결과 확인
A(활동)	초점을 다루는 즉각적 또는 앞으로의 간호활동, 요구된 어떤 변화에 따른 간호계획의 평가	계획 및 수행
R(반응)	의학적 또는 간호에 대한 대상자의 반응	평가
DAR 형식 기록의 예		
날짜/시간	초점	진행기록
2020.3.27 10A	불신, 공황불안, 망상과 관련된 사회적 고립	• D : 다른 사람들과 교류 하고 싶지 않다고 함 "저를 죽일 것 같아요." 병실에만 있으면서 프로그램에 참여하지 않음. 식사시간에 지나치게 경계하는 모습 관찰됨 • A : 대상자와 일대일로 시간을 보내면서 신뢰관계를 시작함. 타인과의 상호작용에 대한 느낌을 말하게 함. 집단활동에 대상자를 동반함. 자기주장훈련에 자발적으로 참여한 것에 긍정적인 피드백을 줌 • R : 치료에 협조적임. 다른 사람들과 함께 있는 것에 여전히 불편해함. 간호사의 긍정적인 피드백 받아들임

㉢ PIE 방법 : PIE(Problem, Intervention, Evaluation) 혹은 APIE(Assessment, Problem, Intervention, Evaluation)는 간호과정이고 간호진단을 체계적으로 기록하는 방법이다.

APIE 기록	기록내용	간호과정
A(사정)	각 교대 번의 시작 시에 수집된 주관적 및 객관적 자료	사정
P(문제)	서면화된 문제목록에서 언급된 간호진단명과 그 문제의 확인된 결과	진단 및 결과확인
I(중재)	문제해결을 목적으로 수행된 간호활동	계획 및 수행
E(평가)	간호중재의 효과를 결정하기 위한 대상자의 반응평가, 수행한 중재의 결과	평가

APIE 기록의 예		
날짜/시간	문제	진행기록
2020.3.27 10A	사회적 고립	• A : 다른 사람들과 교류 하고 싶지 않다고 함 "저를 죽일 것 같아요." 병실에만 있으면서 프로그램에 참여하지 않음. 식사시간에 지나치게 경계하는 모습 관찰됨 • P : 신뢰부족, 공황수준 불안, 망상적 사고와 관련된 사회적 고립 • I : 대상자와 일대일로 시간보내면서 신뢰관계 시작함. 타인과의 상호작용에 대한 느낌을 말하게 함. 집단활동에 대상자를 동반함. 자기주장훈련에 자발적으로 참여한 것에 긍정적인 피드백을 줌 • E : 치료에 협조적임. 다른 사람들과 함께 있는 것에 여전히 불편해함. 간호사의 긍정적인 피드백 받아들임

제 5 절 지역사회간호

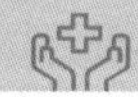

1 지역사회 간호의 특징과 속성

(1) 지역사회간호의 8대 특징

① 대상자 또는 사업단위가 인구집단이다.

② 일차적인 책임이 전 인구를 하나로 보고 최대 다수의 최대 행복이다.

③ 실무활동과정에서 대상자와 동반자 관계를 형성한다.

④ 일차예방을 실무활동 중에서 최우선으로 한다.

⑤ 건강한 환경적, 사회적, 경제적 여건을 위한 전략 개발에 초점을 둔다.

⑥ 모든 이에게 적극적으로 다가가야 할 책무성이 있다.

⑦ 가능한 모든 자원의 적절한 활동이 실무의 주요 열쇠이다.

⑧ 다양한 전문직, 기관 및 단체들과 협동한다.

(2) 지역사회 간호사업의 단위 및 주요 업무

① 지역사회 간호사업은 개인과 가족, 집단과 지역사회를 단위로 한다.

② 지역사회 간호사업의 주요 업무는 대상자가 지니고 있는 건강문제에 대한 직접적인 관리와 그러한 문제를 일으키는 질병이나 상해의 예방 및 건강증진 2가지이다.

(3) 지역사회간호사의 실무역량

① 분석적 사정능력
문제를 정의하고 양적, 질적 자료의 한계를 알고 적절히 활용한다.

② 정책 개발 및 프로그램 개발
정책 대안들을 진술하고 특정 프로그램에 관한 공중 보건법 및 규정, 정책을 확인하고 해석하며 실행한다.

③ 의사소통
서면이나 구두 또는 기타의 방법으로 효과적인 의사소통을 한다.

④ 문화적 역량
문화적 다양성의 역동적 요소들을 이해한다.

⑤ 지역사회 차원에서의 실무기술
지역사회 동반자 관계 수립 시 리더십, 팀구축, 협상 및 갈등 해소 기술을 활용한다.

⑥ 기본 보건간호실무
지역사회 기본공중보건서비스의 핵심기능의 맥락에서 개인과 조직의 책임을 확인한다.

⑦ 재정 기획 및 측정
예산의 우선순위를 정하고 전략을 개발한다.

⑧ 리더십 체계에 대한 이해
조직 수행표준을 만들어 실천하고 감사하는 데 기여한다.

2 지역사회 간호과정

(1) 간호사정

① 지역 특성

㉠ 지리학적 특성 : 지역의 지리학적 특성으로는 지역사회 유형(도시, 농촌 등), 면적(주민의 수와 지역 크기의 균형 비교), 위치(격리여부), 가구 및 시설 분포(밀집 정도), 전반적 모습 및 분위기(지형 관련 사고유무), 역사 및 발전상황, 기후에 의한 영향 등을 사정한다.

㉡ 인구학적 특성 : 전체 인구수, 출생률, 성별 및 연령별 인구분포, 자연증가율, 인구증가율, 총부양비, 유년부양비, 노년부양비, 평균결혼연령, 인구분포 양상, 분만상태 및 가족계획 실시상태 등을 사정한다.

㉢ 경제사회학적 특성 : 주민의 경제사회학적인 특성으로는 경제상태, 주요 생업, 부업, 직업분포, 취업률, 교육, 문화 및 관습, 종교, 오락 및 휴식 등을 사정한다.

㉣ 교통, 통신, 공공시설 : 공공 및 사적 교통수단, 공공 및 통신수단, 안전시설 등을 사정한다.

㉤ 환경적 특성 : 음료수 공급상태, 하수처리, 쓰레기 처리방법, 공해, 환경오염원, 사고가능성, 주택, 부엌, 화장실 형태 등을 사정한다.

② 건강 수준

㉠ 사망실태 : 조사망률, 영유아사망률, 모성사망비, 비례사망비, 비례사망자 수 등을 포함한다.

㉡ 질병이환 상태 : 급성질환 발생률, 전염병 유무, 정신질환 및 불구자 수, 잠재적인 건강문제를 가진 사람 수 등을 사정한다.

㉢ 건강행위 : 건강에 영향을 주는 행위로서 음주, 흡연, 식습관, 질병치료 및 예방행위, 보건사업 이용률, 건강관련 미신이나 관습 등을 사정한다.

③ 지역사회지원

㉠ 유용한 보건자료 : 주로 공공보건자료로서 관공서의 기록(생정통계, 사업보고서), 병원 및 학교, 산업장에서의 결석 및 결근기록, 간호잡지나 공중보건잡지 등에 수록된 보건관련 자료 등이다.

㉡ 건강 관련 기관 : 지역사회 내 주민들이 접근할 수 있는 건강 관련 기관으로서 우선 의료시설의 종류와 수, 이용률, 응급 시 의뢰 및 이용 가능한 기관 등을 사정하고 그 밖에 사회복지기관이나 기타, 학교보건관련 기관 등을 사정한다.

㉢ 인적자원 : 건강 관련 인력의 종류 및 태도, 24시간 이용 가능성, 자원봉사단체의 종류나 종사내용 등을 포함한다.

㉣ 사회지원 : 건강 관련 기관 이외에 주민들이 활용할 수 있는 지역 내 자원으로서 양로원, 탁아소, 음식점, 휴식공간 등 의식주를 위해 활용 가능한 자원을 포함한다.

㉤ 정치지원 : 주민의 건강과 안전에 관련된 정부기관, 지방자치단체, 사립단체, 자원봉사단체 등의 활동과 연계성 등을 사정한다.

㉥ 지역사회주민의 요구도 : 지역사회간호사업의 대상자인 주민이 생각하는 중요한 건강문제 및 필요한 사업이 무엇인가를 구체적으로 확인한다.

(2) 사정방법

① 지역시찰

지역사회를 두루 다니며 지역사회의 특성을 관찰하는 방법이다.

② 지역 지도자 면담

이장, 면장, 부녀회장, 청년회장 등 공식 및 비공식으로 건강관리정책에 참여하는 지역 지도자와의 면담을 통하여 건강관리 대상자를 파악할 수 있다.

③ 기존의 자료

정부나 각종 관련 기관에서 나온 통계자료, 도서관 자료, 공청회, 언론매체 등을 들 수 있다.

④ 지역조사

대상주민들의 가정을 방문하여 면접이나 질문지를 통한 더 구체적이고 현실성 있는 조사자료를 활용할 수 있다.

(3) 자료분석

① 분류단계

지역사회 사정에서 수집된 모든 정보를 서로 연관되는 것끼리 분류하는 단계이다.

② 요약단계

지역사회의 전반적인 인상, 분위기, 역사적 배경 및 지역적 특성을 서술하고 위치, 가구 및 공공시설 분포 등을 지도로 그리며 건강자료는 비율, 차트, 도표, 표 등으로 작성하여 요약한다.

③ 확인단계

포괄적이고 총체적인 지역사회의 전반적인 문제를 평가하기 위하여 서로 상반되는 자료는 없는지 부족한 자료는 더 없는지를 확인하는 단계이다.

④ 결론단계

지역사회의 구체적인 문제들이 어떤 것인지 요약하고 종합적인 결론을 내려 문제로 기술하는 단계이다.

(4) 간호진단

① 지역사회 간호문제 도출의 예

자료	문제	관련요인
• 지역사회 쓰레기 방치 • 지역사회 내 파리, 모기, 쥐 등의 발생 • 지역사회 내 심한 악취 • 지역사회 내 식수 오염 • 분리수거의 미실시	부적절한 쓰레기 처리	• 지역사회 주민의 환경오염에 대한 인식 부족 • 지역사회 주민의 쓰레기 분리수거에 대한 무지 및 무관심 • 지역사회 내 쓰레기 처리 시스템 부재

② 지역사회 간호진단의 예

문제	원인
노인건강관리사업 증진의 필요성	노인건강관리 사업에 대한 요구도 증가
부적절한 쓰레기 처리	쓰레기 처리에 대한 주민들의 인식 부족
비효율적인 방문간호사업	• 방문간호사업의 효과에 대한 주민 인식 부족 • 방문이 필요한 취약계층 발굴시스템 부재 • 지역 상세지도의 저조한 업데이트 • 방문간호 인력의 부족

③ **우선순위 결정**: 지역사회 간호사는 항상 동시에 여러 가지 지역사회 간호진단에 직면하게 되며 그것들을 한꺼번에 해결하지 못하기 때문에 우선순위를 결정해 우선순위가 높은 문제부터 해결한다.

㉠ PATCH(Planned Approach To Community Health): 미국 질병관리본부에서 지역보건요원의 보건사업 기획지침서로 개발한 것으로 중요성과 변화 가능성을 건강문제의 우선순위 기준으로 한다.

㉡ Bryant의 우선순위 결정기준

ⓐ 문제의 크기

ⓑ 문제의 심각도

ⓒ 사업의 기술적 해결 가능성

ⓓ 주민의 관심도

㉢ Stahope & Lancaster(2004)의 우선순위 결정기준

ⓐ 문제에 대한 지역사회 인식

ⓑ 문제해결을 위한 지역사회 동기 유발

ⓒ 문제에 영향을 미치는 간호사의 능력

ⓓ 문제해결에 전문가 이용의 가능성

ⓔ 문제가 해결되지 않았을 때 나타나는 결과의 심각성

ⓕ 문제해결에 소요되는 시간

(5) 목표설정 및 간호계획

① 지역간호 목표설정의 예

문제	원인	일반적 목표	구체적 목표
비효율적인 방문 건강관리	방문건강관리 사업의 효과에 대한 지역주민의 인식부족	2020년 12월 말까지 방문건강관리를 제공받는 취약계층 가구 수가 10% 증가한다.	2020년 12월 지역주민의 방문건강관리 사업의 효과에 대한 인식 정도가 2019년에 비하여 5% 증가한다.
	취약계층 발굴시스템 부족		2020년 6월까지 방문건강관리가 필요한 구내 취약가구를 발굴한다.
	방문건강관리 가구 확인용 지도의 저조한 업데이트		2020년 8월까지 방문건강관리용 지도앱 프로그램을 개발한다.
	방문건강관리 인력의 부족		2020년 8월까지 학생 및 자원봉사자가 방문건강관리 사업에 참여한다.

② 지역사회 간호계획표의 예

<table>
<tr><th>간호문제</th><td colspan="6">비효율적인 방문건강관리 사업</td></tr>
<tr><th>관련요인</th><td colspan="6">취약계층 발굴시스템 부재</td></tr>
<tr><th>일반적 목표</th><td colspan="6">2020년 12월 말까지 방문건강관리를 제공받는 취약계층 가구 수가 2019년 말에 비해서 10% 증가한다.</td></tr>
<tr><th rowspan="2">구체적 목표</th><th colspan="4">수행계획</th><th colspan="2">평가계획</th></tr>
<tr><th>수행내용</th><th>수행자</th><th>시기</th><th>장소</th><th>평가기준</th><th>평가방법</th></tr>
<tr><td rowspan="3">2020년 6월까지 구내 통, 반장은 방문건강관리가 필요한 취약가구를 파악한다.</td><td>취약계층 발굴위원회 구성 및 위원의 역할 교육</td><td>보건소장, 지역보건 과장</td><td>2월</td><td>보건소</td><td>구내 통, 반장 중 위원회 위원 비율</td><td>정량평가</td></tr>
<tr><td>취약가구 발굴</td><td>통, 반장, 방문간호사, 사회복지사</td><td>3 ~ 4월</td><td>구내 각 지역</td><td>통, 반장 담당 지역별 취약가구 발굴 분포</td><td>취약가구 발굴 목록</td></tr>
<tr><td>위원회 활동 평가</td><td>발굴위원회, 지역보건 과장</td><td>5 ~ 6월</td><td>보건소</td><td>통, 반장의 위원회 참여율</td><td>위원회 회의록을 토대로 정량평가 및 만족도, 유용성 등의 평가</td></tr>
</table>

(6) 수행

① 활동의 조정

계획한 활동이 제때에 진행되는지를 점검하는 것으로 그 내용, 방법, 시간, 장소 등을 수정할 수도 있다.

② 관계인력의 기능과 역할 조정

계획한 활동을 수행하는 인력을 조직하여 업무를 분담하고 업무수행과정에서 나타나는 쟁점들에 대해 해결방안을 모색하는 것으로 업무지침, 업무조직표 등을 활용할 수 있다.

③ 자원의 분배

자원활용상태에 대한 감시와 통제, 자원공급방법과 비용에 대한 회계, 자원의 조직 등이 포함된다.

④ 정보처리

업무진행에 필요한 의사소통을 하는 것이다.

(7) 평가

① 구조평가

사업에 투입되는 사업 인력의 수와 전문기술의 보유 여부, 시설 및 장비의 적절성, 사업 정보의 적절성에 대하여 평가하는 것이다.

② 과정평가

사업을 실행하는 과정 중에 사업계획과 진행 정도를 비교함으로써 목표달성이 가능하도록 사업 내용을 조정하는 것이다.

③ 결과평가

사업의 마지막 단계에서 사업의 효과를 측정함으로써 사업의 지속이나 확대 여부를 판단하기 위해 실시하는 것이다.

주관식 레벨 UP

01 **감염과 관련된 사정과 이론적 근거에 대한 설명과 〈보기〉를 알맞은 것끼리 짝지으시오.**

① 면역을 억제할 수 있는 약물 사용이나 치료법이 있는지 사정한다.
② 전염력이 있는 감염환자와 접촉하였는지 사정한다.
③ 체중, 체중 감소의 과거력, 혈청 알부민을 포함한 영양 상태를 사정한다.
④ 면역상태를 사정한다.

보 기

㉠ 고령의 대상자의 경우 필수 예방접종을 모두 접종하지 않았다면 후천적 능동면역이 없을 수 있다.
㉡ 항암제와 스테로이드제제는 면역능력을 저하시킨다.
㉢ 영양 부족상태의 대상자는 무력하거나 병원균에 대한 세포면역을 발휘할 수 없어 감염에 더욱 취약하다.
㉣ 잠재적인 감염 위험에 대한 정보를 제공한다.

정답 ①-㉡ 항암제와 스테로이드제제는 면역능력을 저하시킨다.
②-㉣ 잠재적인 감염 위험에 대한 정보를 제공한다.
③-㉢ 영양 부족상태의 대상자는 무력하거나 병원균에 대한 세포면역을 발휘할 수 없어 감염에 더욱 취약하다.
④-㉠ 고령의 대상자 경우 필수 예방접종을 모두 접종하지 않았다면 후천적 능동면역이 없을 수 있다.

해설 사정과 관련된 활동과 중재에는 이와 관련된 이론적 근거가 필요하다. 감염의 경우 면역의 억제와 관련이 깊기 때문에 면역을 억제시키는 항암제나 스테로이드의 사용여부를 파악하는 것이 사정의 근거가 된다. 또 전염력이 있는 감염환자와 접촉하였는지를 사정하는 근거는 잠재적인 감염원에 대한 정보를 제공할 수 있기 때문이다.

02 고위험 신생아의 간호중재와 관련된 간호진단에 대한 설명과 〈보기〉의 내용을 짝지으시오.

① 신체의 열 손실을 최소화하기 위해 모자와 양말을 착용시키며 굴곡된 자세를 유지하도록 한다.
② 기도를 개방 유지한다. 목을 과신전 시키지 않는다.
③ 경관영양이나 경정맥 수액요법으로 영양이 충분히 공급되지 않을 때는 TPN으로 공급한다.
④ 부모에게 영아와의 개별시간을 갖도록 허용한다.

보 기

㉠ 미숙한 폐기능과 관련된 비효율적 호흡양상
㉡ 미성숙한 체온조절기전과 관련된 비효율적 체온조절
㉢ 영양소 섭취능력 부족과 관련된 영양장애 위험성
㉣ 출생 직후 입원과 관련된 부모-자녀 애착방해와 관련된 부모역할장애 위험성

정답 ①-㉡ 미성숙한 체온조절기전과 관련된 비효율적 체온조절
②-㉠ 미숙한 폐기능과 관련된 비효율적 호흡양상
③-㉢ 영양소 섭취능력 부족과 관련된 영양장애 위험성
④-㉣ 출생 직후 입원과 관련된 부모-자녀 애착방해와 관련된 부모역할장애 위험성

해설 고위험 신생아(미숙아)는 만삭아보다 체온을 조절하는 기능이 더 제한되어 있어 저체온이 쉽게 온다. 또 미숙한 폐 기능 때문에 폐 환기와 산소포화를 원활하게 해야 한다. 빨거나 삼키는 능력의 부족시 중심이나 말초 정맥을 통해 완전 비경구 영양을 공급할 수 있다. 또 출생 시부터 집중간호가 필요한 아기와 아기의 부모는 애착 형성에 어려움이 있기 때문에 간호사는 이러한 과정을 촉진하도록 돕는다.

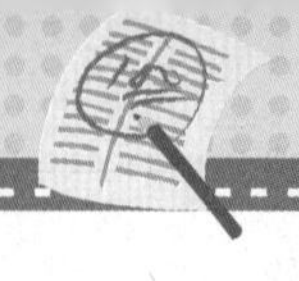

실제예상문제

01 사례에 간호과정을 적용할 때 구체적인 방법에 대한 설명으로 틀린 것은?

① 대상자의 사례를 정리할 때 시간순, 문제 중심으로 정리한다.
② 위험성 간호진단을 잠재적, 실제적 간호진단보다는 우선으로 적용한다.
③ 신체적 〉 정신적 〉 사회적 〉 정서적 순으로 우선순위를 정하며 날짜에 역행해서 우선순위를 설정할 수 없다.
④ 간호목표 진술시 간호사 중심이 아닌 대상자 중심으로 서술한다.

02 감염과 관련한 치료적 중재 중 옳은 것을 모두 고르시오.

> ㉠ 드레싱 교환, 상처관리, 카테터 관리 및 취급, 말초와 중심정맥 삽입 관리 시 무균법을 유지하거나 교육한다.
> ㉡ 손을 씻고 다른 돌봄제공자에게도 대상자 접촉 전과 간호절차 사이에 손을 씻도록 교육한다.
> ㉢ 지방과 칼로리가 풍부한 음식을 섭취하도록 권장한다.
> ㉣ 방문객을 제한한다.

① ㉠, ㉡, ㉢
② ㉠, ㉡, ㉣
③ ㉠, ㉢, ㉣
④ ㉠, ㉡, ㉢, ㉣

해설 & 정답 checkpoint

01 실제적 간호진단을 잠재적, 위험성 간호진단보다는 우선으로 적용한다.

02 단백질과 칼로리가 풍부한 음식을 섭취하도록 권장한다. 최적의 영양상태는 면역체계의 민감성에 도움을 주기 때문이다.

정답 01 ② 02 ②

checkpoint 해설 & 정답

03 대장암 발생률은 50세 이후에 증가하고 알코올 섭취, 흡연, 좌식생활 등이 위험요인이다.

04 폐색, 병리적 골절, 척추압박 및 전이에 의한 통증을 경감시키기 위한 완화적 치료로써 사용된다.

정답 03 ③ 04 ④

03 암의 종류 및 원인과 예방에 관련된 설명으로 틀린 것은?

① 유방암의 경우 40 ~ 50세부터 임상적 유방검진이 권장되며 조기에 발견하면 유방암으로 인한 사망률을 30%까지 떨어뜨릴 수 있다.
② 폐암 예방을 위해서는 금연에 대한 상담이 중요하고 추가적인 예방조치로 과일과 채소를 섭취하는 건강한 식습관이 추천된다.
③ 대장암 발생률은 50세 이후에 증가하고 가족력, 카드뮴 노출이 위험요인이다.
④ 전립선암의 예방법으로 식이에서 지방의 섭취를 낮추는 것이다.

04 다음 중 암치료에서의 방사선요법에 대한 설명으로 틀린 것은?

① 방사선요법은 1차적, 보조적, 완화적 치료의 목적으로 사용된다.
② 보조적 치료로서 수술 전이나 후에 암세포를 파괴하기 위해 사용한다.
③ 1차적으로 국소적 암의 치료를 위한 것이다.
④ 완치의 치료로서 폐색, 병리적 골절, 척추압박 및 전이에 의한 통증을 경감시키기 위해 사용된다.

05 **암치료의 화학요법과 방사선요법의 부작용에 대한 간호관리에 대한 설명으로 잘못된 것은?**

① 구내염, 점막염, 식도염 : 영양섭취가 감소한 경우 영양을 보충하고 구강을 식염수나 탄산수로 입 안을 자주 헹궈서 깨끗하고 촉촉하게 유지하도록 격려한다.

② 오심, 구토 : 오심이 없을 때 먹거나 마시도록 환자를 교육하고 화학요법 전에 예방적으로 항구토제를 투여하고 필요 시 또 투여한다.

③ 설사 : 고섬유소, 저잔류식을 권장하고 적어도 3L의 수분을 섭취하도록 권장하고 필요 시 지사제를 투여한다.

④ 빈혈 : 헤모글로빈과 헤마토크리트 수치를 모니터하고 철분 보충제와 적혈구 생성 촉진인자를 투여한다.

06 **알츠하이머 질환과 관련된 간호중재에 대한 설명으로 틀린 것은?**

① 환자가 가능한 오래 기능을 유지하고 손상을 최소화하는 안전한 환경을 유지하며 개인적 간호요구를 충족시키고 존엄성을 유지하는 것이 목적이다.

② 수면장애 발생 시 낮 동안에라도 휴식할 수 있도록 커튼을 치고 수면을 취할 수 있도록 한다.

③ 음식에 대한 흥미 상실과 스스로 먹는 능력이 감소함으로 서두르지 않고 음식을 제공해주는 환경이 필요하며 사용하기 쉬운 식기와 먹기 쉬운 음식을 제공한다.

④ 간호사는 돌봄제공자와 스트레스 원에 대해 사정하고 대처기전을 확인하여 부담감을 줄여주어야 한다.

해설 & 정답 checkpoint

05 고섬유소의 식사를 할 경우 설사가 심해질 수 있다. 저섬유소, 저잔류식을 권장하고 적어도 3L의 수분을 섭취하도록 권장하고 필요 시 지사제를 투여한다.

06 수면장애 발생 시 낮 동안 최대한 빛을 보게 하고 낮잠과 카페인 섭취를 제한해야 한다.

정답 05 ③ 06 ②

checkpoint 해설 & 정답

07 요당이 나오면 임신성 당뇨, 단백뇨는 비뇨기계 감염 혹은 임신성 고혈압을 의미한다.

08 조기양막파열시 임신 주수를 사정하는 이유는 재태연령이 낮을수록 감염률이 높기 때문이다.

정답 07 ④ 08 ②

07 다음 중 임부의 건강사정에 대한 설명으로 잘못된 것은?

① 임신에 영향을 줄 수 있는 자궁 크기 및 골반 구조를 파악하기 위해 양손진찰법을 활용한다.
② 임부가 Rh－인 경우 24 ~ 28주에 항체검사를 시행하여 Rh 항원에 대한 모체의 항체 유무 파악한다.
③ 혈액검사, 요검사, 파파니콜라우 도말(질분비 도말) 검사는 모체의 건강상태와 비정상상태를 조기 파악하기 위함이다.
④ 요당이 나오면 임신성 당뇨, 단백뇨는 부적절한 열량섭취를 의미한다.

08 조기양막파열과 관련된 감염의 위험에 대한 진단적 계획과 이론적 근거에 대한 설명으로 잘못된 것은?

① 양막파열 시간과 양수를 사정한다. – 양막파열 후 24시간 이상 지속 시 감염률이 높다.
② 임신 주수를 사정한다. – 재태연령이 높을수록 감염률이 높다.
③ 대상자의 감염지표를 확인한다. – 감염이 생길 경우 대표적으로 상승하는 지표는 WBC와 CRP이다.
④ 태아의 심음을 사정한다. – 태아심음의 이상은 융모양막염을 암시할 수 있다.

해설 & 정답 checkpoint

09 아동의 성장 발달이론을 간호에 적용한 것으로 <u>틀린</u> 것은?

① 프로이트의 심리 - 성적발달 이론을 적용하여 간호사는 부모와 아동이 성에 대해 건전한 태도를 형성할 수 있도록 도와주어야 한다.
② 피아제의 인지발달 이론은 간호사가 아동을 위한 교육적 중재를 개발할 때 특히 중요하다.
③ 에릭슨의 사회심리적 이론은 아동에게 행하는 정서적 간호에 이론적인 기틀을 제공한다.
④ 아동이 입원과 같은 스트레스 상황에서 자신을 보호하는 방어기전인 퇴행을 일으킬 수 있는 것은 콜버그의 도덕성 발달 이론과 관련 있다.

09 아동이 입원과 같은 스트레스 상황에서 자신을 보호하는 방어기전인 퇴행을 일으킬 수 있는 것은 에릭슨의 사회심리적 이론과 관련 있다.

10 정신건강 간호과정에서 정신상태 검사에 대한 설명으로 <u>틀린</u> 것은?

① 외모 : '건강한', '긴장된', '나이보다 들어보이는', '흐트러진' 등으로 기술한다.
② 기분 : 느낌 또는 기분의 외부적인 표현으로 얼굴 표정과 신체 동작에서 나타나는 것이다.
③ 사고과정 : 사고비약, 지리멸렬, 신어 조적증, 말비빔, 함구증 등을 관찰한다.
④ 지각 : 환청, 환시 등의 환각이 있는지 확인한다.

10 기분(mood)은 일정기간 지속되는 주관적 감정상태로 그 깊이, 강도, 변화를 관찰하고 슬픈지, 우울한지, 절망적인지, 불안한지, 화나는지, 행복한지, 고양되어 있는지 등을 기술하는 것이다. ②는 정서(affect)에 대한 설명이다.

정답 09 ④ 10 ②

checkpoint 해설 & 정답

11 자기주장훈련에 자발적으로 참여한 것에 긍정적인 피드백을 준 것은 E(평가)이다.

12 지역사회 차원에서의 실무기술은 지역사회 동반자 관계 수립 시 리더십, 팀 구축, 협상 및 갈등해소 기술을 활용하는 것을 말한다. 예산의 우선순위를 정하고 전략을 개발하는 것은 재정 기획 및 측정의 역량이다.

정답 11 ④ 12 ①

11 **사회적 고립 문제를 가진 정신과 대상자에 관해 문제중심기록법을 사용하여 서술한 것 중 <u>잘못</u> 연결된 것은?**

① S(주관적 자료) : 다른 사람들과 교류 하고 싶지 않다고 함 : "저를 죽일 것 같아요."
② A(사정) : 신뢰 부족, 공황수준의 불안, 망상적 사고
③ I(중재) : 대상자와 일대일로 시간보내면서 신뢰관계 시작함
④ P(계획) : 자기주장훈련에 자발적으로 참여한 것에 긍정적인 피드백을 줌

12 **지역사회간호사의 실무역량에 대한 설명 중 옳은 것을 모두 고르시오.**

㉠ 분석적 사정능력: 문제를 정의하고 양적, 질적 자료의 한계를 알고 적절히 활용한다.
㉡ 정책 개발 및 프로그램 개발: 정책 대안들을 진술하고 특정 프로그램에 관한 공중 보건법 및 규정, 정책을 확인하고 해석하며 실행한다.
㉢ 의사소통: 서면이나 구두 또는 기타의 방법으로 효과적인 의사소통을 한다.
㉣ 지역사회 차원에서의 실무기술: 예산의 우선순위를 정하고 전략을 개발한다.

① ㉠, ㉡, ㉢
② ㉠, ㉡, ㉣
③ ㉠, ㉢, ㉣
④ ㉠, ㉡, ㉢, ㉣

해설 & 정답 checkpoint

주관식 문제

01 고관절 수술환자에게 적용할 수 있는 치료적 계획과 교육적 계획을 각각 2개씩 서술하시오.

해설 고관절 수술환자는 수술후 상처감염, 수술부위 손상, 통증, 근육 경직 등이 발생할 수 있으므로 이를 치료적, 교육적 간호중재를 통해 예방하고 적절히 중재하며 발생하지 않도록 한다.

02 조직 통합성 장애와 관련한 사정법을 3가지 이상 서술하시오.

해설 암환자가 방사선요법이나 화학요법의 치료를 받을 경우 조직통합성 장애의 위험에 처할 수 있으며 조직손상의 원인과 상태를 사정하고 상처의 특징, 체온, 통증 정도, 소양감 등을 사정함으로써 감염의 징후를 발견하고 개별적인 중재를 적용할 수 있다.

01

정답 [치료적 계획]

① 회복을 증진할 수 있도록 보행을 점진적으로 30분 이상 실시한다.
② 필요시 진통제를 투여한다.

[교육적 계획]

① 고관절 수술 후 회복에 필요한 정보를 제공한다.
② 고관절을 90도 이상으로 무리하게 굴곡하지 않도록 교육한다.
③ 고관절을 무리하게 내전하거나 내회전하지 않도록 교육한다.
④ 침상이 아닌 의자에 앉아 있을 경우 다리를 포개지 않도록 교육한다.
⑤ 수술하지 않은 다리를 이용한 등척성 운동방법을 교육한다.

02

정답
- 조직손상의 원인을 사정한다.
- 조직 상태를 사정한다.
- 상처의 특징을 사정한다.
- 체온을 사정한다.
- 통증 정도를 사정한다.
- 소양증 정도와 소양증으로 인해 대상자가 피부를 긁는지 확인한다.

교수님 코칭!

점막, 각막, 피부, 피하조직은 외부로부터 위협에 대항하는 첫 번째 방어막이며 항암제와 같은 약물에 대한 화학적 손상, 방사선 등으로 인한 조직손상은 적절히 치료하지 않을시 국소 및 전신감염, 조직 괴사로 이어질 수 있음을 꼭 기억하자!

checkpoint 해설 & 정답

03

정답
- 관련 없는 소음과 자극들을 제거하고 안정된 환경을 제공한다.
- 긍정적인 단어에 간단하고 구체적인 명사들을 사용하여 의사소통한다.
- 비논리적인 생각들에 이의제기하는 것을 피한다.
- 대상자의 환경과 하루 일과에 일관성을 유지한다.
- 재사회화 집단에 참여할 것을 격려한다.

04

정답
- 대상자가 있는 곳에서 타인과 속삭이지 않는다.
- 필요시 집에서 가져온 음식을 제공할 수 있다.
- 투약 여부를 확인한다.
- 같은 직원이 간호한다.
- 신뢰형성을 위해 약속을 지킨다.

03 **알츠하이머 질환자와 같은 만성혼동 대상자를 위한 치료적 중재를 3가지 이상 쓰시오.**

해설 알츠하이머 질환자와 같은 혼동 대상자는 벽에 걸려 있는 그림이나 그림자까지도 위협으로 인식할 수 있으며 심한 소음은 잠을 방해하고 걱정과 스트레스 수준을 높일 수 있으므로 안정된 환경을 제공하는 것이 중요하다. 간단하고 구체적인 명사들을 사용하여 의사소통하며 대상자의 생각에 대한 도전은 위협적으로 인식될 수 있고 방어적인 반응을 야기할 수 있으므로 비논리적인 생각들에 이의를 제기하는 것을 피한다. 매일 같은 일과를 따르는 것은 변화에 의한 스트레스와 불안을 감소시킬 수 있고 집단상호작용을 통해 대상자가 사회적으로 적절한 행동을 배우는 것은 중요하다.

04 **망상적 사고와 의심을 주 호소로 사고과정장애를 진단받은 조현병 환자의 간호중재를 3가지 이상 서술하시오.**

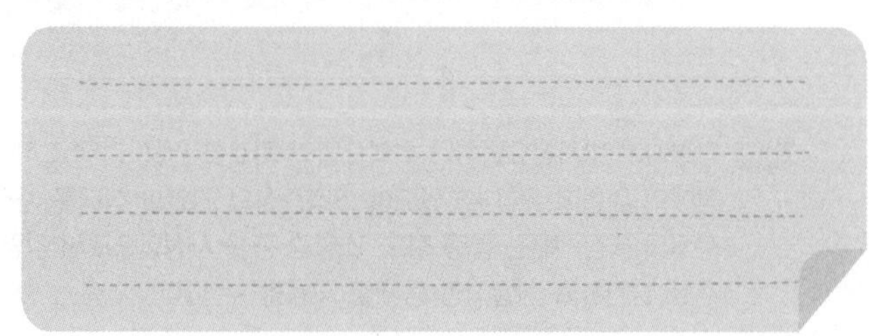

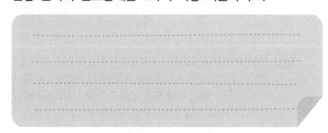

해설 조현병 환자의 경우 망상적 사고와 관련해 사고과정장애, 환청, 환시와 관련해 감각지각장애, 개인위생과 관련해 자가간호결핍의 진단을 내릴 수 있다. 망상적 사고와 의심이 주 호소인 조현병 환자의 경우 신뢰함을 보여주고 망상적 사고와 현실을 구별하게 하는 중재가 필요하다.

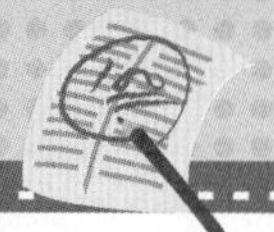

Self Check로 다지기

- 간호과정 적용시 대상자의 사례를 정리할 때 시간순, 문제 중심으로 정리하면서 대상자가 호소하는 간호학적 문제를 대표할 수 있는 간호진단을 고민한다.

- 가능한 간호진단을 NANDA 간호진단 부분에서 찾아 우선순위별로 나열하고 진단 선정이유도 함께 정리한다.

- 실제적 간호진단을 잠재적, 위험성 간호진단보다는 우선으로 적용하며 신체적 〉 정신적 〉 사회적 〉 정서적 순으로 우선순위를 정하고 날짜를 역행해서는 안 된다.

- NANDA 간호진단을 참조하여 주관적, 객관적 자료를 포함할 수 있는 간호진단을 내리고 대상자의 진단에 따른 자료가 누락이 없는지 확인한다.

- 간호목표 설정 시 간호사 중심이 아닌 대상자 중심으로 서술했는지, 측정 기간이 포함되었는지, 측정 가능한 목표인지 다시 한 번 확인한다.

- 간호계획을 세울 때에는 진단적, 치료적, 교육적, 예방적 계획 순으로 정리하는 것이 빠짐없이 계획을 세울 수 있는 방법이며 반드시 이론적 근거를 제시한다.

- 간호수행의 기록시 과거형 동사를 사용하여 서술하고 간호수행 후 변화를 간략히 기록하며 수행하지 못한 경우 이유와 변형된 수행을 재기록 한다.

- 간호계획은 치료적 계획과 교육적 계획을 서술한다.

- 간호평가시 설정된 목표기간에 달성된 부분을 서술하고 달성되었을 경우 왜 가능했는지 등을 분석하여 정리하고 달성되지 못했을 경우에도 분석하여 정리한다.

- 감염간호와 관련한 진단에는 감염의 위험이 있으며 이는 병원균의 침입과 증식이 일어날 수 있고 건강에 위협이 될 만큼 취약한 상태로 정의한다.

- 종양간호와 관련된 진단에는 조직 통합성 장애가 있으며 이는 점막, 각막, 외피, 근막, 근육, 건, 뼈, 연골, 관절강이나 인대의 손상을 말한다.

- 알츠하이머 질환과 관련된 진단에는 만성혼동이 있으며 이는 비가역적이고 오래 지속되며, 지각과 인지능력의 퇴보가 진행되고, 환경 자극을 판단하는 능력 및 지적인 사고능력의 저하, 기억력, 지남력, 행동장애로 나타나는 것으로 정의된다.

- 모성간호과정과 관련된 진단에는 조기양막파열과 관련된 감염의 위험이 있으며 이는 병원체의 침입과 확산으로 건강에 위협이 될 만큼 취약한 상태로 정의된다.

- 아동간호에서 미숙아간호과 관련된 진단으로는 미성숙한 체온조절기전과 관련된 비효율적 체온조절이 있으며 기대결과는 영아가 안정된 체온을 유지한다는 것이다.

- 정신건강간호에서 조현병환자에게 사고과정 장애, 감각지각장애, 자가간호결핍 등의 간호진단을 적용할 수 있다.

- 지역사회간호와 관련된 진단으로는 비효율적인 방문 건강관리가 있으며 일반적 목표와 구체적 목표를 통해 수행하게 된다.

고득점으로 대비하는 가장 똑똑한 대비서!

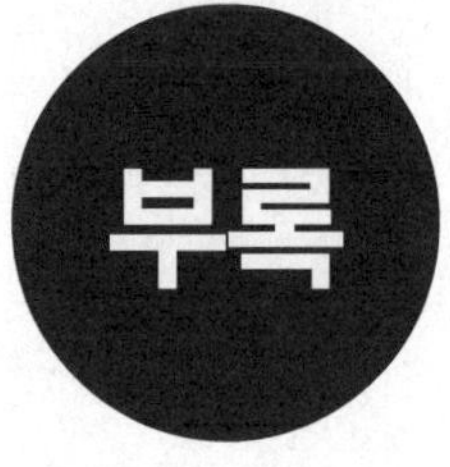

최종모의고사

제1회 최종모의고사
제1회 정답 및 해설

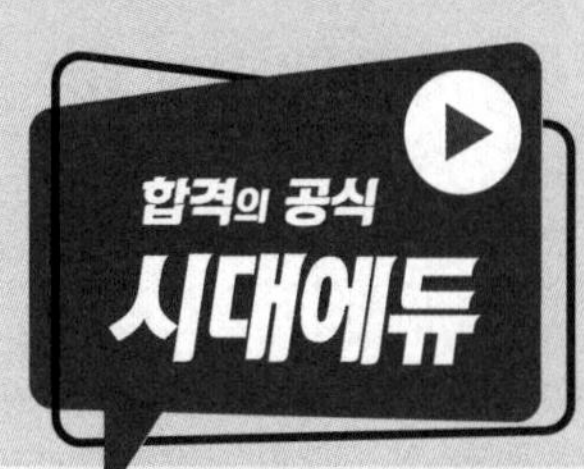

잠깐!

혼자 공부하기 힘드시다면 방법이 있습니다.
시대에듀의 동영상강의를 이용하시면 됩니다.
www.sdedu.co.kr → 회원가입(로그인) → 강의 살펴보기

독학사 간호학과 4단계

최종모의고사 | 간호과정론

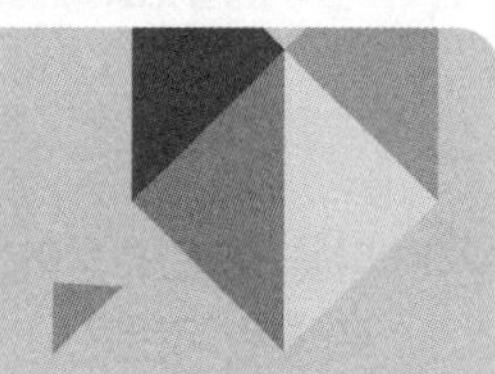

제한시간 : 50분 | 시작 ___시 ___분 - 종료 ___시 ___분

정답 및 해설 413p

01 비판적 사고의 특성에 대한 예에서 예시와 관련있는 것은 무엇인가?

> A는 아버지가 민주당을 지지하기 때문에 자신도 민주당을 지지한다면 이 결정은 합리적이라기보다 편견, 기호, 이기심에 근거한 것이다.

① 비판적 사고는 근거가 확실하고 합리적이다.
② 비판적 사고는 어떤 것을 숙고, 묵상, 심의하는 반영을 요구한다.
③ 비판적 사고는 창의적 사고를 수반한다.
④ 비판적 사고는 지식을 요구한다.

02 간호과정 적용에 필요한 간호사의 자질에 대한 설명으로 <u>틀린</u> 것은?

① 인지적 기술 : 간호과정은 간호 실무에서의 체계적인 사고에 대한 지침이다.
② 창의성과 호기심 : 모든 간호활동에 대해 이론적 근거를 이해하고 있어야 하며 그 활동을 통해 기대되는 결과에 도달할 수 없다면 그 활동은 중단되어야 한다.
③ 대인관계기술 : 간호사는 대상자의 문화적 신념체계를 존중하며 대상자의 건강문제를 해결하는 것을 말한다,
④ 정신역동적 기술 : 좋은 정신역동적 기술은 대상자를 기대되는 결과에 도달하게 하고 대상자의 신뢰를 얻는 데에 도움을 준다.

03 다음 중 간호사의 비판적 사고의 필요성으로 <u>잘못된</u> 것은?

① 간호는 실증과학이다.
② 간호는 다른 분야의 지식을 활용한다.
③ 간호사는 스트레스 환경 내 변화에 대처한다.
④ 간호는 다양하고 중요한 결정을 자주 내린다.

04 다음 중 NANDA 간호진단의 구성요소에 대한 설명으로 <u>틀린</u> 것은?

① 진단명은 대상자의 건강문제에 대한 간단한 기술이다.
② 정의는 각각의 진단명에 대한 좀 더 자세한 기술이다.
③ 관련 요인은 간호진단을 내릴 수 있게 하는 단서들의 묶음으로 증상 및 징후들이 포함된다.
④ 제시된 증상 및 징후가 환자에게 전혀 나타나지 않는다면 잘못된 간호진단을 내린 것이다.

05 다음 중 간호용어 분류체계에 대한 설명으로 틀린 것은?

① NANDA 간호진단은 각 간호진단의 진단명과 정의, 관련 요인 혹은 위험요인, 특성의 3가지 요소로 구성되었다.
② 오마하 중재 분류체계는 지역사회 내 간호수혜자에 대한 문제, 결과 및 간호중재를 분류하고 부호화하는 체계다.
③ 간호진단분류(NANDA), 간호중재분류(NIC), 간호결과분류(NOC)들은 진단, 중재, 결과의 모든 요소를 반영하고 있다.
④ 가정간호 분류체계(HHCC)와 오마하 중재 분류체계는 진단, 결과, 중재 3가지 요소를 모두 포함하고 있다.

06 간호중재 분류체계(NIC)의 영역별 범주에 대해 설명한 것으로 틀린 것은?

① 사회·심리적 측면 : 불안감소, 가정생계 유지보조
② 질병예방을 위한 중재 : 고혈당 관리, 장루 관리, 쇼크관리
③ 건강증진을 위한 중재 : 운동증진, 영양관리, 금연보조
④ 간접적인 치료중재 : 응급카트 점검, 물품 관리

07 다음 중 관찰에 대한 설명으로 틀린 것은?

① 관찰은 자료수집을 위해 시각, 청각, 후각, 촉각, 미각의 5가지 신체감각을 이용하는 목적 있는 의도적 행위이다.
② 관찰의 목적은 다른 조사 단계에 도움을 줄 수 있는 자료를 확보하는 데 있다.
③ 대상자의 피부 변화, 분비물의 색깔과 양은 촉각으로 관찰한다.
④ 관찰은 대상자를 관찰하는 것과 대상자에 관해 기록된 정보를 읽는 것을 포함한다.

08 배설양상과 관련하여 건강력을 사정할 때 복부 통증에 대한 설명 중 통증 발생의 시기나 위치에 따른 해당 질환이 잘못 서술된 것은?

① 우상 복부 통증 : 담낭, 간, 폐질환
② 좌우 하복부 통증 : 결장, 생식기, 신장 질환
③ 돌발통 : 배변 습관의 변화나 설사와 변비가 반복될 시
④ 좌상복부 통증 : 심장, 췌장

09 대처-스트레스 기전 양상에서 대처 기전에 대한 설명으로 잘못된 것은?

① 부정 : 진실 혹은 사실을 인정하기를 거부함
② 투사 : 본래의 대상에서 다른 대상으로 감정이 옮겨짐
③ 동일시 : 다른 사람의 성격특성, 태도, 가치, 행동을 무의식적으로 채택함
④ 반동형성 : 사람들이 느끼는 방식과 반대되는 행동을 함

10 **다음의 간호모형 중 문제를 건강의 기능장애 양상 문제로 인식하는 것은 어떤 간호모형인가?**

① Roy 모델
② 오마하 모델
③ Gordon 모델
④ NANDA 모델

11 **다음 중 간호진단으로 바람직한 것은?**

① 부적절한 섭취와 관련된 영양 불균형
② 암과 관련된 유방절제술
③ 소변 정체와 관련된 도뇨관 삽입
④ 침상안정과 관련된 폐울혈

12 **다음의 간호진단진술 중 오류가 없는 것은?**

① 불수의적인 배뇨와 관련된 기능적 요실금
② 피부통합성 장애와 관련된 신체적 부동
③ 성장발달 지연과 관련된 비효과적 역할 수행
④ 실명과 관련된 상해의 위험

13 **매슬로우의 5단계 인간 욕구체계와 우선순위를 짝지은 것 중 잘못된 것은?**

① 격리 혹은 사랑하는 사람을 상실한 경우 : 우선순위 3 – 사랑과 소속감의 욕구
② 개인의 목표를 성취하는 능력을 위협하는 문제 : 우선순위 2 – 안정과 안전의 욕구
③ 잠재력이 성취되는 정도 : 우선순위 5 – 자아실현의 욕구
④ 정상적으로 일상생활을 할 수 있는 능력의 상실 : 우선순위 4 – 자아존중의 욕구

14 **다음 중 우선순위 설정의 기준에 대한 설명으로 틀린 것은?**

① 문제에 관한 전체적인 상황을 파악하여 발생이 예상되는 추후 문제가 있다면 우선순위를 두고 계획을 수립하여야 한다.
② 간호사 측면에서 대상자에게 중요하다고 생각하는 문제를 먼저 해결해야 한다.
③ 정해진 입원 기간을 알아보고 입원 기간에 맞게 먼저 수행해야 할 것이 무엇인지 초점을 두고 우선순위를 결정하게 된다.
④ 새로운 문제의 원인이 될 수 있는 문제의 원인을 해결하는 데 중점을 둔다.

15 **다음 중 간호계획의 목적으로 틀린 것은?**

① 대상자의 질병이 치유가 불가능할 때는 대상자가 저하된 건강 수준에 적응하도록 해야 한다.
② 간호계획은 실무표준에 적합하며 대상자가 최적의 건강과 기능 수준을 갖도록 돕는다.
③ 간호계획은 대상자의 진단명에 따라 일관된 목적을 가지게 된다.
④ 간호계획은 간호의 연속성을 높여 모든 간호사가 양질의 일관된 간호 수행을 하도록 한다.

16 **간호중재의 유형 중 독자적 간호중재에 대한 설명으로 틀린 것은?**

① 간호사는 의사의 의학적 처방을 수행하기 전에 처방의 필요성을 사정하여 문제점은 없는지 확인하고 대상자에게 처방의 내용을 설명하고 수행한다.
② 독자적 간호중재에는 신체적 간호, 지속적, 사정, 정서적 지지, 영적 안녕 도모, 안전관리, 감염관리, 교육, 상담, 환경관리 등이 포함된다.
③ 간호사는 의사의 의학적 처방을 수행하기 전에 처방의 필요성을 사정하며 문제점은 없는지 확인하고 대상자에게 처방의 내용을 설명하고 수행한다.
④ 독자적 간호중재는 대상자를 위해 간호사가 주도적으로 수행하는 간호중재이다.

17 **위기 간호에서 위기의 유형에 대한 설명으로 틀린 것은?**

① 1단계 – 기질적 위기 : 생애 주기에 따른 발달 과업 수행과 관련되어 발생할 수 있으며 당사자는 통제력이 부족하다고 느낀다.
② 3단계 – 외상적 스트레스에 의한 위기 : 당사자가 통제할 수 없고 정서적으로 압도되어 좌절감을 느낀다.
③ 5단계 – 정신병리로 인해 초래된 위기 : 위기를 유발한 계기가 된 이전에 존재하던 정신병리 또는 현저하게 악화된 정신병리로 인해 발생한 정서적 위기이다.
④ 6단계 – 정신과적 응급 : 전반적인 기능에 심한 장애가 있고 개인적인 책임을 이행할 수 없거나 무능하게 만드는 위기 상황이다.

18 **치료적 의사소통 방법에서 치료적 반응기술에 대한 설명 중 내용이 틀린 것은?**

① 반영 : 내용반영과 감정 반영이 있다.
② 명료화 : 대상자가 전할 메시지의 주요 내용과 감정을 면담자의 말로 바꿔서 말하는 것이다.
③ 초점 맞추기 : 순서, 안내지침, 우선순위를 정해주는 반응기술이다.
④ 침묵 : 대상자가 다시 말을 시작할 때까지 간호사가 기다리는 것이다.

19 **다음의 내용과 관련하여 간호목표가 적절했음에도 간호목표가 달성되지 않은 경우 검토해야 할 것은 무엇인가?**

> 간호사는 고혈압 환자 A에게 투약 불이행의 원인이 지식 부족이라고 판단하여 치료방안에 대한 교육과 팜플릿을 제공하여 투약을 꾸준히 하도록 중재하였으나 실제 투약 불이행의 이유는 아내가 환자에게 약물 대신 대체요법을 권하여 약물을 복용하지 않았던 것임이 밝혀졌다.

① 간호중재의 적합성
② 인간반응의 검토
③ 간호진단의 수정
④ 관련 요인의 적절성

20 **다음 중 간호 질 평가에서 표준에 대한 설명으로 틀린 것은?**

① 표준에는 두 가지 수준이 있으며 첫 번째 수준의 표준은 질 관리 활동을 촉진하는 기본적인 문제에 대한 것이다.
② 두 번째 수준의 표준을 미리 정하지 않으면 문제가 있는 것인지 또는 상황이 더 진행되는 것인지 파악할 수 없다.
③ 표준은 규범적 혹은 경험적으로 정할 수 있다.
④ 두 번째 수준의 표준은 문제의 원인이 되거나 문제 발생에 기여하는 요인에 대한 것이다.

21 **다음 중 과정평가에 대한 설명으로 틀린 것은?**

① 과정평가는 절차와 방법에 대한 평가로 간호제공자의 행위에 초점을 두는 방법이다.
② 간호과정에 대한 동시평가는 간호사의 지식과 중재기술을 수행하는 현장에서 즉시 평가하는 방법이다.
③ 과정에 대한 소급평가의 예는 투약 시 간호사가 대상자를 적절한 방법으로 확인하였는지 평가하는 것이다.
④ 과정평가의 기준은 간호실무의 표준이 될 수 있다.

22 **알츠하이머 질 환자와 같은 만성혼동 대상자를 위한 치료적 중재에 대한 설명으로 틀린 것은?**

① 관련 없는 소음과 자극들을 제거하고 안정된 환경을 제공한다.
② 비논리적인 생각들에 직면하여 현실감을 제공한다.
③ 대상자의 환경과 하루 일과에 일관성을 유지한다.
④ 재사회화 집단에 참여할 것을 격려한다.

23 **사회적 고립 문제를 가진 정신과 대상자에 대해 문제 중심 기록법을 사용하여 서술한 것 중 잘못된 것은?**

① A(사정) : 다른 사람들과 교류하고 싶지 않다고 함
② P(문제) : 신뢰 부족, 공황수준 불안
③ I(중재) : 타인과의 상호작용에 대한 느낌을 말하게 함
④ E(평가) : 자기주장훈련에 자발적으로 참여한 것에 긍정적인 피드백을 줌

24 **다음 중 지역사회 간호사의 실무역량에 대한 설명으로 틀린 것은?**

① 분석적 사정능력 : 문제를 정의하고 양적, 질적 치료의 한계를 알고 적절히 활용한다.
② 정책 개발 및 프로그램의 개발 : 정책 대안들을 진술하고 특정 프로그램에 대한 공중보건법 및 규정, 정책을 확인하고 실행한다.
③ 의사소통 서면이나 구두 또는 기타의 방법으로 효과적인 의사소통을 한다.
④ 지역사회 차원에서의 실무기술 : 예산의 우선순위를 정하고 전략을 개발한다.

주관식 문제

01 NANDA 간호진단 분류체계의 진단유형에 대한 설명에서 다음 빈칸을 채우시오.

- (①) : 문제가 지금은 없더라도 위험요인이 존재하기 때문에 미래에 발생할 수 있는 것이다.
- (②) : 간호사정 시에 이미 존재하고 있었던 대상자의 증상 및 징후를 확인하여 임상적으로 밝혀진 간호문제이다.

02 'OLD CART' 기법을 활용한 호흡곤란의 사정과 관련된 것 중 다음 질문을 통해 사정할 수 있는 것을 쓰시오.

- (①) : 증상을 완화하는 것이 있습니까?
- (②) : 쌕쌕거림이나 기침 같은 관련된 증상이 있습니까?

03 다음 내용의 사례에 나타난 자료들의 진단에 따라 원인 및 증상과 징후를 쓰시오.

① 비효과적 기도청결 : 어제 전신마취로 위절제술을 받은 H는 30년 동안 하루에 한 갑씩 담배를 피워왔으며 현재 객담과 기침이 있는 상태로 답답해했다.
→ 원인 ( ), 증상과 징후 ( )

② 지식 부족 : 지난달 정신과 병동에서 퇴원한 노인 K씨는 복용해야 할 약이 아침약인지 저녁약인지 몰라 집에서 스스로 약을 복용하지 못했다고 한다.
→ 원인 ( ), 증상과 징후 ( )

04 고위험 신생아의 간호중재와 관련된 간호진단에 대한 설명에서 다음 빈칸을 채우시오.

- 미성숙한 체온조절 기전과 관련된 (①) : 신체의 열 손실을 최소화하기 위해 모자와 양말을 착용시키며 굴곡된 자세를 유지하도록 한다.
- 영양소 섭취 능력 부족과 관련된 (②) : 경관 영양이나 경정맥 수액 요법으로 영양이 충분히 공급되지 않을 때는 TPN으로 공급한다.

독학사 간호학과 4단계

정답 및 해설 | 간호과정론

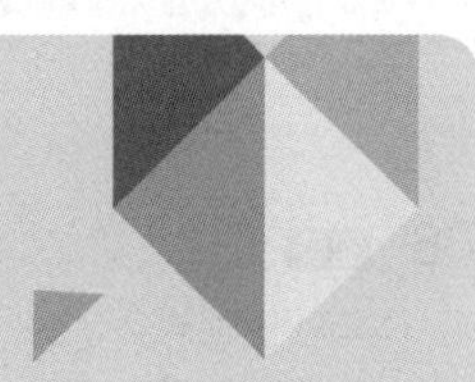

정답

01	02	03	04	05	06	07	08	09	10	11	12
①	③	①	③	③	②	③	③	②	③	①	③
13	**14**	**15**	**16**	**17**	**18**	**19**	**20**	**21**	**22**	**23**	**24**
②	②	③	③	①	②	④	②	③	②	④	④

주관식 정답	
01	① 위험성 간호진단 ② 실제적 간호진단
02	① 완화요인 ② 동반증상과 징후
03	① • 원인 : 최근 전신마취 수술, 30년간 하루 한 갑씩의 흡연 • 증상과 징후 : 현재 객담과 기침이 있어 답답해함 ② • 원인 : 자신에게 처방된 약을 언제 복용해야 할 지 모름 • 증상과 징후 : 스스로 약을 복용하지 못함
04	① 비효율적 체온조절 ② 영양장애 위험성

01 정답 ①

비판적 사고는 근거가 확실하고 합리적이다. 문제의 예에서 A는 어떤 근거나 합리성을 가지고 민주당을 지지하기보다 아버지가 지지하기 때문에 지지하고 있다. 그러므로 문제의 예시는 ①과 관련 있는 예시이다.

02 정답 ③

대인관계기술은 간호사가 신뢰하고 의지할 수 있으며 자신의 잘못을 인정할 수 있고 다른 사람을 신뢰함으로써 대상자와의 좋은 관계를 유지할 수 있다는 것을 말한다. ③은 문화적 역량에 대한 설명이다.

03 정답 ①

간호는 응용학문이다. 간호와 같은 응용학문에서는 문제가 복잡하게 얽혀 있고 최선의 해답이나 해결책이 한가지로 분명하지 않을 수 있다.

04 정답 ③

관련 요인은 간호문제의 발생에 기여하거나 영향을 주거나 원인을 제공하는 것으로서 생물학적, 사회적, 치료적, 상황적인 것 등이 모두 포함될 수 있다.

05 정답 ③

간호진단분류(NANDA), 간호중재분류(NIC), 간호결과분류(NOC)들은 각각 진단, 중재, 결과 중 한 가지 요소에만 초점을 맞추고 있으며 NANDA는 진단, NIC는 중재, NOC는 결과에 초점을 둔다.

06 정답 ②
고혈당 관리, 장루관리, 쇼크관리는 질병치료를 위한 중재에 해당한다.

07 정답 ③
피부 변화, 분비물의 색깔과 양, 부종 유무, 호흡 특성 및 기타 비언어적 표현은 시각을 통해 관찰한다.

08 정답 ③
돌발통은 급성천공이나 염증, 장의 꼬임 시 발생한다.

09 정답 ②
투사는 부정적인 느낌을 다른 사람에게 전환시키는 것을 말한다. 본래의 대상에서 다른 대상으로 감정이 옮겨지는 것은 전환이다.

10 정답 ③
Gordon(1994) 모델은 문제를 건강의 기능장애 양상 문제로 인식한다.

11 정답 ①
②의 경우 의학적 치료나 수술은 간호진단이 아니다. ③은 시술명이 간호진단이 될 수 없는 경우이고 ④는 증상과 징후가 간호진단이 아닌 경우다.

12 정답 ③
③을 제외한 나머지는 모두 오류가 있다. ①의 경우 관련 요인에 대상자의 반응을 재진술한 경우이며 ②의 경우 관련 요인과 건강문제를 역으로 진술한 경우이다. ④는 간호사가 변화시킬 수 없는 것을 관련 요인으로 진술한 경우이다.

13 정답 ②
개인의 목표를 성취하는 능력을 위협하는 문제는 우선순위 4의 자아존중의 욕구이다.

14 정답 ②
생명에 직결되는 문제가 아니라면 대상자 측면에서 대상자가 중요하게 생각하는 문제를 먼저 해결하는 것이 좋다.

15 정답 ③
간호계획은 대상자의 상태에 따라 다양한 목적을 가지게 된다.

16 정답 ③
③은 의존적 간호중재에 대한 설명이다.

17 정답 ①
1단계 위기는 외부의 상황적 스트레스에 대한 급성 반응이다.

18 정답 ②
대상자가 전할 메시지의 주요 내용과 감정을 면담자의 말로 바꿔서 말하는 것은 재진술이다.

19 정답 ④
목표가 적절함에도 불구하고 간호목표가 달성되지 않았을 때는 간호진단의 관련 요인이 인간 반응에 대한 원인을 설명하는데 정확한지 확인해야 한다.

20 정답 ②
첫 번째 수준의 표준을 미리 정하지 않으면 문제가 있는 것인지 또는 상황이 더 진행되는 것인지 파악할 수 없다.

21 정답 ③
과정에 대한 소급평가는 환자가 퇴원한 후 시행하는 것으로 입원 시 간호력, 섭취량과 배설량 기록 등을 평가할 수 있다.

22 정답 ②
비논리적인 생각들에 이의제기하는 것을 피한다.

23 정답 ④
평가는 간호중재의 효과를 결정하기 위해 대상자의 반응을 평가하거나 수행한 중재의 결과를 평가하는 것이다. ④의 내용은 중재이다.

24 정답 ④
지역사회 차원에서의 실무기술은 지역사회의 동반자 관계 수립 시 리더십, 팀 구축, 협상 및 갈등 해소, 기술을 활용하는 것을 말한다.

주관식 해설

01 정답 ① 위험성 간호진단
② 실제적 간호진단

해설 간호진단의 유형에는 실제적, 위험성, 안녕, 증후군 간호진단이 있다.

02 정답 ① 완화요인
② 동반증상과 징후

해설 건강력 사정 시 'OLD CART' 기법을 활용할 수 있으며 'OLD CART'는 발병 시기(O), 부위(L), 기간(D), 특성(C), 동반증상과 징후(A), 완화요인(R), 치료(T)를 말한다.

03 정답 ① • 원인 : 최근 전신마취 수술, 30년간 하루 한 갑씩의 흡연
• 증상과 징후 : 현재 객담과 기침이 있어 답답해함
② • 원인 : 자신에게 처방된 약을 언제 복용해야 할 지 모름
• 증상과 징후 : 스스로 약을 복용하지 못함

해설 간호사는 수집한 자료에 근거하여 문제와 원인, 증상이 있는 경우 문제 중심 간호진단을 내릴 수 있다.

04 정답 ① 비효율적 체온조절
② 영양장애 위험성

해설 고위험 신생아와 관련한 간호진단은 미성숙한 체온조절 기전과 관련된 비효율적 체온조절, 미숙한 폐 기능과 관련된 비효율적 호흡양상, 영양소 섭취 부족과 관련된 영양장애 위험성, 미숙한 면역 기능과 관련된 감염 위험성, 부모-자녀 애착 방해와 관련된 부모역할 장애 위험성 등이 있다.

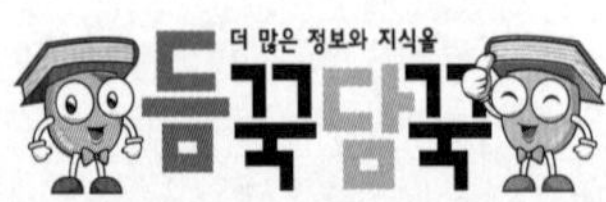
더 많은 정보와 지식을
듣꾹담꾹

컴퓨터용 사인펜만 사용

년도 학위취득과정인정시험 답안지(객관식)

★ 수험생은 수험번호와 응시과목 코드번호를 표기(마킹)한 후 일치여부를 반드시 확인할 것.

전공분야	
성 명	

수 험 번 호														
(1)	4	–			–			–						
(2)	①②③●	–	①②③④⑤⑥⑦⑧⑨⓪	①②③④⑤⑥⑦⑧⑨⓪	–	①②③④⑤⑥⑦⑧⑨⓪	①②③④⑤⑥⑦⑧⑨⓪	–	①②③④⑤⑥⑦⑧⑨⓪	①②③④⑤⑥⑦⑧⑨⓪	①②③④⑤⑥⑦⑧⑨⓪	①②③④⑤⑥⑦⑧⑨⓪	①②③④⑤⑥⑦⑧⑨⓪	

과목코드				
①②③④⑤⑥⑦⑧⑨⓪	①②③④⑤⑥⑦⑧⑨⓪	①②③④⑤⑥⑦⑧⑨⓪	①②③④⑤⑥⑦⑧⑨⓪	①②③④⑤⑥⑦⑧⑨⓪

교시코드
① ② ③ ④

응시과목	
1 ① ② ③ ④	14 ① ② ③ ④
2 ① ② ③ ④	15 ① ② ③ ④
3 ① ② ③ ④	16 ① ② ③ ④
4 ① ② ③ ④	17 ① ② ③ ④
5 ① ② ③ ④	18 ① ② ③ ④
6 ① ② ③ ④	19 ① ② ③ ④
7 ① ② ③ ④	20 ① ② ③ ④
8 ① ② ③ ④	21 ① ② ③ ④
9 ① ② ③ ④	22 ① ② ③ ④
10 ① ② ③ ④	23 ① ② ③ ④
11 ① ② ③ ④	24 ① ② ③ ④
12 ① ② ③ ④	
13 ① ② ③ ④	

과목코드				
①②③④⑤⑥⑦⑧⑨⓪	①②③④⑤⑥⑦⑧⑨⓪	①②③④⑤⑥⑦⑧⑨⓪	①②③④⑤⑥⑦⑧⑨⓪	①②③④⑤⑥⑦⑧⑨⓪

응시과목	
1 ① ② ③ ④	14 ① ② ③ ④
2 ① ② ③ ④	15 ① ② ③ ④
3 ① ② ③ ④	16 ① ② ③ ④
4 ① ② ③ ④	17 ① ② ③ ④
5 ① ② ③ ④	18 ① ② ③ ④
6 ① ② ③ ④	19 ① ② ③ ④
7 ① ② ③ ④	20 ① ② ③ ④
8 ① ② ③ ④	21 ① ② ③ ④
9 ① ② ③ ④	22 ① ② ③ ④
10 ① ② ③ ④	23 ① ② ③ ④
11 ① ② ③ ④	24 ① ② ③ ④
12 ① ② ③ ④	
13 ① ② ③ ④	

※ 감독관 확인란
인

관 리 번 호
(연번) / (응시자수)

답안지 작성시 유의사항

1. 답안지는 반드시 **컴퓨터용 사인펜을 사용**하여 다음 보기와 같이 표기할 것.
   보기 잘 된 표기: ● 잘못된 표기: ⓥ ⓧ ◑ ⊙ ◕ ○ ■
2. 수험번호 (1)에는 아라비아 숫자로 쓰고, (2)에는 "●"와 같이 표기할 것.
3. 과목코드는 뒷면 "과목코드번호"를 보고 해당과목의 코드번호를 찾아 표기하고, 응시과목란에는 응시과목명을 한글로 기재할 것.
4. 교시코드는 문제지 전면의 교시를 해당란에 "●"와 같이 표기할 것.
5. 한번 표기한 답은 긁거나 수정액 및 스티커 등 어떠한 방법으로도 고쳐서는 아니되고, 고친 문항은 "0"점 처리함.

[이 답안지는 마킹연습용 모의답안지입니다.]

절취선

년도 학위취득과정 인정시험 답안지(주관식)

전공분야	

성 명	

수험번호													
(1)	4	–			–			–					
(2)	①②③●	–	①②③④⑤⑥⑦⑧⑨⓪	①②③④⑤⑥⑦⑧⑨⓪	–	①②③④⑤⑥⑦⑧⑨⓪	①②③④⑤⑥⑦⑧⑨⓪	–	①②③④⑤⑥⑦⑧⑨⓪	①②③④⑤⑥⑦⑧⑨⓪	①②③④⑤⑥⑦⑧⑨⓪	①②③④⑤⑥⑦⑧⑨⓪	①②③④⑤⑥⑦⑧⑨⓪

★ 수험생은 수험번호와 응시과목 코드번호를 표기(마킹)한 후 일치여부를 반드시 확인할 것.

과목코드				
①②③④⑤⑥⑦⑧⑨⓪	①②③④⑤⑥⑦⑧⑨⓪	①②③④⑤⑥⑦⑧⑨⓪	①②③④⑤⑥⑦⑧⑨⓪	①②③④⑤⑥⑦⑧⑨⓪

교시코드			
①	②	③	④

번호	※ 1차 점수	※ 1차 채점	※1차확인 / 응시과목	※2차확인	※ 2차 채점	※ 2차 점수
1	⓪ ①⑥ ②⑦ ③⑧ ④⑨ ⑤⑩					⓪ ①⑥ ②⑦ ③⑧ ④⑨ ⑤⑩
2	⓪ ①⑥ ②⑦ ③⑧ ④⑨ ⑤⑩					⓪ ①⑥ ②⑦ ③⑧ ④⑨ ⑤⑩
3	⓪ ①⑥ ②⑦ ③⑧ ④⑨ ⑤⑩					⓪ ①⑥ ②⑦ ③⑧ ④⑨ ⑤⑩
4	⓪ ①⑥ ②⑦ ③⑧ ④⑨ ⑤⑩					⓪ ①⑥ ②⑦ ③⑧ ④⑨ ⑤⑩
5	⓪ ①⑥ ②⑦ ③⑧ ④⑨ ⑤⑩					⓪ ①⑥ ②⑦ ③⑧ ④⑨ ⑤⑩

답안지 작성시 유의사항

1. ※란은 표기하지 말 것.
2. 수험번호 (2)란, 과목코드, 교시코드 표기는 반드시 컴퓨터용 싸인펜으로 표기할 것
3. 교시코드는 문제지 전면의 교시를 해당란에 컴퓨터용 싸인펜으로 표기할 것.
4. 답란은 반드시 흑·청색 볼펜 또는 만년필을 사용할 것. (연필 또는 적색 필기구 사용불가)
5. 답안을 수정할 때에는 두줄(=)을 긋고 수정할 것.
6. 답란이 부족하면 해당답란에 "뒷면기재"라고 쓰고 뒷면 '추가답란'에 문제번호를 기재한 후 답안을 작성할 것.
7. 기타 유의사항은 객관식 답안지의 유의사항과 동일함.

※ 감독관 확인란
㊞

[이 답안지는 마킹연습용 모의답안지입니다.]

절취선

컴퓨터용 사인펜만 사용

년도 학위취득과정인정시험 답안지(객관식)

★ 수험생은 수험번호와 응시과목 코드번호를 표기(마킹)한 후 일치여부를 반드시 확인할 것.

전공분야	
성 명	

수 험 번 호													
(1)	4	–			–			–					
(2)	①②③●	–	①②③④⑤⑥⑦⑧⑨⓪	①②③④⑤⑥⑦⑧⑨⓪	–	①②③④⑤⑥⑦⑧⑨⓪	①②③④⑤⑥⑦⑧⑨⓪	–	①②③④⑤⑥⑦⑧⑨⓪	①②③④⑤⑥⑦⑧⑨⓪	①②③④⑤⑥⑦⑧⑨⓪	①②③④⑤⑥⑦⑧⑨⓪	①②③④⑤⑥⑦⑧⑨⓪

과목코드				
①②③④⑤⑥⑦⑧⑨⓪	①②③④⑤⑥⑦⑧⑨⓪	①②③④⑤⑥⑦⑧⑨⓪	①②③④⑤⑥⑦⑧⑨⓪	①②③④⑤⑥⑦⑧⑨⓪

교시코드			
①	②	③	④

응시과목	
1 ①②③④	14 ①②③④
2 ①②③④	15 ①②③④
3 ①②③④	16 ①②③④
4 ①②③④	17 ①②③④
5 ①②③④	18 ①②③④
6 ①②③④	19 ①②③④
7 ①②③④	20 ①②③④
8 ①②③④	21 ①②③④
9 ①②③④	22 ①②③④
10 ①②③④	23 ①②③④
11 ①②③④	24 ①②③④
12 ①②③④	
13 ①②③④	

과목코드				
①②③④⑤⑥⑦⑧⑨⓪	①②③④⑤⑥⑦⑧⑨⓪	①②③④⑤⑥⑦⑧⑨⓪	①②③④⑤⑥⑦⑧⑨⓪	①②③④⑤⑥⑦⑧⑨⓪

응시과목	
1 ①②③④	14 ①②③④
2 ①②③④	15 ①②③④
3 ①②③④	16 ①②③④
4 ①②③④	17 ①②③④
5 ①②③④	18 ①②③④
6 ①②③④	19 ①②③④
7 ①②③④	20 ①②③④
8 ①②③④	21 ①②③④
9 ①②③④	22 ①②③④
10 ①②③④	23 ①②③④
11 ①②③④	24 ①②③④
12 ①②③④	
13 ①②③④	

※ 감독관 확인란
㉦

관 리 번 호
(연번) / (응시자수)

답안지 작성시 유의사항

1. 답안지는 반드시 **컴퓨터용 사인펜을 사용**하여 다음 보기와 같이 표기할 것.
   보기 잘 된 표기: ● 잘못된 표기: ⓥ ⊗ ◑ ⊙ ◕ ○ ▩
2. 수험번호 (1)에는 아라비아 숫자로 쓰고, (2)에는 "●"와 같이 표기할 것.
3. 과목코드는 뒷면 "과목코드번호"를 보고 해당과목의 코드번호를 찾아 표기하고, 응시과목란에는 응시과목명을 한글로 기재할 것.
4. 교시코드는 문제지 전면의 교시를 해당란에 "●"와 같이 표기할 것.
5. 한번 표기한 답은 긁거나 수정액 및 스티커 등 어떠한 방법으로도 고쳐서는 아니되고, 고친 문항은 "0"점 처리함.

[이 답안지는 마킹연습용 모의답안지입니다.]

절취선

년도 학위취득과정 인정시험 답안지(주관식)

★ 수험생은 수험번호와 응시과목 코드번호를 표기(마킹)한 후 일치여부를 반드시 확인할 것.

전공분야	
성 명	

수 험 번 호												
(1)	4	–			–			–				
(2)	① ② ③ ●	–	①②③④⑤⑥⑦⑧⑨⓪	①②③④⑤⑥⑦⑧⑨⓪	–	①②③④⑤⑥⑦⑧⑨⓪	①②③④⑤⑥⑦⑧⑨⓪	–	①②③④⑤⑥⑦⑧⑨⓪	①②③④⑤⑥⑦⑧⑨⓪	①②③④⑤⑥⑦⑧⑨⓪	①②③④⑤⑥⑦⑧⑨⓪

과목코드				
①②③④⑤⑥⑦⑧⑨⓪	①②③④⑤⑥⑦⑧⑨⓪	①②③④⑤⑥⑦⑧⑨⓪	①②③④⑤⑥⑦⑧⑨⓪	①②③④⑤⑥⑦⑧⑨⓪

교시코드			
①	②	③	④

답안지 작성시 유의사항

1. ※란은 표기하지 말 것.
2. 수험번호 (2)란, 과목코드, 교시코드 표기는 반드시 컴퓨터용 싸인펜으로 표기할 것
3. 교시코드는 문제지 전면의 교시를 해당란에 컴퓨터용 싸인펜으로 표기할 것.
4. 답란은 반드시 흑·청색 볼펜 또는 만년필을 사용할 것. (연필 또는 적색 필기구 사용불가)
5. 답안을 수정할 때에는 두줄(=)을 긋고 수정할 것.
6. 답란이 부족하면 해당답란에 "뒷면기재"라고 쓰고 뒷면 '추가답란'에 문제번호를 기재한 후 답안을 작성할 것.
7. 기타 유의사항은 객관식 답안지의 유의사항과 동일함.

※ 감독관 확인란
㊞

번호	※ 1차 점수	※ 1차 채점	※1차확인	응 시 과 목	※2차확인	※ 2차 채점	※ 2차 점수
1	⓪ ①⑥ ②⑦ ③⑧ ④⑨ ⑤⑩						⓪ ①⑥ ②⑦ ③⑧ ④⑨ ⑤⑩
2	⓪ ①⑥ ②⑦ ③⑧ ④⑨ ⑤⑩						⓪ ①⑥ ②⑦ ③⑧ ④⑨ ⑤⑩
3	⓪ ①⑥ ②⑦ ③⑧ ④⑨ ⑤⑩						⓪ ①⑥ ②⑦ ③⑧ ④⑨ ⑤⑩
4	⓪ ①⑥ ②⑦ ③⑧ ④⑨ ⑤⑩						⓪ ①⑥ ②⑦ ③⑧ ④⑨ ⑤⑩
5	⓪ ①⑥ ②⑦ ③⑧ ④⑨ ⑤⑩						⓪ ①⑥ ②⑦ ③⑧ ④⑨ ⑤⑩

[이 답안지는 마킹연습용 모의답안지입니다.]

✂ 절취선

참고문헌

1. 성미혜 외 9인 공저, 『비판적 사고를 이용한 간호과정의 적용』, JMK, 2019.
2. Wanda walker seaback, 박효정 옮김, 『간호과정』, 현문사, 2019.
3. 박금주 외, 『비판적 사고와 간호과정』, 계축 문화사, 2019.
4. 원종순 외, 『간호과정과 비판적 사고』, 현문사, 2018.
5. 성미혜 외, 『근거기반 간호 간호과정』, 수문사, 2019.
6. 이강이 외 편역, 『건강사정』, 현문사, 2018.
7. 김성재 외 역자, 『정신건강간호학』, 정담미디어, 2018.
8. 김수진 외 편저, 『정신건강간호학』, 현문사, 2016.
9. 박은영 외 공역, 『간호진단, 중재 및 결과 가이드』, 현문사, 2019.
10. 강지연 외 공역, 『간호사를 위한 건강사정』, 군자출판사, 2019.
11. 최순희 외, 『간호과정의 실제』, 현문사, 2019.
12. 이정열 외, 『지역사회간호학 이론과 실제』, 현문사, 2017.
13. 박인혜 외, 『지역사회간호학 I』, 현문사, 2016.
14. 신경림 외, 『성인간호학(상)』, 현문사, 2019.
15. 신경림 외, 『성인간호학(하)』, 현문사, 2019.
16. 박은숙 외, 『근거기반 실무중심의 아동간호학(상권)』, 현문사, 2016.
17. 박영주 외, 『여성건강간호학 I』, 현문사, 2019.
18. 고일선 옮김, 『간호진단 정의와 분류』, 학지사 메디컬, 2018.
19. 김경미 외, 『감각통합과 아동』, 군자출판사, 2019.
20. 정현주, 『음악 치료학의 이해와 적용』, 이화여자대학교 출판부, 2015.
21. 백형의 외, 『정신보건사회복지사를 위한 집단프로그램 활용지침서』, 도서출판 신정, 2016.

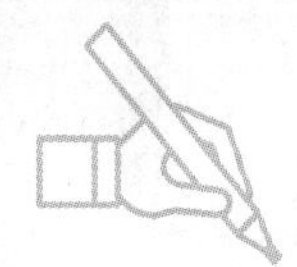

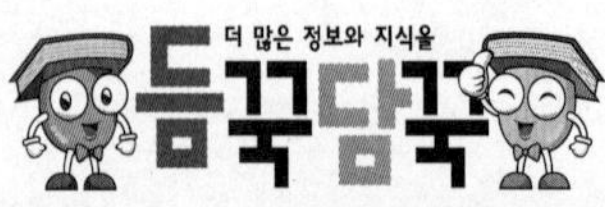
더 많은 정보와 지식을

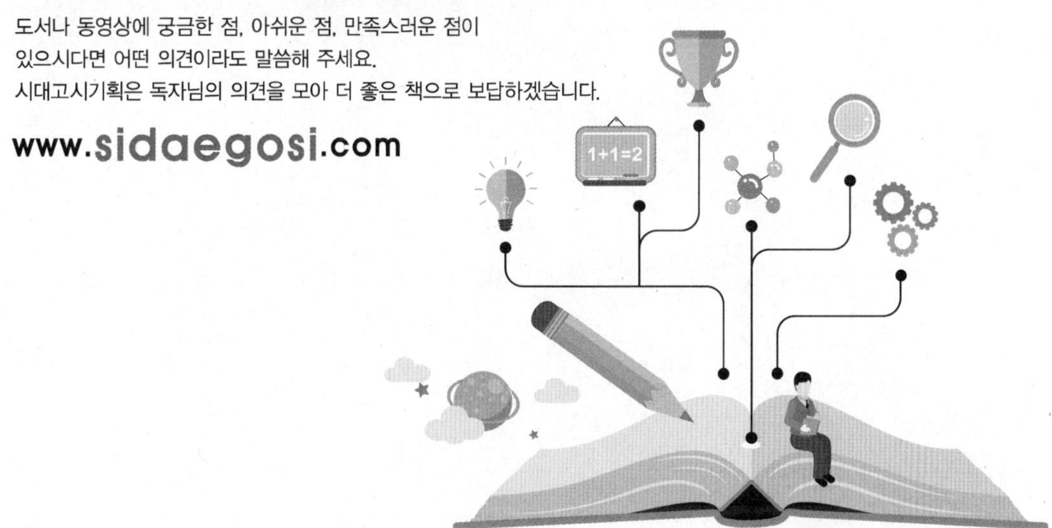

시대에듀 독학사 간호학과 4단계 간호과정론

개정1판1쇄 발행	2021년 09월 24일 (인쇄 2021년 05월 07일)
초 판 발 행	2020년 06월 24일 (인쇄 2020년 04월 24일)
발 행 인	박영일
책 임 편 집	이해욱
저 자	편보경
편 집 진 행	송영진·최지우
표지디자인	박종우
편집디자인	차성미·박서희
발 행 처	(주)시대고시기획
출 판 등 록	제10-1521호
주 소	서울시 마포구 큰우물로 75 [도화동 538 성지 B/D] 9F
전 화	1600-3600
팩 스	02-701-8823
홈 페 이 지	www.sidaegosi.com
I S B N	979-11-254-9904-6 (13510)
정 가	28,000원

시대에듀 독학사

간호학과

왜? 독학사 간호학과인가? why

4년제 간호학사 학위를 최소 시간과 비용으로 **단 한 번의 시험으로 초고속 취득 가능!**

1. 독학사 11개 학과 중 유일하게 **4과정 학위취득 시험만 시행**
2. 최근 3년제 간호학사를 4년제로 통폐합하면서 **4년제 학위의 필요성 증대**
3. 국공립 병원과 보건소나 민간의 종합, 대학 병원 등의 간호사와 보건 교사, 의료코디네이터 등 **간호와 관련된 다양한 분야 가능**

간호학과 4과정 시험과목(최종 학위취득 시험)

[입실시간] 08:30까지 완료　　**[합격기준]** 6과목 합격(교양 2과목, 전공 4과목)

교시	시 간	시험 과목
1교시	09:00~10:40 (100분)	국어, 국사, 외국어 중 택2 과목 (외국어의 경우 실용영어 등 5개 실용외국어 중 택1 과목)
2교시	11:10~12:50 (100분)	간호연구방법론 간호과정론
(중식)	12:50~13:40 (50분)	
3교시	14:00~15:40 (100분)	간호지도자론 간호윤리와 법

시대에듀 간호학과 학습 커리큘럼

기본이론부터 실전 문제풀이 훈련까지!
시대에듀가 제시하는 각 과정별 최적화된 커리큘럼 따라 학습해보세요.

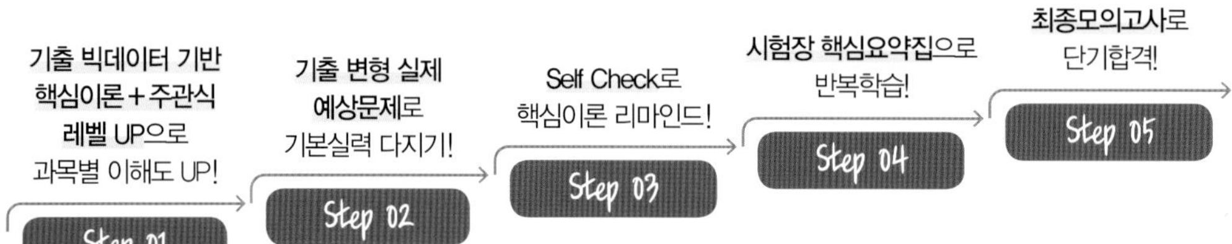
기출 빅데이터 기반 핵심이론 + 주관식 레벨 UP으로 과목별 이해도 UP!
Step 01
기출 변형 실제 예상문제로 기본실력 다지기!
Step 02
Self Check로 핵심이론 리마인드!
Step 03
시험장 핵심요약집으로 반복학습!
Step 04
최종모의고사로 단기합격!
Step 05

독학사 4과정 간호학과 신간 교재

독학학위제 출제내용을 100% 반영한 내용과 문제로 구성된 완벽한 최신 교재 라인업!

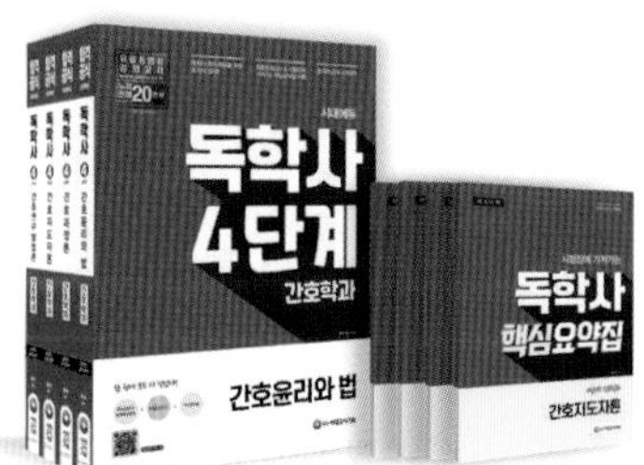

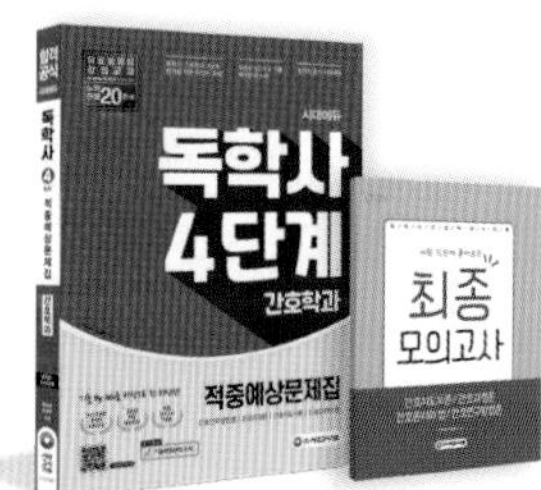

전공 기본서

전공 기본서 [전 4종] / 별책 핵심요약집 수록

– 간호지도자론 / 간호윤리와 법 / 간호과정론 / 간호연구방법론

- 빅데이터를 바탕으로 한 핵심이론+실제예상문제로 탄탄한 기본기 갖추기
- 주관식 레벨 UP과 Self Check로 학습 내용 정리
- 핵심요약집으로 마무리 정리

적중예상문제집

적중예상문제집 / 최종모의고사 [전 2회] 수록

– 간호지도자론 / 간호윤리와 법 / 간호과정론 / 간호연구방법론

- 과목별 단원별 문제풀이로 꼼꼼하게 문제개념 기본기를 완성
- 당락을 좌우하는 차별화된 <주관식 문제> 수록
- 최종모의고사로 실전 감각 키우기와 마무리 점검

※ 표지 이미지 및 구성은 변경될 수 있습니다.

방통대 vs 독학사 vs RN-BSN 전격 비교!

오프라인 출석, 과제, 레포트, 토론 없이 시험 한 번에 간호학사 취득!

	방송통신대	독학학위제	RN-BSN
자격요건	간호전문대 졸업 및 간호사 면허증 소지자	간호전문대 졸업자 4년제 간호학과 3학년 수료자	간호전문대 졸업 및 1년 이상의 임상경력
취득방법	총 24과목 이수 졸업, 실습 필요	교양 2과목+전공 4과목=6과목	시험 합격 후 3학년 편입 후 2년간 수료
취득기간	약 2~3년	약 6개월 이내	약 2~3년
소요비용	약 160만 원	최소 비용	약 1,500만 원
직장 병행	쉽지 않음	가능	보통

※ 세부 가격 및 구성은 홈페이지를 참조해주세요.

서울대 출신 간호학과 저자와 교수진

서울대 출신 간호학과 저자의 깊이 있고 효과적인 강의가 곧 시작합니다!

편보경

간호지도자론 / 간호과정론 / 간호윤리와 법 / 적중예상문제집

서울대학교 간호대학 및 동대학원 석사 졸
서울대학교 간호대학원 박사 과정 중
(현) 분당서울대병원 간호사
(현) 시대에듀 독학사 간호학과 강의

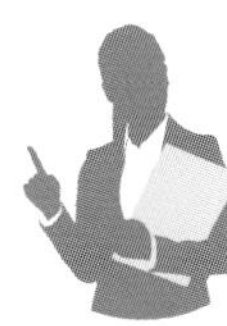

유형주

간호연구방법론 / 적중예상문제집

서울대학교 간호대학 박사 수료
(현) 서울대학교 간호대학 소비자건강정보학교실 연구원
(전) 서울대학교병원 간호사
(전) 국군의무사령부 간호장교

※최신 신규 동영상강의는 추후 업데이트될 예정

시 대 에 듀

독학사 4단계

간호학과

간호과정론

책 속의 책

합격의 공식 시대에듀

시험장에 가져가는

독학사 핵심요약집

편보경 편저

간호학과 4단계

간호과정론

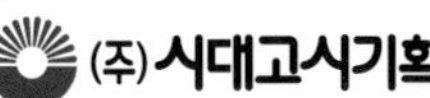

핵심요약집! 120% 활용 방안

교수님 코칭!

독학사 시험은 매년 정해진 평가영역에서 개념 위주의 문항이 출제됩니다. 결코 어렵게 출제되는 것이 아니기에 기본적인 사항 위주로 개념을 잘 정리해 둔다면 충분히 합격점수인 60점 이상을 획득할 수 있습니다.

정리되지 않은 학습은 기울인 노력 대비 좋은 결과를 낳지 못합니다. 본서에 있는 핵심요약집은 각 단원별로 중요한 내용을 기본서의 순서에 맞춰 다시 한 번 정리한 것으로 다음과 같이 학습하면 시간 대비 효과면에서 충분히 원하는 성과를 낼 것이라 예상합니다.

01 동영상 강의 수강 시 큰 그림을 그리는 정리 노트로 활용!

먼저 동영상 강의를 수강할 때 해당 파트의 중요한 내용을 한 번 더 정리할 수 있는 정리 노트로 활용합니다. 핵심요약집은 기본서 단원별로 정리되어 있기에 해당파트 수강 시 중요부분을 체크, 정리하기 쉽고 나만의 단권화 노트를 수월하게 만들 수 있습니다.

02 예습보다는 복습에 중점을!

새로운 내용을 파악할 때 예습의 효과보다는 복습의 효과가 더 큽니다. 기본서를 공부한 후 복습을 할 때 핵심요약집을 보며 기본서 수업 내용을 리마인드 하면 보다 효과적으로 강약을 조절하며 정리할 수 있을 것입니다.

03 가벼운 마음으로 중요내용을 틈틈이 보자!

바쁜 일상에서 공부할 시간을 따로 내는 것은 어려운 일입니다. 지하철이나 버스로 이동 중일 때 등 자투리 시간을 활용하여 정리된 요약집으로 틈틈이 공부한다면 짧은 시간을 모아 효과적인 학습 시간을 확보할 수 있을 것입니다.

04 시험직전 1회독이 중요하다!

시험 직전에 많은 과목을 빠른 시간에 반복하려면 평소의 정리와 준비가 필수적입니다. 핵심요약집은 이러한 부분을 효율적으로 할 수 있게 합니다. 시험 직전에 한 번 더 핵심 부분을 파악한다면 충분히 원하는 점수를 얻을 수 있을 것입니다.

NURSING SCIENCE

핵심 요약집

간호과정론

간호
과정론

핵심요약집

제 1 장 간호과정의 개요

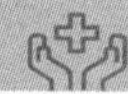

제1절 간호과정의 발달

1. 간호과정의 개념

(1) 간호과정의 정의 : 간호과정은 간호목적 달성을 향해 진행되는 일련의 활동으로 목적달성을 위한 간호행위에 조직적인 구조, 즉 단계와 요소를 제공하는 것이다.

(2) 목적 : 간호과정은 간호전달을 위한 구조를 제공해 줄 뿐만 아니라 다음을 가능하게 한다.

① 대상자에 대한 기초자료수집
② 실제적, 잠재적 건강문제 파악
③ 개별화된 간호
④ 간호활동을 위한 다양한 방법 개발
⑤ 간호의 우선순위 설정
⑥ 제공할 간호에 대해 대상자와 의사소통
⑦ 간호에 대한 책임소재 확인
⑧ 간호의 자율성 확보
⑨ 간호의 책임감 조장

(3) 특성

① 간호과정은 역동적이고 순환적이다.
② 간호과정은 대상자 중심이다.
③ 간호과정은 계획된 결과 지향적이다.
④ 간호과정은 융통성이 있다.
⑤ 간호과정은 보편적으로 적용 가능하다.
⑥ 간호는 근거기반이다.
⑦ 간호과정은 인지(사고)과정이다.

(4) 유익성

① 협동을 조장한다.
② 비용 효율적이다.

③ 간호사의 업무를 알리는 데 도움이 된다.
④ 전문적 실무표준에 포함된다.
⑤ 간호 시 대상자의 참여와 자율성을 증진시킨다.
⑥ 개별화된 간호를 증진시킨다.
⑦ 간호의 효율성을 증진시킨다.
⑧ 간호의 일관성과 연속성을 증진시킨다.
⑨ 간호사의 올바른 사고습관과 직업적 만족도를 향상시킨다.

(5) 단계

① **사정** : 대상자의 현 건강상태에 관한 자료를 수집, 조직, 확인 및 기록하는 것이다.
② **진단** : 표준화된 간호진단분류체계를 사용해서 대상자의 건강문제를 진술하는 것이다.
③ **결과계획** : 간호사는 대상자의 건강문제들을 해결하기 위해 문제해결순서를 정하고 대상자의 상태가 어떻게 변화되길 바라는지 결정해 기대결과를 설정해야 한다.
④ **중재계획** : 계획된 기대되는 결과에 도달하기 위해 간호사는 건강문제를 예방, 완화 및 해결하거나 안녕을 증진시키는 중재를 선택해서 간호지시를 작성하는 중재계획과정을 거치게 된다.
⑤ **수행** : 간호사는 건강관리팀의 다른 요원과 대상자의 간호계획에 대해 의사소통하고 간호계획상에 제시된 중재들을 실제로 수행하거나 다른 사람들에게 위임한다.
⑥ **평가** : 간호사는 계획을 수행한 후에 기대되는 결과로 설정한 것과 대상자의 현 건강상태를 비교한다.

2. 간호과정의 발달 과정

(1) 역사적 배경

① **1966년** : 놀스는 오늘날의 간호과정의 단계들과는 다르지만, 간호의 성패를 좌우하는 간호사의 활동 내용인 5가지(5D) 요소, 즉 정보발견(Discover), 정밀한 검사(Delve), 간호활동에 대한 계획 결정(Decide), 계획수행(Do) 및 간호활동에 대한 대상자 반응을 식별(Discriminate)하는 단계들로 간호과정을 기술하였다.
② **1973년** : 미국간호협회가 사정, 진단, 계획, 중재, 평가의 5단계로 구성된 간호과정을 간호실무의 표준 지침으로 채택하였다. 간호 역할의 합법적인 부분으로 간호과정의 사용에 대한 법적인 근거가 마련되어 간호교육자나 전문가가 5단계의 간호과정 모델을 사용하게 되었다.

(2) 국내 상황

① 1976년 10월 대한간호협회에서 간호지도자 연수교육의 주제로 간호과정을 선택함으로써 간호과정에 대한 실무 교육이 시작되었다.

② 1978년 7월 대한간호협회 학술대회에서 간호과정을 사정, 계획, 수행, 평가의 4단계로 명명하였다.
③ 간호과정은 국내외의 거의 모든 간호교육 기관에서 다루어지고 있다.

3. 간호과정의 이론적 배경

(1) 인간욕구이론

① 매슬로우(1954)는 인간은 다양한 욕구와 실무를 위한 간호이론 개발의 토대를 제공하였다.
② 욕구이론과 관련된 대표적인 간호이론은 핸더슨(1955), 압델라(1960), 올란도(1961), 비렌바흐(1964), 오렘(1971) 등이 있다.
③ 모든 인간은 욕구가 있고 그 욕구를 충족시키길 원한다. 욕구가 충족되지 못하면 생명이나 정신적, 심리적인 면의 문제가 발생하는데 간호사의 일차적인 목표는 이러한 문제를 사정하여 규명함으로써 충족되지 못한 욕구를 해결하는 데 있다.

(2) 일반 체계이론

① 1940년대 생물학자 버틀란피(Ludwig Von Bertalanffy)가 물리학, 기계학, 수학 등에서 발전된 개념과 정의를 가지고 유기체를 설명한 이론이다.
② 다양한 학문의 모든 이론을 대치할 만큼 일반적인 원칙을 모색하여 과학의 여러 분야를 통합시키고자 하는 일환으로 시작되었다.
③ 이 이론의 중요한 개념은 체계, 하위체계, 개방체계, 폐쇄체계, 투입, 산출, 송환 등이다.
④ 이러한 기본 철학이 간호학의 본질에도 부합되어 존슨, 로저스, 킹, 뉴먼, 로이 등 많은 간호학자가 체계이론을 기반으로 한 간호모델을 개발하였다.
⑤ 인간은 살아있는 행동체계로 개방체계이며 생화학, 사회심리, 태도, 가치 등의 하위체계를 가지고 목적을 위하여 기능한다.
⑥ 간호과정체계는 인간의 신체적, 정서적, 사회문화적 정보가 투입됨으로써 작동되고 하위체계 과정의 진행으로 발생한 결과에 대한 평가과정을 통하여 체계가 종결되거나 조정된다.

(3) 문제해결과정

① **직관** : 사람의 내면적 감각을 이용한 문제해결 접근법으로 체계적이거나 자료에 근거를 두지는 않지만, 지식과 경험을 통해서 얻어진 숙련된 임상적 판단의 합법적인 측면으로 신뢰를 얻고 있다.
② **시행착오** : 많은 해결법을 시도한 후에 비로소 하나의 해결책이 발견되는데 이는 다양한 방법들을 체계적으로 숙고하지 않고는 그 해결책이 효과적인 이유를 알 수가 없다.
③ **과학적 방법** : 자료와 가설검증을 기반으로 문제를 해결하는 논리적이고 체계적인 접근법이다.

(4) 의사결정과정

① 간호실무의 핵심은 대상자 간호에 대한 의사결정이며 의사결정은 간호과정의 전 단계에서 필수적인 요소이다.

② 의사결정은 문제 확인하기, 대안 결정하기, 가장 적절한 대안 선택하기의 3단계로 구성되어 있다.

(5) 정보처리 모형

① 간호사가 면담을 마치거나 차트를 검토하고 신체검진을 끝낸 후에 자료를 통합할 시 논리적 사고와 의사결정 및 진단과정 등의 인지적 기술이 필요하다.

② 정보를 수집하여 처리하는 것은 귀납적 혹은 연역적으로 진행할 수 있다.

4. 간호과정 적용의 장점 및 기여도

(1) 장점

① 개인, 가족, 지역사회의 다양하고 독특한 대상자 요구에 따른 간호계획을 수립할 수 있고 제공된 간호중재에 대한 평가와 새로운 요구를 재사정함으로써 대상자에게 적합한 질적 간호를 수행할 수 있다.

② 간호계획의 기록은 간호팀은 물론 관련 의료팀에게 정보제공과 연속성 있는 간호를 가능하게 하며 간호사는 자신의 간호에 숙련되고 간호목표에 더 빨리 도달하도록 한다.

③ 체계적으로 수립된 간호계획은 간호사로 하여금 자신감과 자부심을 가지게 하여 간호중재의 효과를 평가해 봄으로써 간호사는 새로운 것을 알게 된다.

④ 간호과정의 적용은 다른 대상자의 요구에도 적용하게 됨으로써 간호사의 기술과 전문성을 발전시킨다.

⑤ 새로운 간호계획에 간호사 자신의 지식을 적용하고 동료와 협력함으로써 새로운 지식과 경험을 얻게 해준다.

(2) 기여도

① 간호사 측면

㉠ 간호과정은 문제해결과정에 기초한 체계적인 방법으로, 정규 간호교육 과정의 필수과목으로 인정되고 이를 이수한 경우 국제적으로 인정받는 병원에 고용이 가능하다.

㉡ 간호사는 간호과정을 통해 자신의 간호능력에 대해 자신감과 전문인으로서의 성취감 및 직무만족도를 높일 수 있다.

㉢ 간호과정의 적용은 대상자에 대한 간호사의 책임감을 강조함으로써 간호사가 계속 탐구하고 학습하고자 하는 동기를 부여한다. 이를 통해 간호사의 지식과 기술이 발전되면 간호사 자신의 역할은 증대되고 간호 전문직의 성장을 꾀하게 된다.

㉣ 간호인력을 배치할 때 간호활동의 난이도 정도에 따라 각 간호사에게 가장 적절한 환자를 담당하게 하는 등 효과적인 업무 분담에 도움을 줄 수 있다.

② 환자 측면

㉠ 간호과정은 대상자로 하여금 좀 더 자신의 간호에 참여하도록 격려하며 대상자는 간호과정의 각 단계에 참여한다.

㉡ 간호의 연속성을 유지할 수 있기 때문에 대상자는 같은 정보를 반복하여 진술하지 않고 일관성 있는 간호를 제공받을 수 있다.

㉢ 개인, 가족, 지역사회의 다양하고 독특한 요구에 따른 간호계획을 세울 수 있고 체계적인 간호의 수행 및 평가로 변화하는 요구를 재사정할 수 있어 양질의 간호를 수행할 수 있다.

③ 간호이론 개발 측면

㉠ 간호과정의 적용을 통해 간호 실무의 이론이 개발될 수 있다.

㉡ 간호과정 실무적용을 통하여 실무에서 실질적으로 적용이 가능한 구체적인 간호이론의 구축이 가능하다.

㉢ 귀납적인 방법으로 검증함으로써 간호 고유의 이론으로 발전시킬 수 있다.

㉣ 간호과정 적용 시 연역적인 방법으로 검증함으로써 모방이론으로 발전시킬 수 있고 수행 및 평가단계에서 계획된 간호활동의 타당성을 검증함으로써 상황관계이론 혹은 상황조정이론까지도 개발가능하다.

④ **간호교육 측면**: 간호과정 적용은 임상, 질병 중심의 교육으로부터 문제해결 중심의 교육이 가능하게 하므로 간호교육의 주체성을 확립할 수 있다.

5. 간호과정 적용에 필요한 간호사의 자질

(1) 인지적 기술

① 간호과정은 간호 실무에서의 체계적인 사고에 대한 지침이다.

② 간호과정에서 사용되는 지적인 기술은 의사결정, 문제해결 및 비판적 사고이다.

(2) 창의성과 호기심

① 창의성과 호기심은 비판적 사고와 간호과정에 필수적이며 비전과 통찰력이 있어야 한다.

② 모든 간호활동에 대해 이론적 근거를 이해하고 있어야 하며 그 활동을 통해 기대되는 결과에 도달할 수 없다면 그 활동은 중단되어야 한다.

(3) 대인관계 기술

① 개인과 개인의 의사소통에 사용되는 활동으로 언어와 문자를 이용한 의사소통 외에도 자세, 움직임, 얼굴표정 및 접촉과 같은 비언어적 행위뿐만 아니라 사회적 체제와 인간행위에 대한 지식을 포함한다.

② 대상자와의 신뢰관계형성은 간호사의 의사소통능력에 좌우되고 기대되는 결과의 달성은 성공적인 간호사-대상자 관계에 따라 좌우된다.

(4) 문화적 역량

① 문화적 역량은 간호사가 대상자의 문화적 신념체계를 존중하며 대상자의 건강문제를 해결하는 것을 말한다.

② 간호사는 문화적 차이와 유사성을 인지하고 문화적으로 민감해야 한다.

(5) 정신역동적 기술

① 간호과정 수행단계에서 대상자에게 직접간호를 제공할 때 정신역동적 기술을 사용한다.

② 좋은 정신역동적 기술은 대상자를 기대되는 결과에 도달하게 하고 대상자의 신뢰를 얻는 데에 도움을 준다.

(6) 과학적인 기술: 간호사는 첨단장비를 사용하여 간호업무를 수행하게 되기 때문에 이에 대한 지식이 있어야 한다.

제 2 절 간호과정의 단계

1. 비판적 사고와 간호과정

(1) 비판적 사고의 정의

비판적 사고는 여러 가지 지적능력을 수반하는 태도이자 합리적인 과정으로 진리에 대한 도전적으로 용인된 통찰력이며 새로운 가능성과 해석을 확인하기 위한, 개방성을 향한 지적 경향이다.

(2) 간호사의 비판적 사고 필요성

① 간호는 응용학문이다.

간호와 같은 응용학문에서는 문제가 복잡하게 얽혀 있고 최선의 해답이나 해결책이 한가지로 분명하지 않을 수 있다.

② 간호는 다른 분야의 지식을 활용한다.

간호는 광범위한 인간 반응을 전인적으로 다루며 생리학과 심리학 같은 다른 학문 분야로부터 나온 정보와 통찰력을 사용할 수 있다.

③ 간호사는 스트레스 환경 내 변화에 대처한다.

간호사는 빠르게 변화하고 바쁜 상황 속에서 일해야 하므로 일상적인 행동과 정규적 절차가 상황에 따라 적절하지 않을 수 있다.

④ 간호사는 다양하고 중요한 결정을 자주 내린다.

간호사가 근무하는 동안에 대상자의 안녕이나 생명에 관계된 여러 가지 결정을 하게 된다.

(3) 비판적 사고의 특성

① 비판적 사고는 근거가 확실하고 합리적이다.
② 비판적 사고는 개념화를 포함한다.
③ 비판적 사고는 어떤 것을 숙고, 묵상, 심의하는 반영을 요구한다.
④ 비판적 사고는 인지적(사고) 능력과 태도(감정)를 수반한다.
⑤ 비판적 사고는 창의적 사고를 수반한다.
⑥ 비판적 사고는 지식을 요구한다.

(4) 비판적 사고의 태도

① **독자적 사고** : 비판적으로 사고하는 사람은 자기 스스로 사고하며 타인의 신념을 순순히 받아들이거나 단순히 집단의 의견을 따라가지 않는다.
② **지적 겸손** : 지적 겸손이란 자신의 지식 한계를 깨닫고 자기 기만적 태도가 될 수 있음을 파악하는 것이다.
③ **지적 용기** : 자신이 강하게 부정한 반응일지라도 아이디어를 공정하게 검토하고 기꺼이 들어주는 것을 포함한다.
④ **지적 감정이입** : 타인의 행동과 신념을 이해하기 위해서 타인의 입장에서 자신을 상상하는 능력이다.
⑤ **지적 통합** : 지적 통합이란 적용하는 사고의 표준이 일관되고 다른 것들을 수용하는 기준도 변함없이 유지한다는 뜻이다.
⑥ **지적 인내** : 지적 인내란 이해력과 통찰력을 성취하기 위해서 장시간에 걸쳐 혼돈과 미해결 질문과 싸우는 요구 감각이다.
⑦ **지적 호기심** : 지적 호기심은 질의의 태도이며 맹목적으로 어떤 진술을 수용하기보다 그것이 진실이거나 가치가 있는지 살펴보기 위해 검토한다.
⑧ **추리에 대한 신념** : 비판적으로 사고하는 사람은 사실과 관찰로부터 보편화를 형성하는 귀납적 추리에서 보편화로부터 시작하여 세부적인 사실이나 결론으로 움직이는 연역적 추리의 쌍방 기술을 발달시킨다.
⑨ **공정한 마음가짐** : 공정한 마음가짐은 편견 없는 판단을 내리는 것을 의미한다.
⑩ **사고와 감정의 탐색에 대한 관심** : 비판적으로 사고하는 사람은 감정이 사고에 영향을 미치고 모든 사고는 어떤 수준의 감정을 만들어 낸다는 것을 안다.

2. 간호과정에의 비판적 사고 적용

(1) 간호사정 : 간호사는 대상자 사정 시 자료수집과 대상자가 말한 것, 간호사가 관찰한 것을 확인하기 위해 탐구적인 태도를 취한다.

(2) 간호진단 : 진단단계에서 간호사들은 자료를 분석할 때 실마리 간의 양상과 관계들을 찾아내기 위해 범주화하고 결론을 내린다.

(3) **간호계획(결과단계)** : 결과계획 단계에서 간호사들은 무엇을 생각하고 할 것인가를 결정하는 것에 초점을 둔 합리적이고 사려 깊은 사고를 한다.

(4) **간호계획(중재단계)** : 중재계획 단계에서 간호사들은 독창적인 중재를 계획하고 수행할 때 예측을 해서 타당한 일반화와 설명을 만들어 낸다.

(5) **간호수행** : 수행단계에서 각각의 특정한 대상자 간호 상황에 간호와 그 관련 교과목들의 지식과 원리들을 적용한다.

(6) **간호평가** : 대상자의 기대되는 결과에 도달되었는가를 확인하기 위해 새로운 관찰 내용을 이용할 때 근거를 기반으로 한 평가를 이용한다.

제 2 장 간호과정 관련 분류체계

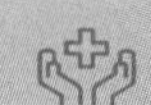

제 1 절 NANDA의 간호진단체계

1. 간호진단 분류체계

(1) **분류체계** : 분류체계는 유사성을 기반으로 사물이나 관념을 확인하고 분류하는 것이다.

(2) **간호 용어 단일화의 필요성**

① **간호지식의 확장** : 분류체계는 기억, 사고, 의사결정을 구조화하므로 체계적인 조직에 따라 지식체가 구조화되면 지식 안의 관계들과 부족한 부분을 확인할 수 있다.

② **전산화된 기록 지원** : 간호자료와 문서를 대상자 기록과 연구 데이터베이스에 포함시키려면 공통적인 간호용어가 필요하다.

③ **간호 고유의 지식 규정 및 의사소통** : 표준화된 공통 용어는 모든 간호사가 서로 간에나 다른 의료요원들과의 의사소통을 돕고 간호사들 자신이 대상자를 위해 한 일을 서술하여 그 일에 따라 대상자 결과에 차이가 있음을 보여주는데 사용할 수 있다.

④ **간호의 질 향상** : 표준화된 간호용어들이 임상기록체계에 포함될 때 간호중재의 효과성 평가 자료를 얻을 수 있으므로 간호의 질을 향상시킬 수 있다.

⑤ **건강정책결정에 작용** : 표준화된 용어는 간호실무를 더 정확하게 보여주는 자료를 만들게 하고 이러한 자료를 통해서 기관뿐만 아니라 전 지역에 걸쳐서 간호치료의 효과와 비용의 비교가 가능해지며 연구 결과들은 지역적, 국가적인 건강정책결정에 영향을 미친다.

(3) 간호용어 분류체계

① 간호진단분류(NANDA) : 미국 내 최초의 간호용어분류체계로서 전문성과 실무 분야를 포괄한다.

② 간호중재분류체계(NIC : Nursing Intervention Classification) : 아이오와 대학교 연구팀에 의해 개발된 최초의 포괄적인 표준화된 간호중재분류다.

③ 간호결과분류(NOC : Nursing Outcome Classification) : 아이오와 대학교 연구팀에 의해 개발된 최초의 표준화된 간호에 민감한 환자결과분류이다.

④ HHCC(Home Health Care Classification) : 조지타운 간호대학의 사바가 환자들에게 제공된 간호에 대해 기대되는 결과와 가정간호 서비스를 제공하는데 필요한 자원을 결정하기 위해 개발한 것이다.

⑤ 오마하 체계(OS : Omaha System) : 오마하 방문간호협회에 의해 개발되었다. 지역사회 내 간호수혜자에 대한 문제, 결과 및 간호중재를 분류하고 부호화하는 체계다.

2. NANDA 간호진단

(1) NANDA 간호진단 공식 정의(1990년) : 간호진단이란 개인, 가족, 지역사회의 실제적, 잠재적 건강문제와 인생과정에서 나타나는 반응에 대한 임상적 판단이다.

(2) NANDA 간호진단 분류체계 역사적 배경

① 1950 ~ 1975년 : 간호진단에 대한 관심

② 1975년 ~ 1990년 : 간호진단개발, 간호진단에 대한 간호사 교육, 간호진단 실무적용

③ 1990년대 : 간호진단 전문가 교육훈련, 간호진단 분류체계를 다른 전산화된 보건의료 데이터베이스와 연결함

④ 2000년 ~ 최근 : NANDA 중심 표준화된 간호진단 명명을 위한 작업이 활발하게 수행 및 간호진단 적용의 효율성에 대한 연구 시행

(3) NANDA 간호진단 분류체계의 진단유형

① 실제적 간호진단 : 간호사정 시에 이미 존재하고 있었던 대상자의 문제로 대상자의 증상 및 징후를 확인하여 임상적으로 밝혀진 간호문제이다.

② 위험성 간호진단 : 문제가 지금은 없더라도 위험요인(risk factors)이 존재하기 때문에 미래에 발생할 수 있는 것이다.

③ 안녕 간호진단 : 향상을 위한 준비를 하고 있는 개인, 가족, 지역사회의 안녕 수준에 대한 인간의 반응을 기술한 것이다.

④ 증후군 간호진단 : 다른 간호진단들과 관련된 진단이다.

(4) NANDA 간호진단의 구성요소

① 진단명과 정의 : 문제에 대한 명료한 설명

② **관련 요인 혹은 위험요인** : 문제를 일으키는 요소들
③ **특성** : 진단과 연관된 증상 및 징후의 묶음

(5) **NANDA 분류체계의 영역, 정의, 범주(과), 진단 수** : NANDA의 2018~2020 개정판은 13개의 영역과 그 정의, 영역에 따른 47개의 범주(과), 범주에 따른 244개 진단목록이 분류되어 있다.

제 2 절 간호중재 분류체계

1. 간호중재의 개념

(1) **간호중재의 정의** : 간호중재는 모든 전문분야와 실무환경에서 간호사들이 수행하는 것을 의미하며 간호사가 대상자의 결과를 호전시키기 위해 지식과 임상적 판단을 근거로 수행하는 처치를 말한다.

(2) **간호중재 개발의 필요성**

① **간호본질의 확립** : 간호중재는 간호사 행위의 핵심이며, 간호의 질적인 속성을 대변하는 것이므로 간호의 힘이 되고 본질을 확립할 수 있는 중재개발이 필요하다.
② **전문직으로서의 간호위치 정립** : 간호가 전문직으로서의 위치를 확고히 하기 위해서는 무엇보다도 독자적인 지식체를 근거로 하는 자율적인 업무가 마련되어야 한다는 점에서 중재 개발이 중요하고 시급하다.
③ **보건의료체계 내 독특한 간호의 위치 확립** : 간호사가 다양한 전문인 중에서 인정받으려면 전문성이 뚜렷한 간호중재를 과학적으로 체계화하고 그러한 독특한 간호중재들이 대상자에게 미치는 긍정적인 결과가 학제 간에 인정되어야 한다.
④ **대상자의 삶의 질 향상** : 간호중재의 개발은 간호의 궁극적 목적인 대상자의 삶의 질을 높이는 데 중요한 역할을 한다.

(3) **간호중재의 표준화된 용어**

① 간호중재분류의 필요성
㉠ 간호처치의 명칭을 표준화한다.
㉡ 간호진단, 간호처치, 간호결과를 연결시키는 간호지식을 확장시킨다.
㉢ 간호정보체계와 건강관리정보체계를 개발한다.
㉣ 간호실무 환경에서 필요한 자원계획에 필요하다.
㉤ 독자적인 간호기능을 대변하는 언어이다.

② 간호중재에 대한 표준화된 언어 사용 시 장점
㉠ 간호사 간이나 다른 건강관리 제공자와의 의사소통이 촉진된다.
㉡ 간호중재에 대한 비용이나 중재의 효과성 연구를 가능하게 한다.

㉢ 일반인에게 간호의 속성을 쉽게 전달하는 데 도움이 된다.
㉣ 임상적 의사결정에 대한 교육을 촉진한다.
㉤ 전산간호 기록의 개발과 사용에 기여한다.
㉥ 간호 서비스에 대한 수가체계의 개발에 도움이 된다.
㉦ 다학제적인 팀에서 간호사의 완전하고도 의미 있는 참여를 증진시킨다.

③ 종류
㉠ 간호중재분류체계(NIC : Nursing Intervention Classification) : 아이오와 대학에서 블레첵과 맥클로스키(1989) 등이 개발한 간호 중재 분류체계이다.
㉡ 간호결과분류체계(NOC : Nursing Outcomes Classification) : 대상자 결과를 서술하고 있는 표준화된 용어들의 체계를 말한다.
㉢ 국제간호실무 분류체계(ICNP : International Classification for Nursing Practice) : 국제간호협회(1993)에서 세계적으로 통용될 수 있는 간호중재용어를 총괄하기 위한 노력으로 개발한 것이다.
㉣ 오마하 중재 분류체계(OIS : Omaha Intervention Scheme) : 오마하에서 방문간호사를 위한 지침 책자로 'The Omaha system'이라고도 한다.
㉤ 가정간호 분류체계(HHCC : Home Health Care Classification) : 사바(1992)가 개발한 가정간호 분류체계이다.

2. 간호중재분류체계(NIC : Nursing Intervention Classification)

(1) **정의** : NIC은 모든 전문분야와 실무환경에서 간호사들이 수행하는 간호중재들을 체계적으로 조직화한 포괄적이고 표준화된 목록을 말한다.

(2) 구조

① NIC 각 중재는 각 영역(1-6)과 항목(A-Z, a-d)이 코드화되어 전산화를 용이하게 해주는 고유번호를 가지고 있으며, 간호중재는 7개 영역별 28개 범주로 구성되어 있다.
② NIC 중재들은 다음을 포함한다.
㉠ 생리적 측면 : 산-염기 조절, 기도 흡인, 욕창 간호
㉡ 사회 심리적 측면 : 불안감소, 가정생계 유지 보조
㉢ 질병치료를 위한 중재 : 고혈당 관리, 장루 관리, 쇼크 관리
㉣ 질병예방을 위한 중재 : 낙상방지, 감염방지, 면역, 예방주사 접종
㉤ 건강증진을 위한 중재 : 운동증진, 영양관리, 금연 보조
㉥ 개인 또는 가족을 위한 중재 : 가족의 통합성 증진, 가족 지지
㉦ 간접적인 치료 중재 : 응급 카트 점검, 물품관리
㉧ 지역사회를 위한 중재 : 환경관리

3. 간호결과분류체계(NOC : Nursing Outcomes Classification)

(1) 정의와 특징

① NOC는 대상자 결과를 서술하고 있는 표준화된 용어들의 체계를 말한다.

② **NOC에서의 결과** : 간호중재에 민감하거나 주요 간호중재의 영향을 많이 받는 측정 가능한 대상자, 가족 또는 지역사회의 상태, 행위 또는 인지이며 이는 하나의 변수로 개념화되어 광범위하게 진술된 1 ~ 3개의 단어의 표준화된 이름(예 대처, 운동수준, 지식; 식이)이다.

③ **간호에 민감한 결과의 지표** : 간호중재에 민감한 결과를 지칭하는 변수로써 이는 대상자 상태의 평가 시 이용될 수 있는 관찰가능한 구체적인 수준의 대상자 상태, 행위 또는 자가 보고된 인지평가이다.

④ 각 지표는 5점 척도로 되어 있어 주어진 시점에서 해당 지표에 대한 대상자의 실제 상태를 평가하기 위해 사용되며 일반적으로 1점은 가장 바람직하지 못한 상태, 5점은 가장 바람직한 상태를 의미한다.

(2) 간호결과 분류체계의 구성 : NOC는 간호결과의 추상성 수준에 따라 3단계, 즉 영역, 범주, 명칭으로 나누어져 있다.

4. 국제간호 실무분류체계(ICNP : International Classification for Nursing Practice)

(1) 정의와 특성

① 국제간호협회(ICNP)는 1989년 서울 국제간호사협의회 총회 대표자 회의에서 간호실무를 기술하고 전 세계에서 생산되는 간호자료를 비교할 목적으로 처음 제안된 후 개발된 통합 간호용어 분류체계이다.

② ICNP는 기존 어휘와 분류체계를 교차 연결할 수 있는 기틀을 제공하며 환자 상태를 서술하는 간호진단(간호현상)과 간호실무의 다양성을 서술하는 간호중재(간호활동), 간호에 의한 환자의 변화를 나타내는 결과(간호결과)의 세 가지 체계가 제시된다.

③ 국제간호협회는 다음의 3가지 원칙을 적용하여 세계적으로 통용될 수 있는 간호현상과 간호중재 분류체계를 개발하였다.

㉠ 분류체계에 포함시킬 개념의 결정

㉡ 분류 시 사용하게 될 개념의 특성 제시

㉢ 개념을 나타내는 특성 간의 조합 구성 및 그 타당성 여부의 제시

(2) ICNP의 구조

① **1단계(인간, 환경개념 포함)** : 간호현상 분류

② **2단계(인간의 기능과 인성, 인공 환경과 자연환경의 4영역)** : 간호활동 분류

③ 간호활동은 간호사가 간호현상에 대해 반응하는 모든 활동을 말하며 ICNP의 간호활동 분류체계는 8개의 상위 분류 축으로 구성된다.

5. 오마하 중재 분류체계(OIS : Omaha Intervention Scheme)

(1) 정의 및 특성

① 오마하 분류체계는 1975년부터 1993년까지 오마하 방문간호사협회에 의해서 지역사회 간호실무를 명명하기 위해 개발되었다.

② 오마하 분류체계는 문제 분류체계, 중재체계, 문제측정척도로 구성된다.

(2) 구조

① **제1단계** : 독자적 간호중재와 상호의존적 간호중재가 포함된 4가지 간호중재 영역을 기술하고 있으며 간호사의 주된 역할 기술시 문제관련 특정 계획 시나 중재의 기록 시에 하나 이상의 영역을 사용할 수 있다.

② **제2단계** : 각 간호중재 영역별로 62가지 간호활동 대상(target)이 목록화되어 있다. 간호활동의 대상은 문제와 관련된 특정 중재 영역을 간호활동의 관점에서 묘사하기 위해 사용되며 간호사는 특정한 환자 문제와 관련된 간호중재를 기술하기 위해 하나 이상의 대상을 선택한다.

6. 가정간호 중재분류체계(HHCC : Home Health Care Classification)

(1) 정의 및 특성

① 가정간호 중재분류체계는 사바 등(1991)이 영세민과 노인인구집단을 위한 가정간호 요구를 예측하고 자원들을 이용하기 위한 하나의 방법으로 가정간호과정에서 제공된 모든 간호중재를 수집해서 지역사회 가정간호사들이 활용할 수 있도록 전산 데이터베이스로 그룹 짓는 작업을 한 것이다.

(2) 구조

① 20개의 **가정간호요소** : 활동, 배변, 심장, 인지, 대처, 체액량, 건강 행위, 투약, 대사, 영양, 신체 조절, 호흡, 역할관계, 안전, 자가간호, 자아개념, 감각, 피부/조직통합성, 조직관류, 배뇨

② 가정간호 분류체계는 간호진단 분류체계와 간호중재 분류체계로 구성되어 있다.

제 3 장 간호사정

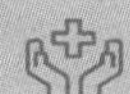

제 1 절 자료수집 과정

1. 자료의 유형

(1) **주관적 자료** : '숨겨진 자료', '증상'이라고 하며 측정하거나 관찰할 수 없는 자료이다.

(2) **객관적 자료**: 대상자가 아닌 타인에 의해 확인될 수 있는 자료로 대상자를 관찰, 검진함으로써 얻을 수 있다.

(3) **자료의 출처**

① 1차적 출처: 대상자에게서 직접 듣거나 확인한 자료이다.

② 2차적 출처: 대상자로부터 직접 얻는 것 외의 모든 다른 출처이다.

제 2 절 자료수집 방법

1. 관찰

(1) **관찰의 정의**: 관찰은 간호사정에서 대상자의 자료수집을 위한 가장 중요한 부분으로, 자료수집을 위해 시간, 청각, 후각, 촉각, 미각의 다섯 가지 신체감각을 이용하는 목적 있는 의도적 행위이다.

(2) **관찰의 방법**

① 대상자 관찰 시 감각기관을 통해 다음을 관찰한다.

㉠ 시각: 대상자의 피부변화, 분비물의 색깔과 양, 부종유무, 호흡특성 및 기타 비언어적 표현

㉡ 청각: 대상자의 장음, 심장음, 호흡음 및 대상자의 통증, 비정상적인 신호

㉢ 후각: 질병과 관련된 특유의 냄새, 배액물 등

㉣ 촉각: 피부상태(건조, 차가운지, 따뜻한지 등), 병소의 특징(크기, 모양, 감촉 등)

② 간호사는 대상자를 만날 때마다 주의 깊게 관찰하는 훈련과 경험이 필요하며 실제적, 잠재적 문제의 증상이나 징후를 능숙하게 관찰할 수 있어야 한다.

2. 면담

(1) **면담의 정의**: 면담은 관찰을 위한 하나의 기술로 목적 있는 대화를 통해 대상자에 관한 정보를 얻는 방법이다.

(2) **면담에 기초가 되는 3가지 원칙(Mengel, 1982)**

① 면담 시 간호사는 자신의 이름을 소개하고 면담의 목적이 건강상태에 관한 정보를 얻기 위함임을 설명한다.

② 건강상태에 관한 정보는 대상자의 현재 상황에 대한 인지와 반응을 포함한다.

③ 대상자와 주고받은 정보는 면담의 종료시 대상자와 함께 요약한다.

(3) 면담의 유형

① **직접 의문형의 면담** : 면담자가 여러 가지 질문을 하여 특별한 자료를 얻을 목적으로 사용하는 방법으로 간호력에 나타난 표준 질문을 하는 것을 포함하며 면담자 중심으로 질문의 내용을 조절한다.

② **자유 흐름형의 면담** : 대상자가 중심이 되어 토론의 내용을 조정하고 거리낌 없이 자유롭게 이야기하는 것이다.

③ **개방형의 면담** : 직접 의문형과 자유 흐름형의 면담이 혼합된 형태를 말하며 간호력에 기록해야 하는 정보를 얻는 동안 면담자가 대상자의 의견에 용기를 주어서 질문을 하는 것이다.

(4) 성공적인 면담을 위한 지침

① 면담이 이루어지는 동안 간호사는 대상자에게 집중한다. 면담의 성과는 간호사가 만드는 분위기에 영향을 받는다.

② 면담 동안 대상자의 말을 주의 깊게 경청하고 관심을 나타낸다. 간호사는 대상자만이 유일한 관심의 대상이라는 인상을 대상자에게 주면서 대상자와 그의 문제에 관심을 나타내야 한다.

③ 대상자가 이해할 수 있는 어휘를 사용하며 이해할 수 없는 어휘의 사용을 피한다.

④ 대상자를 비판하는 태도는 피한다. 간호사는 대상자의 생활습관이나 가치, 윤리, 문화적 배경을 고려하여 비판적인 자세를 피하며 수용한다.

⑤ 가능한 대상자가 자유롭게 이야기할 수 있도록 개방형 질문을 한다.

(5) 면담의 단계

① **면담준비**

㉠ 대상자의 차트를 읽는다 : 초기면담을 위해 대상자에 관한 자료를 읽는다.

㉡ 대상자의 개인정보를 보호하고 사생활을 보장한다.

㉢ 대상자를 위해 안락한 분위기를 조성한다.

② **자료얻기**

㉠ 면담 시 대상자의 주호소를 중심으로 시작한다.

㉡ 먼저 대상자의 일반적인 사항이나 증상에 대해 질문하도록 한다.

㉢ 기록할 때는 기계적으로 기록양식에 적지 않도록 한다.

③ **다양한 의사소통 기술 활용하기**

㉠ 대상자가 이해할 수 있는 어휘를 사용한다.

㉡ 질문할 때는 가능한 한 가지씩 한다.

㉢ 면담 시 대상자를 지지해준다.

④ **대상자의 이야기 이끌어 내기**

㉠ 대상자의 가장 중요한 문제에 대해 "그것에 대해 좀 더 말해 주시겠습니까?"라고 질문함으로써 이야기를 이끌어 내도록 한다.

㉡ 대상자의 이야기가 편향될 수 있으므로 간섭하지 않도록 한다.
㉢ 대상자가 말하는 중에 새로운 정보를 끼워 넣거나 방해하지 않아야 하며 경청 기술을 사용해야 한다.

⑤ 대상자의 감정적 단서를 파악하고 반응하기

감정적 고통은 흔히 질병과 관련되며 이런 단서들을 알아채고 반응하는 것은 간호사와 대상자 간에 친밀관계를 형성하게 해주고 질병에 대한 간호사의 이해를 넓혀주며 대상자의 만족도를 높이는 데 도움이 된다.

⑥ 대상자의 이야기를 확장하고 명확히 하기

㉠ 비지시적인 태도로 대상자의 이야기를 가능한 많이 이끌어 내고 질병 경험을 조사한 후, 대상자가 가장 중요하게 생각되는 부분을 상세히 말하게 한다.
㉡ 상황, 관련성, 시간순 배열을 포함하여 각 증상의 속성을 명료화한다.
㉢ 증상의 7가지 속성을 조사할 때 OLD CART, OPQRST 두 가지 기억법이 도움이 될 수 있다.

⑦ 진단적 가설 수립하고 검정하기

㉠ 건강력이 수집되면 간호사는 대상자의 문제에 대한 가설을 수립하고 검정한다.
㉡ 대상자 증상의 세부정보와 속성을 확인하는 것은 문제의 양상을 인식하고 간호진단을 수립하는 바탕이 된다.

⑧ 문제에 대한 상호 이해 형성

질병에 대한 대상자의 관점을 나타내는 암기 용어 'FIFE'를 사용할 수 있다.

> ☑ 예
>
> Feeling(감정), Ideas(생각), effect on Function(기능에 대한 영향), Expectation(기대)

⑨ 면담 종료

㉠ 중요한 점을 요약하고 계획을 논의한다.
㉡ 대상자에게 면담이 끝나감을 알려주고 마지막 질문을 할 시간을 준다.
㉢ 간호사가 수립한 공동의 계획을 대상자가 이해하고 있는지 확인해야 한다.

3. 신체검진

(1) **신체검진의 정의**: 신체의 전반적인 사정을 확인하며 건강문제를 발견하기 위해 관찰을 사용하는 체계적인 자료수집 방법이다.

(2) 신체검진을 위한 준비

① 대상자에 대한 접근법 점검
② 조명 또는 주변 환경 조정
③ 검진 준비 물품과 작동순서 확인
④ 대상자의 안위 유지
⑤ 검진 순서 결정

(3) 기본 검진 기법

① **시진**: 눈으로 보거나 이경과 같은 기구를 이용하여 시각적으로 행하는 것으로 관찰에 비해 좀 더 철저하고 자세한 체계적 과정이다.
② **촉진**: 손가락이나 손으로 신체조직을 느끼는데 사용되는 접촉 감각을 이용한다.
③ **타진**: 내부조직과 기관들에 대한 정보를 얻기 위해 특정한 신체 표면을 직접적 또는 간접적으로 두드려보는 것이다.
④ **청진**: 심음, 폐음, 장음의 위치, 시기, 기간, 높이와 강도를 알아내기 위하여 청진기의 종형과 판형을 이용한다.

(4) 검사: 임상검사의 사정 자료는 간호진단을 결정하기 위한 객관적인 자료 중 하나이다.

제 3 절 건강기능 양상별 사정

1. 건강지각 – 건강관리 양상

(1) 사정지침

① 각 신체기관에 대한 자세한 사정 이전에 실시하는 간호사의 초기사정에 대한 개요를 제공하도록 한다.
② 전반적인 외모, 건강상태, 태도, 얼굴표정, 차림새, 자세, 보행 같은 많은 요소를 사정해야 하며, 키와 체중도 측정해야 한다.
③ 유전적인 요인, 초기 질환, 사회경제적 상태, 문화 성 정체성과 표현, 영양, 체력, 기분, 거주 지역, 나이 등과 같은 많은 요인이 대상자의 특성을 나타나게 한다.

(2) 관련 진단: 건강 문해력 향상을 위한 준비, 건강관리 향상을 위한 준비, 비효과적 건강유지 등

(3) 신체검진: 혈압, 체온, 키, 체중, 피부, 모발 및 손발톱, 눈, 코, 입, 귀, 호흡계, 심혈관계와 말초혈관계, 위장관계, 근골격계, 신경계

2. 영양 – 대사 양상

(1) 개요: 영양은 배설, 호르몬 조절, 면역, 조직 통합성, 감각지각과 밀접한 관련이 있다.

(2) 관련 진단: 영양불균형, 과체중, 비만 등이 있다.

(3) 문제 중심 건강력: 체중감소, 체중증가, 저작 또는 연하곤란, 식욕부진 또는 오심 여부, 식이섭취 사정, 개인 및 심리사회적 사정이 필요하다.

(4) **신체검진** : 키와 체중 측정 및 BMI 계산, 전반적 외모, 특수검진(이상 체중 계산, 허리-엉덩이 비율 계산 등)이 있다.

3. 배설 양상

(1) **개요** : 배설이라는 개념은 신체에서 생긴 노폐물을 원활하게 제거, 배출시키는 기전을 나타낸다.

(2) **관련 진단** : 배뇨장애, 변비, 위장관 운동 기능장애 등이 있다.

(3) **문제 중심 건강력** : 복부 통증, 오심과 구토, 소화불량, 복부팽만, 배변습관의 변화, 눈과 피부의 황달, 배뇨문제 등을 사정한다.

(4) **신체검진** : 복부(시진, 청진, 촉진), 비장의 경계와 압통 촉진, 신장의 윤곽과 압통 촉진, 복부반사(표재성 복부반사), 복수검사, 복부통증 사정이 있다.

4. 활동 - 운동 양상

(1) **개요** : 근골격계, 호흡기계, 심혈관계와 관련된다.

(2) **관련진단** : 이동장애, 비효과적 호흡양상, 심박출량 감소의 위험 등이 있다.

(3) **문제 중심 건강력**

① **근골격계** : 통증, 움직임 문제, 일상활동장애 등
② **호흡기계** : 기침, 호흡곤란, 호흡 시 흉통 등
③ **심혈관계** : 흉통, 호흡곤란, 기침, 야뇨증, 피로, 실신, 사지의 부종, 다리경련과 통증 등

(4) **신체검진**

① **근골격계 신체검진** : 체간골격과 사지골격 시진, 근육의 크기와 대칭성 시진, 뼈, 관절, 근육 촉진, 주요 관절과 관련 근육 관찰, 근력검사, 척추, 흉추, 요추의 운동범위 관찰
② **호흡기계** : 호흡과 흉부의 초기검진, 손톱의 색깔과 각도, 피부, 입술의 색깔 시진, 흉곽 후면과 측면의 호흡음 청진, 흉곽 타진
③ **심혈관계** : 기본검진(말초혈관계), 혈압측정, 경정맥압, 심첨맥박 촉진, 심음청진, 심전도 해석

5. 수면 - 휴식 양상

(1) **개요**

① 수면은 인간의 기본욕구 중 하나로 최적의 생리적, 심리적 기능 및 삶의 질에 중요한 역할을 한다.

② 적절하게 기능하기 위한 수면시간은 사람에 따라 다르며 수면 요구는 신체적 활동, 질병, 임신, 정서적 스트레스, 정신활동 증가와 함께 증가한다.

(2) **관련진단** : 불면증, 수면 양상 장애 등이 있다.

(3) **문제 중심 건강력** : 불면장애, 과다수면장애, 기면증, 호흡관련 수면장애, 일주기 리듬 수면장애, 사건 수면, 물질/약물 유도성 수면장애

6. 인지 – 지각 양상

(1) **개요** : 정신건강(인지), 신경계, 눈, 귀, 코와 관련 있다.

(2) **관련 진단** : 급성 혼동, 만성 혼동, 기억장애, 편측 지각이상 등이 있다.

(3) **문제 중심 건강력**

① 정신건강

㉠ 정신건강문제를 암시하는 특징적인 증상과 행동이나 통증, 피로, 심계항진과 같은 다른 임상적 상태에 가려진 정신건강 문제가 있는지 세심하게 사정한다.

㉡ 기분 동요의 유형(빈도, 정도), 성격변화 및 행동변화, 파국적 정서반응, 주의 집중시간·문제해결·기억문제와 같은 인지 변화, 언어 장애, 사람, 장소, 시간 상황에 대한 지남력, 사회적 행동의 적절성, 다른 가족 구성원의 인지 장애 관련 증상의 병력이나 특정 질환을 확인한다.

② **신경계** : 두통, 발작, 의식상실, 움직임 변화, 감각 변화, 연하곤란, 의사소통장애

③ **눈** : 시력장애, 통증, 홍반 및 부종, 눈물 고임 및 분비물

④ **귀** : 난청, 귀울림(이명), 이통

⑤ **코** : 코의 분비물, 인후통, 구강 병소

(4) **신체검진**

① **정신건강** : 우울, 불안, 물질 남용과 중독 장애와 관련한 선별 질문, 인지기능 평가 [MMSE-K(한국판 간이 정신상태 검사)]

② **신경계** : 뇌신경 기능의 사정, 소뇌 기능 사정

③ **눈** : 시력측정, 각막 빛 반사(허쉬버그 검사)

④ **귀** : 외이와 유양돌기의 특성, 압통, 부종 촉진, 내이 구조 시진, 고막 시진, 청신경(제8뇌신경) 검사

⑤ **코** : 코의 압통 촉진과 개방성 사정, 비내강 표면의 특성, 병소, 홍반, 분비물 시진, 전두동과 상악동의 압통 촉진, 부비동 부위의 투조

7. 자기지각 – 자기개념 양상

(1) 개요 : 신체적 자아와 신체상, 개인 정체감, 자아존중감과 관련된다.

(2) 관련 진단 : 만성적 자존감 저하, 상황적 자존감 저하, 만성적 자존감 저하의 위험, 상황적 자존감 저하의 위험 등이 있다.

(3) 사정방법 : 자존감 저하의 징후, 자아존중감 척도가 있다.

8. 역할 – 관계 양상

(1) 개요

① 가족 내 역할과 기능, 가족 기능과 관련된다.
② 사회기능 : 사회적 의사소통 장애, 사회적 상호작용의 장애, 사회기술훈련이 있다.

(2) 관련 진단 : 가족과정 기능장애, 사회적 상호작용 장애 등이 있다.

(3) 사정 방법 : 캘거리 가족사정 모형, 지적 장애의 사회적, 의사소통 능력 평가가 있다.

9. 성 – 생식기능 양상

(1) 개요

① **여성 생식기계** : 월경주기(초경, 월경, 폐경, 폐경 후 출혈)와 월경통, 임신과 피임, 외음질 증상, 성적 지향과 성적 반응, 성매개 감염
② **남성 생식기계** : 성적 지향과 성 정체성, 음경 분비물이나 병변, 음낭 통증이나 종창, 병변, 배뇨문제

(2) 관련진단 : 성기능장애, 비효과적 임신과 출산 과정 등이 있다.

(3) 문제 중심 건강력 : 통증, 생식기 병변, 질 또는 음경 분비물, 월경 관련 문제, 폐경 증상, 발기장애, 배뇨문제

10. 대처 – 스트레스 양상

(1) 개요

① 대상자는 심한 스트레스 상황에 처한 경우에는 자아를 보호하기 위한 무의식적인 작동 행위인 대처 또는 방어기전을 사용할 것이다.
② 부정, 전화, 공상, 동일시, 투사, 억제 등이 포함된다.

(2) 관련진단 : 환경변화 스트레스 증후군, 비효과적 대처, 대처향상을 위한 준비 등이 있다.

(3) **사정지침** : 대처기전(예 부정, 공상, 투사, 퇴행 등)에 지나치게 의존하고 있는지를 사정한다.

11. 가치 - 신념

(1) 개요

① 가치는 개인의 이상적 행동 유형과 이상적 목표를 상징하는 긍정적 또는 부정적인 관념 표준이다.

② 신념은 한 사람이 진실이라고 여기는 생각이며 여러 가지 형태 중에 어떤 것을 택할 수 있다.

(2) **관련 진단** : 자주적 의사결정 장애, 도덕적 고뇌, 영적 고뇌 등

(3) **사정지침** : 라스, 하민, 사이몬(1978)의 일곱 단계 가치화 과정, 조하리 창

제 4 장 간호진단

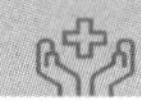

제 1 절 간호진단의 개념

1. 간호진단

(1) 정의 및 특성

① 간호진단은 간호사가 대상자의 현 건강상태를 합법적으로 진단하고 그에 대한 일차적인 치료와 예방적 조치들을 처방할 수 있는 실제적, 잠재적 혹은 가능한 문제를 서술한 하나의 진술이다.

② 특정한 질병이나 치료 시에 간호진단이 나타날 것이라고 확실하게 예측할 수는 없으며 어떤 간호진단들은 특정한 의학 진단과 함께 나타나기도 하고 나타나지 않을 수도 있다.

(2) ANA 실무표준에 제시된 진단에 대한 기준

① 간호사는 사정 자료에 근거하여 진단들이나 주요 문제를 찾아낸다.

② 간호사는 적절한 시기에 환자, 가족, 다른 건강관리제공자들과 함께 진단들이나 주요 문제들을 확인한다.

③ 기대되는 결과와 계획의 결정을 용이하게 하는 방법으로 진단들이나 주요 문제들을 기록한다.

(3) 간호진단의 중요성과 책무성

① 진단은 간호과정의 핵심이며 그 이유는 다음의 3가지를 들 수 있다.

㉠ 전체 간호계획의 정확성의 적절성은 문제와 그 원인을 명확하고 구체적으로 규명하는 능력에 달려있다.

㉡ 건강증진과 건강문제를 예방하는 전향적인 계획을 수립하기 위해서는 건강에 대한 위험요인을 인식하는 능력이 선행되어야 한다.

㉢ 유용한 자원과 강점을 확인하면 비용을 줄이고 효과를 증대시킬 수 있다.

② 간호실무의 발전에 따라 법과 규칙은 계속 변화하며 간호사의 진단가로서의 역할에는 책임 증가가 뒤따른다.

(4) 간호사의 진단적 역할에 영향을 미치는 요인들

① **진단과 치료에서 예측, 예방, 관리로의 변화**: 진단과 치료는 문제가 확인된 다음 치료를 시작하나 예측, 예방, 관리접근법은 문제를 관리하고 잠재적인 합병증을 예방하기 위해 초기중재에 초점을 둔다.

② **표준진료지침의 개발과 수정**: 표준진료지침(critical pathways, care maps)은 특정 시간 틀에 따라 문제에 대한 결과를 성취하기 위해 행해야 하는 매일의 간호를 제시한 표준계획으로 대부분 기관에서는 연구와 협동적인 실무를 통해 개발하고 사용한다.

③ **컴퓨터 지원 간호진단**: 컴퓨터 지원 간호진단 프로그램은 문제의 규명을 돕도록 고안되어 있으며 자료를 입력하면 컴퓨터는 자료를 분류하고 그것을 기반으로 한 진단을 제시한다.

④ **협력적이고 다학제적인 실무의 중요성**: 다학제적 접근은 진단가로서의 역할에도 영향을 준다.

⑤ **간호지식의 확장, 조직 및 사용**: 간호사는 연구와 우수한 실무에 관한 발표를 통해 간호지식을 확장하고 간호 역할을 지속적으로 학습한다.

(5) 간호진단, 상호의존문제, 의학적 진단의 비교

① 의학적 진단은 질병과정이 존재하는 한 변하지 않지만, 간호진단은 대상자의 반응이 변화함에 따라 변하게 된다.

② 상호의존문제는 잠재적 문제로 특정한 질병이나 치료 시에 간호진단과는 달리 동일한 상호의존 문제가 나타나는 경향이 있다.

제 2 절 간호진단 과정

1. 단서의 확보

(1) 간호진단과정: 진단과정은 간호사가 자료의 양상을 확인하고 결론을 내리기 위해 비판적 사고 기술을 사용하는 지적인 활동이며 이는 어느 학문의 전문가들이 그들의 관심 현상에 대한 결론을 내리는데 사용하는 것과 같은 추론과정이다.

(2) 건강상태의 진단

① **대상자 강점 확인**: 간호진단을 위한 간호계획 시 대상자의 강점을 보완하는 것이 중요하며 강점은 대상자가 더 높은 안녕 수준에 도달하거나 문제를 예방, 조절 혹은 해결하는 데 도움이 될 정상적인 건강기능의 영역들이다.

② **대상자의 문제 확인**

㉠ 정상 또는 표준에 도달하지 못한 영역이 있다면 그 부분에 있어 건강상태에 제한을 가지고 있는 것이므로 이를 해결하기 위한 간호가 필요하다.

㉡ 간호사는 문제가 간호문제인지 혹은 의학적 문제인지 어느 것에 해당하는지를 결정해야 한다.

㉢ 위험 건강문제를 확인하는 것도 중요하다.

(3) 자료의 해석

① 자료의 해석 및 조직

㉠ 간호사는 사정 단계에서 수집된 자료를 해석하고 간호의 틀을 이용해서 조직하거나 기관에서 선호하는 자료수집 양식에 따라 이미 분류되거나 조직된 간호의 틀을 이용해서 자료를 수집하고 조직해야 한다.

㉡ NANDA-I의 진단분류체계 영역이나 고든의 기능적 건강양상을 이용하여 기초자료를 조직할 수 있다.

② **중요한 단서 확인**: 단서는 문제 확인에 영향을 미치는 중요한 정보나 자료를 말하는데 단서의 일차적 자료는 대상자의 주관적 진술과 간호사가 관찰한 객관적 사실이며 이차적 자료는 가족, 다른 보건 의료인 그리고 진단검사결과의 자료이다.

2. 단서 상호 간의 모순 분석

(1) 중요한 단서의 묶음과 단서들 간의 관계 확인

① 단서들을 묶기 위해 먼저 한 가지 이상의 범주 또는 양상들에서 반복적으로 나타나는 단서를 찾아낸다.

② 관련 있는 단서들을 묶는다.

③ 정해진 틀에 따라 각 묶음을 범주화한다. 한 가지 양상 내에 한 개 이상의 단서묶음이 있을 수 있고 하나의 단서묶음이 한 가지 양상에만 해당될 수 있다.

④ 자료의 결함과 모순을 확인한다. 사정단계에서 자료가 전부 갖추어 졌는지를 확인하는 것이 이상적이나 자료를 묶고 자료 내의 의미를 찾을 때 비로소 그 자료의 결함이 확인될 수 있다.

3. 자료의 종합 및 추론

(1) 추론

① 추론은 단서들에 대한 간호사의 판단 혹은 해석으로 단서들의 묶음이 패턴을 가지고 추론한다.

② 각 단서묶음에 대해 가능한 한 많은 해석을 생각한 후에 어느 해석이 그 묶음을 가장 잘 설명하는지를 결정한다.

(2) 대상자의 현 건강상태에 대한 결론 내리기

단서묶음이 문제를 나타내는가, 어떤 문제의 원인이 다른 묶음 내에 있는가, 다음의 설명 중 어디에 해당하는가를 가능한 한 많은 해석을 생각한 후에 판단하여 결정한다.

(3) 원인 결정과 문제 분류

① 원인을 결정하고 문제를 분류하는 것은 자료해석의 마지막 단계이다.

② 자료에서 확인된 문제가 무엇 때문에 발생하며 어느 것이 문제이고 어느 것이 원인인가, 원인과 문제 간의 연결은 무엇이 입증하는가 등을 따져봄으로써 간호진단의 가장 적절한 원인을 결정한다.

4. 가설적 진단

(1) 간호진단 확인

① 간호사는 대상자의 건강상태를 확인한 후에 대상자와 함께 자신이 내린 결론의 정확성을 확인해야 한다.

② 간호사는 자신의 해석을 검증한 후에도 그것이 정확하다고 확신할 수는 없으므로 진단이 '옳다' 혹은 '틀리다'라고 생각하지 말고 가능한 한 정확성에 가까운 연속체상에 위치하도록 진단들을 정확히 진술해야 한다.

(2) 간호진단 구성요소

① 진단명

㉠ 진단명은 건강에 대한 대상자 반응의 본질을 가능한 몇 가지 단어로 묘사하고 있는 것으로 추가적 의미를 부여하는 '위험한', '감소된' '비효과적인' 등의 표현이 포함되어 있다.

㉡ 진단명들을 분류해 놓은 이론적 틀을 이용한다.

㉢ 단서묶음에 가장 잘 들어맞는 진단명을 선택한다.

㉣ NANDA 진단명에 익숙해지도록 학습한다. 간호사가 NANDA 진단명에 익숙하게 되면 대상자들의 단서묶음들을 더 쉽게 알아낼 것이다.

② 관련요인

㉠ 관련요인은 대상자 사정결과 확인된 자료 중 간호진단과 관련성을 보이는 조건, 원인적 요소이다.

㉡ 관련요인들은 병태생리학(생물학, 정신), 치료관련, 상황(환경 또는 개인), 성숙(연령, 발달)의 4가지 범주를 포함한다.

③ 특성

㉠ 실제적 건강문제가 있다는 것을 나타내는 주관적, 객관적 자료로서 간호진단의 세 번째 구성요소이다.

㉡ NANDA-I는 승인된 간호진단에 각각에 대해 '특성'을 제시하고 있다.

④ 위험요인

위험요인은 개인, 가정 또는 지역사회의 건강 불균형 상태를 야기하는 취약점의 증가요인으로 화학적, 환경적, 신체적, 정신적, 유전적 요소이다.

(3) 간호진단 진술 형식

① 위험 진단 진술(두 부분 진술)

㉠ PE(문제 : Problem, 원인 : Etiology) 혹은 PR(문제 : Problem, 관련(위험)요인 : Related risk factors) 양식을 사용한다.

㉡ 잠재적 문제와 현존하는 관련(위험)요인을 연결하기 위해 '관련된(related to)'을 사용한다.

② 문제 중심 진단 서술(PES 진술문, 세 부분으로 진술)

㉠ PES(문제 : Problem, 원인 : Etiology, 증상과 징후 : Sign & Symptoms) 혹은 PRS(문제 : Problem, 관련위험요인 : Related, risk factor, 증상과 징후 : Sign & Symptoms) 형식으로 이루어져 있으며 문제와 원인 혹은 관련요인을 연결하기 위해 '관련된(related to)'을 사용한다.

㉡ 진단을 지지하기 위한 증거를 진술하기 위해서 '~근거로 나타나는(as evidenced by)'을 추가한다.

③ 건강증진 진단 진술(한 부분으로 진술) : 개선되는 영역을 기술하는 단어 뒤에 '증진 가능성'을 사용한다.

④ 증후군 진단진술(한 부분으로 진술) : 증후군을 단순히 명명한다.

⑤ 가능한 간호진단 진술(한 부분으로 진술) : 문제가 있을 것으로 의심할 수 있는 자료는 존재하나 확신하기에는 자료가 불충분할 경우에 내리게 된다.

5. 가설 검정

(1) 간호진단 진술의 오류 확인

① 간호진단으로 오인 : 간호진단을 내릴 때 간호진단이 될 수 있는 것과 될 수 없는 것을 명확히 구분해야 한다.

㉠ 의학진단은 간호진단이 아니다.

㉡ 진단검사는 간호진단이 아니다.

㉢ 의학적 치료나 수술은 간호진단이 아니다.

㉣ 시술명은 간호진단이 아니다.

㉤ 의료장비나 기구는 간호진단이 아니다.

㉥ 간호진단은 간호사의 문제를 진술하는 것이 아니다.
㉦ 간호진단은 간호수행을 진술하는 것이 아니다.
㉧ 증상이나 징후는 간호진단이 아니다.

② 간호진단 진술 시의 오류
㉠ 관련요인과 건강문제를 역으로 진술
㉡ 관련요인에 대상자의 반응을 재진술
㉢ 두 개 이상의 간호진단을 함께 진술
㉣ 간호사의 가치판단을 포함한 오류
㉤ 간호사가 변화시킬 수 없는 것을 관련요인으로 진술한 오류
㉥ 건강문제에 하나 이상의 관련요인이 있을 때 여러 관련요인을 나열식으로 진술한 경우
㉦ 관련요인 없이 건강문제만 진술하는 것
㉧ 법에 저촉되는 방식으로 진술하는 것

③ 간호진단 과정상의 오류
㉠ 부정확하거나 불완전한 자료수집
㉡ 자료의 부정확한 추론
㉢ 성급한 진단명 채택
㉣ 지식과 경험 부족에 의한 잘못된 해석
㉤ 비합리적인 신념, 가치관, 편견, 고정관념, 직관
㉥ 간호진단은 임시적인 결론

6. 집단 작성

(1) 간호진단 작성의 예

간호진단 #1	심근 허혈과 관련된 급성 통증	
과학적 근거	관상동맥 폐색 시 초기 10초 내에 세포 수준에서 심근은 저산소성이 되며 관상동맥 완전 폐색 시 심근세포는 호기성 대사를 위한 산소와 포도당을 공급받지 못하기 때문에 수 분 후 심장 수축이 멈춘다. 혐기성 대사가 시작되고 젖산이 축적된다. 심근 신경섬유는 젖산의 증가에 의해 자극을 받고 통증 메시지를 심장과 신경 상부 흉부 후 신경근으로 전달한다.	
합리적 근거	객관적 자료	• 진단명 : Unstable Angina • C.C : chest pain(NRS 5점, 명치부위, 지속적) • CAG 결과 3 vessel disease • 신음소리를 내며 얼굴 찌푸리는 듯한 모습 관찰됨 • Troponin-I 0.0292▲
	주관적 자료	• 심장이 조이는 느낌이에요. • 가슴이 따끔따끔하게 아파요.

7. 집단 평가

(1) 진술한 간호진단 내용의 평가

① 간호진단 진술이 정확하고 타당한가?

② 간호진단 진술이 간결한가?

③ 간호진단 진술이 대상자 상황을 분명하게 묘사하고 있는가?

④ 간호진단 진술이 서술적이고 구체적인가?

제 3 절 간호진단의 종류

1. 실제적 문제에 입각한 간호진단

(1) **실제적 간호진단** : 실제적 간호진단은 간호사가 사정할 당시 관련된 징후와 증상(특성 정의)의 존재에 의해 인지될 수 있는 실제로 존재하는 문제가 있는 경우 내리는 진단을 말한다.

(2) **잠재적(위험) 간호진단** : 잠재적 간호진단은 대상자에게 문제의 발생을 촉진시키는 위험요인들이 있을 때 진단하며 간호사가 중재하지 않을 경우 발생할 수 있는 문제가 있을 경우이다.

(3) **가능한 간호진단** : 가능한 간호진단은 의사가 내리는 감별진단과 유사한 것으로 문제의 존재가 불확실하게 생각되는 경우에 해당된다.

(4) **안녕진단 진술 양식** : NANDA의 새로운 안녕진단들은 '향상(증진) 가능성'이라는 어구가 쓰이며 한 부분 진술이다.

(5) **상호의존 문제의 진술** : 상호의존 문제는 간호사가 독자적으로 치료할 수 없는 질병, 검사 혹은 치료의 합병증이다.

제 4 절 간호진단의 구조

1. 문제

문제는 대상자에게 실제로 있거나 잠재된 건강문제에 대한 인간의 반응을 나타내는 용어로 간호진단명으로 표시되는 부분이다.

2. 원인

원인은 장애 또는 변화의 원인요소에 해당되며 문제에서 보인 상태를 일으킨 원인을 말한다.

3. 증상 및 징후

증상과 징후는 대상자가 그 진단상태에 있다는 것을 나타내는 특성이다.

제 5 절 NANDA의 간호진단

[표] NANDA-I 간호진단 분류체계(2018~2020)

영역(13)	정의	과(47)	진단수 (244)
1 건강증진	안녕이나 기능의 정상화에 대한 인식 그리고 안녕과 기능의 정상화를 강화시키고 조절하는 데 사용하는 전략	01 건강인식	3
		02 건강관리	9
2 영양	조직을 유지하고 회복하며 에너지를 생산하기 위한 목적으로 영양소를 섭취, 소화, 사용하는 활동	03 섭취	14
		04 소화	0
		05 흡수	0
		06 대사	5
		07 수화	5
3 배설/교환	신체로부터 노폐물의 분비와 배설	08 비뇨기계 기능	8
		09 위장관계 기능	9
		10 피부기능	0
		11 호흡기계 기능	1
4 활동/휴식	에너지 자원의 생산, 보존, 소모 또는 균형을 맞추는 과정	12 수면/휴식	4
		13 활동/운동	8
		14 에너지 균형	3
		15 심혈관/호흡기계 반응	12
		16 자기돌봄	7
5 지각/인지	집중, 지남력, 감각, 지각, 인지와 의사소통을 포함하는 인간의 정보과정의 체계	17 집중	1
		18 지남력	0
		19 감각/지각	0
		20 인지	8
		21 의사소통	2
6 자아지각	자신에 대한 인식	22 자아개념	6
		23 자존감	4
		24 신체상	1
7 역할관계	사람 또는 집단 간의 긍정적, 부정적 관계 또는 교류와 이 관계를 나타내는 수단	25 돌봄제공자 역할	5
		26 가족관계	4
		27 역할수행	6

8 성	성정체성, 성기능 그리고 생식	28 성 정체감	0
		29 성기능	2
		30 생식	4
9 대처 /스트레스	생활사건/ 삶의 과정을 헤쳐 나아가는 것	31 외상 후 반응	6
		32 대처반응	26
		33 신경/행동학적 스트레스	9
10 삶의 원칙	진리 또는 내재적 가치가 있는 것으로 여겨지는 제도, 관습, 행위에 대한 태도 그리고 사고와 행동의 기초를 이루는 원칙	34 가치	0
		35 신념	1
		36 가치/신념/ 행동의 일치성	11
11 안전/보호	위험, 신체적 손상, 면역체계 손상으로부터 자유로운 상태; 손실로부터의 보존; 안전과 방어를 제공하는 보호	37 감염	2
		38 신체적 손상	28
		39 폭력	6
		40 환경적 위험	4
		41 방어과정	4
		42 체온조절	6
12 안위	정신적, 신체적, 사회적 안녕감 또는 편안함	43 신체적 안위	7
		44 환경적 안위	2
		45 사회적 안위	4
13 성장/발달	연령에 맞게 신체적 크기의 증가. 조직 체계의 성숙, 생의 주기에 따른 진보	46 성장	0
		47 발달	1

제 5 장 간호계획

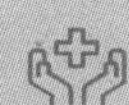

제 1 절 인간욕구 계층이론

1. 간호계획 개요

(1) 간호계획의 정의 및 특성

① 계획이란 어떤 행동을 지시하는 지침 또는 틀을 말하는 것으로 간호과정에서의 간호계획은 임상간호의 지침이 된다.

② 대상자의 건강문제에 관한 전반적인 자료를 종합, 분석하여 도출된 간호진단으로부터 특정한 간호결과에 도달하기 위해 간호중재를 설정하는 과정이다.

③ 간호계획은 의사의 지시를 따르는 그 이상의 것으로, 간호사 자신에게 내리는 '간호지시(nursing orders)'로서 간호사의 독자적, 자율적 행위를 포함한다.

(2) 간호계획의 목적

① 간호계획은 간호의 연속성을 높여 모든 간호사가 양질의 일관된 간호수행을 하도록 한다.

② 간호계획은 대상자에 대한 계획이 구체적이고 개별적이며 실무표준에 적합하도록 해서 대상자가 최적의 건강과 기능 수준을 갖도록 돕는다.

(3) 간호계획의 유형

① **초기계획** : 대상자와의 첫 대면으로 초기사정을 실시한 간호사는 초기 간호계획을 포괄적으로 수립할 책임이 있으므로 사정이 완료되면 초기계획을 세워야 한다.

② **진행계획** : 간호사는 근무를 시작할 때 해당 대상자를 위한 간호계획을 세울 수 있으며 대상자의 건강상태 변화를 확인하고 간호의 우선순위를 정하며 근무시간 동안 어느 문제에 중점을 둘 것인가를 결정한다.

③ **퇴원계획** : 퇴원계획에서는 퇴원 후에도 계속 환자의 건강 회복, 유지, 증진을 위한 연속적인 간호가 지역사회에서도 이루어지도록 하고 대상자가 자가간호를 수행할 수 있도록 준비시킨다.

2. 인간욕구 계층이론과 간호계획

(1) 매슬로우의 5단계 인간욕구체계와 우선순위

① 매슬로우(1970)는 자아실현에 대한 지속적 추구 과정에서 인간의 동기를 강조하였다.

② 그는 최고의 잠재력을 달성하려는 가장 높은 수준의 자아실현을 성취하기 이전에 달성되어야 할 낮은 수준들이 있다는 '욕구의 위계(Maslow's Hierarchy of Needs)'를 확인하였다.

③ 하위욕구가 상위 욕구보다 먼저 충족되어야 한다.

㉠ 우선순위 1 – 생리적 욕구

㉡ 우선순위 2 – 안정과 안전의 욕구

㉢ 우선순위 3 – 사랑과 소속감의 욕구

㉣ 우선순위 4 – 자아존중의 욕구

㉤ 우선순위 5 – 자아실현의 욕구

(2) 간호계획의 구성요소

① 우선순위 설정

② 기대되는 결과(간호목표) 세우기

③ 간호목표에 맞는 간호중재 결정 및 간호지시 작성

④ 간호계획의 적절한 기록

제 2 절 기대되는 효과

1. 간호목표와 간호결과 설정

(1) 간호목표 설정의 이유

간호목표는 간호계획의 성취도를 측정하는 척도이며 대상자가 기대된 간호결과에 도달했는지 아닌지를 평가할 때 간호계획의 성공 여부를 알 수 있다.

(2) 간호목표, 간호목적, 간호결과, 지표

① 간호목표 : 간호목표와 간호목적은 의지를 포함하는 용어이다.
② 간호결과와 지표 : 실행한 것에 대한 근거가 존재해야 한다.

(3) 간호목표와 간호결과의 진술

① 간호목표는 장기목표와 단기목표로 나뉘며 장기목표에 도달하기 위해 여러 개의 단기목표가 세워질 수 있다.
② 간호목표는 간호진단(문제)이나 간호중재와 관련이 있다.
③ 간호목표는 대상자가 가진 간호문제를 반대로 생각해 보면 그것이 간호목표가 될 수 있다.
④ 간호중재가 수행된 뒤 대상자에게 관찰될 수 있는 내용들을 포함하도록 한다. 즉, 간호목표는 간호중재 후 기대되는 결과를 서술한다.
⑤ 다음의 다섯 가지 구성요소를 고려하여 최대한 구체적으로 기대되는 간호결과를 진술한다.
㉠ 주어 : 간호결과를 달성해야 하는 사람이 누구인가(대상자 또는 부모)?
㉡ 동사 : 간호결과를 달성하기 위해 어떤 행동을 해야 하는가?
㉢ 상황 : 어떤 상황에서 대상자는 목표활동을 할 수 있는가?
㉣ 수행 기준 : 대상자는 목표활동을 얼마나 잘 수행해야 하는가?
㉤ 제한시간 : 언제까지 이 목표활동을 수행할 수 있는가?
⑥ 간호결과 진술 시 측정 가능한 동사를 사용한다.
⑦ 정서적, 인지적 및 정신운동적 영역을 고려하여 간호목표를 세운다.

(4) 간호목표와 간호결과 진술시 주의할 점

① 간호목표와 간호결과는 대상자 중심이어야 한다.
② 간호목표와 간호결과는 현실적이며 다음의 사항을 고려해야 한다.
㉠ 대상자의 건강상태, 예후
㉡ 예상입원기간
㉢ 성장과 발달 상태
㉣ 대상자의 가치와 문화
㉤ 예정된 대상자의 치료
㉥ 이용 가능한 인적, 물적, 재정적 자원

③ 대상자의 실제 상황이 표준화된 계획과 차이가 있는지 살펴보고 간호목표나 간호결과가 적절한지 결정한다.

④ 복잡한 사례의 경우, 단기 및 장기목표를 모두 사용한다. 단기목표를 장기목표의 기초로 이용한다.

⑤ 간호결과는 측정 가능해야 하며 보고, 듣고, 느낄 수 있는 관찰 가능한 동사를 사용하여 기술한다.

⑥ 하나의 간호목표나 간호결과에는 하나의 행동 동사만을 기술한다.

⑦ 건강관리를 위한 간호대상자뿐만 아니라 대상자를 돌보는 사람(가족, 친지, 친척)을 모두 포함시킨다.

(5) 임상적, 기능적으로 기대되는 결과 및 삶의 질을 높이기 위한 간호결과

① **임상적으로 기대되는 결과를 서술** : 치료가 완료된 후 기대되는 건강상태를 기술한다.

② **기능적으로 회복 시 기대되는 결과를 서술** : 일상생활을 할 수 있는 대상자의 능력을 서술한다.

③ **삶의 질을 높이기 위한 간호결과 서술** : 인간의 신체적, 영적 안위에 영향을 미치는 요소에 초점을 맞춘다.

(6) 간호결과 분류체계

① 간호결과분류체계(NOC : Nursing Outcome Classification)는 간호중재 후 반응하는 대상자의 상태를 서술한 것으로 NANDA-I의 간호진단에 대해 기대되는 간호결과들을 기술하였다.

② 간호결과 분류체계는 3가지 수준으로 구성된다.

㉠ 수준 1 - 영역(domains) : 가장 추상적

㉡ 수준 2 - 과(classes) : 높은 정도의 추상적

㉢ 수준 3 - 간호결과(outcome) : 중간 정도의 추상적

③ NOC는 명칭, 정의, 대상자 결과 평가를 위한 지표들, 결과 달성 정도를 평가하기 위한 5점 리커트 척도로 구성되어 있다.

2. 간호계획 체계

(1) 표준화된 간호계획

① **표준화된 간호계획의 장점**

㉠ 일상적인 간호중재를 기록할 필요가 없다.

㉡ 신입 간호사나 시간제 간호사에게 병동의 간호표준을 제시한다.

㉢ 간호사에게 선택되고 문서화된 간호 요구사항을 지시하고 질 향상 프로그램과 자원관리에 대한 기준을 제공한다.

㉣ 간호사가 서류작업보다 간호제공에 더 많은 시간을 보낼 수 있도록 한다.

② 표준화된 간호계획의 단점

㉠ 개별화된 간호중재를 대신할 수 있다.

㉡ 부가적인 문제 대신에 예측되는 문제에 집중하게 된다.

(2) 간호의 수준

① 간호표준은 간호의 이상적인 수준이 아니라 간호사가 제공해야 할 책임이 있는 간호를 나타내야 한다.

② 간호사가 대상자의 모든 문제 혹은 보통 대부분의 문제를 다루기를 바랄 수는 없으며 대상자의 가장 심각하거나 우선순위의 문제에 초점을 맞추어야 한다.

③ 간호계획 체계는 세 수준(단계)의 간호로 나눌 수 있다.

㉠ 간호수준 Ⅰ : 일반적인 병동 간호표준

㉡ 간호수준 Ⅱ : 여러 개의 진단 묶음 혹은 한 개의 간호진단에 대한 표준화된 간호계획

㉢ 간호수준 Ⅲ : 추가적인 간호계획

(3) 임상경로 : 임상경로는 흔히 발생하는 사례나 사례의 결과가 비교적 예측 가능한 경우에 적용되는 질병의 발현에 초점을 둔 단순하고 직접적인 계획표이다.

(4) 다학제적 간호계획 : 개인, 가족, 집단 등이 대상자에게 건강관리를 제공할 때 자원을 적절히 사용하고 중복을 막기 위해 조정하는 것이 중요하다.

제 3 절 우선순위 결정

1. 우선순위 설정

(1) 우선순위 설정과 비판적 사고기술

① 즉각적인 관찰이 필요한 문제와 미룰 수 있는 문제를 구분한다.

② 표준화된 간호계획(예 표준진료지침, 간호표준)을 활용함으로 해결할 수 있는 문제를 확인한다.

(2) 우선순위 설정의 기준

① 우선순위에 대한 대상자의 선호도

② 문제와 관련한 전체적인 상황

③ 대상자의 전반적인 건강상태와 기대되는 퇴원 시 목표

④ 예상 입원기간

⑤ 적용 가능한 표준간호계획 존재 여부

⑥ 새로운 문제를 일으키는 원인 문제를 최우선 순위에 둠

(3) 우선순위 설정을 위한 4가지 전략

① 1단계 질문 : 즉각적인 치료를 요구하는 문제는 무엇인가?

② 2단계 문제 확인 : 간단히 바로 해결할 수 있는 문제를 확인하고 문제해결을 위한 간호를 수행한다.

③ 3단계 문제 목록 작성 : 실제적, 잠재적 문제를 확인하고 만약 알 수 있다면 원인을 밝힌다.

④ 4단계 문제 목록 검토 : 간호사가 해결할 수 있는지, 표준간호계획에 언급되어 있는지, 다학제간 계획을 필요로 하는지를 결정한다.

제 6 장 간호중재

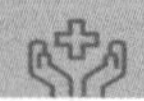

제 1 절 간호중재

1. 간호중재 계획

(1) 간호중재의 정의

① 간호중재는 간호사정, 간호진단, 간호계획을 통해 정해진 목표에 따라 대상자를 바람직한 방향으로 이끌기 위한 적극적이며 자율적인 간호행위의 핵심이다.

② 간호중재는 간호행위, 활동, 측정과 전략으로 이루어지며 간호사가 대상자의 간호를 계획할 때 대상자에 대한 정보를 사정, 해석, 평가, 결론 등을 통해 수행할 간호를 결정할 수 있다.

(2) 간호중재의 필요성

① 간호중재는 전문적인 간호사의 역할을 요구하며 간호계획에 의한 간호활동을 통해 간호팀 구성원과 원활한 의사소통이 필요하였고 대상자의 지속적인 간호를 위해 적용하게 되었다.

② 간호중재는 간호본질을 확립하고 보건의료체계에서 전문인으로서 간호 위치를 정립하며 나아가 대상자의 삶의 질을 향상시키기 위해 필요하다.

2. 간호중재의 유형

(1) **독자적 간호중재** : 독자적 간호중재는 대상자를 위해 간호사가 주도적으로 수행하는 간호중재이다.

(2) **의존적 간호중재** : 의존적 간호중재는 의학적 진단에 의한 의사의 처방이나 지시를 간호사가 수행하는 간호활동으로 의사와 간호사가 모두 안전하고 효과적인 중재를 수행해야 할 법적 책임이 주어진다.

(3) 상호의존적 간호중재 : 상호의존적 간호중재는 상호협력적 간호중재 또는 협동적 간호중재라고도 하며 다양한 건강관리 전문가의 지식, 기술, 전문성 등의 결합이 필요한 중재이다.

제 2 절 스트레스 및 통증관리법

1. 이완요법

(1) 정의 및 적용

① 대상자로 하여금 신체적, 정신적 긴장을 감소시키기 위한 기법으로 긴장된 근육조직이 이완되면 불안의 감정도 감소된다는 전제하에 이루어진다.

② 이완요법은 특히 불안을 일으키는 사고와 근육 긴장을 조절하여 불안장애를 보이는 대상자에게 적용하는 치료전략이다.

(2) 종류와 방법

점진적 근육이완법과 심상이완법, 호흡, 바이오피드백, 명상, 안구운동 체감법과 재처리(EMDR)를 통한 이완법 등이 있다.

2. 인지적 접근법

(1) 인지요법

① 인지요법은 아론 벡에 의해 1960년대 초 실시된 우울증 연구에 뿌리를 두고 있으며 치료의 초점은 왜곡된 인지와 부적응적 행동을 수정하는 것이다.

② 인지요법은 우울증 이외에도 공황장애, 범불안장애, 사회공포증, 외상후 스트레스 장애, 섭식장애, 강박장애, 물질남용, 성격장애, 조현병, 부부문제, 양극성장애, 질병불안장애, 신체증상장애 등에 활용될 수 있다.

(2) 인지요법의 목표

① 왜곡된 자동적 사고에 대한 근거와 대처를 검토한다.

② 편향적 인지에 대하여 좀더 현실적인 해석으로 대체한다.

③ 대상자들의 경험을 왜곡되게 만드는 역기능적 신념을 확인하고 변경할 수 있도록 배운다.

(3) 인지행동치료 기법 : 대상자의 부적응적 행동과 자동적 사고를 변화시키기 위해 인지적 접근과 행동적 접근은 병행하여 사용한다.

3. 전환요법/음악요법

(1) 전환요법

① 정신장애인을 위한 집단활동

프로그램을 매체로 다양한 활동을 이용하여 상호작용을 촉진시키는 치료적 활동으로 일상생활의 사회적 퇴행을 예방하고 대인관계기술을 향상시키며 사회적 적응력을 높이는 것이다.

② 집단활동의 기대효과

㉠ 의사소통 및 대인관계를 확립하거나 또는 재확립한다.

㉡ 자기표현의 기회를 제공하여 자존감을 발전시키고 향상시킨다.

㉢ 참여자의 내적 긴장과 갈등을 완화시키고 부주의, 불안, 긴장, 병적 감정 상태를 전환시켜 환각, 망상, 강박적 사고와 행위를 예방한다.

㉣ 주의 집중이나 주위에 대한 관심을 증대시킨다.

③ 집단활동의 종류

㉠ 재활요법 : 사회기술훈련, 스트레스 대처 훈련, 정신건강교육 등

㉡ 예술요법 : 음악요법, 미술요법, 영화요법, 연극요법 등

(2) 음악요법(음악치료)

① 정의 : 음악치료는 정신적, 신체적 건강을 회복 유지 및 증진시키기 위해 음악을 과학적, 기능적으로 적용하는 것이다.

② 음악치료의 효과

㉠ 자율신경계에 영향을 미침으로써 신체적·정서적 긴장을 이완시킨다.

㉡ 각성된 무의식을 자신이나 타인에게 위협이 되지 않는 음악이라는 형태로 큰 저항 없이 안전하게 배출할 수 있어 카타르시스를 경험하고 인격의 통합을 촉진한다.

㉢ 자신을 표현하고 전달하는 의사소통 수단으로 타인과의 공감대와 연대감의 형성을 촉진하여 사회성을 향상시킨다.

③ 적용분야 : 음악을 들을 수 없는 청각장애나 급성기의 혼돈상태에 처한 대상자를 제외하면 어느 성별이나 연령에 관계없이 광범위하게 적용가능하다.

④ 종류와 실시방법

㉠ 능동적 음악치료 : 가창과 연주

㉡ 수동적 음악치료 : 음악감상

제 3 절 생활양식의 변화

1. 자아변경

(1) 자존감

① 자존감은 '나는 중요하다.'라고 말할 수 있는 능력, '나는 유능하다.'라고 말할 수 있는 능력의 두 가지 구성요소로 나뉜다(워렌, 1991).

② 사람들은 자아실현을 성취하기 전에 긍정적인 자존감을 성취해야 한다(Maslow, 1970).

③ 긍정적인 자기-가치를 지닌 사람들은 상황 위기 및 발달 위기와 관련한 요구에 성공적으로 적응할 수 있는 반면 자존감이 낮으면 환경의 변화에 대한 적응능력이 저하된다.

④ 자존감은 자아-개념의 다른 구성요소들과 밀접하게 관련되며 신체상, 개인적 정체성, 중요한 사람에게 어떻게 보여지는가에 대한 지각에 의해 크게 영향을 받는다.

(2) 자존감 형성방식

① **긍정적 자존감의 선행조건(쿠퍼스미스, 1981) :** 권력, 의미부여, 미덕, 유능함, 일관된 제한 설정

② **자존감 향상의 영역(워렌, 1991) :** 유능감, 무조건적인 사랑, 생존감, 현실적인 목표, 책임감, 현실감, 다른 사람들의 반응, 유전요인, 외모, 신장, 환경조건

(3) 낮은 자존감 자극 유형(로이, 1976)

① 초점 자극 : 초점 자극은 자존감을 위협하는 당면한 걱정거리이며 현재의 행동을 일으키는 자극이다.

② 연관 자극 : 연관 자극은 초점 자극의 원인이 되는 행동에 영향을 미치는 개인의 환경에 존재하는 다른 모든 자극이다.

③ 잔여 자극 : 초점 자극과 연관 자극에 반응하는 데 있어 부적응적 행동에 영향을 미칠 수 있는 요인들이다.

2. 계약

(1) 계약의 정의와 방법

① 바람직한 행동 변화를 서면에 명확하게 제시하는 것으로 대상자들이 포함된 상황에서 계약이 이루어진다.

② 계약할 때 바람직한 행동 변화와 요구된 행동을 수행했을 때 이루어지는 강화물을 명확히 제시해야 한다.

③ 계약을 이행하지 못했을 때의 부정적인 결과나 처벌도 서술해야 한다.

(2) 행동치료

① 아동 및 청소년에게 매우 효과적인 치료방법으로서 고전적 및 조건화 개념이 기본이다.

② 탈감작법, 긍정적 및 부정적 강화에 의해 문제행동을 줄인다.

③ 적응행동을 증가시키는 조작적 조건 기법, 사회학습이론에 근거하여 다른 사람의 행동을 관찰하고 모방함으로써 학습을 시키는 모델링, 사회기술훈련 등이 있다.

3. 영양 상담

(1) 영양과 건강

① 적절한 영양은 건강의 필수요소로 질병예방 및 생산적인 삶을 위해 필수에너지를 공급한다.

② 최근 식습관의 변화로 인해 외식과 인스턴트 음식 섭취량이 많아지고 지방과 염분이 높은 가공된 탄수화물을 많이 섭취하는 데 비해 섬유소의 섭취가 적어 점차적으로 과체중이 증가하고 있다.

③ 건강증진을 위해 지방섭취량의 30% 정도를 감소시켜야 하며 정제된 가공당질 섭취를 줄이고 복합 탄수화물과 섬유소 섭취는 늘려야 한다.

(2) 에너지 균형

① 신체는 어떠한 종류의 활동을 수행하더라도 에너지를 필요로 한다.

② 신체는 탄수화물, 단백질, 지방 그리고 알코올로부터 칼로리의 형태로 에너지를 이끌어 낸다.

③ 에너지의 섭취와 소모를 비교해 보면 개인의 에너지 균형상태가 결정된다.

(3) 체중 평가 : 체질량 지수

① 건강통계에 관한 국제적인 기구는 남자 체중초과의 기준을 BMI 27.8 혹은 그 이상, 여자는 28.8 혹은 그 이상으로 정의하고 있다.

② 체중 부족인 경우는 BMI가 남자 20 이하, 여자 19 이하인 경우이다.

(4) 과체중과 비만의 치료요소

① **사회적 지지** : 사회적 배경과 환경이 건강전문가에 의해 제공된 정보보다 개인의 식이 선택에 있어서 더 크고 장기간 영향을 주기 때문에 사회적 지지는 체중조절 프로그램에서 성공의 중심요소가 된다.

② **운동** : 식이요법과 함께 하는 운동은 체중을 더 감소시키며 대사율을 자극하고 칼로리를 제한할 때 매일 생기는 REE를 감소시킨다.

③ **행동수정** : 행동수정은 식이습관을 변화시키는 방법론적인 기술을 제공하기 때문에 식이의 자가조절 스트레스 관리, 자극통제, 문제해결 등을 포함한다.

(5) 섭식장애

① **신경성 식욕부진** : 최소한의 정상 체중도 거부하여 극단적인 식이제한을 하는, 자신에 의해 강요된 단식상태 혹은 심한 자아통제에 의한 섭식장애이다.

② **거식증** : 반복되는 폭식과 폭식행위에 대한 통제력을 상실한 것이다.

4. 성문제 상담 – 성장애 대상자를 위한 건강교육과 성상담의 목표

(1) 성에 관한 정확한 지식과 정보를 전달한다.

(2) 성에 관한 가치관과 신념, 태도를 발전시킬 수 있는 기회를 제공한다.

(3) 대상자가 원만한 대인관계기술을 습득하도록 돕는다.

(4) 성관계에서의 책임감을 갖도록 격려한다.

5. 회상 요법

(1) 정의와 적용

① 회상은 과거를 회고하면서 자연스럽게 일어나는 통합적인 정신과정으로 노인이 지난 삶 속의 갈등을 해소하고 재통합해 삶을 균형 있게 만들도록 해준다.

② 회상 치료는 개인으로나 그룹으로 시행 가능하며 지난 삶의 경험들을 통합하고 자기 자신에 대한 이해를 증진시키며 상실의 경험을 감소시키고 사회성을 증진시킬 수 있다.

(2) 간호중재로서의 회상 요법

① 간호사는 회상 현상을 활용하여 대상자의 추억을 불러일으켜 고립으로 인한 고통과 외로움을 극복할 수 있도록 돕고, 질병에 대한 의미를 재발견하게 하며 삶에 대한 부정적 인식을 개선할 수 있도록 해 궁극적으로 긍정적인 자아통합에 이르게 할 수 있다.

② 회상 요법은 자아 통합감의 달성, 자존감의 향상, 생활만족도 향상 등 심리사회적 적응에 긍정적으로 기여할 수 있으며 우울 및 고독감, 슬픔, 불안을 감소시키는 데도 효과적이다.

6. 역할 보강

오렘(Orem)의 자가간호이론에서 간호는 자가간호결핍이 있는 사람에게 제공되는 것으로 오렘은 개인을 위한 간호의 필요성을 결정하고 간호체계를 설계하여 제공하는 간호사들의 복합적인 능력으로 간호역량을 설명하였다.

7. 가치관 정립

(1) 가치명료화

① 한 개인이 자기인식을 획득하는 과정이다.

② 자신을 알고 이해하면 만족스러운 대인관계를 형성하는 능력이 향상된다.

③ 개인의 가치체계는 생의 초기에 형성되며 주된 양육자의 가치체계가 근간이 된다.

④ 가치체계는 문화적인 것으로 신념, 태도, 가치 등으로 이루어져 있으며 생애 과정을 거치면서 여러 번 변할 수 있다.

(2) 가치, 신념, 태도

① **가치** : 그 사람의 태도와 신념, 궁극적으로는 그 사람의 행동을 결정하는 핵심개념 또는 기본 표준이다.
② **신념** : 한 사람이 진실이라고 여기는 생각이며 여러 가지 형태 중 어떤 것을 택할 수 있다.
③ **태도** : 개인이 자신의 세계에 대한 지식을 체계화할 때의 참조틀이다.

8. 지지 집단형성

(1) 집단의 기능 : 사회화, 지지, 과업완수, 동지애, 정보제공, 규범, 강화, 관리

(2) 집단의 유형 : 과업집단, 교육집단, 지지집단, 치료집단, 자조집단

9. 운동요법

(1) 운동과 건강 : 건강한 사람이 규칙적으로 적절한 운동을 하면 작업능력, 심폐기능, 대사과정이 향상되어 신체의 건강과 활력이 증진되며 삶의 질이 향상된다.

(2) 운동프로그램 실시

① **분류 Ⅰ - 위험요인이나 질병이 없음** : 이 분류의 대상자는 운동으로 도달하기 원하는 심박동수 범위까지 운동하도록 계획하여 운동프로그램을 실시할 수 있다.
② **분류 Ⅱ - 위험요인이나 질병이 있음** : 스트레스 검사를 할 필요가 있는지와 운동검사는 안전하게 받을 수 있는지를 확인하여 필요한 검사 후에 운동 여부를 결정하도록 한다.

(3) 운동의 종류

① **유산소 운동** : 근육이 산소를 흡수하는 운동
② **무산소 운동** : 근육의 산소흡수가 증가되지 않는 운동
③ **고충격 운동** : 발이 바닥에 닿는 순간 신체에 걸리는 부하량이 많은 운동
④ **저충격 운동** : 부하량이 적은 운동

(4) 운동의 강도

① 운동의 초보자나 노인, 과체중자, 관절염 환자 및 만성병 환자는 저충격 운동이 바람직하다.
② 운동의 강도는 최대 심박동수의 60 ~ 80%를 권장하고 있으며 운동의 초보자는 40% ~ 60%로 시작하여 점차 강도를 높인다.
③ 최대 심박동수는 220 - 나이로 계산한다.

10. 자기주장 훈련

(1) 정의와 목표

① 자기주장 훈련은 자신의 권리와 느낌을 표현하도록 가르침으로써 스트레스를 감소시키는 행동전략이다.

② 정직, 단순명쾌함, 타당함, 타인의 권리뿐만 아니라 자기 자신의 기본 권리를 존중함으로써 성취된다.

③ 수동적이거나 공격적인 행동 대신 자기주장적 행동을 하는 상황의 수와 종류를 증가시키는 것이 목표이다.

(2) 효과

① 자기주장 훈련은 우울, 화, 분노, 대인관계 불안, 스트레스를 감소시키는 데 효과적이다.

② 더 자기주장적이 될수록 자신의 사고, 감정, 소망에 대한 권리를 믿게 되며 이완된 느낌을 갖게 되고 자신에게 중요하고 즐거운 활동에 참여하는 시간이 많아진다.

(3) 반응 및 대응 양상 : 비주장적 행동, 주장적 행동, 공격적 행동, 수동-공격적 행동

(4) 자기주장적 행동을 증진시키는 기술

① 자신의 기본인권을 변호한다.

② 말에 대해 책임을 가정한다.

③ 비판적인 말에 대해 추가적인 정보를 찾기 위해 자기주장적으로 탐구한다.

④ 비평가의 논쟁에 방어적이거나 변화하기로 동의하지 않으면서 의견을 같이한다.

⑤ 나 중심의 진술 사용하기

11. 환자교육

질병의 재발과 재입원의 악순환 고리를 끊을 수 있기 때문에 환자의 사회복귀 및 일상으로의 복귀에 매우 중요하다.

제 4 절 급성환자 간호

1. 위기간호

(1) 위기의 정의

① 평소 대처방법으로는 문제를 해결할 수 없어 일상의 항상성을 깨뜨리게 된 갑작스러운 사건이다.

② 갈등, 문제, 중요한 상황이 위협적으로 지각되고 과거에 해결했던 방법으로 해결되지 않을 때 발생한다.

(2) 위기의 특성

① 위기는 모든 사람이 언제, 어디서든 겪게 되며 정신병리와는 차이가 있다.
② 위기는 분명한 사건에 의해 유발된다.

(3) 위기의 유형

① 1단계 – 기질적 위기
② 2단계 – 인생의 전환기에 예상되는 위기
③ 3단계 – 외상적 스트레스에 의한 위기
④ 4단계 – 성숙/발달 위기
⑤ 5단계 – 정신병리로 인해 초래된 위기
⑥ 6단계 – 정신과적 응급

(4) 위기중재 : 전화 위기상담, 응급실 위기 중재, 가정 간호서비스, 가족 위기치료

(5) 위기중재시 간호사의 역할

① 로버트와 오튼의 위기중재모델의 7단계
㉠ 1단계 : 심리사회적, 치명적인 문제의 사정
㉡ 2단계 : 신속히 신뢰관계 형성
㉢ 3단계 : 주요 문제(또는 위급한 위기) 확인
㉣ 4단계 : 위기에 대한 느낌과 감정을 다룸
㉤ 5단계 : 대안 모색
㉥ 6단계 : 활동계획의 실행
㉦ 7단계 : 추후관리

2. 감각정보 – 감각통합

감각통합은 감각입력을 조직화하는 과정으로 뇌는 유용한 신체 반응과 유용한 지각, 정서, 사고를 생산한다.

3. 감시

(1) 억제(강박) 및 격리

① 억제
㉠ 물리적 억제 : 정신의학에서 자신의 행동을 통제할 수 없으며 자신과 의료진의 신체적 안전 및 심리적 안녕에 중대한 위험을 주는 대상자의 신체를 신체보호대로 결박하는 것이다.
㉡ 화학적 억제 : 약물을 이용하여 억제하는 것이다.
② 격리 : 또 다른 유형의 물리적 억제로서 대상자가 벗어날 수 없는 방에 혼자 두는 것이다.

(2) 억제 및 격리의 표준(The Joint Commission, 2010)

① 억제대나 격리는 억제나 격리를 그만하라는 의사의 지시에 관계없이 가능한 한 빨리 중단되어야 한다.

② 주법이 더 엄격하지 않다면 보통 억제대나 격리와 관련된 의사의 지시는 18세 이상 성인에게서 매 4시간마다, 9 ~ 17세의 어린이나 청소년은 매 2시간마다, 9세 이하의 어린이는 매 1시간마다 새로 연장되어야 한다. 의사의 지시는 최대 24시간 동안 이상과 같은 시간 제한에 따라 새로 연장될 수 있다.

③ 격리나 억제대를 시작한 지 한 시간 내에 의사나 임상심리학자 또는 환자간호에 책임이 있는 독립적인 실무자에 의한 대면 평가가 이루어져야 한다.

④ 억제대를 하고 격리된 환자들은 훈련된 직원들에 의해 직접 또는 환자 가까이에 있는 비디오나 오디오 장비들을 통해 지속적으로 모니터링되어야 한다.

⑤ 환자를 격리하거나 억제대를 적용하는 일에 관련된 사람들은 환자들의 호흡기계나 순환계 상태, 피부통합성, 활력징후 등을 포함한 환자의 신체적 심리적 안녕을 관찰하도록 훈련되어야 한다.

4. 환자와의 동참

(1) 치료적 관계 형성

① **라포** : 대상자와 간호사의 관계에서 특별한 감정을 의미하며 수용, 온정, 우정, 공통관심사, 신뢰감, 비판단적 태도를 기반으로 한다.

② **신뢰** : 치료적 관계의 밑바탕으로 신뢰성은 대상자에 대한 온정과 돌봄을 전달하는 간호중재를 통해 보인다.

③ **존중** : 상대방이 수용 불가능한 행동을 하더라도 개인의 존엄과 가치를 믿는 것이다.

④ **진심** : 대상자와의 상호작용에서 개방적이고 정직하며 인간적인 모습을 보여주는 것이다.

⑤ **공감** : 대상자의 관점에서 상황을 이해하는 능력이다.

제 5 절 치료적 의사소통의 방법

1. 적극적 청취

(1) **치료적 의사소통** : 치료적 간호사 – 대상자 사이에서 건강을 촉진시키기 위한 언어적, 비언어적 메시지를 통하여 대상자에게 다가가는 기술이며 과정이다.

(2) **치료적 반응기술** : 대상자가 자신의 성장을 촉진시킬수 있는 방법으로 의사소통할 수 있도록 격려하는 대화방식이다.

2. 환자의 대변인

(1) 대인돌봄이론

① 대인돌봄이론은 대상자가 전달하는 모든 메시지를 파악하여 도와주려는 심리사회적 참여 기술로서 상대방을 존중함으로써 치료적 관계를 발전시키는 데 도움을 준다.

② 간호사 자신을 치료적으로 사용하는 돌봄에 알아봐 줌, 동참해 줌, 나눔, 적극적인 경청함, 동행해 줌, 칭찬해 줌, 안위해 줌, 희망을 불어넣어 줌, 용서 구함, 수용해 줌 등 10가지 치료적인 의사소통을 촉진하는 돌봄활동을 포함하고 있다.

제 7 장 간호평가

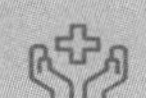

제 1 절 평가의 단계

1. 간호평가

(1) 간호평가의 정의

① 간호평가란 간호계획과정에서 설정한 목적과 목표를 대상자의 건강상태와 체계적으로 비교하는 것이다.

② 기대되는 목표가 성취되었는지, 간호진단이나 문제가 해결되었는지를 비판적으로 검토하는 과정이다.

(2) 간호평가의 목적

① 대상자에게 제공된 간호를 판단하기 위한 주관적이고 객관적인 자료를 수집한다.

② 간호중재에 대한 대상자의 행동 반응을 조사한다.

③ 설정된 결과평가 기준과 대상자의 반응을 비교한다.

④ 대상자와 가족, 간호사 및 의료진이 의료 결정에 관여한 정도와 협동한 정도를 측정한다.

⑤ 치료계획 평가의 개정을 위한 기반을 제공한다.

⑥ 간호의 질과 대상자의 건강상태에 대한 효과를 감독한다.

2. 간호평가 과정

(1) **목표 및 기대결과 확인**: 간호사는 대상자의 목표 달성 정도를 측정하기 위해 간호계획에서 작성된 기대결과를 확인한다.

(2) **기대결과와 관련된 자료수집**: 목표 달성을 위한 자료수집에서 측정 가능한 목표와 기대결과를 지침으로 하여 자료를 수집하여야 한다.

(3) 수집된 자료와 기대결과 비교 : 자료수집 후 대상자의 최근 상태와 간호계획에서 규명한 간호목표를 비교한다.

(4) 진행과정에 대한 판단 : 대상자의 건강상태에 대한 자료수집 후 자료를 간호목표 및 기대결과와 비교한 후 목표가 달성되지 않은 경우 진행과정에 대한 세밀한 검토가 필요하다.

(5) 결론 도출 : 목표/기대결과의 달성 여부를 판단한 후 간호계획이 문제해결, 감소, 예방에 효과적이었는지 결정한다.

(6) 평가문 작성 : 평가 진술문은 목표달성 여부에 대한 판단과 판단을 지지하는 자료로 기술한다.

(7) 간호계획의 종결, 지속, 수정

① **간호사정** : 기초자료가 부정확하고 불완전할 시 모든 단계에 영향을 미치므로 간호사는 대상자를 재사정하고 새로운 자료나 기록을 추가하여 자료가 완전해지도록 한다.
② **간호진단** : 기초사정자료가 불완전하면 간호진단을 재수립해야 하고 자료가 완벽했을 시 문제를 정확히 확인했는지 또 간호진단이 대상자에게 적합한지 분석이 필요하다.
③ **간호계획** : 간호진단이 부적합하면 간호계획을 수정해야 하고 적합하면 간호사는 기대결과가 현실적으로 달성 가능한지 확인한다.
④ **간호중재** : 선택한 간호중재가 목표 달성에 도움이 되는지, 최선의 간호중재인지 확인해야 한다.

3. 간호평가 결과의 적용

① **간호진단이 해결되지 않았을 때** : 간호목표의 추가, 간호중재의 수정
② **간호목표가 달성되지 않은 경우**
㉠ 인간반응이 적절하지 않을 때 : 간호목표가 달성되지 않았다면 대상자의 증상과 간호진단의 환자 특성을 비교하여 인간반응을 우선적으로 검토한다.
㉡ 인간반응이 적절할 때 : 간호목표가 현실적인지, 간호목표를 대상자의 강점을 염두에 두고 설정하였는지, 시간계획은 적절한지에 대해 재고한다.
㉢ 간호목표가 적절하지 못한 경우 : 간호목표와 간호중재를 수정할 필요가 있다.
㉣ 간호목표가 적절한 경우 : 목표가 적절함에도 불구하고 간호목표가 달성되지 않았을 때는 간호진단의 관련요인이 인간반응에 대한 원인을 설명하는 데 있어서 정확한지 확인한다.

4. 간호평가와 비판적 사고

(1) 반영 : 간호사는 자기 반영을 위해 스스로 다음의 내용을 확인한다.

① **명확성** : 평가진술문은 명확한지, 목표는 달성되었고 자료는 충분한지 확인한다.

② **정확성** : 간호계획의 목표와 재사정 자료를 비교하였는지 대상자는 만족하는지 확인한다.
③ **정밀성** : 대상자의 진술을 그대로 적용했는지, 행동 동사로 이루어진 평가진술문인지를 확인한다.
④ **관련성** : 목표와 관련된 재사정 자료를 수집했는지 확인한다.
⑤ **깊이** : 놓친 것은 없는지, 기본적인 것은 모두 확보했는지, 추가면담이 필요한지 확인한다.
⑥ **넓이** : 대상자가 결과 및 목표 달성을 어떻게 이해하고 있는지 확인한다.
⑦ **논리성** : 중재가 목표를 성취할 수 있도록 했으며 적절히 수행했는지 확인한다.
⑧ **중요성** : 문제를 예방하기 위해 계획을 더 작성할 필요가 있는지, 대상자에게 간호가 계속 필요한지 확인한다.

(2) 평가오류

① 간호평가에서 가장 큰 오류는 대상자의 결과를 체계적으로 평가하지 못하는 것이다.
② 대상자의 결과를 평가하면서 대상자의 요구를 얼마나 충족시켰는지 확인할 수 있다.
③ 이미 효과가 없다고 확인된 중재가 계속 수행될 수 있기 때문에 효과가 없는 중재도 평가진술문에 기록한다.
④ 실제 결과가 잘못 측정되었거나 자료가 불완전할 경우에도 오류가 발생할 수 있다.

제 2 절 간호의 질 평가

(1) 질 보장

① 질적인 간호를 위해 제공되는 간호의 우수성 정도를 평가하고자 질 평가를 수행하게 된다.
② 간호서비스의 질 평가와 질 보장의 필요성은 의료비 지출에 대한 책임의식과 관련되며 안전하고 효과적인 서비스를 제공하기 위함이다.

(2) 평가의 기준과 표준

① **기준** : 평가의 기준은 기술, 지식 또는 건강상태를 구체화하여 측정할 수 있는 질, 속성 또는 측정도구이다.
② **표준** : 간호의 질과 적절성을 함축하여 현존 지식과 경험을 토대로 평가할 수 있는 객관적인 평가 기준에 따른 결과의 기대수준을 의미하며 달성 가능한 수준이어야 한다.

(3) 평가의 유형

① **구조평가** : 간호가 제공되는 여건이나 환경에 초점을 두는 방법으로 보건의료시설, 의료기구, 기관의 조직 형태에 관한 것이다.
② **과정평가** : 절차와 방법에 대한 평가로 간호제공자의 행위에 초점을 두는 방법이다.
③ **결과평가** : 대상자의 행동과 건강상태의 변화에 대한 평가로 대상자의 반응에 초점을 두는 방법이다.

(4) 질 보장 평가의 절차

① 평가주제를 결정한다.
② 간호표준을 확인하고 구조, 과정, 결과평가의 기준 중에서 어느 것이 적절한지 결정한다.
③ 간호표준을 측정하기 위한 기준을 설정한다.
④ 기대되는 이행수준 또는 수행수준을 결정한다.
⑤ 기준과 관련된 자료를 수집한다.
⑥ 자료를 분석한다.
⑦ 불일치를 수정하고 문제를 해결하기 위한 방안을 만든다.
⑧ 해결책을 실시한다.
⑨ 해결책이 효과적이었는지를 결정하기 위해 재평가한다.

제 8 장 간호과정 적용의 실제

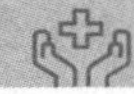

제 1 절 간호과정 적용

1. 간호과정 적용사례

(1) 간호사례의 정리

① 대상자의 사례를 정리할 때 시간순, 문제 중심으로 정리한다.
② 정리하면서 대상자가 호소하는 간호학적 문제를 대표할 수 있는 간호진단을 고민한다.

(2) 간호과정 적용

① 가능한 간호진단을 NANDA 간호진단 부분에서 찾아 우선순위별로 나열한 후 진단 선정이유도 함께 정리한다.
② 실제적 간호진단을 잠재적, 위험성 간호진단보다는 우선으로 적용하며 신체적 〉 정신적 〉 사회적 〉 정서적 순으로 우선순위를 정할 수 있다.
③ 날짜에 역행해서 우선순위를 설정할 수 없다.

(3) 간호진단

① NANDA 간호진단을 참조하여 주관적, 객관적 자료를 포함할 수 있는 간호진단을 내린다.
② 대상자의 진단에 따른 자료가 누락이 없는지 확인한다.
③ 자료만 보고도 간호진단이 나오는지 역행적으로 확인해본다.

(4) 간호목표

① 간호사 중심이 아닌 대상자 중심으로 서술한다.
② 측정 기간이 포함되었는지, 측정 가능한 목표인지 다시 한 번 확인한다.

(5) 간호계획 및 이론적 근거

① 진단적, 치료적, 교육적, 예방적 계획 순으로 정리하는 것이 빠짐없이 계획을 세울 수 있는 방법이다.

② 반드시 이론적 근거를 제시한다.

(6) 간호수행

① 과거형 동사를 사용하여 서술한다.

② 간호수행 후 변화를 간략히 기록한다.

③ 수행하지 못한 경우 이유와 변형된 수행을 재기록한다.

(7) 간호계획 : 치료적 계획과 교육적 계획을 서술한다.

(8) 간호평가

① 설정된 목표 기간에 달성된 부분을 서술한다.

② 달성되었을 경우 왜 가능했는지 등을 분석하여 정리한다.

③ 달성되지 못했을 경우 분석하여 정리한다.

제 2 절 성인 & 노인 간호

1. 감염간호

(1) 감염의 정의 및 과정

① 감염은 유기체가 해당 숙주에 기생 관계를 확립하는 과정이며 전염성 유기체의 전파로 시작된다.

② 전체과정과 그 결과는 감염원, 유기체의 전파를 돕는 환경, 감염되기 쉬운 숙주의 3가지 복잡한 상호작용에 의해 나타난다.

(2) 감염예방 및 통제

① 감염성 질병의 전파를 억제하기 위한 방법은 유기체의 특성, 저장소, 나타나는 병리반응의 유형, 통제를 위해 이용할 수 있는 기술에 의하여 변한다.

② 전파를 예방하는 단순하고 가장 효과적인 방법은 엄격한 손씻기와 알코올을 이용한 손 문지르기의 적용이다.

(3) 면역프로그램

① **능동면역** : 면역반응을 자극하기 위해 백신이라는 변형된 감염원이나 유독소라는 변형된 독소를 신중하게 투여하는 것이다.

② 수동면역 : 병원성의 감염원이나 독소에 대항하는 일시적인 보호를 제공하기 위해 비면역 대상자에게 항체를 투여하는 것을 말한다.

(4) 병원감염

① 병원이나 다른 보건의료시설에서 발생하는 감염을 말한다.
② 대상자에게 병원감염의 가장 흔한 부위는 비뇨기계, 하부 호흡기계, 수술상처부위, 혈류이다.

(5) 감염과 간호사의 역할

① 간호수행 시 정확한 손씻기 시행 및 무균술법을 준수한다.
② 간호사는 아동, 청소년, 성인이 적절하게 예방접종을 하였는지 확인하여야 하며 필요하다면 예방접종을 실시할 수 있다.
③ 감염성 질환에 대한 저항력을 증진시키는 것에 대해서도 관심을 가져야 한다.

(6) 감염 간호과정 적용

감염의 위험의 정의	병원균의 침입과 증식이 일어날 수 있고 건강에 위협이 될 만큼 취약한 상태
간호사정	• 조직손상의 원인을 사정한다. • 조직 상태를 사정한다.
간호목표	• 감염의 증상이 없다. • 감염을 조기에 파악하여 즉시 치료가 가능하도록 한다.
간호중재	• 치료적 중재 – 개방 상처와 찰과상; 유치도뇨관; 상처 배액관; 기관내삽관 혹은 기관절개관; 정맥 또는 동맥 연결장치; 정형외과적 고정핀과 같은 감염 위험요소의 존재와 과거력을 사정한다. – 백혈구 수치를 모니터한다. • 교육/계속 간호 대상자나 돌봄제공자가 특히 용변을 본 후 식사 전, 그리고 자가간호 전후에 손을 자주 씻도록 교육한다.

2. 종양간호

(1) 치료목적의 확인과 유형 결정

① 완치 : 완치를 위한 치료는 특정 암의 종류에 따라 수술이나 방사선 같이 암이 유발된 특정 부위만 국소적으로 치료하는 단독요법을 시행하거나 수술 후 화학요법과 같이 전신에 영향을 주는 치료를 병행하는 복합요법을 시행할 수도 있다.
② 완화 : 치료가 가능하지 않을 경우 대안적으로 질환 진행을 늦추어 암을 조절하거나 증상을 완화하고 삶의 질 유지를 위한 재활을 목적으로 치료한다.

③ **조절** : 암이 화학요법에 반응하지만, 암을 완전히 제거하지 못하는 암환자를 위한 치료계획의 목적이며 다발성 골수종, 만성 림프구성 백혈병과 같이 장기간 치료요법을 유지하는 것을 말한다.

(2) 암 치료 : 암치료의 유형에는 수술, 방사선요법, 화학요법, 생물학적 요법과 골수이식 등이 있다.

(3) 화학요법과 방사선요법의 부작용에 대한 간호관리

① **위장관계** : 구내염, 점막염, 식도염, 오심, 구토, 식욕부진, 설사, 변비
② **혈액계** : 빈혈, 백혈구 감소증, 혈소판 감소증
③ **피부계** : 탈모증, 건성 및 습성 피부박리, 과다 색소 침착, 모세혈관 확장증, 광민감성 등
④ **기타** : 출혈성 방광염, 생식기능 부전, 신독성, 두개 내압 상승, 말초 신경병증, 인지기능 변화, 폐간질염, 심막염, 심근염, 고요산혈증 등이 나타날 수 있다.

(4) 종양 간호과정 적용

조직 통합성 장애의 정의	점막, 각막, 외피, 근막, 근육, 건, 뼈, 연골, 관절강이나 인대의 손상
간호사정	• 조직손상의 원인을 사정한다. • 조직 상태를 사정한다.
간호목표	대상자의 조직은 정상적인 구조와 기능으로 돌아온다.
간호중재	• 치료적 중재 - 상처 간호 시 무균술을 적용한다. - 필요하다면 드레싱 교환 시 진통제를 투여한다. - 처방에 따라 항생제를 투약한다. • 교육/계속 간호 대상자와 돌봄제공자에게 조직 통합성을 유지하기 위한 방법을 교육한다.

3. 알츠하이머 질환

(1) 알츠하이머 환자의 간호

① **환자를 위한 목적** : 가능한 오래 기능을 유지하고 손상을 최소화하는 안전한 환경을 유지하며 개인적 간호요구를 충족시키고 존엄성을 유지하는 것이다.

㉠ **행동문제** : 알츠하이머 환자들의 약 90%에서 행동문제가 발생하며 같은 질문을 반복적으로 하는 것, 섬망, 환상, 환청, 진전, 공격성, 수면양상의 변화, 배회를 포함한다. 간호전략에는 재지시, 주의전환, 안심시키는 것이 포함된다.

㉡ **안전** : 추락으로 인한 상해, 위험한 물질을 섭취할 위험, 배회, 날카로운 물건에 본인이나 타인을 다치게 할 위험, 화재나 화상의 위험요소가 있으므로 간호사는 안전한 집안 환경을 위해서 위험요소를 사정할 때 돌봄제공자를 도와줄 수 있다.

㉢ **섭취 및 연하곤란** : 음식에 대한 흥미 상실과 스스로 먹는 능력의 감소, 장기요양시설에서의 부적절한 급식보조가 더해져 심각한 영양 결핍이 초래될 수 있다. 서두르지 않고 음식을 제공해주는 환경이 필요하며 사용하기 쉬운 식기와 먹기 쉬운 음식을 제공하고 음료를 자주 제공한다.

② **돌봄제공자를 위한 궁극적 목적** : 돌봄제공자의 스트레스를 줄이는 것, 개인적, 정서적, 신체적 건강을 유지하는 것, 돌봄의 장기적인 효과에 대처하는 것이다.

㉠ 간호사는 돌봄제공자와 스트레스 원에 대해 사정하고 대처기전을 확인하여 부담감을 줄여주어야 한다.

㉡ 환자 행동에 관한 돌봄제공자의 기대치가 무엇인지 사정한다.

(2) 알츠하이머 간호진단 과정

만성혼동의 정의	비가역적이고 오래 지속되며, 지각과 인지능력의 퇴보가 진행되고, 환경 자극을 판단하는 능력 및 지적인 사고능력의 저하, 기억력, 지남력, 행동장애로 나타남
간호사정	손상 정도에 대해 사정한다.
간호목표	• 대상자는 안전하고 손상이 없다. • 가족이나 의미 있는 사람은 질병 과정의 이해와 예후, 대상자의 필요를 말로 표현하고, 확인한다.
간호중재	• 지남력 상실의 약화를 막고 기능의 수준을 극대화 시킨다. • 안정된 환경을 제공한다 : 관련없는 소음과 자극들을 제거한다. • 교육/ 계속 간호 가족과 의미있는 사람들이 대처전략을 수립하는 것을 도와준다.

제 2 절 모성간호

1. 여성건강간호학

(1) 임신 시기별 질환과 관련된 잠재적 징후의 원인

① **임신 1기** : 임신 첫 3개월

㉠ 심한 구토 : 임신 오조증

㉡ 오한, 열, 긴박뇨, 설사 : 감염

㉢ 복부경련, 질출혈 : 유산, 자궁 외 임신

② **임신 2, 3기**

㉠ 지속적인 심한 구토 : 임신 오조증

㉡ 37주 전 갑작스러운 질분비물 분비 : 조기파막

㉢ 질 출혈, 심한 복부통증 : 유산, 전치태반, 태반조기박리

㉣ 오한, 열, 긴박뇨, 설사 : 감염

㉤ 심한 요통, 옆구리 통증 : 신장감염 또는 결석, 조기 진통

㉥ 태동변화(태동이 없어지거나 패턴과 태아 심음변화) : 태아의 위험, 자궁 내 태아 사망

㉦ 자궁수축, 37주 전 진통 : 조산

ⓞ 시각장애(흐림, 복시, 반점), 손, 얼굴, 천골 부종, 심하거나 빈번하고 지속적인 두통, 근육의 과민 또는 경련, 심와부 통증 : 임신성 고혈압

ⓩ 단백뇨, 당내성 검사(GTT) 양성 : 임신성 당뇨

2. 모성 간호과정

간호진단	• 조기양막파열과 관련된 감염의 위험 – 정의 : 병원체의 침입과 확산으로 건강에 위협이 될 만큼 취약한 상태
간호사정	• 주관적 자료 : "밑에서 왈칵 쏟아지는 느낌이 났어요." • 객관적 자료 : Amniotic fluid leakage
간호목표	• 단기목표 : 분만 전까지 감염의 증상을 보이지 않는다. • 장기목표 : 퇴원 시까지 감염의 증상이 나타나지 않는다.
간호계획	• 진단적 계획 : 양막파열 시간과 양수를 사정한다. • 치료적 계획 : 처방에 따라 항생제를 투여한다. • 교육적 계획 : 대상자에게 감염 시 나타나는 분비물의 색과 냄새를 알려주고 분비물의 색이 변하거나 냄새가 나면 간호사에게 알려야 함을 교육한다.
간호중재	• 대상자의 양막파열 시간과 양수를 사정하였다. • 의사 처방에 따라 항생제를 투여했다.
간호평가	대상자는 분만할 때까지 양수에서 감염이 의심되는 징후가 나타나지 않았으며, 유도분만 후 안전하게 출산하였고, 분만실 입원 기간 동안 감염이 발생하지 않았다. 그러므로 목표에 도달하였다고 평가할 수 있다.

제 3 절 아동간호 – 신생아 간호

1. 고위험 신생아(미숙아)의 간호

적절한 말초혈액 공급 유지, 수화, 감염예방, 피부보호, 적절한 자극유지, 체온유지, 산소농도 유지, 영양, 영아 상실로 인한 부모의 예상된 슬픔 해결

2. 아동간호 과정 적용

[표] 간호진단 : 미성숙한 체온조절기전과 관련된 비효율적 체온조절

기대결과	영아는 안정된 체온을 유지할 것이다.
중재/합리적 근거	1 활력징후와 피부색을 사정한다. 안정화를 위한 간호중재가 필요한 상황을 확인한다. 2 정상 체온유지를 위해 적당한 체온조절기구(보육기, 방사성 가온기)를 사용한다. 환경 온도를 조절하고 영아의 체온을 안정적으로 유지한다. 3 신체의 열 손실을 최소화하기 위해 모자와 양말을 착용시키며 굴곡된 자세를 유지하도록 한다. 4 목욕과 치료적 처치 시 열 손실을 최소화한다. 5 주변환경 온도와 관련하여 영아의 체온을 측정한다.
평가	영아의 체온은 정상 범위에 있는가?

제 4 절 정신간호

1. 정신건강 간호과정

(1) 정신간호진단의 진술

구분	간호진단 : 사고과정 장애	간호진단 : 자가간호결핍(위생)
증상	망상적 사고, 의심	기름진 머리카락, 더러운 복장, 지저분한 수염
간호중재	• 대상자가 있는 곳에서 타인과 속삭이지 않는다. • 필요 시 집에서 가져온 음식을 제공한다. • 투약 여부를 확인한다. • 같은 직원이 간호한다. • 신뢰형성을 위해 약속을 지킨다.	• 일상생활 활동을 독립적으로 하도록 격려하거나 필요하면 도와준다. • 독립적인 성취에 대해 인정과 긍정적인 강화를 제공한다.
의학적 처방	Risperidone 2mg bid	
결과	• 신뢰함을 보여준다. • 망상적 사고와 현실을 구별한다.	• 독립적으로 일상생활 활동을 수행한다. • 용가능한 수준에서 개인 위생을 유지한다.

(2) 간호과정의 기록 : 문제중심기록, 초점 차팅, PIE 방법을 활용한다.

문제중심기록	기록내용	간호과정
S&O(주관적 및 객관적 자료)	대상자의 진술, 간호사가 직접 관찰, 측정한 것	사정
A(사정)	주관적 및 객관적 자료에 대한 간호사의 분석	진단 및 결과 확인
P(계획)	확인된 문제를 해결하기 위해 수행해야 할 간호활동	계획
I(중재)	실제 수행한 간호활동	수행
E(평가)	간호중재 후 문제의 평가	평가

문제중심 진행기록의 예		
날짜/시간	문제	진행기록
2020.3.27 10A	사회적 고립	• S : 다른 사람들과 교류 하고 싶지 않다고 함 "저를 죽일 것 같아요." • O : 병실에만 있으면서 프로그램에 참여하지 않음. 식사시간에 지나치게 경계하는 모습 관찰됨 • A : 신뢰부족, 공황수준의 불안, 망상적 사고 • I : 대상자와 일대일로 시간보내면서 신뢰관계 시작함. 타인과의 상호작용에 대한 느낌을 말하게 함. 집단활동에 대상자를 동반함 • E : 자기주장훈련에 자발적으로 참여한 것에 긍정적인 피드백을 줌

제 5 절 지역사회간호

1. 지역사회 간호과정

(1) **간호사정** : 지역 특성, 건강 수준, 지역사회지원

(2) **사정방법** : 지역시찰, 지역 지도자 면담, 기존의 자료, 지역조사

(3) **자료분석** : 분류단계, 요약단계, 확인단계, 결론단계

(4) **간호진단** : 예 비효율적인 방문간호사업

(5) **목표설정 및 간호계획**

문제	원인	일반적 목표	구체적 목표
비효율적인 방문 건강관리	방문건강관리사업의 효과에 대한 지역주민의 인식 부족	2020년 12월 말까지 방문건강관리를 제공받는 취약계층 가구 수가 10% 증가한다.	2020년 12월 지역주민의 방문건강관리사업의 효과에 대한 인식 정도가 2019년에 비하여 5% 증가한다.
	취약계층 발굴 시스템 부족		2020년 6월까지 방문건강관리가 필요한 구내 취약가구를 발굴한다.
	방문건강관리 가구 확인용 지도의 저조한 업데이트		2020년 8월까지 방문건강관리용 지도앱 프로그램을 개발한다.
	방문건강관리 인력의 부족		2020년 8월까지 학생 및 자원봉사자가 방문건강관리사업에 참여한다.

(6) **수행** : 활동의 조정, 관계인력의 기능과 역할 조정, 자원의 분배, 정보처리

(7) **평가** : 구조평가, 과정평가, 결과평가